规范化专科护士教程
——心血管内科

主编 崔 岩 卢晓虹 魏丽丽

科学出版社

北京

内 容 简 介

　　本书共计24章，涵盖了心血管内科疾病和诊疗技术的护理、心血管内科药物知识、心血管内科危重症急救配合、应急预案的处理、患者的安全管理、心理护理、护患沟通技巧和人文关怀等内容，系统地阐述了规范化培训护士需要掌握的心血管内科专业知识及相关技能知识。

　　本书的指导性强，涵盖知识面广，专科特点突出，为新入职护士的规范化培训和培养合格临床护士的重要参考用书。同时可供各层次护理人员阅读参考。

图书在版编目 (CIP) 数据

　　心血管内科/崔岩，卢晓虹，魏丽丽主编. —北京：科学出版社，2018.4
　　规范化专科护士教程
　　ISBN 978-7-03-056887-8

　　Ⅰ.①心… Ⅱ.①崔… ②卢… ③魏… Ⅲ.①心脏血管疾病－护理－技术培训－教材 Ⅳ.①R473.5

　　中国版本图书馆CIP数据核字（2018）第048391号

责任编辑：郝文娜 ／责任校对：张小霞
责任印制：赵 博 ／封面设计：吴朝洪

科学出版社出版
北京东黄城根北街16号
邮政编码：100717
http://www.sciencep.com

保定市中画美凯印刷有限公司印刷
科学出版社发行 各地新华书店经销
＊

2018 年 4 月第 一 版 开本：787×1092 1/16
2018 年 4 月第一次印刷 印张：25 1/2
字数：584 000
定价：98.00 元
（如有印装质量问题，我社负责调换）

编者名单

主　审　蔡尚郎　廉哲勋

主　编　崔　岩　卢晓虹　魏丽丽

副主编　纪　阳　赵　晖　姜松磊　黄　霞　刘　翠　刘玉兰
　　　　韩　舒

编　委　（以姓氏笔画为序）

于晓燕	马　蕙	马凤华	马纪蕾	马素梅	王　妮
王　珺	王　晶	王　燕	王立艳	王爱芝	王海燕
王梦媛	尤娟娟	卢晓虹	史少婷	冯培青	邢淑云
曲　娜	刘　芳	刘　松	刘　翠	刘玉兰	刘艳丽
刘媛媛	孙雪霞	纪　阳	李　冉	李　荣	李　暘
李正红	沃金善	沈　霞	张　坤	张　艳	张　营
张　婷	张　蕊	张小芳	陈秀娟	房　芳	赵　青
赵　晖	赵　倩	赵子菁	赵云霞	赵明明	赵洪贞
郝芳芳	胡　建	柳文娟	姜　欣	姜松磊	贾培培
夏丽丽	徐传金	郭俊杰	唐晓燕	黄　霞	曹丽华
崔　岩	崔伟宁	韩　舒	韩　静	程　聪	谭　珂
潘雅琦	魏丽丽				

前　言

　　随着生活水平的提高，人民群众对医疗保健的需求呈现多样化和层次化，伴随着医疗改革的不断深化，护理工作的内涵和外延亟待提升。据国内外的成熟经验表明，新入职的护士需要进行系统规范的培训，提升业务素质和专业能力，才能够胜任临床护理工作，为患者提供优质的护理服务。因此，开展新入职护士的规范化培训是培养合格临床护士的重要途径，是提高临床护理质量、保障医疗安全的有力举措，对于提高护士队伍整体素质和服务能力水平具有重要意义。2016年2月国家卫生和计划生育委员会组织制定了《新入职护士培训大纲（试行）》，以指导各地医疗机构规范开展新入职护士的培训工作。根据培训大纲要求和临床护理工作的需求，我们组织编写了此书，以助新入职的护士顺利通过规范化培训考核。

　　本书严格按照《新入职护士培训大纲（试行）》的培训目标和培训内容要求进行撰写，系统地阐述了规范化培训护士需要掌握的心血管内科专业知识及相关知识。本书共计24章，涵盖了心血管内科疾病和诊疗技术的护理、心血管内科药物知识、心血管内科危重症急救配合、应急预案的处理、患者的安全管理、心理护理、护患沟通技巧和人文关怀等内容。本书旨在使参加规范化培训的护理人员掌握临床护理工作的基础理论、知识和技能；具备良好的职业道德素养、沟通交流能力、应急处理能力和落实责任制整体护理所需的病情观察、协助治疗、心理护理、健康教育、康复指导等护理服务能力；增强人文关怀和责任安全意识，能够独立、规范地为患者提供护理服务。本书的指导性强，涵盖知识面广，专科特点突出，可供各层次的心血管内科护理人员阅读参考，特别适用于规范化培训护士的学习参考，对于提高心血管内科护理人员的专科水平、临床护理能力和医患沟通能力具有重要的指导意义。

　　在本书的编写过程中，得到了心血管内科医学专家热心的指导和帮助，在此，表示诚挚的感谢。由于我们的水平和能力有限，书中若有不足之处，敬请广大护理同仁给予批评指正。

青岛大学附属医院

崔　岩　卢晓虹　魏　丽

2017年10月

目　　录

第一章

心血管系统基础知识

心血管系统由心脏、动脉、毛细血管和静脉组成。

一、心脏的外形、位置、结构

心脏是心血管系统的"动力泵"，是一个中空的肌性纤维器官，周围裹以心包，形似倒置的、前后稍扁的圆锥体，大小约与本人握拳相同。

心脏斜位于胸腔的中纵隔内，约2/3位于正中线的左侧，1/3位于正中线的右侧，前方对向胸骨体和第2～6肋软骨；后方平对第5～8胸椎；两侧与胸膜腔和肺相邻；上方连出入心的大血管；下方邻膈（图1-1）。心脏有时可以反位，成为右位心，常伴有

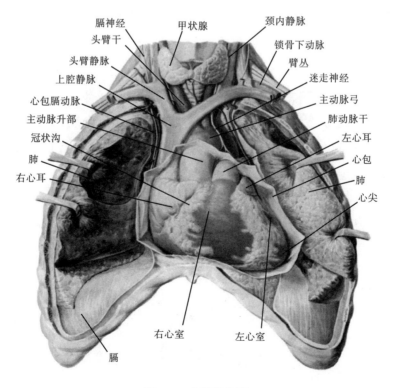

图1-1　心脏的位置

腹腔内脏器官的反位。

心分为一尖、一底、两面、三缘，表面有四条沟。

一尖：即心尖，由左心室构成，朝向左前下方，在左侧第5肋间隙锁骨中线内侧1～2cm处可扪及心尖搏动。

一底：即心底，朝右后上方，主要由左心房和小部分右心房构成。

两面：胸肋面（前面）和膈面（下面）。胸肋面朝向前上方，大部分由右心房和右心室构成，膈面的呈水平位，朝向下方并略朝后，大部分由左心室构成。

三缘：左缘、右缘和下缘。左缘居胸肋面与肺面之间，主要由左心室构成；右缘垂直向下，主要由右心房构成。下缘介于膈面与胸肋面之间，接近水平位，由右心室和心尖构成。

四条沟：冠状动脉沟、前室间沟、后室间沟和后房间沟。冠状动脉沟近似环形，是右上方的心房和左下方的心室表面的分界；前室间沟和后室间沟分别在心室的胸肋面和膈面，从冠状动脉沟走向心尖的右侧，是左、右心室在心表面的分界。在心底，右心房与右上、下肺静脉交界处的浅沟称后房间沟，是左、右心房在心表面的分界。

1.心包 是包裹心脏和出入心脏的大血管根部的圆锥形纤维浆膜囊，分内、外两层，外层为纤维心包，内层为浆膜心包。纤维心包，上方包裹出入心脏的升主动脉、肺动脉干、上腔静脉和肺静脉的根部，并与这些大血管的外膜相延续。浆膜心包可分为脏、壁两层，脏层即心外膜；壁层贴在纤维心包的内面，与纤维心包紧密相贴。浆膜心包的脏层和壁层在出入心脏的大血管根部相互移行，两层之间的潜在腔隙称心包腔，内含少量浆液，起润滑作用。心包有保护心脏、固定心脏和防止心脏过度扩张的功能（图1-2）。在病理情况下，可发生心包炎、心包积液等病变。

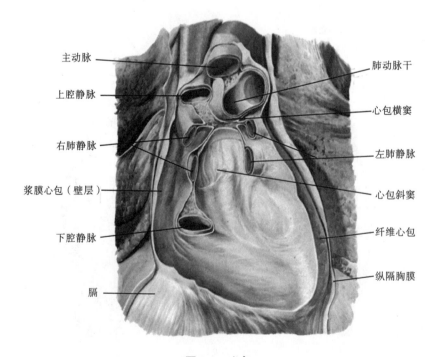

图1-2 心包

2.心壁　包括心内膜、心肌层和心外膜三部分。内层为心内膜，覆盖于心腔的内面，其中有血管、神经及心脏传导系统的分支，参与构成瓣膜。中层为心肌层，是心壁的主体，主要由心肌构成，心房肌较薄，心室肌最肥厚，以左心室为甚，心的搏动就是靠心肌有节律地收缩和舒张实现的。外层为心外膜，即浆膜性心包的脏层，包裹在心肌表面。

二、心腔的结构

心被心间隔分为左、右两半心，左心分为左心房和左心室，右心分为右心房和右心室。

1.右心房　位于心的右上部，壁薄而腔大。前部为固有心房，后部为腔静脉窦。固有心房有梳状肌和右心耳。腔静脉窦内有上、下腔静脉口和冠状动脉窦口，即右心房的三个入口。在上腔静脉与右心耳交界处，即界沟上1/3的心外膜下有窦房结。冠状动脉窦口位于下腔静脉口与右房室口之间，为心壁静脉血回心的主要入口。在房间隔侧，有一卵圆形凹陷为卵圆窝，是胎儿卵圆孔闭锁后的遗迹，是房间隔缺损的好发部位，也是右心房进入左心房心导管穿刺的理想部位。右心房出口为右房室口，右心房的血液由此流入右心室（图1-3）。

2.右心室　位于右心房的前下方，直接位于胸骨左缘第4、5肋软骨的后方。右心室前壁较薄，供应血管相对较少，通常是右心室手术的切口部位。

右心室入口为右房室口，呈卵圆形，其周围由致密结缔组织构成的三尖瓣瓣环围绕。当心室收缩时，三尖瓣防止血液倒流入右心房。右心室出口为肺动脉口，肺动脉口周缘附有肺动脉瓣。心室收缩时，血液冲开肺动脉瓣进入肺动脉，心室舒张时，肺动脉瓣关闭，防止血液反流入右心室（图1-4）。

3.左心房　位于右心房的左后方，构成心底的大部分。前方有升主动脉和肺动脉，后方与食管相毗邻。左心房共有四个入口、一个出口。左心房后部两侧各有两个肺静脉口，在肺内经过气体交换后，含氧高的动脉血经肺静脉回流入左心房。左心房的左前上部为左心耳，常为心外科最常用手术入路之一。出口为左房室口，通向左心室（图1-5）。

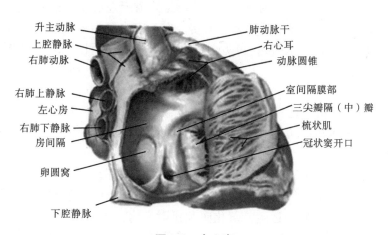

图1-3　右心房

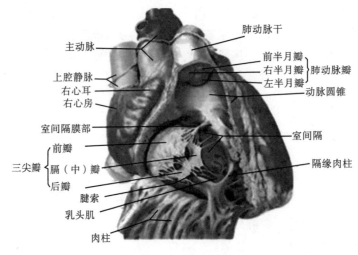

图1-4 右心室

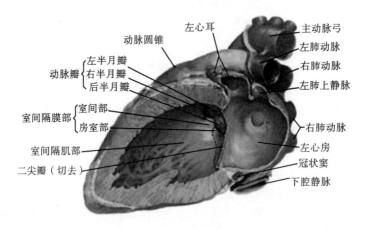

图1-5 左心房

4.**左心室** 位于右心室的左后方，呈圆锥形，左心室壁厚约是右心室壁厚的3倍。左心室入口为左房室口，边缘附有二尖瓣，腱索附着于左心室壁的乳头肌上，当左心室收缩时，二尖瓣可阻止血液反流入左心房。左心室出口为主动脉口，位于左房室口的右前方，其周围附有主动脉瓣，可防止左心室舒张时血液回流入心室（图1-6）。

三、血液循环

血液循环的主要功能是完成体内的物质运输。血液循环一旦停止，机体各器官组织将失去正常的物质转运功能而发生新陈代谢的障碍。同时，体内一些重要器官的结构和功能将受到损害。

血液循环是由体循环和肺循环两条途径构成的双循环。血液由左心室射出，经动脉及其各级分支流到全身的毛细血管，在毛细血管内与组织、细胞进行物质交换，供给组织细胞氧和营养物质，运走二氧化碳和代谢产物，含氧高的动脉血变为静脉血；再经各小静脉、中静脉，最后经过上、下腔静脉及冠状动脉窦流回右心房，这一循环为体循环（大循环）。主动脉是体循环的动脉主干，分为升主动脉、主动脉弓、降主动脉。升主动脉根部发出左、右冠状动脉。主动脉自左心室起始后，移行为主动脉弓。主动脉弓发出3个分支，自右向左依次是头臂干、左颈总动脉和左锁骨下动脉。头臂干向右上方行至右胸锁关节后方分为右颈总动脉和右锁骨下动脉，左、右颈总动脉是头颈部的动脉主干，左、右锁骨下动脉是上肢的动脉主干（图1-7）。

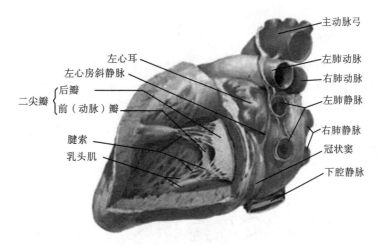

图1-6 左心室

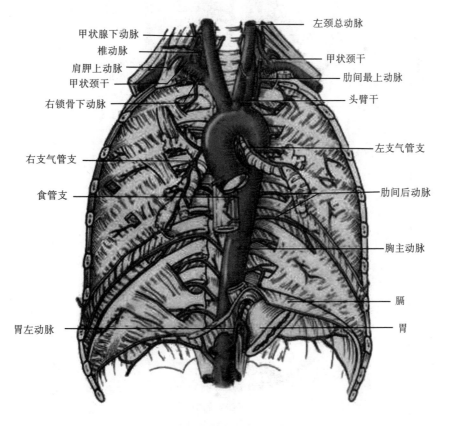

图1-7 主动脉分布

血液由右心室射出经肺动脉干的各级分支到肺毛细血管，在此与肺泡进行气体交换，吸收氧并排出二氧化碳，静脉血变为动脉血，然后经肺静脉流回左心房，这一循环为肺循环（小循环）（图1-8）。

肺循环和体循环是相互衔接的。从左心室射入动脉的血液既含有丰富的氧也含有丰富的营养物质，经分布全身的毛细血管将动脉血输送给各器官与组织，满足人体正常的功能活动。

四、心脏的传导系统

心肌细胞按形态和功能可分为普通心肌细胞和特殊心肌细胞。普通心肌细胞是构成心房壁和心室壁的主要部分，主要功能是收缩和舒张；特殊心肌细胞具有自律性和传导性，其主要功能是产生和传导冲动，控制心脏的节律性活动。

心脏传导系统由特殊的心肌细胞构成，包括窦房结、结间束、房室结、房室束、左右束支和浦肯野纤维网（图1-9）。

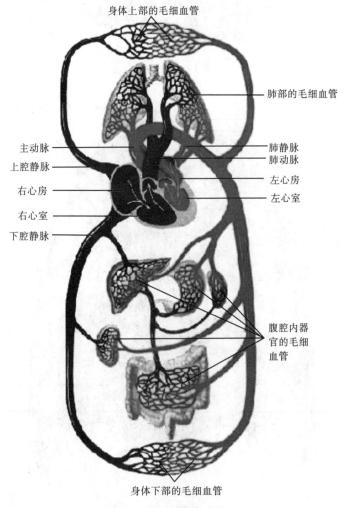

图1-8　血液循环示意图

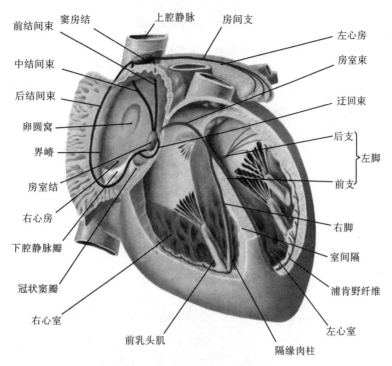

图1-9 心脏传导系统

1.**窦房结** 是心的正常起搏点，位于上腔静脉与右心房交界处的界沟上1/3的心外膜下。心脏传导系统的细胞均能发出冲动（自律性），但以窦房结的自律性最高，为正常人心脏的起搏点。

2.**结间束** 有三条：前结间束、中结间束和后结间束。结间束在房室结上方相互交织，并有分支与房间隔左侧的左心房肌纤维相连，从而将兴奋传至左心房。

3.**房室结区** 又称房室交界区，是心传导系统在心房和心室互相连接部位的特化心肌结构，位于房室隔内。房室结区将来自窦房结的兴奋延搁下传至心室，使心房和心室肌依次按照先后顺序分别收缩。房室结区是兴奋从心房传向心室的必经之路，且为最重要的次级起搏点，许多复杂的心律失常在此区发生。

4.**房室束** 又称His束，起自房室结，走在室间隔，最后分为右束支和左束支。

5.**左、右束支** 其分支在心内膜下交织成心内膜下浦肯野纤维网，最后与收缩心肌相连。

五、心脏的血液供应

心脏的血液供应来自左、右冠状动脉，灌注主要在心脏舒张期（图1-10）。

1.**左冠状动脉** 起于主动脉的左冠状动脉窦，主干分为前降支和回旋支。前降支及其分支主要分布于左心室前壁、前乳头肌、心尖、室间隔前2/3、右心室前壁一小部分。回旋支及其分支主要分布于左心房、左心室前壁一小部分、左心室侧壁、左心室后壁的一部分或大部分，窦房结40%的血液供应由左回旋支供给。

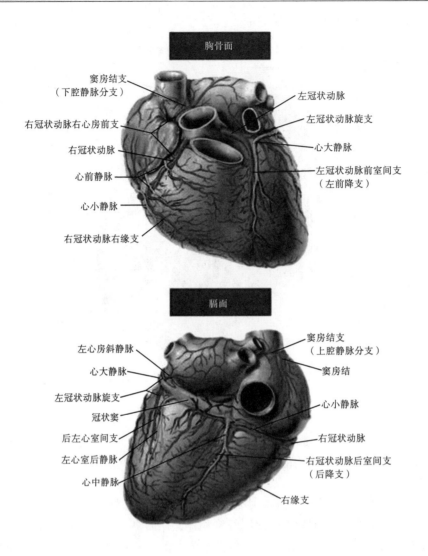

胸骨面

窦房结支
（下腔静脉分支）

右冠状动脉右心房前支

右冠状动脉

心前静脉

心小静脉

右冠状动脉右缘支

左冠状动脉

左冠状动脉旋支

心大静脉

左冠状动脉前室间支
（左前降支）

膈面

左心房斜静脉

心大静脉

左冠状动脉旋支

冠状窦

后左心室间支

左心室后静脉

心中静脉

右缘支

窦房结支
（上腔静脉分支）

窦房结

心小静脉

右冠状动脉

右冠状动脉后室间支
（后降支）

图1-10 冠状动脉分布

2.右冠状动脉 起于右冠状动脉窦。一般分布于右心房、右心室前壁大部分、右心室侧壁和后壁的全部、左心室后壁的一部分及室间隔的后1/3，房室结90%的血液及窦房结60%的血液由右冠状动脉供给。

当冠状动脉中的某一支血管发生慢性闭塞时，其他两支有可能通过侧支形成来维持其分布区心肌的血供。

六、心脏的神经、体液调节

（一）神经调节

心脏受交感神经及副交感神经的双重支配。传导心脏痛觉的传入纤维与交感神经同行，至脊髓胸段1～5节段的后角；传导压力或牵张等感觉的传入纤维随迷走神经至延髓孤束核。

1.交感神经　起源于脊髓胸段 1～5 节的灰质侧角细胞，在神经节换元后发出节后神经纤维到达心脏分布于窦房结、房室结、冠状动脉和心房、心室肌。当交感神经兴奋时，通过肾上腺素能 α 和 β_1 受体，使心率增快，心肌收缩力增强，外周血管收缩，血管阻力增加，血压升高。

2.副交感神经　来自延髓迷走神经背核和疑核，在心内神经节内换元，节后纤维分布于窦房结、房室结、心房和心室肌及冠状动脉。当副交感神经兴奋时，通过乙酰胆碱能受体，使心率减慢，心肌收缩力减弱，外周血管扩张，血管阻力减小，血压下降。

（二）体液调节

局部组织中或血液中某些化学物质会作用于心肌和血管平滑肌，从而调节心血管活动。其中，肾素、儿茶酚胺、血管升压素、血管内皮细胞生成的收缩物质，如血管收缩因子（EDCF）等具有收缩血管作用；内皮细胞生成的舒张物质，如前列环素（PGI2）、内皮源性舒张因子（EDRF）等具有扩张血管作用；肾素、儿茶酚胺、钠和钙可引起正性肌力作用和正性频率作用；乙酰胆碱可引起负性肌力和负性频率作用；肾素–血管紧张素–醛固酮系统是调节钠碱平衡、血容量和血压的重要因素。

七、心脏的泵血功能

心脏的节律性舒缩活动，产生"房–室、心室–动脉"之间的压力差，引发心瓣膜的开启和关闭，使血液在循环系统中沿着单一方向流动。心脏的舒缩活动是周期性的。

（一）心动周期

在一个心动周期中，心房和心室的机械活动分为收缩期和舒张期。通常所指的心动周期是指心室的舒缩活动期。心动周期的时程长短与心率相关，以心率 75 次/分为例，单次心动周期为 0.8 秒，其中心房收缩期约为 0.1 秒，舒张期约为 0.7 秒。在心房收缩时，心室仍处在舒张期。当心房进入舒张期以后，心室开始收缩，为心室收缩期，持续时程约 0.3 秒，舒张期约为 0.5 秒。如果心率增加，心动周期时程就会缩短，收缩期和舒张期也会相应缩短，但一般来说舒张期的缩短更加明显。

（二）心脏泵血的过程和机制

心动周期，心室收缩、舒张造成瓣膜两侧压力差的变化，引起瓣膜开放和关闭、血液定向流动、心室容积的改变。心脏射血的动力来自心室收缩，心脏充盈的动力来自心室舒张压力下降，另有一部分来自心房收缩。

（三）心脏泵血功能的评价

每搏输出量、心排血量及心指数和射血分数都是心泵功能的评价指标。

1.每搏输出量　每次心脏搏动时由一侧心室射出的血量称为每搏输出量。

2.心排血量　每搏输出量与心率的乘积即每分输出量，又称心排血量，表示每分钟由一侧心室输出的血量。心脏每分钟能射出的最大血量，称最大排血量。它反映心脏的健康程度。

3.心指数　每平方米体表面积的每分输出量，称为心指数，是用来比较不同个体心排血量的指标。

4.射血分数　每搏输出量与心室舒张末期容量之比称为射血分数。在安静状态下，正常成年人的射血分数为 55%～65%。

中等身材的成年人，体表面积为$1.6 \sim 1.7m^2$，静息状态下心率为75次/分，搏出量约70ml，心排血量为5L左右，心指数为$3.0 \sim 3.5L/(min \cdot m^2)$。强体力劳动时，心率可达$180 \sim 200$次/分，搏出量可增加到150ml左右，心排血量可达$25 \sim 30L$，为静息时的$5 \sim 6$倍。由此可见，健康人的心脏泵血功能具有较大的储备力量。青年人的心力储备是$300\% \sim 400\%$，运动员可达$500\% \sim 600\%$，老年人为$200\% \sim 250\%$。

（马纪蕾　纪　阳）

第二章

心力衰竭患者的护理

心力衰竭（heart failure，HF）简称心衰，是由于各种心脏结构或功能性疾病导致心室充盈和（或）射血功能受损而引起的一组临床综合征。心力衰竭按发生的部分可分为左心衰竭、右心衰竭和全心衰竭；按发病缓急可分为慢性心力衰竭和急性心力衰竭。

第一节　慢性心力衰竭患者的护理

慢性心力衰竭（chronic heart failure，CHF）是大多数心血管疾病最终的归宿，也是最主要的死亡原因。在我国引起慢性心力衰竭的基础疾病以冠心病居首位，高血压次之，风湿性瓣膜病和心肌病位于其后。

一、病因

（一）基本病因

1.心肌损害　最常见的原因之一是缺血性心肌损害，如冠心病发生心肌缺血、心肌梗死；各种心肌炎、心肌病，以病毒性心肌炎及原发性扩张型心肌病最为常见；心肌代谢疾病，以糖尿病心肌病最为常见。

2.心脏负荷过重

（1）压力负荷（后负荷）过重：常见于高血压、肺动脉高压、主动脉瓣狭窄、肺动脉瓣狭窄等。

（2）容量负荷（前负荷）过重：常见于心脏瓣膜关闭不全、间隔缺损、动脉导管未闭等。此外，慢性贫血、甲状腺功能亢进等，由于持续血流加速，回心血量增加，也可导致容量负荷增加。

（二）诱因

1.感染　慢性心力衰竭最常见、最重要的诱因是呼吸道感染，其次是感染性心内膜炎。

2.心律失常　诱发心力衰竭最常见的心律失常是心房颤动，其次为严重的缓慢性心律失常及其他各类型的快速性心律失常。

3.血容量增加　如静脉输液或输血过多、过快，钠盐摄入过多等。

4.生理或心理压力过大　如过度体力劳累、情绪激动、精神紧张、妊娠或分娩等。

5.治疗不当 如利尿药物或降压药物等的不恰当停用。

6.其他 原有心脏病变加重或并发其他疾病，如冠心病发生心肌梗死等。

二、病理生理

心力衰竭的病理生理十分复杂，患者一旦发生心力衰竭，在各种病理生理变化的影响下，即使心脏没有新的损害，心功能不全也将不断恶化。当基础心脏病损及心功能时，机体首先发生多种代偿机制，使心功能在一定时间内维持在相对正常的水平，但其也均有负性效应，随着病情进展，最终进入失代偿期。

（一）代偿机制

1.Frank-Starling机制 即增加心脏的前负荷会引起心肌收缩力代偿性升高。心室舒张末期容积增加，意味着心室扩张，舒张末压力也增高，相应的心房压、静脉压也随之升高。待后者达到一定高度时即出现肺的充血或腔静脉系统充血。

2.神经体液的代偿机制 当心排血量不足时，心腔压力升高，机体启动神经体液机制进行代偿。

（1）交感神经兴奋性增强：心力衰竭患者血中去甲肾上腺素水平升高，作用于心肌β_1肾上腺素受体，增强心肌收缩力并提高心率，使心排血量增加。但同时外周血管收缩增加心脏后负荷，增快心率，增加心肌耗氧量。后负荷增加心脏工作负荷也加速了心肌细胞的死亡。

（2）肾素-血管紧张素-醛固酮系统（RAAS）激活：由于心排血量降低，肾血流量随之降低，RAAS被激活，心肌收缩力增强，周围血管收缩维持血压，调节血液的再分配，保证心、脑等重要脏器的血液供应。同时促进醛固酮分泌，使水、钠潴留，增加总体液量及心脏前负荷，早期对心力衰竭起到代偿作用。

3.心肌肥厚 当心脏后负荷持续增高时，常以心肌肥厚作为主要的代偿机制，心肌收缩力增强，克服后负荷影响，使心排血量在相当长时间内维持正常。患者可无心力衰竭症状，但心肌肥厚者，心肌顺应性差，舒张功能降低，客观上已存在心功能障碍。

（二）心力衰竭时各种体液因子的改变

1.利钠肽 主要包括心房利钠肽（ANP）和脑钠肽（BNP）。利钠肽分泌量增加的幅度与心力衰竭的严重程度呈正相关，尤其是BNP，目前已成为心力衰竭临床诊断、病情及疗效判断和预后估计的重要指标。ANP和BNP都具有利尿、利钠、扩张血管、抑制肾素-血管紧张素-醛固酮系统和交感神经系统，以及抗血管平滑肌细胞、内皮细胞增殖等作用。

2.精氨酸加压素（AVP） 由垂体分泌，具有抗利尿和外周血管收缩作用。AVP的释放受心房牵张受体的调控。心力衰竭时，心房牵张受体的敏感性下降，使AVP的释放不能受到相应的抑制，血中水平升高，促使水潴留增加，收缩外周血管作用使心脏后负荷增加。

3.内皮素 是由血管内皮释放的肽类物质，具有很强的收缩血管的作用。心力衰竭时，血浆内皮素水平升高，且直接与肺动脉压力特别是肺血管阻力增高有关。内皮素还可导致细胞肥大增生，参与心脏重塑过程。

（三）心肌损害与心室重塑

原发性心肌损害和心脏负荷过重使心脏功能受损，可导致心室扩大或心肌肥厚等各种代偿性变化。在心腔扩大、心肌肥厚的过程中，心肌细胞、胞外基质、胶原纤维网等均有相应变化，即心室重塑的过程。目前研究表明，心力衰竭发生发展的基本机制是心室重塑。心脏功能从代偿到失代偿除了因为代偿能力有一定的限度、各种代偿机制的负面影响之外，心肌细胞的能量供应相对或绝对不足及能量的利用障碍导致心肌细胞坏死、纤维化，心肌细胞的减少使心肌整体收缩力下降；纤维化的增加又使心室顺应性下降，重塑更趋明显，心肌收缩力不能发挥其应有的射血效应，如此形成恶性循环，最终导致不可逆转的终末阶段。

三、临床表现

（一）左心衰竭

左心衰竭以肺淤血和心排血量降低为主要表现。

1.症状

（1）呼吸困难：程度不同的呼吸困难是左心衰竭最早和最常见的症状，主要包括劳力性呼吸困难、夜间阵发性呼吸困难、端坐呼吸、心源性哮喘和急性肺水肿。

（2）咳嗽、咳痰和咯血：咳嗽、咳痰提示肺泡和支气管黏膜淤血，早期于夜间发生，坐位和立位时咳嗽可减轻，可咳出白色泡沫样痰，有些患者可见痰中带血丝。长期慢性肺淤血可使静脉压力增高，支气管血液循环和肺循环之间容易形成侧支，在支气管黏膜下形成扩张的血管，此种血管一旦破裂可引起患者大咯血。

（3）疲倦、乏力、心悸、头晕：主要是由于心排血量降低，器官、组织血液灌注不足及代偿性心率增快所致。

（4）少尿及肾功能损害症状：严重的左心衰竭，肾血流量明显减少，患者可出现少尿症状。长期慢性的肾血流量减少可导致患者出现血肌酐和尿素氮升高并伴有肾功能不全的相应症状。

2.体征

（1）肺部湿啰音：肺毛细血管压增高时，液体可渗出到肺泡，听诊患者肺部会出现湿啰音。随着病情加重，肺部啰音可从局限于肺底部蔓延至全肺。

（2）心脏体征：除基础心脏病的固有体征外，慢性左心衰竭的患者一般均有心脏扩大、肺动脉瓣区第二心音亢进及舒张期奔马律。

（二）右心衰竭

右心衰竭以体循环淤血的表现为主。

1.症状

（1）消化道症状：右心衰竭最常见的症状是胃肠道及肝淤血引起的食欲缺乏、恶心、呕吐、腹胀等。

（2）呼吸困难：继发于左心衰竭的右心衰竭呼吸困难已存在。单纯性右心衰竭为分流性先天性心脏病或肺部疾病所致，也均有明显的呼吸困难。

2.体征

（1）水肿：为下垂性、对称性、凹陷性水肿，重者可延及全身。可伴有胸腔积液，以双侧多见，若为单侧则以右侧更多见。

（2）颈静脉征：颈静脉搏动增强、充盈、怒张是右心衰竭时的主要体征，肝颈静脉反流征阳性则更具特征性。

（3）肝大：肝因淤血会出现肿大，常伴压痛，持续慢性右心衰竭可导致心源性肝硬化，患者晚期可出现肝功能受损、黄疸及大量腹水。

（4）心脏体征：除基础心脏病的相应体征之外，右心衰竭时可因右心室显著扩大而出现三尖瓣相对关闭不全的反流性杂音。

（三）全心衰竭

临床常见先出现左心衰竭，后出现右心衰竭，继发形成全心衰竭。右心衰竭出现时，右心排血量减少，因此阵发性呼吸困难等肺淤血症状反而有所减轻。

（四）心功能评估

1.心功能分级 临床上最常用的是美国纽约心脏病协会（NYHA）在1928年提出的心功能分级法。按照患者的临床症状和活动的受限程度将心功能分为4级（表2-1）。

表2-1 心功能分级（NYHA，1928）

分级	依据及其特点
Ⅰ级	体力活动不受限。一般活动不引起心悸、疲乏或呼吸困难等症状
Ⅱ级	体力活动轻度受限。休息时无自觉症状，但日常活动可引起心悸、呼吸困难等症状，休息后很快缓解
Ⅲ级	体力活动明显受限。休息时可无症状，低于日常活动量可引起心悸、呼吸困难等症状，休息较长时间后症状缓解
Ⅳ级	任何体力活动均会引起症状。休息时也会有心力衰竭的症状，体力活动后加重

2.心力衰竭分期 由美国心脏病学会及美国心脏协会（ACC/AHA）于2001年提出，根据心力衰竭相关的危险因素、心脏的器质性及功能性改变、心力衰竭的症状等将心力衰竭分为4个阶段，体现了心力衰竭中预防的概念，针对性地进行防治性干预，减少心力衰竭的发生，控制心力衰竭的发展（表2-2）。

表2-2 心力衰竭分期（ACC/AHA，2001）

心力衰竭分期	依据及其特点
心力衰竭高危阶段	
A期	无器质性心脏病或心力衰竭症状，但有发生心力衰竭的高危因素，如高血压、心绞痛、代谢综合征等
B期	已有器质性心脏病变，如左心室肥大、左心室射血分数降低，但无心力衰竭症状
心力衰竭阶段	
C期	有器质性心脏病且目前或既往有心力衰竭症状
D期	需要特殊干预治疗的难治性心力衰竭。尽管采用强化药物治疗，但静息状态时患者仍有明显心力衰竭症状，常反复住院或没有特殊干预治疗不能安全出院

3.6分钟步行试验（6 minutes walk test，6MWT） 要求患者在平直的走廊里尽可能快行走，测定其6分钟的步行距离。根据步行距离将心力衰竭划分为轻、中、重3个等级：6分钟步行距离426～550m为轻度心力衰竭；150～425m为中度心力衰竭；低于150m为重度心力衰竭。临床上用于评估患者的运动耐力和心脏储备功能及心力衰竭的治疗效果评价及预后估计。

四、实验室及其他检查

1.血液检查 血浆脑钠肽和氨基末端脑钠肽前体（NT-pro BNP）测定已成为心力衰竭患者的重要检查之一，有助于心力衰竭诊断和预后判断。

2.X线检查 心影大小及外形有助于病因的诊断，心脏扩大的程度和动态改变也是间接反映心脏功能状态的指标。

3.超声心动图检查 是心力衰竭诊断中最有价值的检查方法，便于床旁检查及重复检查。

4.放射性核素检查 放射性核素心血池显影有助于判断心室腔大小，计算EF值及左心室最大充盈速率，反映心脏收缩及舒张功能。

5.有创性血流动力学检查 对急性重症心力衰竭患者，必要时采用漂浮导管在床边进行，经静脉插管直至肺小动脉，测定各部位的压力及血液含氧量，计算心脏指数（CI）及肺小动脉楔压（PCWP），直接反映左心功能，正常时CI＞2.5L/（min·m²）；PCWP＜12mmHg。

6.心-肺吸氧运动试验 在运动状态下测定患者对运动的耐受量，仅适用于慢性稳定型心力衰竭患者。

五、治疗要点

（一）一般治疗

保持情绪稳定，注意休息，避免劳累；适当限制钠盐摄入，严格控制静脉和口服液体入量。

（二）病因治疗

1.基本病因治疗 如控制高血压，应用药物、介入或手术治疗改善冠心病、改善冠状动脉和心肌缺血，心瓣膜病进行介入治疗或换瓣等。

2.消除诱因 选用适当的抗生素控制感染；心律失常特别是心房颤动也是诱发心力衰竭的常见原因，对于心室率较快的心房颤动患者应尽快控制心室率，如有可能应及时复律。

（三）药物治疗

1.利尿药 是心力衰竭治疗中最常用的药物，通过排钠、排水减轻心脏的容量负荷，对减轻水肿和缓解淤血症状有十分显著的效果。利尿药包括排钾利尿药和保钾利尿药两大类，排钾利尿药主要有氢氯噻嗪、呋塞米；保钾利尿药包括螺内酯、氨苯蝶啶等。

2.肾素-血管紧张素-醛固酮系统抑制剂

（1）血管紧张素转化酶抑制药（ACEI）：是目前延缓性心力衰竭进展的首选用药。

ACEI治疗应从小剂量开始，患者耐受后逐渐加量，至适量后维持终身服药。常用药包括卡托普利、培哚普利、贝那普利等。

（2）血管紧张素受体拮抗药（ARB）：当心力衰竭患者因ACEI引起的干咳而不能耐受时，可改用此药。常用药包括氯沙坦、缬沙坦等。

（3）醛固酮拮抗药：螺内酯是应用最广泛的醛固酮拮抗药，对抑制心血管重塑，改善慢性心力衰竭的远期预后有很好的作用。

3. β受体阻滞药　所有病情稳定的心力衰竭患者均应服用β受体阻滞药，除非有禁忌证或不能耐受。为了减少β受体阻滞药负性肌力作用的不良影响，原则上应待心力衰竭情况稳定后从小剂量开始，逐渐增加剂量，适量长期维持。常用药包括美托洛尔、卡维地洛、比索洛尔等。

4. 正性肌力药物

（1）洋地黄类药物：洋地黄的作用机制为增强心肌收缩力，抑制心脏传导系统，洋地黄的独特优点是对迷走神经系统的直接兴奋作用，可对抗心力衰竭时交感神经兴奋的不利影响，但不足以取代β受体阻滞药的作用。常用药包括地高辛、毛花苷C、毒毛花苷K等。

（2）非洋地黄类正性肌力药：肾上腺素能受体兴奋剂，如小剂量的多巴胺能增强心肌收缩力、扩张血管，尤其是肾小动脉扩张，而心率加快不明显，有利于心力衰竭的治疗。其他药物还有多巴酚丁胺和磷酸二酯酶抑制剂。

（四）心脏再同步化治疗（CRT）

对于慢性心力衰竭伴心室失同步化收缩的患者，通过置入三心腔起搏器装置，用同步化方式刺激右心房、右心室和左心室，从而治疗心脏的非同步收缩，不仅可以缓解症状、提高生活质量，而且可显著降低患者因心力衰竭的再入院率。

六、主要护理诊断/问题

1. 气体交换受损　与左心衰竭致肺淤血有关。

2. 体液过多　与右心衰竭致体静脉淤血、水钠潴留、低蛋白血症有关。

3. 活动无耐力　与心排血量下降有关。

4. 潜在并发症　洋地黄中毒、深静脉血栓等。

5. 焦虑　与慢性病程、病情反复发作呈加重趋势、担心疾病预后有关。

七、护理措施

（一）休息与活动

1. 体位　保证患者体位的舒适性，有明显呼吸困难者给予高枕卧位或半卧位；端坐呼吸者可使用床上小桌，必要时双腿下垂；伴胸腔积液、腹水者宜采取半卧位；下肢水肿者可抬高下肢，促进下肢静脉回流，协助卧床患者定时改变体位，以防止发生压疮；卧床期间可给予气压式血液循环驱动泵，或指导患者进行踝部运动，以促进下肢血液循环；必要时加床档防止坠床的发生。长期卧床者易发生静脉血栓形成，甚至发生肺栓塞，因此应根据心功能分级制订活动计划，可按照半卧位、坐位、床边摆动肢体、床边站立、室内活动、短距离步行等方式逐步进行。

2.活动 休息可减轻心脏负担，但长期卧床易发生静脉血栓形成甚至肺栓塞，同时也使消化功能降低，甚至出现肌肉萎缩。因此应根据患者的病情轻重和心功能分级安排休息活动量。心功能Ⅰ级时的患者，不限制一般体力活动，适当参加体育锻炼，但应当避免剧烈运动及重体力劳动。心功能Ⅱ级时的患者，适当限制体力活动，不影响轻体力劳动或家务劳动（停止比较剧烈的运动），保证充足的睡眠。心功能Ⅲ级时的患者，严格限制一般体力活动，以卧床休息为主，鼓励患者日常生活可自理或在他人协助下自理，有充足的休息时间，夜间睡眠可给予高枕。心功能Ⅳ级时，绝对卧床休息，日常生活应有专人协助护理，可进行被动或主动运动，如四肢的屈伸运动、翻身等。

（二）吸氧护理

一般采用持续吸氧，流量2～4L/min，指导患者及其家属安全用氧，嘱其不可自行调节氧流量；同时观察患者呼吸频率、节律等改变，随时评估呼吸困难的改善情况并做好记录。

（三）饮食护理

1.限制钠盐摄入 给予低盐清淡易消化饮食，每天食盐摄入量在5g以下为宜。重度心力衰竭患者每天摄入钠量应小于2g，限制含钠量高的食品，如腌制或熏制品、香肠、罐头食品、海产品或苏打饼干等。

2.少食多餐 每餐不宜过饱，伴低蛋白血症者可静脉补充白蛋白，多吃富含各种必需氨基酸的优质蛋白质。低血钾者应摄取含钾高的食物，如香蕉、菠菜等水果蔬菜。

3.控制水量摄入 保持每日饮水量小于1500ml，且多次少量饮用，根据尿量摄入水，避免水钠潴留。

（四）用药护理

1.洋地黄制剂

（1）预防洋地黄中毒：①洋地黄用量个体差异很大，老年人、心肌缺血缺氧、重度心力衰竭及低钾血症、低镁血症等情况对该药较敏感，使用时应严密观察患者用药后反应。②与奎尼丁、胺碘酮、阿司匹林等药物合用，可能会增加中毒机会，给药前应询问有无上述药物与洋地黄用药史。③严格按时遵医嘱用药，口服地高辛期间若患者脉搏低于60次/分或节律不规律应暂停给药，报告医师。用毛花苷C或毒毛花苷K时必须要稀释后缓慢静脉注射（10～15分钟），并同时监测患者心率、心律及心电图变化。

（2）观察洋地黄中毒表现：洋地黄中毒最重要的反应是各类心律失常，最常见为室性期前收缩，多呈二联律或三联律，其他如心房颤动、房性期前收缩、房室传导阻滞等。胃肠道反应包括厌食、恶心、呕吐等；神经系统症状有头痛、疲乏、烦躁，视物模糊、黄视、绿视等相对少见。

（3）洋地黄中毒的处理：①立即停用洋地黄。②低血钾者可口服或静脉补钾，停用排钾利尿药。③纠正心律失常：快速性心律失常可用利多卡因或苯妥英钠，一般禁用电复律，因其易导致心室纤颤；有传导阻滞及缓慢性心律失常患者可用阿托品静脉注射或安置临时心脏起搏器。

2.利尿药 遵医嘱正确使用利尿药，注意观察药物不良反应。利尿药通过排钠、排水减轻心脏的容量负荷，改善心功能。

噻嗪类和袢利尿药主要不良反应是低钾血症，从而诱发心律失常或洋地黄中毒，故应监测血钾。服用排钾利尿剂时多补充含钾丰富的食物，如香蕉、马铃薯、柑橘等，必要时遵医嘱口服氯化钾缓释片或补充钾盐。噻嗪类的其他不良反应有胃部不适、呕吐、腹泻、高血糖等。螺内酯的不良反应有嗜睡、乏力、运动失调、肾功能不全等。电解质紊乱是利尿剂的主要不良反应，高血钾和低血钾均可导致严重后果，因此应注意监测。另外，非紧急情况下，利尿药的应用时间选择以早晨或日间为宜，避免夜间排尿过频影响患者休息。

3. β 受体阻滞药　可拮抗和阻断交感神经系统异常激活的心脏毒性作用，从而延缓病变进展和降低猝死率。主要不良反应有液体潴留和心力衰竭加重、心动过缓和低血压等。服药期间注意监测患者的心率及血压情况，当患者心率低于50次/分或低血压时，应停止用药并及时报告医师。

4. 血管紧张素转化酶抑制药　主要不良反应有干咳、低血压和头晕、高钾血症、肾损害等。在用药期间应监测血压、血钾水平和肾功能。若患者出现不能耐受的咳嗽或血管神经性水肿时应停止用药。

（五）病情观察

密切观察并记录患者心率、心律、血压、呼吸、体温、血氧饱和度等，发现异常及时通知医师。观察患者呼吸困难有无减轻，吸氧后发绀有无改善。控制输液量及速度，防止输液过多过快。每天监测患者的体重，准确记录24小时液体出入量，若患者尿量＜30ml/h，应报告医师。有腹水患者应每天测量腹围。

（六）基础护理

保护患者皮肤，保持床褥清洁、平整、干燥，严重水肿者可使用气垫床。定时指导或协助患者变换体位，必要时可用减压敷料以保护局部皮肤。指导患者养成良好的排便习惯，预防便秘，必要时给予适量的缓泻药。

（七）心理护理

慢性心力衰竭患者因病程长且多次反复发作，易产生焦虑及抑郁的情绪。对有焦虑的心力衰竭患者应鼓励其说出焦虑的感受及原因。护理人员通过耐心讲解疾病诱因、治疗、预后等知识，使其对所患疾病有所了解，积极参与及配合治疗，增强战胜疾病的信心。给予患者心理支持，指导患者进行自我心理调整，减轻焦虑，如放松疗法、转移注意力等。保持积极乐观、轻松愉快的情绪，加强身体素质，从而减少心力衰竭的发生。

八、健康指导

（一）生活方式

指导患者养成良好的生活方式，合理休息与活动，保证充足的睡眠，适量的活动，以不出现心悸、气急为原则。心力衰竭症状改善后可增加活动量，应首先考虑增加活动时间和活动频率，再考虑增加活动强度。应以有氧运动作为主要形式，如走路、游泳、骑自行车、爬楼梯、打太极拳等。运动时间以30～60分钟为宜，包括运动前热身、运动及运动后整理时间。体力虚弱的慢性心力衰竭患者，建议延长热身时间，以10～15分钟为宜，正式运动时间以20～30分钟为宜。运动频率以每周3～5次为宜。

（二）饮食指导

坚持合理饮食，少食多餐，避免过饱，进食低盐、低脂、低热量、高维生素、清淡易消化的饮食，适当补充蛋白质的摄入。多食新鲜水果和蔬菜，避免浓茶、咖啡及辛辣刺激性食物，戒烟限酒。避免钠含量高的食品如腌制、熏制食品，以限制钠盐的摄入。一般钠盐可限制在每天5g以下，病情严重者在每天2g以下。液体入量以每日1.5 ～ 2L为宜，可适当根据尿量、汗液量进行调整。

（三）用药指导

告知患者及其家属口服药物的名称、服用方法、剂量、不良反应及注意事项等。嘱咐患者及其家属不能自行更改药物或停药。定期复查，如有不适，及时到医院复诊。

（四）预防诱因

为患者及其家属讲解心力衰竭的诱发因素，如感染、心律失常、过度劳累、饮食不当等。避免剧烈运动、情绪激动，保持乐观情绪，注意保暖，防止受凉感冒。

（五）自我监测指导

指导患者及其家属自我监测脉搏，观察病情变化，如突然气急加重、有厌食饱胀感，提示可能心力衰竭复发，应及时就诊。

（张　坤　赵明明）

第二节　急性心力衰竭患者的护理

急性心力衰竭指心力衰竭的症状和体征急性发作或急性加重的一种临床综合征。临床上急性左心衰竭较为常见，以肺水肿或心源性休克为主要表现，是严重的急危重症，抢救是否及时、合理与预后密切相关。

一、病因与发病机制

（一）病因

心脏解剖或功能的突发异常，使心排血量急剧降低和肺静脉压突然升高均可发生急性左心衰竭。

1.急性心肌坏死和（或）损伤　急性冠状动脉综合征如急性心肌梗死、急性心肌梗死伴机械性并发症或不稳定型心绞痛；围生期心肌病；急性重症心肌炎；药物所致的心肌损伤与坏死。

2.急性血流动力学障碍　急性瓣膜大量反流和（或）原有瓣膜反流加重，如感染性心内膜炎所致的二尖瓣和（或）主动脉瓣穿孔、二尖瓣腱索和（或）乳头肌断裂；重度主动脉瓣或二尖瓣狭窄；高血压危象；急性舒张性左心衰竭，多见于老年控制不良的高血压患者等。

3.慢性心力衰竭急性加重　诱发因素有缓慢性或快速性心律失常、肺部感染、体力及精神负荷突然增加、输液过多过快等。

（二）发病机制

心脏收缩力突然严重减弱，或左心室瓣膜急性反流，心排血量急剧减少，左心室舒张末压迅速升高，肺静脉回流不畅，导致肺静脉压快速升高，肺毛细血管压随之升高使血管内液体渗入到肺间质和肺泡内，形成急性肺水肿。肺水肿早期可因交感神经激活，血压升高，但随病情持续进展，血压将逐步下降。

二、临床表现

发病急骤，患者表现为突发严重呼吸困难，呼吸频率可达30～40次/分，患者多为端坐呼吸，烦躁不安，频繁咳嗽并咳粉红色泡沫痰，面色苍白或发绀，大汗、皮肤湿冷，同时可出现恐惧和窒息感。肺水肿早期患者血压可一过性升高，如得不到及时纠正，血压可持续下降，患者甚至会出现休克。听诊双肺布满湿啰音和哮鸣音，心尖部可闻及舒张期奔马律，肺动脉瓣第二心音亢进。

三、抢救配合与护理

（一）体位

立即协助患者取坐位，双腿下垂，以减少静脉回流，减轻心脏负荷。患者常烦躁不安，需注意患者安全，谨防跌倒受伤。

（二）氧疗

通过氧疗将血氧饱和度维持在≥95%水平是非常重要的，以防出现脏器功能障碍甚至多器官功能衰竭。首先应保证有开放的气道，立即给予6～8L/min的高流量鼻导管吸氧，病情特别严重患者可给予面罩给氧或采用无气管插管的通气支持，包括持续气道正压通气（CPAP）或双水平气道正压通气（BiPAP）。以上措施无法提高氧供时才使用气管插管。给氧时在氧气湿化瓶加入20%～30%的乙醇溶液湿化，使肺泡内泡沫的表面张力降低而破裂，以利于改善肺泡通气。

（三）遵医嘱用药

迅速建立两条静脉通道，遵医嘱正确使用药物，观察疗效及不良反应。

1.吗啡　不仅具有镇静、解除患者焦虑情绪的作用，而且能扩张动脉和静脉，减轻心脏前后负荷。给予患者3～5mg静脉注射，必要时每隔15分钟重复应用1次，共2～3次。老年患者应减量或改为皮下注射。观察患者有无呼吸抑制或心动过缓、血压下降等不良反应。呼吸衰竭、昏迷、严重休克患者禁用。

2.快速利尿药　呋塞米20～40mg静脉注射，4小时后可重复1次。迅速利尿，降低心脏前负荷。

3.血管扩张药　严格按医嘱定时监测血压，有条件者用输液泵控制滴速，根据血压调整剂量，维持收缩压在90～100mmHg。

（1）硝普钠为动、静脉血管扩张药。一般剂量为12.5～25μg/min。硝普钠见光易分解，应现用现配，避光滴注，溶液保存不应超过24小时。

（2）硝酸甘油可扩张小静脉，降低回心血量。一般从10μg/min开始，每10分钟调整1次，每次增加5～10μg。

4.洋地黄制剂　尤其适用于快速心房颤动或已知有心脏增大伴左心室收缩功能不全的患者。可用毛花苷C稀释后静脉注射，首剂0.4～0.8mg，2小时后可酌情再给0.2～0.4mg。

5.氨茶碱　对解除支气管痉挛有效，并有一定的正性肌力及扩血管、利尿作用。

（四）机械辅助治疗

对极危重患者，有条件的医院可采用主动脉内球囊反搏（IABP）。

（五）病情监测

严密监测患者血压、呼吸、心率、血氧饱和度、心电图，检查血气分析、血电解质等。观察患者意识、精神状态，皮肤颜色、温度，肺部啰音或哮鸣音的变化，准确记录出入量。对安置漂浮导管者，严密监测血流动力学指标的变化。

（六）心理护理

恐惧或焦虑可导致交感神经系统兴奋性增高，使呼吸困难加重。医护人员在抢救时必须保持镇静、操作熟练、忙而不乱，使患者产生信任与安全感。避免在患者面前讨论病情，以减少误解。必要时可留一位亲属陪伴患者，护士应与患者及其家属保持密切接触，提供情感支持。

（七）做好基础护理与日常生活护理

患者发病时常采取强迫端坐位，病情允许时可协助患者改变体位，必要时可用减压敷料保护局部皮肤，防止骶尾部发生压疮。抢救时由于各种管路及导线较多，患者改变体位后要及时观察整理，翻身及床上使用便器时动作轻巧，避免拉、拽等动作，防止其对皮肤造成损害。保持床褥清洁、平整、干燥，严重水肿者可使用气垫床。指导患者养成良好的排便习惯，预防便秘，必要时给予适量的缓泻药。

（张　坤　王　妮）

第三章

心律失常患者的护理

当各种原因引起的心肌缺血、缺氧、损伤、自主神经功能紊乱、机体电解质紊乱、洋地黄等药物中毒、感染、代谢障碍、心肌纤维化、心脏的传导组织先天性或获得性解剖异常等，影响了心脏组织正常的自律性、兴奋性及传导性时均可引起各种心律失常。

第一节　窦性心律失常

本节将常见窦性心律失常分成窦性心动过速、窦性心动过缓、窦性停搏和窦房传导阻滞和窦性心律失常。

一、窦性心动过速

【概述】

窦性心动过速是指窦房结自律性增高，频率高于正常范围上限，即成人窦性心律频率大于100次/分，一般不超过150次/分，偶可达200次/分。

【病因】

主要是迷走神经张力降低和（或）交感神经兴奋性增高所致。

1.生理因素　常见于运动、情绪激动或精神刺激、饮酒、饮浓茶或咖啡等，多为一过性。

2.病理因素　常见于发热、术后疼痛、急性心肌炎、心包炎、贫血、甲状腺功能亢进及肾上腺素或阿托品等药物作用，持续时间较长。

【临床表现】

患者多感心悸、胸闷，持续时间较长者可出现头晕、乏力等。

【心电图特点】（图3-1）

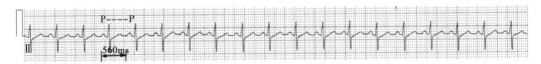

图3-1　窦性心动过速

Ⅱ导联P波直立，P-R间期160毫秒，P-P间期560毫秒，心率107次/分

1.P波为窦性（Ⅰ、Ⅱ、aVF导联为正向，aVR导联为负向）。

2.P-R间期：0.12 ~ 0.20秒。

3.P波频率大于100次/分，而小于150次/分（成人），偶可达200次/分。

【治疗要点】

针对相关病因，解除诱因，做好对症处理。

二、窦性心动过缓

【概述】

窦性心动过缓是指窦房结发出的激动频率低于正常下限，成年人窦性心律频率低于60次/分。

【病因】

1.生理因素　常见于健康成年人、老年人，重体力劳动者，尤其是长期坚持体育锻炼者或在安静休息时，多与迷走神经张力增高有关。

2.病理因素　可见于药物（β受体阻滞药、洋地黄等）、甲状腺功能减退、颅内高压和黄疸等。如心率低于50次/分，伴有临床症状者多与窦房结功能不全有关。

【临床表现】

患者多无不适感，如心率低于50次/分，患者可出现胸闷、乏力、头晕、夜间胸闷憋醒，重者可出现晕厥。

【心电图特点】（图3-2）

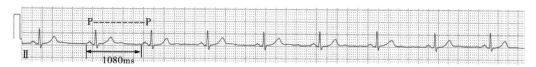

图3-2　窦性心动过缓

可见Ⅱ导联P波直立，P-R间期160毫秒，P-P间期1080毫秒，心率55次/分

1.P波为窦性（Ⅰ、Ⅱ、aVF导联为正向，aVR导联为负向）。

2.P-R间期：0.12 ~ 0.20秒。

3.P波频率小于60次/分。

4.常伴有窦性心律失常。

【治疗要点】

1.无明显症状者，可不必给予特殊治疗。

2.若显著性窦性心动过缓伴有症状者需积极给予治疗：包括病因治疗和药物治疗，药物治疗常给予阿托品、山莨菪碱、异丙肾上腺素等，必要时应考虑安装人工心脏起搏器。

三、窦房传导阻滞

【概述】

窦房传导阻滞指窦房结仍能正常地发出激动，但其激动通过窦房结与心房肌组织的连接处发生传出延缓或阻滞现象。理论上，其分为一度、二度和三度，但体表心电图不能显示窦房结电活动（窦房结间期延长在心电图中无法识别），二度Ⅰ型窦房传导阻滞临床少见，三度窦房传导阻滞难以与窦性停搏相鉴别。要求重点掌握二度Ⅱ型窦房传导阻滞。

二度Ⅱ型窦房传导阻滞

【病因】

1. 生理因素　常见于迷走神经功能亢进或颈动脉窦过敏者，多为暂时一过性。
2. 病理因素　多见于各种器质性心脏病；高血钾及药物（洋地黄、奎尼丁）也可引起，多为持续性。

【临床表现】

患者轻者偶有心悸，如二度Ⅱ型窦房传导阻滞心室率低于40次/分时，患者可出现胸闷、乏力、头晕、夜间胸闷憋醒，重者可出现晕厥。

【心电图特点】（图3-3）

在规则的窦性P-P间期中突然出现一长P-P间期，此间期为窦性P-P间期的整数倍。

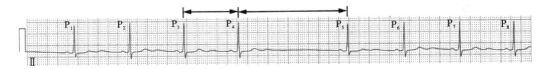

图3-3　二度Ⅱ型窦房传导阻滞

窦性P波规律出现，突然出现一长P-P间期，P_4-P_5间期是P_3-P_4间期的2倍

【治疗要点】

窦房传导阻滞的治疗应针对病因。暂时性迷走神经张力过高引起的窦房传导阻滞无须治疗，严重者使用阿托品常能使其缓解。对药物引起的窦房传导阻滞，停药即能使其缓解。某些器质性心脏病引起者药物治疗无效且症状明显者需安装永久人工心脏起搏器。

四、窦性停搏

【概述】

由于某种原因，窦房结在较长时间内不能产生激动，使心房或伴心室暂时不能除极，称为窦性停搏。

【病因】

同窦房传导阻滞，暂时性常见于迷走神经功能亢进或颈动脉窦过敏者，持续性窦性停搏多见于器质性心脏病引起的窦房结功能受损。洋地黄、奎尼丁过量也可引起。

【临床表现】

偶发窦性停搏不会引起明显症状，仅有心悸，持续的严重窦性停搏因血流动力学障碍可导致黑矇、晕厥、阿-斯综合征甚或猝死。

【心电图特点】（图3-4）

心电图表现为在窦性节律中，突然出现一个长P-P间期，长P-P间期与基本的窦性

P-P间期无倍数关系。

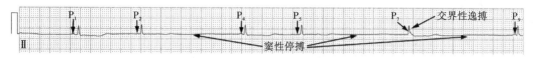

图3-4　窦性停搏，交界性逸搏

在规律出现的窦性节律中，突然出现长P-P间期，长P-P间期不为窦性P-P间期的整数倍，P_2-P_4，P_5-P_7，P_7—P_9内有窦性停搏，P_7前QRS波无明显窦性P波，为交界性逸搏

【治疗要点】

1.轻症：患者无症状，且停搏时间短，不需特殊治疗。

2.如停跳次数多且时间长，又有症状者，可给予麻黄碱、阿托品或异丙肾上腺素。如晕厥发作频繁，可安装人工心脏起搏器。

附：病态窦房结综合征的临床表现与心电图表现

（一）临床表现

病态窦房结综合征的临床表现取决于窦性心律的快慢及伴或不伴有快速性心律失常，过缓或极快的心室率可造成重要脏器，特别是脑（头晕、黑矇、晕厥）、心（心悸、心力衰竭和心绞痛）、肾（腰痛、少尿、尿成分改变）等器官缺血的临床表现，严重者可致猝死。

（二）心电图表现

常见表现：窦性心动过缓、窦性停搏、窦房传导阻滞；心房颤动、心房扑动、房性心动过速；房室传导阻滞；过缓性逸搏、心室停搏等。

（三）治疗要点

目前治疗病态窦房结综合征等缓慢性心律失常的药物种类有限，而且疗效不确切、不持久，有一定副作用，心脏起搏才是病态窦房结综合征的最有效治疗。

起搏治疗适应证：

1.持续性心动过缓：有心动过缓相关症状、心率＜40次/分者，或虽无症状但心率严重缓慢者（＜30～35次/分）。

2.窦性停搏：有症状窦性停搏＞2.0秒者，无症状窦性停搏＞3.0秒者。

3.心房颤动：心室率缓慢且有症状者，虽无症状但心室率严重缓慢（＜35次/分）者。

4.心房颤动伴频发长间歇：有症状，间歇＞2.5秒者；无症状，间歇＞5.0秒者。

5.慢-快综合征。

6.有晕厥或先兆晕厥症状者。

7.必须应用的药物，但因心率缓慢而受限者。

五、窦性心律失常

【概述】

窦性心律失常是由窦房结不匀齐地发出激动所致，常见下列几种类型。

（一）呼吸性窦性心律失常

【病因】

窦性心律失常与呼吸有关，吸气时（交感神经兴奋）心率加快，呼气时（迷走神经张力增加）心率减慢，呈周期性变化。屏气时窦性心律失常消失。常见于健康年轻人。

【临床表现】

患者临床无明显症状。

【心电图特点】（图3-5）

窦性心律P-P间期差＞0.12秒。

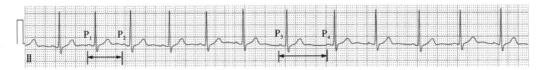

图3-5 窦性心律失常

P-P规律出现，P_1-P_2间期与P_3-P_4间期之差＞0.12秒

（二）非呼吸性窦性心律失常

【病因】

窦性心律不齐与呼吸无关，屏气时窦性心律失常并不消失。多见于老年人，尤其是冠心病、心肌梗死患者，也可见于颅内压增高、脑血管意外等的患者。

【临床表现】

患者临床无明显症状。

【心电图特点】

窦性心律P-P间期差＞0.12s。

【治疗要点】

临床无须治疗。

（赵晖黄霞）

第二节 房性心律失常

一、房性期前收缩

【概述】

起源于房性异位起搏点的期前收缩称为房性期前收缩。如果房性期前收缩过早发生，当其到达房室交界区时，恰逢交界区处于相对不应期，而产生干扰性P'-R间期延长。如果房性期前收缩传导到心室时，心室的传导组织尚有部分处于相对不应期，则激动在心室内的传导受到干扰，从而产生了心室内差异性传导。而且，并非每一个期前收缩的P'波后都跟随QRS波群，在舒张期的早期发生的期前P'波，当传导到房室交界区时，正处于此区的有效不应期，该房性期前收缩不能传导到心室，形成"未下传的房性期前收缩"。

【病因】

房性期前收缩多见于正常人，多与精神紧张、过度劳累、吸烟过多、饮酒、浓茶、咖啡和药物有关，也见于二尖瓣病变、心肌病、心肌炎、甲状腺功能亢进性心脏病、肺源性心脏病、先天性心脏病等器质性心脏病。

【临床表现】

患者多无症状，偶见有心悸、停跳感。

【心电图特点】（图3-6，图3-7）

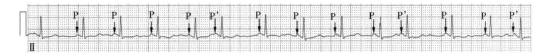

图3-6　房性期前收缩

可见窦性P波规律出现中，有一提前出现的P'波，形态与窦性P波不同，P'-R间期＞0.12秒，每个P'波后均有一个室上性QRS波群，形态与窦律相同，其后有一代偿间歇

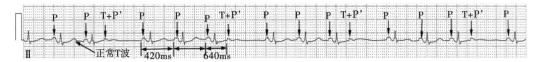

图3-7　未下传的房性期前收缩

在规律出现的窦性P波中，可见提前出现的房性P'波，落在前一个正常激动的T波上，引起此T波变形，之后不继以QRS波群，称为未下传的房性期前收缩

1.提前出现的房性异位P'波，形状与同导联窦性P波不同。

2.同源期前收缩联律间期大多固定。

3.房性P'波之后常继以室上性QRS-T波，P'-R间期≥0.12秒，若提前出现的房性P'波之后不继以QRS波群者称为未下传的房性期前收缩。

4.代偿多不完全。

【治疗要点】

偶发房性期前收缩通常无须治疗。当有明显症状或因房性期前收缩触发室上性心动过速时，应结合原发病给予相应治疗。常用药物包括普罗帕酮、莫雷西嗪或β受体阻滞药。

二、心房内折返性心动过速

【概述】

房性心动过速指局限于心房的快速性房性心律失常。根据发生机制不同可以分为心房内折返性心动过速、自律性房性心动过速和触发活动所致的房性心动过速，本节仅学习常见的心房内折返性心动过速。当某一区域的心房肌有病变，如缺血、损伤、变性、纤维化或电解质分布不均匀等使心房肌除极速度不一致时，心房不应期在不同部位出现明显差异，可形成折返。

【病因】

1.生理因素　多见于无器质性心脏病者，常为情绪激动、过度劳累、饮酒、饮茶等因素所诱发，部分妇女发作与月经周期有关。

2.病理因素　少见，可见于风湿性心脏病、冠心病、高血压心脏病、甲状腺功能亢进、心肌病及预激综合征者，也可由洋地黄中毒引起。

【临床表现】

患者有阵发性的心悸、胸闷史，心动过速持续时间过长可出现头晕、恶心、血压下降等。

【心电图特点】（图3-8）

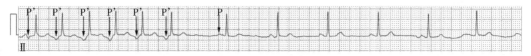

图3-8　阵发性房性心动过速（折返引起）

可见连续出现的3个以上的P'-QRS-T波，P'-R间期＞0.12秒，其后有一代偿间歇，之后恢复窦性正常节律

1.P'波形态与窦性P波不同。

2.每个P'波后均有一个QRS波群，没有室内传导异常时，QRS波群形态与窦律相同。

3.节律规整。

4.P'-R间期可正常或延长。

5.可有继发性ST-T改变。

6.可由自发性房性期前收缩诱发和终止，呈突发突止。

7.心房频率通常为160～220次/分，也可超出此范围。

8.心动过速的终止：折返性房性心动过速可以下列3种方式中的任何一种方式终止。①突然终止，不伴有心动过速频率的改变；②逐渐终止，伴有心动过速频率的逐渐降低；③在终止前出现P'-P'间期的短长交替现象。

【治疗要点】

1.刺激迷走神经　按摩颈动脉窦，Valsalva动作，诱导恶心等。

2.药物治疗　可用维拉帕米、胺碘酮、普罗帕酮、毛花苷苷等，根据不同情况使用。

3.电复律　适用于并发血流障碍时。

4.射频消融　用于药物治疗效果不佳，反复发作者。

三、多源性房性心动过速

【概述】

多源性房性心动过速又称紊乱性房性心动过速，属于自律性心动过速的一种特殊类型，其特点是P'波形态变化大，常由多源性房性期前收缩发展而来。约有50%的病例与其他房性心律失常有内在联系，常是心房颤动及心房扑动的前奏。临床可观察到一些病例由房性期前收缩发展为多源性房性心动过速，最后演变为心房颤动。由于其心房率大于120次/分，且具有至少3种以上形态的P'波，多源性房性心动过速可认为是由窦性心动过速伴多源性房性期前收缩组成。P'波的多形性提示多源性房性心动过速可能为心房多个异位起搏点发放冲动所致，即心房多部位自律性异常可能是其发生机制，但尚未得到明确证实。另有许多证据表明触发活动在多源性房性心动过速的发生中具有重要意义。钙通道阻滞药维拉帕米对部分多源性房性心动过速患者的治疗有效。多源性房性心动过速患者常伴低氧、低钾血症、低镁血症、高碳酸血症、交感神经张力增高等可导致细胞内钙超载的临床因素，而细胞内钙超载与细胞后除极和触发活动密切相关。虽然曾有术者认为多发性折返也有可能是其机制，但尚未证实。程序刺激不能终止或诱发这种心动过速，提示多源性房性心动过速中折返机制的可能性不大。

【病因】

常见于严重肺部疾病，也可见于风湿性心脏病、高血压心脏病、甲状腺功能亢进、冠心病、心肌病等，也可由洋地黄中毒引起。

【临床表现】

患者有心律失常所致心悸、头晕、乏力、胸痛等症状，心动过速持续时间过长可出现头晕、恶心、血压下降等。多源性房性心动过速患者大多数为老年人，多见于病情危重者，常有慢性肺疾病、呼吸衰竭；在原发病得以控制后，房性心动过速常能得到自行缓解。氨茶碱和肾上腺素受体激动药常是一个诱发因素。大多数病例，心律失常在数天内消失，但也可持续更长时间。多源性房性心动过速与心房扑动或心房颤动的发生有密切关系。

【心电图特点】

1.同一导联至少有3种不同形态的P'波。

2.缺少心房主导节律点。

3.有等电位线。

4.P'–P'、P'–R和R–R间期有变化。有些P'波可能没有下传，有些虽下传但有室内差异性传导。

5.心室率常在100～150次/分，但也可高达250次/分。

【治疗要点】

这类患者的主要症状与其原发疾病有关，如慢性阻塞性肺疾病或充血性心力衰竭等。处理方法如下。

1.积极寻找病因，针对病因治疗　如洋地黄中毒引起，需立即停用洋地黄，并纠正可能伴随的电解质紊乱，如低钾血症。

2.控制心室率　可选用洋地黄、β受体阻滞药、非二氢吡啶类钙通道阻滞药。

3.转复窦性心律　可选用ⅠA、ⅠC或Ⅲ类抗心律失常药物，部分患者药物治疗疗效不佳时，可考虑射频消融治疗。

四、心房扑动

【概述】

心房扑动简称房扑，是一种快速而规则的心房节律，发生机制：①一个大的折返环；②一个小的折返环；③单灶或多灶的自律性机制。

【病因】

少见于年轻人，老年人多见。心房扑动可以是短暂的，持续数分钟至数小时，也可持续数月甚至数年。大多数房扑患者有器质性心脏病，最常见于冠心病和风湿性心脏病。急性心肌梗死房扑的发生率为0.8%～5.3%。风湿性心脏病患者的心房扑动主要见于二尖瓣狭窄病变者。其他病因包括高血压、心肌病、肺源性心脏病、甲状腺功能亢进、心包炎、先天性心脏病术后等。

【临床表现】

患者心室率大于120次/分时有心律失常所致的心悸、头晕、乏力、胸痛等症状；心室率大于150次/分且持续时间过长可出现头晕、恶心、血压下降等。如心房扑动呈不等比传导时，可听诊心律失常。

【心电图特点】（图3-9，图3-10）

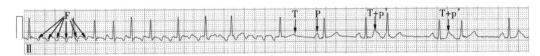

图3-9 阵发性心房扑动，房性期前收缩

前段窦性P消失，代之以快速而规则的扑动波（F波），F波频率在250～350次/分，其间无等电位线，恢复正常窦性P波后，可见一提前出现的P'波，P'-R间期＞0.12秒，QRS波群形态同正常，其后有一代偿间歇，为房性期前收缩

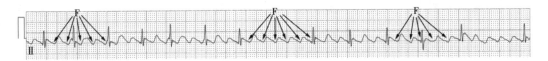

图3-10 心房扑动

P波消失，代之以快速而规则的扑动波（F波），F波频率在250次/分，其间无等电位线，波与波之间的间隔均齐

1.表现为P波消失，代之以快速而规则的扑动波（F）。F波是一种形态、方向、大小相同的近似锯齿样波，波与波之间的间隔均齐，相差不超过0.02秒，在Ⅱ、Ⅲ、aVF导联和V_1导联最明显。

2.F波频率在250～350次/分，其间无等电位线。心室律规则或不规则，取决于房室传导比例是否恒定。当心房率为300次/分，未经药物治疗时，心室率通常为150次/分（2∶1房室传导）。

3.QRS波群形态正常，当出现室内差异传导或原先有束支传导阻滞时，QRS波群增宽、形态异常。

4.传统上将房扑分为两型，即Ⅰ型和Ⅱ型心房扑动。Ⅰ型心房扑动的心房率为250～350次/分（也可以快或慢一些，尤其是在使用抗心律失常药物时）。Ⅱ型心房扑动的心房率为340～430次/分。

5.Ⅰ型心房扑动常被称为典型心房扑动，进而可划分为常见型与少见型。常见型激动在右心房呈逆时针向传导，心房扑动波的电轴向下，即在心电图 Ⅱ、Ⅲ、aVF 导联 F 波倒置，V_1 导联的 F 波常为直立。而少见型心房扑动心电图 Ⅱ、Ⅲ、aVF 导联 F 波直立，心房波传导方向常为顺时针，V_1 导联的 F 波可以直立，也可以倒置。

【治疗要点】

药物治疗是心房扑动的基本治疗，药物治疗包括药物转律、心室率控制、抗凝治疗。但随着对心房扑动发生机制研究的深入，以电复律、射频消融为代表的电学治疗，具有微创性和高效性，在心房扑动的治疗中具有显著优势。

五、心房颤动

【概述】

心房颤动简称房颤，是十分常见的心律失常，特点为心房活动不协调，继之心房功能恶化。传统上，将房颤分为两大类型，即急性房颤和慢性房颤。初次发作的房颤且在 24～48 小时以内，称为急性房颤。

根据慢性房颤发作的持续状态可分为：

1. 阵发性房颤　指能够自行终止的心房颤动。
2. 持续性房颤　指不能自行终止但经药物或电复律可转复为窦性心律的心房颤动。
3. 永久性房颤　慢性房颤经复律治疗无效者，称为永久性房颤。

发生机制概括起来有两种，即折返假说和驱动假说。

【病因】

多发生于器质性心脏病（见心房扑动）；但 5%～6% 的患者多年观察无心脏病病史，称为"特发性"心房颤动；个别有家族史。

【临床表现】

新发患者多有心悸、胸闷、胸痛。心房颤动症状的轻重多受心室率快慢的影响，心室率＞150 次/分，持续时间过长，患者可发生心绞痛与充血性心力衰竭。心室率不快时，可无症状。易并发体循环栓塞。第一心音强弱不一，心律失常。

【心电图特点】（图 3-11，图 3-12）

1. P 波消失，代之以间隔、大小、形态不同的快速颤动波 f 波，频率为 350～600 次/分；f 波的形态在 V_1 或 Ⅱ 导联中较容易辨识。

2. 心室律极不规则，心房颤动未接受药物治疗、房室传导正常者，心室率通常在 100～160 次/分，药物（儿茶酚胺类等）、运动、发热、甲状腺功能亢进等均可缩短房室结不应期，使心室率加速；相反，洋地黄可延长房室结不应期，减慢心室率；如果出现房室传导阻滞、室性或交界性快速性心律失常，则 R-R 间期可能比较规则。

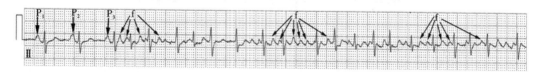

图 3-11　阵发性心房颤动

第三个窦性 P 波后，P 波消失，代之以间隔、大小、形态不同的快速颤动波 f 波，频率为 350～600 次/分，心室律极不规则，表现为 R-R 间期绝对不等

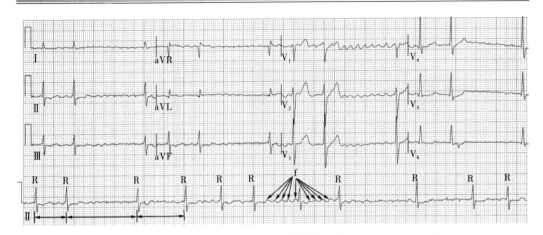

图3-12　心房颤动

3.QRS波群通常正常，当心室率过快，发生室内差异性传导，QRS波群增宽变形。这种情况需要鉴别是室内差异性传导还是室性期前收缩。

【治疗要点】

原则：抗凝、转复窦性心律、维持窦性心律、减慢心室率。

1.抗凝

（1）首选华法林，次选肝素。

（2）在电复律前，要抗凝3周。待心律转复后，再用4周华法林。确定华法林的抗凝效果，国际标准化比值（INR）：正常比值2.0～3.0。

2.转复窦性心律

（1）药物复律：胺碘酮和普罗帕酮。

（2）电复律：伴有血流动力学障碍首选电复律。电复律之前服用胺碘酮和普罗帕酮。洋地黄中毒者禁用电转复律。

3.维持窦性心律　胺碘酮和普罗帕酮。

4.减慢心室率　β_2受体阻滞药、非二氢吡啶类钙拮抗药［维拉帕米（异搏定）、地尔硫䓬）和洋地黄类药。

控制心室率的标准：静止，<80次/分；动态（运动），<90次/分；轻微活动：<100次/分。

5.根治方法　导管消融或外科消融。

（赵　晖　张　婷）

第三节　房室交界性心律失常

一、交界性期前收缩

【概述】

提前出现的起源于房室交界区的异位激动称为交界性期前收缩。交界区所发出的激动的主要特点是双向传导。激动一方面从交界区逆行传导至心房而产生逆行P'波；

另一方面又循交界区下行传导至心室而产生QRS波群，按其房室兴奋程序的先后，产生的逆行P'波和QRS波群之间可存在各种不同的时间关系。

【病因】

1.可发生在正常人中，甚至持续多年不消失。儿童较少见，随着年龄的增长，发生的概率也增多。疲乏、烟酒、咖啡或茶、饱餐、腹部过度胀气、情绪激动或咽喉炎等可诱发，有时找不出任何诱因；这种良性的期前收缩通常在心率缓解期间容易发生，心率增快（如运动后）时减少或消失。

2.心脏受到直接刺激如在心脏手术或心导管术时可引起期前收缩，在电解质紊乱，尤其是低血钾、酸中毒情况中，期前收缩更易出现，其他如洋地黄、奎尼丁过量，使用肾上腺素、麻黄碱、异丙肾上腺素、麻醉剂及锑剂等，也常会引起此类心律失常。

3.期前收缩同样可以发生在患有基础心脏病的患者中，任何感染引起的心肌炎、冠心病等，均为产生期前收缩的病因。器质性期前收缩往往在心率加速后仍不消失，有时反而增加。

4.动物实验中刺激视丘下部或迷走神经、交感神经等，均可产生期前收缩或阵发性心动过速，临床上亦可见到某些患者由于精神因素，如在自主神经功能紊乱或在刺激心脏以外某一器官时（气管插管或拉牵腹部脏器时）产生期前收缩，说明产生期前收缩的原因是多种多样的。

【临床表现】

同房性期前收缩：患者多无症状，偶见有心悸。

【心电图特点】（图3-13）

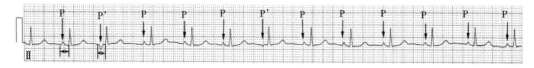

图3-13 交界性期前收缩

规律出现的窦性p波中，可见提前出现的P'-QRS-T波群，QRS波群形态与窦性QRS波群一致，逆行P'-R间期<0.12秒，其后有一代偿间歇

1.提前出现的QRS波群，其形态与窦性QRS波群相似；如果伴有室内阻滞，则与窦性下传的QRS波群不同。

2.QRS波群前后可有或无逆行P'波，如有逆行P'波，则出现在QRS波群之前者P'-R间期<0.12秒，出现在QRS波群之中或之后者R-P'间期<0.20秒。

3.房室交界性期前收缩应与房性期前收缩进行鉴别。当两者均表现为逆行P'波时，鉴别很困难，一般房室交界性期前收缩的P'-R间期<0.12s，而房性期前收缩的P'-R间期>0.12秒。

【治疗要点】

同房性期前收缩。

二、交界性逸搏

【概述】

当窦房结或其他高位起搏点的自律性降低或丧失或激动传出阻滞时，异位起搏点的激动则由于窦性起搏点或其他高位起搏点频率抑制作用的解除而得以成熟，并按其固有频率被动地发放有效激动，异位起搏点的激动发生 1～2 次者称为逸搏，如果异位起搏点的激动连续发生 3 次或 3 次以上则称为逸搏心律。逸搏和逸搏心律是在窦性激动不能正常发放（或下传）时，潜在起搏点按自己固有频率发放激动，避免心脏过长停搏的一种保护机制。

按异位起搏点的起源部位，逸搏和逸搏心律可分为 3 类：房性、交界性和室性。其中交界性最常见，其次是室性，而房性最少见。

当窦性停搏、窦性心动过缓及不齐、窦房传导阻滞、不完全性房室传导阻滞及期前收缩后的代偿间期等使心室搏动发生过长的间歇时，交界区起搏点便发出 1～2 次搏动，称为交界性逸搏。

【病因】

当窦房结的激动低于交界区起搏点的频率或出现房室传导阻滞时，即可发生交界性逸搏。因此，凡能导致窦性或心室节律减慢的因素都可引起交界性逸搏。常见的原因：①窦房结自律性降低；②窦房传导阻滞；③房室传导阻滞。

【临床表现】

多数患者无症状，偶有心悸史。

【心电图特点】（图3-4）

1. 在一个较长间歇后延迟出现的 QRS 波群。

2. QRS 波群形态与窦性下传者大致相同，或仅有很小的区别。

3. 无窦性 P 波，如果有窦性 P 波，P-R 间期 < 0.10 秒。

4. 在 QRS 波群前后可有逆行 P' 波，P'-R 间期 < 0.12 秒，R-P' 间期 < 0.20 秒。

【治疗要点】

交界性逸搏是一种常见的被动性异位搏动，是一种生理现象，也是防止心室长时间停搏的一种保护机制。偶发性交界性逸搏对患者无重大影响。交界性逸搏的治疗取决于形成逸搏的原因。

三、交界性逸搏心律

【概述】

继发于持续时间较长的窦性心动过缓、窦性停搏、高度或完全性房室传导阻滞，当交界性逸搏连贯出现 3 次或 3 次以上，即为交界性逸搏心律。

【病因】

常见的原因：①窦房结自律性降低；②窦房传导阻滞；③房室传导阻滞。

【临床表现】

轻者无症状，偶有心悸。如长期存在，兼有高度房室传导阻滞，窦房结功能减退时，患者常出现脑缺血症状，甚至发生阿-斯综合征，这些症状主要是心动过缓本身所引起，与逸搏无关。若同时伴有严重心脏病如心肌梗死、心肌炎、心力衰竭、洋地黄中毒等情况将更严重。过缓的交界性逸搏心律能诱发心绞痛、心力衰竭。

【心电图特点】（图3-14）

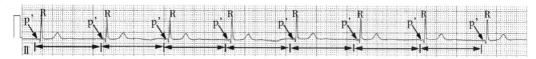

图3-14　交界性逸搏心律

窦性P波消失，代之以倒置的P'波，P'-R间期<0.12秒，心室频率47次/分，连续出现3次以上，称为交界性逸搏心律

1.窦性P波消失，或虽有窦性P波，但同时伴有高度或完全性房室传导阻滞，出现3次或3次以上交界性逸搏。

2.心室频率40～60次/分。

3.R-R间期常较固定，变异很少超过0.04秒，但也有例外。

4.如果合并室内阻滞，QRS波群可增宽。可用窦性心律时的心电图作为对照，需与室性心律相鉴别。

【治疗要点】

逸搏心律的治疗取决于诱发因素。其经常发生在窦性心动过缓的正常健康人中，运动或其他情况引起窦性心律增快时逸搏可被抑制。各种影响窦房结和房室结的心脏病患者及服用抑制窦房结或减慢房室传导药物的患者可以出现逸搏心律。多数情况下，房室交界区性逸搏心律为一过性。但顽固而重症者需安装心脏起搏器。

四、加速性交界性心动过速

【概述】

加速性交界性心动过速又称为非阵发性交界性心动过速，是由于交界区自律性升高或触发活动而引起的一种短阵发作的心律失常。

【病因】

加速性交界性心动过速是由于房室交界区内某个节律点的自律性增高，超过了窦房结起搏细胞舒张期的坡度，比窦房结先达到了"阈电位"而产生的有效的电激动。其下传心室引起心室搏动，也可能逆传入心房，引起逆行性P'波。当交界区的起搏点持续比窦房结快时，在较长时间内取代窦性心律而呈交界性心律，而且其频率超过了窦房结的自律性。

加速性交界性心动过速常见于器质性心脏病患者，常见的原因：①洋地黄中毒；②心肌梗死；③心脏手术；④急性风湿热；⑤导管消融术后。此外，也可见于无明确心脏疾病的患者。

【临床表现】

无明显临床症状，偶见有心悸。

【心电图特点】（图3-15）

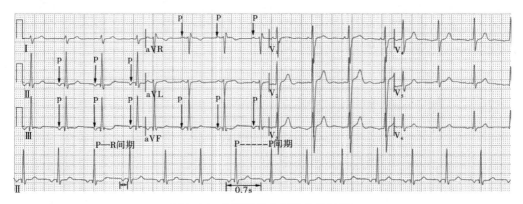

图3-15 非阵发性交界性心动过速

Ⅱ、Ⅲ、aVF导联P波倒置，aVR导联P波直立，P'-R间期＜0.12秒，心率84次/分

1.无窦性P波，如果有窦性P波，P-R间期＜0.10秒，P波与QRS波无关，因交界性激动控制心室，窦房结控制心房，两者频率相近；窦性心律与加速性交界性心动过速可交替出现。

2.在Ⅱ、Ⅲ、aVF导联P波倒置，aVR导联P波直立，P'-R间期＜0.12秒，或在QRS波群之中或之后可有逆行P'波，R-P'间期＜0.20秒。

3.心率70～130次/分，多数在70～100次/分。

4.当心房颤动或心房扑动时，可以发生加速性交界性心律，洋地黄中毒是一个重要原因，但往往容易被忽略。

【治疗要点】

加速性交界性心动过速本身很少产生症状，但该心律失常的患者常伴有严重的心脏病，由心脏病产生的症状往往占很大比例。绝大多数有加速性交界性心动过速的患者无须特殊抗心律失常治疗，除非心律失常产生严重的血流动力学改变，需针对原发病进行治疗。

（赵　晖　纪　阳）

第四节　室性心律失常

一、室性期前收缩

【概述】

室性期前收缩指由心室异位起搏点提早发放或折返使心室提前除极的室性搏动。室性期前收缩的发生机制尚未完全阐明，通常用异位起搏点的自律性增高和折返激动两种理论来解释。

【病因】

（一）生理因素

多见于正常人，临床上可无任何器质性心脏病的表现，吸烟、饮酒或浓茶、情绪激动、忧虑、疲劳时多见。

（二）病理因素

急慢性心脏炎症；心肌缺血、缺氧、坏死、纤维化、退行性变、淀粉样变；风湿性心瓣膜病、冠心病、高血压、各种心肌病、先天性心脏病；各种心血管疾病引起的心力衰竭；洋地黄、儿茶酚胺类药、抗心律失常药、三环类抗抑郁药中毒，有时也可引起室性期前收缩。

【临床表现】

患者多无明显症状，偶见有心悸。

【心电图特点】（图3-16）

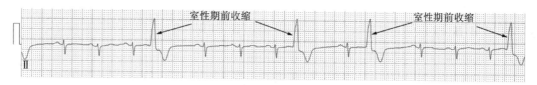

图3-16 室性期前收缩

1.提前出现的宽大畸形QRS波群，时限≥0.12秒，其前无相关的P波。

2.同源室性期前收缩联律间期多固定。

3.代偿间期绝大多数呈完全性，少数呈插入性。

4.ST-T呈继发性改变，即室性期前收缩的T波与室性期前收缩的QRS波群主波方向相反，其ST段亦有改变。

【治疗要点】

室性期前收缩是最常见的心律失常之一，室性期前收缩的频繁程度、危害程度不同，治疗与否及其治疗策略的选择亦不同。有无器质性心脏病及有无室性期前收缩相关症状均是室性期前收缩治疗必须考虑的问题。一般偶发的功能性室性期前收缩无须处理，Lown 1级多属此类。临床上需要处理的期前收缩是1级以上的室性期前收缩，尤其是R-on-T或R-on-P现象；频发、多源性；室性心动过速、心室纤颤复律后发生室性期前收缩需要紧急处理，预防猝死。

二、室性逸搏

【概述】

当窦房结与交界区均处于抑制状态而自律性异常降低时，室性起搏点被动地发出激动，引起心室除极和复极，产生一个延迟出现的室性QRS波群，称为室性逸搏。

【病因】

只有当窦性、房性或交界性激动不能到达心室时，心室才被动性地发出激动，形成室性逸搏或逸搏心律。发生原因：①窦性心动过缓、窦性停搏或窦房传导阻滞时，窦房结和交界性起搏点的自律性降至室性起搏点的自律性以下；②二度或三度房室传导阻滞时，窦房结发出的激动不能通过交界区下传心室；③在某些期前收缩后，窦房结和交界性起搏点暂时受抑制而延迟产生激动。

【临床表现】

患者多无明显症状，偶见有心悸。

【心电图特点】（图3-17）

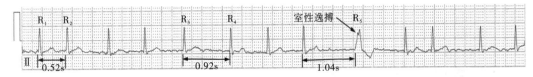

图3-17　心房颤动伴室性逸搏

各导联P波消失，可见大小不等，形态不一的f波，主导心律为心房颤动；R5是一延迟出现的宽大畸形的QRS波，称室性逸搏

1.在一个比窦性周期长的间期后，出现一宽大畸形的QRS波群，QRS波群时限0.12～0.16秒，T波方向与QRS波群主波方向相反。

2.逸搏间期多数不规则，少数可较为规则。临终前室性逸搏间期常进行性延长。

3.室性逸搏的QRS波群前后无相关的P波。

【治疗要点】

轻者无须治疗，频发者需针对原发诱因给予相应治疗。

三、室性逸搏心律

【概述】

当窦性激动不能到达或通过交界区，且交界区又未能及时发出逸搏激动时，心室就可发出被动性室性逸搏，室性逸搏连续出现3次以上，称为室性逸搏心律。帮助引起心室收缩射血，以维持全身组织和重要器官的血液供应。

【病因】

多见于急、慢性心脏炎症；心肌缺血、缺氧、坏死、纤维化、退行性变、淀粉样变；风湿性心瓣膜病、冠心病、高血压、各种心肌病；洋地黄、抗心律失常药中毒，导致窦房结和房室结以上组织自律性和传导性障碍时，常引起室性逸搏心律。

【临床表现】

患者轻者偶有心悸，如过缓的室性逸搏心律心室率低于40次/分时，患者可出现胸闷、乏力、头晕、夜间胸闷憋醒，重者可出现晕厥，甚至阿-斯综合征。

【心电图特点】（图3-18）

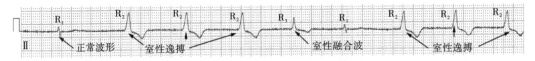

图3-18　心房颤动伴室性逸搏心律

各导联P波消失，可见纤细的f波，主导心律是心房颤动；R1是正常自主心搏，R2是延迟出现的室性逸搏，连续出现3个及以上称室性逸搏心律，R3形态介于R1与R3之间，称室性融合波

1. 心室率缓慢，频率 20 ~ 40 次/分，节律可规则。

2. 起搏点越低，频率越慢且节律越不规则，越易继以心室停搏或全心停搏；QRS 波群宽大畸形，QRS 波群时限 0.12 ~ 0.16 秒，T 波方向与 QRS 波群主波方向相反。起搏点越低，QRS 波群宽大畸形越明显。

【治疗要点】

室性逸搏心律多出现在高血钾、奎尼丁中毒、完全性房室传导阻滞或临终期，一旦出现，多提示病情严重。治疗原发病是治疗室性逸搏的根本措施。室性逸搏是否需要采取紧急治疗措施，关键要看其对血流动力学的影响。当心室率不是很慢，对血流动力学的影响不大时，可采取药物治疗。一般口服阿托品、山莨菪碱、沙丁胺醇，以增快心率，改善血流动力学。需紧急提高心率时，应静脉滴注异丙肾上腺素。心率过慢显著影响血流动力学时，应立即采取临时起搏治疗。经过相对长时间病因治疗无效，窦性心律不能恢复的患者，应安装永久起搏器。

四、室性心动过速

【概述】

室性心动过速（简称室速）是一种起源于希氏束分叉以下，左或右心室，并至少连续 3 次，频率在 100 ~ 250 次/分的心动过速。持续性室速可产生血流动力学状态的恶化，并可转变为心室扑动或心室纤颤，若不能及时终止，可导致猝死。

1. 根据室速发作的持续时间和血流动力学改变分类

（1）非持续性室速：每次发作在 30 秒之内自行终止者。

（2）持续性室速：每次发作持续 30 秒以上；或虽未达到 30 秒，但伴有明显的血流动力学障碍，需立即电复律者。

（3）无休止性室速：不间断反复发作，其间可有窦性心律，但大部分时间为室速。

2. 根据 QRS 波群特征分类

（1）单形性室速：心动过速时 QRS 波群形态一致，或几乎一致，但在反复性单形性室速时 QRS 波群可有些变化。

（2）多形性室速：心动过速时，QRS 波群呈多种不同形态。

（3）双向性室速：表现为 QRS 波群的波形和方向呈两种形态交替出现：肢体导联 QRS 波群的主波方向呈正负交替变化，胸前导联呈左、右束支阻滞图形交替变化或电压交替改变。

3. 根据室速患者有无器质性心脏病分类

（1）病理性室速：由器质性心脏病（如冠心病、心肌梗死、心肌病等）导致的室速。

（2）特发性室速：指发生于没有器质性心脏病（"结构正常"的心脏）的室速。

4. 根据室速的发病机制分类

（1）折返性室速：是室速最常见的机制。

（2）触发活动性室速：主要见于长 QT 综合征的尖端扭转型室速，以及洋地黄中毒所致的室速。

（3）自律性增高性室速：如加速性室性自主心律。

5.根据室速时的心电图特征、心脏电生理特点及临床特殊性分类

（1）儿茶酚胺敏感性室速。

（2）束支折返性室速。

（3）右心室发育不良性室速。

（4）并行心律性室速。

（5）尖端扭转型室速。

（6）双向性室速。

（7）反复性单形性室速等。

6.根据治疗对策及预后分类

（1）良性室速：非持续性室速、特发性室速，无器质性心脏病，无血流动力学改变，预后良好。

（2）潜在恶性室速：持续性室速反复发作、持续时间小于15秒、无血流动力学改变，多有器质性心脏病。

（3）恶性室速：发作性持续性室速，心室率大于230次/分，出现血流动力学障碍，射血分数小于30%，如束支折返性室速、多形性室速、尖端扭转型室速等。

【病因】

阵发性室性心动过速患者，90%～95%合并严重的心脏病，最常见的是冠心病，尤其是急性心肌梗死后；其次为洋地黄中毒，亦可见于电解质紊乱（低钾或高钾血症）；风湿性心脏病；心肌病，此外，还见于奎尼丁和普鲁卡因胺中毒等。

【临床表现】

根据室速的分类，临床表现及对血流动力学的影响各异，轻者临床仅表现为心悸、胸闷、胸痛、乏力；重者可出现血压下降、休克、心力衰竭、心室扑动或心室纤颤，甚至猝死。

【心电图特点】（图3-19）

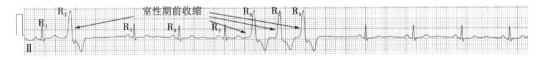

图3-19 阵发性室性心动过速

主导心律是窦性心律，R_6 ～ R_8 是提前出现的宽大畸形的QRS波群，其前无窦性P波，连续出现3个，其后有代偿间歇，称阵发性室性心动过速

1.频率　室速频率在100～250次/分。频率在60～110次/分者，称为加速性室性自主心律。小儿室速频率较成人快，在150～270次/分（平均210次/分）。

2.节律　持续性单形性室速时R-R间期一般是规则的或几乎规则的，R-R间期之差一般小于20毫秒，仔细测量常可发现室速发作之初的20～30次搏动多有轻微不齐。持续性多形性室速的R-R间期可相差较大。

3.QRS波群的时限和形态　QRS波群宽大畸形，QRS波群时限多≥0.12秒，约在2/3的病例其QRS波群时限＞0.14秒。大多数抗心律失常药物可使室速的QRS波群时限

进一步增宽。而起源于高位室间隔的室速，QRS波群增宽可不明显（＜0.12秒），这种心律失常多起源于束支的分支。新生儿室速其QRS波群时限在0.06～0.11秒。大于3岁的儿童室速QRS波群时限＞0.09秒。

约2/3的室速其QRS波群形态呈右束支阻滞型（即V_1导联呈rsR'、Rsr'、qR、Rs或单相的R波）；1/3病例的QRS波群形态呈左束支阻滞型（V_1导联的QRS波群以负向波为主，而V_6导联呈rsR'、Rsr'、qR、Rs或单相R波）。

4.额面心电轴　单形性室速中约有2/3病例的额面心电轴为左侧（–90°～–30°），其余的病例中约50%呈右偏（+90°～+270°），另50%正常。

5.QRS波群与P波的关系　仅有1/4的室速其心电图中可以见到P波，心率越快，越难找到P波，因为P波隐藏在QRS波群和T波之中。如果心电图可看到P波，其形态（尤其在下壁导联上）对确认室速有重要价值。室速时QRS波群与P波关系可有4种表现：①房室分离：心房受窦房结或异位心房节律控制，心室受心室节律控制，心房和心室的活动互不相干。室速的病例约有50%呈现房室分离，其P波形态多为窦性，与QRS波群无关，频率慢于QRS波群频率。②1∶1室房逆传：在室速中每个QRS波群之后伴随1个P'波，在Ⅱ、Ⅲ、aVF导联是倒置的，此P'波是心室激动逆传，激动心房形成的逆行P'波，室速中有25%～30%病例会出现，应与阵发性室上速相鉴别。③心室夺获与室性融合波：室速时可有窦性或房性激动下传激动心室，表现为正常QRS波群，称为心室夺获；或部分夺获心室，呈室性融合波。这对室速诊断极有价值，但并不多见，仅约5%的病例可见到心室夺获与室性融合波，多见于频率较慢（＜180次/分）的室速。④部分室房逆传：室速时部分室性冲动经房室传导系统逆传，部分出现不同程度的室房阻滞，P'波时有时无。

【治疗要点】

室性心动过速的治疗包括三个方面：去除诱因和持续因素，应用抗心律失常药物，必要时行体外同步直流电复律。

（一）去除诱因

1.洋地黄和奎尼丁中毒所致者，应停用此类药物。

2.低血钾所致者，应给予补钾，使血钾提高到4.5～5mmol/L。

3.异丙肾上腺素所致者，停用此药物。

4.缺氧所致者，必须及时给予吸氧。

5.心导管检查所致者，应立即将导管退出心室。

（二）药物治疗

一般来说，对室速不伴血流动力学改变者，常首选药物治疗，对伴有血流动力学改变，但无电复律条件者，可在使用升压药，纠正酸中毒、心力衰竭和低氧血症的同时，首选下列药物。

1.利多卡因　目前已公认是治疗室速的首选药物。

2.普罗帕酮、胺碘酮等　根据临床不同情况进行选择。

（三）同步直流电复律

伴有血流动力学改变时首选；对无血流动力学改变者，但上述药物治疗无效者，亦应选用；但洋地黄中毒者不宜用。

五、其他几种特殊类型的室性心动过速

（一）双向性室性心动过速

1.定义 双向性室速是指室速时QRS波群的波形和方向以两种形态交替出现，肢体导联QRS波群主波方向上下交替变化，胸前导联常呈左、右束支阻滞图形交替变化或电压交替改变。

2.心电图表现

（1）心室率为140～180次/分。

（2）QRS波群呈右束支阻滞图形。

（3）额面电轴交替左偏或右偏，肢体导联QRS波群明显呈交替性、双向性改变。

需要指出的是，诊断双向性室速一定要阅读12导联心电图全貌，至少要记录1条以上肢体导联。因为在某些导联上QRS波群可能是单形性的，或者只有振幅的交替性改变，并不一定呈典型的双向性表现。

3.发生机制 目前尚不完全清楚。

4.临床意义 临床所见的双向性室速大多数为洋地黄中毒所致，也可见于未服用洋地黄的患者，如服用含有乌头碱的草药、家族性低血钾性周期性瘫痪及冠心病患者。洋地黄中毒时的双向性室速预后险恶，必须迅速处理。一经确定，应立即停用洋地黄类药物、补钾和补镁。抗心律失常药物选用利多卡因或苯妥英钠。

（二）加速性室性自主心律

1.定义 加速性室性自主心律旧称心室自搏性心动过速、缓慢性室速、非阵发性室速等，为心室内的异位起搏点的自律性增高，发生至少连续3个以上的心室搏动，其频率超过心室的正常固有频率（30～40次/分），但慢于其他的室速的频率，一般在60～130次/分。

2.心电图表现（图3-20）

（1）宽大畸形的QRS波群，QRS波群时限＞0.12秒，频率在60～130次/分。

（2）由于这种节律的频率常与窦性心律的频率相近，故当窦性周期缩短，频率加快时呈窦性搏动；而当窦性周期延长，频率减慢时则出现室性搏动，两者可交替出现。可见到窦性成分逐渐减少，室性成分逐渐增加，呈完全室性搏动；或室性成分逐渐减少，窦性成分逐渐增加，呈完全窦性搏动的心电图表现。

（3）可发生完全性和不完全性干扰性房室分离。

（4）可出现心室夺获或室性融合波。

3.发生机制 加速性室性自主心律的机制是心室起源的异位兴奋灶自律性增高，但其异位起源点周围不存在保护性的传入阻滞，因此可受主持节律（窦房结发出的冲动）的影响。当心室异位兴奋灶的自律性增高，超过正常窦性节律，又无传出阻滞时，则表现出室性自主心律。由于其频率不很快，与窦性节律相近，故窦性节律与加速的室性自主心律就会交替出现。其发生是逐渐的，无突发突止特点，于窦性节律过缓时出现，开始时有"温醒"现象，终止也是缓慢的，或者以窦性心律加速，超过室性心律而终止，也可能室性心率减慢，让位给窦性节律而终止。

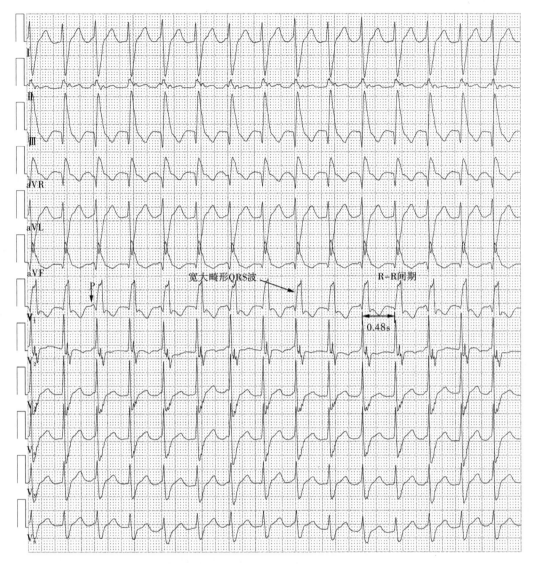

图3-20 非阵发性室性心动过速

QRS波群宽大畸形，时限＞0.12秒，频率在121次/分，窦性P波隐藏在QRS波群之前，受窦房结节律控制，频率慢于QRS波群频率，QRS波群受心室节律控制，其互不相干，称房室分离

4.临床意义　加速性室性自主心律绝大多数发生于器质性心脏病，如冠心病、风湿性心脏病、扩张型心肌病、急性心肌炎、高血压性心脏病等，少数发生于无器质性心脏病者。在临床急性心肌梗死溶栓治疗再灌注时也可发生，它的出现可以反映溶栓治疗血管的再通。

加速性室性自主心律本身是"良性"的，虽然无心房辅助心室泵血，但因为室性心律持续时间不长、频率不快，心律失常一般不导致血流动力学障碍，通常无须治疗。

（三）多形性室速

1.定义　多形性室速为QRS-T波群形态连续变化的心室率＞100次/分的室速。多形性室速常转变为心室颤动，但也可自行终止。

多形性室速包括两类：①窦性心律时Q-T间期正常；②窦性心律时Q-T间期延长。后者又分为先天性长Q-T间期综合征和获得性长Q-T间期综合征两型。由长Q-T间期综合征导致的多形性室速为尖端扭转型室速。

2.心电图诊断标准（图3-21）

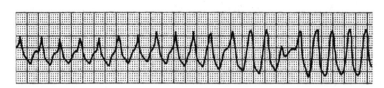

图3-21　室性心动过速

连续出现的宽大畸形的QRS波群，形态不恒定，且无明确的等电位线，频率170～220次/分

（1）频率100～300次/分，一般在250次/分以上。

（2）连续5个以上QRS波群形态不恒定，且无明确的等电位线。

（3）在多个（3个以上）同时记录的导联中，QRS波群不是同步的；基本心律的Q-T间期为正常、缩短或延长。

（4）QRS波群的极性扭转者称为尖端扭转型室速，为多形性室速中的一种类型。

3.临床意义　多形性室速为一种凶险的恶性室性心律失常，发作时血流动力学不稳定，常转变为心室纤颤，引起晕厥甚至猝死。发现后应紧急行电复律终止发作。有明确病因者，针对病因治疗。对于反复发作的病例应置入起搏器或ICD。

六、心室扑动与心室颤动

【概述】

心室扑动（简称室扑）和心室颤动（简称室颤）是最严重的心律失常。室扑发生后多很快转为室颤，而室颤是心脏性猝死的最主要原因，因此，必须熟练掌握两者的心电图特点。

心脏病导致的死亡中50%以上死于院外，其中至少有80%的院外猝死是由室颤引起的。一般来说，男性多于女性，45岁以上者猝死率明显增加。室扑和室颤多发于器质性心脏病患者，少部分室颤患者经全面检查后未发现心脏器质性病变，称为特发性室颤。

【原因】

室扑与颤动是最严重的心律失常，常在器质性心脏病或其他疾病患者临终时出现。室扑或室颤时心肌失去有效收缩，致血液循环陷于停顿。室扑与室颤可以相互转化；也可出现介于两者之间的图形，成为不纯性室扑或室扑-室颤。有的患者先出现室性紊乱性心律，继而出现室扑和室颤，最后以心室停搏而告终。

【临床表现】

在不能缓解的剧烈胸痛或之前的恶性心律失常的基础上突然出现抽搐，意识丧失，随之呼吸消失，大动脉搏动消失。

【心室扑动心电图特点】（图3-22）

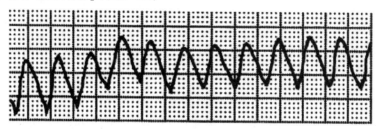

图3-22　心室扑动

可见连续而匀齐的、形态规则、振幅相等的QRS波群，无法分辨QRS波群及ST段和T波。每个扑动波由圆钝的上升段和下降段组成，形态似正弦波，频率约为220次/分

室扑是介于室速与室颤之间的心律失常，为极快而规则的心室收缩，心电图表现为连续而匀齐的、形态规则、振幅相等的心室波动，在心电图上无法分辨QRS波群及ST段和T波。每个扑动波由圆钝的上升段和下降段组成，形态似正弦波，形态和幅度基本相似，频率为150～300次/分。室扑常是一个短时间的过渡阶段，极少数可发作终止而恢复原来的自身心律，大部分迅速转变为室颤。

诊断标准：

1.QRS波群与ST-T波不能区分，代之以规则的、振幅相等的连续正弦波。

2.频率为150～300次/分。

【心室颤动心电图特点】（图3-23）

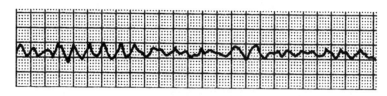

图3-23　心室颤动

QRS波群与T波完全消失，代之以形态不同、大小各异、极不规则的f波，频率为250～500次/分

室颤是更快速的、连续的、不规则但振幅较小的、不同步的心室收缩，其频率为250～500次/分，在心电图上表现为QRS波群与T波完全消失，代之以形态不同、大小各异、极不规则的颤动波。与扑动波相比，颤动波振幅和形态变化较大。在室颤刚开始时，颤动波振幅较大，大于0.5mV，称为"粗大型室颤"；随着心室肌功能的进一步损害，颤动波的幅度降低，颤动波振幅小于0.5mV，称为"细小型室颤"。鉴别粗颤和细颤很有意义，粗颤的患者很容易除颤成功。

诊断标准主要为：

1.QRS波群与T波完全消失，代之以形态不同、大小各异、极不规则的f波。

2.f波的频率为250～500次/分。

【警惕心室纤颤发作的先兆心电图表现】

1.心率变化　一般指由慢变快，特别是在猝死发生前1小时出现静息情况下心率变快。

2.复杂性室性期前收缩　在猝死前1小时复杂室性期前收缩的频率和数目增加，尤其急性心肌梗死后室性期前收缩≥5个/分，或出现多形性、成对或成串室性期前收缩，室性期前收缩的R波落在前一个窦性激动的T波上（R-on-T）。

3.室速　部分室速患者可以最终演变为室颤，如室速的频率超过180次/分，R-on-T诱发的室速，多形性室速，持续时间超过30s或伴血流动力学障碍的室速。

4.ST段抬高和Q-T间期延长　此类患者是室颤的高危人群。例如，Brugada综合征患者的心电图V_1呈右束支阻滞图形，$V_1 \sim V_3$导联ST段呈马鞍形或弓背形持续抬高；变异型心绞痛发作时，冠状动脉痉挛引起冠状动脉血流阻断，ST段明显抬高，出现ST段或T波电交替后易诱发室颤；先天性Q-T间期延长综合征患者易发生尖端扭转型室速，最终死于室颤。

【治疗要点】

一般在室扑或室颤发作前无明显的前驱症状。室扑或室颤一旦发作，心室即不再有效收缩，患者很快出现脑缺氧、意识丧失、呼吸停止甚至死亡。室颤持续4～6分钟，可引起不可逆的大脑损害，8分钟内若缺乏生命支持治疗措施，复苏和长时间存活几乎不可能。

室颤急性期应立即进行非同步直流电除颤，并辅以有效的心肺复苏。在复苏后应积极地进行病因治疗，如改善心肌缺血、停用致心律失常药物等。如果病因不能逆转，应积极置入ICD。目前，ICD治疗已成为心搏骤停后患者，以及有危及生命的室颤或持续性室速的高危患者的首选治疗，能显著降低心脏性猝死的发生率和总病死率，明显优于应用抗心律失常药物的治疗。

（赵　晖　崔　岩）

第五节　房室传导阻滞

一、概述

房室传导阻滞（病理性房室传导阻滞）是心脏传导阻滞中最常见的一种，意指房室传导系统某个部位（或多个部位）由于不应期异常延长，使激动自心房向心室传导过程中出现传导延缓或中断的现象。根据阻滞程度不同，房室传导阻滞可分为三度。

一度房室传导阻滞：全部激动均可下传心室，但传导时间延长。

二度房室传导阻滞：部分激动因阻滞而不能下传心室。

高度房室传导阻滞：凡连续出现2次或2次以上的QRS波群脱漏者，如3：1，4：1房室传导阻滞。

三度房室传导阻滞：由于房室传导系统某部有效不应期极度延长（大于逸搏间期），所有的心房激动均不能下传心室而引起的完全性房室分离，亦称完全性房室传导阻滞。其阻滞部位可位于房室结、希氏束和双侧束支系统。三度房室传导阻滞的阻滞部位位置越低，心室率越慢，越容易引起血流动力学障碍，导致患者临床症状越重，预后越差，安装人工心脏起搏器的可能性也就越大。

二、病因

1.病理性因素

（1）感染：最常见的为急性风湿热、风湿性心肌炎、病毒性心肌炎，其次为白喉、伤寒等。急性感染可使房室交界区充血、水肿、局部细胞灶性坏死，从而引起房室传导障碍。

（2）冠心病：可引起各种传导阻滞，特别在下壁心肌梗死时，易引起窦房结、房室结等传导系统的急性缺血、坏死等，从而发生传导阻滞。慢性冠状动脉供血不足可使心肌产生广泛退行性变或双侧束支的纤维化，亦可引起房室传导阻滞。

（3）药物中毒：最常见的为洋地黄，其次为奎尼丁、普鲁卡因胺等。应用洋地黄的患者，如果出现明显的一度房室传导阻滞应该考虑有中毒的可能，如果出现高度或完全性房室传导阻滞，则肯定系洋地黄中毒。

（4）其他原因：先天性心脏病（房室间隔缺损）及严重的电解质紊乱（高血钾等），可引起房内、室内及二、三度房室传导阻滞。

2.生理性因素 由于迷走神经张力过高，可引起一过性或间歇性房室传导阻滞，多见于一度和二度Ⅰ型房室传导阻滞。

三、临床表现

一度房室传导阻滞、二度Ⅰ型房室传导阻滞患者偶有心悸；如二度Ⅱ型房室传导阻滞或三度房室传导阻滞心室率低于40次/分时，患者可出现胸闷、乏力、头晕、夜间胸闷憋醒，重者可出现晕厥甚至阿-斯综合征。

四、心电图特点

1.一度房室传导阻滞的心电图表现（图3-24） 一度房室传导阻滞（亦称房室传导延迟）意指房室传导时间延长，但每个心房激动均能传入心室。心电图表现P-R间期超过正常上限，即①成人≥0.21秒；②老年人＞0.22秒；③小儿＞该年龄、该心率的正常上限；④个体化标准：心率没有明显改变，P-R间期增加≥0.04秒。

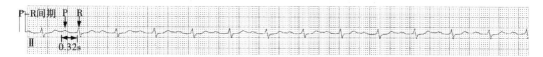

图3-24 一度房室传导阻滞
窦性P波规律出现，P-R间期＞0.21秒

2.二度房室传导阻滞 二度房室传导阻滞是指部分P波不能下传心室（不继以QRS波群）。依能下传的P-R间期特点分为两型：二度Ⅰ型和二度Ⅱ型。在二度房室传导阻滞中，阻滞程度通常用房室传导比例（即P波与其下传的QRS波群数目之比）表示，如3：1阻滞示每3个P波只有1个下传心室，2个不能下传。

（1）二度Ⅰ型房室传导阻滞心电图表现（图3-25）：P-R间期呈进行性延长，直至

QRS波群脱落；脱漏后P-R间期恢复，以后又逐渐延长，重复出现。这种传导延迟递增现象称为文氏现象。房室传导比例常为3∶2、4∶3或5∶4等。

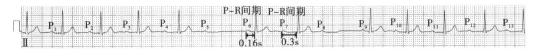

图3-25 二度Ⅰ型房室传导阻滞

P$_1$到P$_4$的P-R间期呈进行性延长，直至P$_5$脱落一个QRS波群；脱漏后P-R间期恢复，以后又逐渐延长，直至P$_8$脱落一个QRS波

（2）二度Ⅱ型房室传导阻滞心电图表现（图3-26）

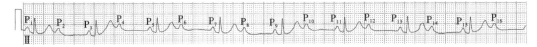

图3-26 二度Ⅱ型房室传导阻滞

P波单数的P-R间期恒定，P波双数后QRS波群有规律的漏搏，呈2∶1下传

QRS波群有规律或不定时地漏搏，但所有能下传的P-R间期恒定（多正常，少数可延长）。后者是Ⅱ型房室传导阻滞的特征，也是区别于二度Ⅰ型房室传导阻滞的标志（图）。

二度Ⅱ型房室传导阻滞的阻滞区几乎完全位于希普系统（Narula报道位于希氏束中、下段占35%，双束支水平占65%），下传者约1/3为窄QRS波群，其余为宽QRS波群。阻滞程度不同，房室传导比例不同。常见的房室传导比例为2∶1和3∶1，轻者可呈3∶2、4∶3等。常将房室传导比例在3∶1以上（含3∶1）称为高度房室传导阻滞。

3.高度房室传导阻滞　高度房室传导阻滞可以是Ⅰ型，亦可以是Ⅱ型（多见）。常出现逸搏，形成不完全性房室分离，此时注意心室夺获的P-R间期是否固定不变，有助两型相鉴别。

4.三度房室传导阻滞的心电图表现（图3-27，图3-28）　三度房室传导阻滞是由于房室传导系统某部有效不应期极度延长（大于逸搏间期），所有的心房激动均不能下传心室而引起的完全性房室分离，亦称完全性房室传导阻滞。其阻滞部位可位于房室结、希氏束和双侧束支系统。

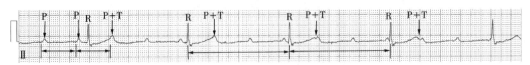

图3-27 三度房室传导阻滞，室性逸搏心律

P-P间期和R-R间期各有自己的规律，P波与QRS波群无关，心房率大于心室率。代表心室的QRS波群宽大畸形，时间＞0.12秒

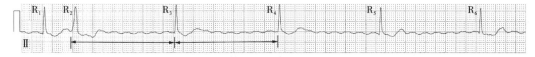

图3-28 心房纤颤伴三度房室传导阻滞

窦性P波消失，代之以大小不等，形态不一的f波，主导心律是心房纤颤。R_2-R_6代表的心室率QRS波时间 <0.12秒，全部为缓慢的交界性逸搏心律

（1）完全性房室分离（P-P间期和R-R间期各有自己的规律，而P波与QRS波群无关），且心房率快于心室率。

（2）心房多为窦性心律，亦可为房性异位心律（心房颤动、心房扑动、房性心动过速等）。

（3）心室为缓慢匀齐的交界性或室性逸搏心律，逸搏心律的起源取决于阻滞部位。阻滞发生在房室结内，则为交界性逸搏，频率在40～60次/分，QRS波群多正常（伴束支阻滞时宽大畸形）；阻滞发生在希氏束以下则为室性逸搏心律，频率为25～40次/分，QRS波群宽大畸形。阻滞部位越低，频率越慢、越畸形。

（4）在房颤中生理性二度房室传导阻滞是房室结避免过快心室反应的保护机制；控制心室率是治疗的需要，而将心室率控制至理想程度时，均已有二度房室传导阻滞，所以对房颤患者，从临床角度，无必要识别临床治疗需要的二度房室传导阻滞；亦无需与生理性二度房室传导阻滞相鉴别。关键是如何识别需要警惕和治疗的高度和三度房室传导阻滞，对此诊断尚无统一标准，下列几点可供诊断。

1）心室全部为缓慢室性或交界性逸搏心律，可诊断三度房室传导阻滞。

2）下列3点提示需警惕和治疗的高度房室传导阻滞：①缓慢的室性或交界性逸搏≥心搏总数50%；②平均心室率≤50次/分；③平均心室率<60次/分，伴1.5秒长R-R间期，或伴室性（或交界性）逸搏多次出现，或伴有缓慢性心律失常临床症状（黑矇、晕厥）者。

临床心电图出现上述表现，应警惕晕厥发生，及时调整治疗药物或安置心脏起搏器。

五、治疗要点

1.**病因治疗** 一度房室传导阻滞，二度Ⅰ型房室传导阻滞大部分属可逆性，故无须特殊治疗，重点在于病因治疗。考虑为洋地黄中毒者，应立即停药，补充钾盐。急性风湿性心肌炎或病毒性心肌炎，可及时应用相应抗生素控制感染，以及应用糖皮质激素来减轻局部充血水肿，以改善其传导。急性期可静脉给药：如氢化可的松100～200mg或地塞米松5～10mg加入250ml液体内静脉滴注。这种心律失常通常无明显的血流动力学障碍，且多能自行消失，如患者无明显症状则仅需密切观察和治疗原发病。

2.**药物治疗** 主要是针对高度或完全性房室传导阻滞者。除病因治疗外，还可应用拟交感神经药物（如异丙肾上腺素）及M胆碱受体阻滞药（如阿托品），亦可安装人工心脏起搏器。治疗目的是维持心室率在一定水平，使患者能进行正常或接近正常的生活，预防心力衰竭和阿-斯综合征的发生。

3.安置人工心脏起搏器药 物治疗无效，患者症状严重者。

（赵　晖　徐传金）

第六节　常见心律失常患者的护理

一、主要护理诊断/问题

1.活动无耐力 与心律失常导致的心排血量减少有关。

2.有受伤的危险 与心律失常引起的头晕和晕厥有关。

3.焦虑 与心律失常反复发作、疗效欠佳有关。

4.潜在并发症 心力衰竭、脑栓塞、猝死。

二、护理措施

（一）休息与活动

1.体位 嘱患者当心律失常发作时应卧床休息，采取舒适体位，如高枕卧位、半卧位或其他体位，尽量避免左侧卧位，因为左侧卧位时由于患者能感觉到心脏的搏动使不适感加重，指导患者保证充足的休息和睡眠。

2.制订活动计划 根据患者心律失常的类型和临床表现，与患者和家属共同制订活动的计划，注意劳逸结合，避免剧烈运动。

对于无器质性心脏病的良性心律失常患者，鼓励其正常工作和生活，避免过度劳累。而窦性停搏、二度Ⅱ型房室传导阻滞或三度房室传导阻滞、持续室性心动过速等较为严重的心律失常患者及有头晕、晕厥发作或曾有跌倒史者应卧床休息，可以有效减少心肌耗氧量。

（二）吸氧护理

心律失常患者若伴有胸闷、憋气和发绀等缺氧表现时，应遵医嘱给予2～4L/min双鼻导管吸氧。

（三）饮食护理

根据患者心律失常的类型和临床表现，指导患者饮食。

1.嘱患者多食纤维素含量丰富的食物，保持大便通畅，防止便秘；心动过缓患者避免排便过度用力，防止刺激迷走神经引起心搏骤停。

2.避免食用刺激心脏和血管的药物，如浓茶、咖啡、烟酒及辛辣刺激性食物。

3.对于合并冠心病、心力衰竭的患者，应指导低盐、低脂饮食，限制钠盐摄入，控制水分摄入，防止水钠潴留加重心力衰竭。

4.对于电解质紊乱引起的心律失常，应据电解质情况指导患者饮食，如低钾时指导其进食橘子、香蕉等富含钾的水果；高钾时，应限制含钾的食物。

（四）用药护理

1.遵医嘱给予患者使用抗心律失常药物，保证用药及时、剂量准确，静脉滴注时速度宜慢，尽量使用输液泵调节速度。

2.用药期间，密切观察患者生命体征和意识变化，注意用药前、中和后的心率、心律、P–R间期、Q–T间期等的变化，以观察药物的疗效和不良反应的发生。

3.观察各种抗心律失常药物的不良反应，详见第十五章第三节。

（五）病情观察

1.心电监护　对于严重心律失常患者，应遵医嘱给予持续心电、血压、氧饱和度监测，密切监测患者心率、心律、生命体征和心电图波形的变化。若患者出现频发（每分钟在5次以上）、多源性、成对的或呈R-on-T现象的室性期前收缩、窦性停搏、室性心动过速、二度Ⅱ型房室传导阻滞或三度房室传导阻滞等心律失常时，应立即报告医师。进行心电监护时电极片的安放位置应避开胸骨右缘及心前区以免影响做心电图和紧急电复律；电极片松动时应及时更换，注意观察患者有无电极片过敏，如皮肤发红、发痒等现象的出现。

2.配合抢救　患者需要紧急抢救时应迅速建立静脉通路，备齐抗心律失常药物及其他抢救药物、除颤仪和心电图机。遵医嘱准确及时用药：如心率显著缓慢的患者可给予阿托品、异丙肾上腺素等药物；而快速性心律失常患者给予抗心律失常药物。一旦患者出现意识突然丧失、大动脉搏动消失和呼吸暂停等情况时，应立即给予抢救。

（六）心理护理

心律失常患者容易出现紧张情绪，护士应做好患者及其家属的心理护理，让患者尽量保持情绪稳定，必要时遵医嘱给予镇静药物，保证患者充分的睡眠和休息。

（七）预防跌倒

1.评估跌倒高危患者及危险因素：病态窦房结综合征、高度房室传导阻滞的患者可能出现于心、脑脏器供血不足的症状，严重者可能发生晕厥，属于跌倒高危患者。

2.对于跌倒高危患者要每天评估患者，床头放置防跌倒警示标识，做好交接班，将呼叫器放置在患者随手可及处，加强巡视，做好患者及其家属的宣教，避免患者单独外出，防止意外的发生。

（八）心脏介入治疗的护理

详见第十四章第二节、第三节、第四节。

三、健康指导

（一）疾病知识指导

向患者及其家属进行心律失常相关知识的健康教育，讲解心律失常发生的常见原因、诱因和治疗护理知识，告知遵医嘱服用抗心律失常药物的重要性，勿自行减量、停药或改量，讲解药物的不良反应，帮助其有不适及时就诊。

（二）预防诱因

嘱患者养成良好健康的生活方式，注意劳逸结合；保证充足的睡眠和休息，保持乐观的情绪；戒烟限酒，避免刺激性食物的摄入；避免劳累、感冒、情绪波动和寒冷等刺激，防止诱发心力衰竭。

（三）家庭护理

教会患者通过自测脉搏的方法进行病情的自我监测，对于反复发生严重心律失常的患者，应教会家属心肺复苏术以备急救之用。

（卢晓虹　王海燕）

第四章

冠状动脉粥样硬化性心脏病患者的护理

第一节 概 述

冠状动脉粥样硬化性心脏病（coronary atherosclerotic heart disease）是指冠状动脉（冠脉）粥样硬化使血管腔狭窄或闭塞，导致心肌缺血缺氧或坏死而引起的心脏病，统称冠状动脉性心脏病或冠状动脉疾病，简称冠心病（coronary heart disease，CHD），也称缺血性心脏病（ischemic heart disease）。

冠心病是动脉粥样硬化导致器官病变的最常见类型，同时也是严重危害人类健康的常见疾病。

一、病因

本病病因尚未完全明确，目前认为是多种因素作用于不同环节所致的冠状动脉粥样硬化，这些因素亦称为危险因素，主要有：

1.年龄、性别　本病多发生于40岁以上的中、老年人，49岁以后进展较快，但近年来，发病呈年轻化趋势。男性与女性相比，育龄期女性发病率较低，但在绝经期后发病率明显增加。

2.血脂异常　脂质代谢异常是动脉粥样硬化最重要的危险因素。近期的研究发现，总胆固醇（TC）、三酰甘油（TG）、低密度脂蛋白（LDL-C）或极低密度脂蛋白胆固醇（VLDL-C）增高，相应的载脂蛋白A（ApoA）降低都被认为是危险因素。此外，脂蛋白增高也可能是独立的危险因素。

3.高血压　血压升高与本病密切相关。60% ~ 70%的动脉粥样硬化患者有高血压病史。高血压患者患本病风险较血压正常者高出3 ~ 4倍。

4.吸烟　吸烟者本病的发病率和病死率与不吸烟者相比高出2 ~ 6倍，且与每日吸烟的支数成正比。被动吸烟也是危险因素。吸烟者血中的碳氧血红蛋白浓度可达10% ~ 20%，动脉壁内氧合不足，内膜下脂肪酸合成增多，前列环素释放减少，血小板易在动脉壁黏附聚集。此外，烟草所含尼古丁可直接作用于冠状动脉和心肌，引起动脉痉挛和心肌受损。

5.糖尿病和糖耐量异常　糖尿病患者较非糖尿患者，本病发病率高出2 ~ 5倍，且病变进展迅速。本病患者糖耐量降低也十分常见。糖尿病患者还常合并凝血因子增高及血小板功能增强，加速动脉粥样硬化血栓的形成和引起动脉管腔的闭塞。

6.肥胖　标准体重（kg）=身高（cm）-男性105（女性110）。超过标准体重的20%称为肥胖。肥胖也是动脉粥样硬化的危险因素之一。肥胖可以导致血浆三酰甘油及胆固醇水平的增高，并常伴发高血压或糖尿病，近年研究认为肥胖者动脉粥样硬化的发病率会明显增高。

7.家族史　有冠心病、糖尿病、高血压、血脂异常家族史者，冠心病的发病率明显增加。

其他的危险因素：①A型性格者，有较高的冠心病患病率，精神过度紧张者也易患病，可能与体内儿茶酚胺类物质浓度长期过高有关；②口服避孕药，长期口服避孕药可使血压升高、血脂异常、糖耐量异常，同时改变凝血机制，增加血栓形成机会；③饮食习惯，进食高热量、高动物脂肪、高胆固醇、高糖饮食易患冠心病。

二、临床分型

由于病理生理和病理解剖变化不同，冠心病有不同的临床分型。1979年世界卫生组织将本病分为五型：隐匿型或无症状性心肌缺血、心绞痛、心肌梗死、缺血性心肌病和猝死。近年来趋向于根据发病特点和治疗原则不同，冠心病可分为两大类。

1.慢性冠心病（chronic coronary artery disease，CAD）　也称慢性心肌缺血综合征（chronic ischemic syndrome，CIS），包括稳定型心绞痛、缺血性心肌病和隐匿型冠心病。

2.急性冠状动脉综合征（acute coronary syndrome，ACS）　包括不稳定型心绞痛（unstable angina，UA）、非ST段抬高型心肌梗死（non-ST-segment elevation myocardial infarction，NSTEMI）和ST段抬高型心肌梗死（ST-segment elevation myocardial infarction，STEMI）。

三、发病机制

当冠状动脉的供血与心肌的需血之间发生矛盾，冠状动脉血流量不能满足心肌代谢的需要时，由于心肌负荷增加可以引起心肌急剧的、暂时的缺血缺氧，从而引起心绞痛，而持久地、急性心肌缺血可引起心肌坏死即为心肌梗死。

心肌能量的代谢需要大量的氧供。心肌供氧量取决于冠状动脉血流量和血液的携氧能力。心肌平时对血液中的氧摄取已接近最大量，氧需增加时不易从血液中更多地摄取氧，只能依靠增加冠状动脉的血流量来提供。在正常情况下，冠状动脉循环有很大的储备，通过神经和体液的调节，其血流量可随身体的生理情况而有显著的变化，使冠状动脉的供血和心肌的需血两者保持着动态的平衡；在剧烈体力活动时，冠状动脉适当的扩张，血流量可增加到休息时的6～7倍。冠状动脉狭窄或微血管阻力增加可导致冠状动脉血流减少，由于冠状动脉血流灌注主要发生在舒张期，心率增加时导致的舒张期缩短及各种原因导致的舒张压降低也显著影响冠状动脉灌注。即使冠状动脉血流灌注正常，严重贫血时心肌氧供也可显著降低。

当冠状动脉管腔存在显著的狭窄（＞50%～70%），安静时尚能代偿，而运动、心动过速、情绪激动造成心肌需氧量增加，可导致短暂的心肌供氧和需氧间的不平衡，称为"需氧增加性心肌缺血",这是引起大多数慢性稳定型心绞痛发作的机制。另一些情况下,由于不稳定粥样硬化斑块发生破裂、糜烂或出血,继发血小板聚集或血栓形成导致管腔狭窄程度急剧加重,或冠状动脉发生痉挛,均可使心肌氧供应减少,称为"供氧减少性心肌缺血",这是引起ACS的主要原因。多情数况下,心肌缺氧时需氧量增加和供氧量减少两者共同作用。

产生疼痛的直接因素,可能是在缺血缺氧的情况下,心肌内积聚过多的代谢产物,如乳酸、丙酮酸、磷酸等酸性物质,或类似激肽的多肽类物质,刺激心脏内自主神经的传入纤维末梢,经第1～5胸交感神经节和相应的脊髓段,传至大脑,产生疼痛感觉。这种疼痛感觉反映在与自主神经进入水平相同脊髓段的脊神经所分布的区域,即胸骨后及两臂的前内侧与小指,尤其是在左侧,而多不直接在心脏部位。

(崔 岩 李正红)

第二节　稳定型心绞痛患者的护理

稳定型心绞痛(stable angina pectoris)也称稳定型劳力性心绞痛,是在冠状动脉狭窄的基础上,由于心肌负荷增加引起心肌急剧的、暂时的缺血与缺氧的临床综合征。

一、病因

本病最基本的病因是冠状动脉粥样硬化引起血管管腔痉挛或狭窄。

二、发病机制

本病的发病机制主要是在冠状动脉狭窄或部分闭塞的基础上发生需氧量的增加。当冠脉狭窄或部分闭塞时,其扩张性减弱,血流量减少,对心肌的供血量相对比较固定,如心肌的血液供应降低到尚能应付心脏平时的需要,则休息时无症状。在体力劳动、情绪激动、饱食、受寒等情况下,一旦心脏负荷突然增加,使心率增快、心肌张力和心肌收缩力增加等而致心肌氧耗量增加,而冠状动脉的供血却不能相应地增加以满足心肌对血液的需求时,即可引起心绞痛。

三、临床表现

(一)症状

以发作性胸痛为主要临床表现,疼痛的特点为:

1.部位　主要在胸骨体中、上段之后,可波及心前区,界线不很清楚。常放射至左肩、左臂内侧达环指和小指,偶可至颈、咽或下颌部。

2.性质　胸痛常为压迫、发闷或紧缩性,也可有烧灼感,偶伴濒死的恐惧感觉。有些患者仅觉胸闷不适而非胸痛。发作时,患者往往被迫停止正在进行的活动,直至症状缓解。

3.诱因　发作常因体力劳动或者情绪激动所诱发,饱食、寒冷、吸烟、心动过速、休克等亦可诱发。

4.持续时间　疼痛出现后常逐渐加剧,达到一定程度后持续一段时间,然后逐渐消失，持续数分钟至十几分钟，多为3～5分钟，很少超过30分钟。可数天发作1次，也可1天内发生多次。

5.缓解方式　一般在停止原来诱发症状的活动后即可缓解；舌下含服硝酸甘油等硝酸酯类药物可在几分钟内迅速缓解。

（二）体征

心绞痛发作时，患者常心率增快、血压升高、面色苍白、出冷汗等，心尖部听诊可出现奔马律。可有暂时性心尖部收缩期杂音。

四、实验室及其他检查

1.心电图　是发现心肌缺血、诊断心绞痛最常用的检查方法。

（1）静息时心电图约半数为正常，可有陈旧性心肌梗死的改变或非特异性ST段和T波异常。

（2）心绞痛发作时可出现暂时性心肌缺血引起的ST段压低（$\geqslant 0.01mV$），有时出现T波倒置，在平时有T波持续倒置的患者，发作时T波可变为直立。

（3）运动负荷试验及24小时动态心电图可明显提高缺血性心电图的检出率。

2.X线检查　可无异常发现，若已伴发缺血性心肌病可见主动脉增宽、心影增大、肺淤血等。

3.放射性核素检查　利用放射性铊心肌显像所示灌注缺损以明确心肌供血不足或血供消失，对心肌缺血诊断较有价值。

4.超声心动图　多数患者静息时超声心动图无异常。

5.多排螺旋CT冠状动脉成像（CTA）　对诊断具有重要价值。

6.冠状动脉造影　可明确冠状动脉狭窄程度，具有确诊价值。

五、诊断要点

根据典型的发作特点，结合年龄和存在的冠心病危险因素，排除其他因素所致的心绞痛，即可确定诊断。诊断仍有困难者，可结合实验室及其他检查确诊。

加拿大心血管病学会（CCS）将心绞痛严重度分为四级。

Ⅰ级：一般体力活动（如步行和登楼）不受限，仅在强、快或持续用力时发生心绞痛。

Ⅱ级：一般体力活动轻度受限。快步、饭后、寒冷或醒后数小时内发作心绞痛。一般情况下平地步行200m以上或登楼一层以上受限。

Ⅲ级：一般体力活动明显受限，一般情况下平地步行200m内或登楼一层引起心绞痛。

Ⅳ级：休息或轻微活动时即可引起心绞痛。

六、治疗要点

治疗原则：避免诱因，改善冠状动脉血供和降低心肌耗氧，改善症状，治疗动脉粥样硬化，预防心肌梗死和猝死，延长生存期。

（一）发作时的治疗

1.休息 立刻停止正在进行的活动，一般患者在停止活动后症状逐渐消失。

2.药物治疗 发作时，可使用作用较快的硝酸酯类制剂。这类药物为内皮依赖性血管扩张药，可扩张冠状动脉，降低阻力，增加冠状动脉循环的血流量，可对周围血管有扩张作用，减少静脉回流心脏的血量，减轻心脏负荷，减少心绞痛的发作程度和频率，从而缓解心绞痛。

（1）硝酸甘油：可用0.5mg，置于舌下含化，1～2分钟开始起作用，约30分钟后作用消失。副作用有头痛、面色潮红、心率反射性加快或低血压等，应注意观察。

（2）硝酸异山梨酯：舌下含化，可用5～10mg，2～5分钟见效，作用维持2～3小时。

（二）缓解期的治疗

1.生活方式的调整 应尽量避免诱发因素。调节饮食结构，少食多餐，避免过饱；戒烟限酒；调整日常生活与工作量；进行适当的体力活动，减轻精神压力，以不引起疼痛症状为度；一般不需长期卧床休息。

2.药物治疗

（1）改善缺血、减轻症状的药物

1）β受体阻滞药：能抑制心脏β肾上腺素能受体，减慢心率、降低心肌收缩力、降低血压，从而降低心肌耗氧量，减少心绞痛的发作并增加运动耐量。β受体阻滞药的使用剂量应个体化，从较小剂量开始。临床常用的β受体阻滞药包括美托洛尔、比索洛尔、阿替洛尔等。有严重心动过缓、窦房结功能紊乱和高度房室传导阻滞、有明显的支气管痉挛或支气管哮喘的患者，禁用β受体阻滞药。外周血管疾病及严重抑郁是应用β受体阻滞药的相对禁忌证。

2）硝酸酯类药：为内皮依赖性血管扩张药，能减少心肌需氧量和改善心肌的灌注，从而降低心绞痛发作的频率和程度，增加运动耐量。缓解期常用的硝酸酯类药物包括硝酸甘油、二硝酸异山梨酯等。硝酸酯类药物的不良反应包括头痛、面色潮红、心率反射性的加快和直立性低血压等。

3）钙通道阻滞药：本类药物抑制钙离子进入细胞内，也抑制心肌细胞兴奋－收缩耦联中钙离子的利用，从而抑制心肌收缩，减少心肌氧耗；同时可以扩张冠状动脉，解除冠状动脉痉挛，改善心内膜下心肌供血；扩张周围血管，减轻心脏负荷；还降低血黏稠度，抗血小板聚集，改善心肌的微循环。常用药物有硝苯地平、地尔硫䓬、维拉帕米等。副作用有头痛、头晕、失眠、外周水肿、便秘、心悸、面部潮红、低血压等。

4）其他：曲美他嗪通过抑制脂肪酸氧化和增加葡萄糖代谢，提高氧的利用效率而改善心肌缺血；尼可地尔是一种钾通道阻滞药，与硝酸酯类制剂具有相似的药理特性，对稳定型心绞痛可能有效。中医中药治疗、针刺或穴位按摩治疗也可能有一定疗效。

（2）预防心肌梗死，改善预后的药物

1）阿司匹林：通过抑制血小板环氧化酶和血栓素 A_2 的合成达到抗血小板聚集的作用，服用阿司匹林可降低心肌梗死或心血管性死亡的风险。阿司匹林的最佳剂量范围为75～150mg/d。其主要不良反应为胃肠道出血或阿司匹林过敏。

2）氯吡格雷：通过选择性不可逆地抑制血小板二磷酸腺苷（ADP）受体而阻断ADP依赖激活的血小板糖蛋白Ⅱb/Ⅲa复合物，有效地减少ADP介导的血小板激活和聚集。主要用于支架置入之后及阿司匹林有禁忌证者。常用维持剂量为75mg，每日1次。

3）β受体阻滞药：除降低心肌耗氧量、改善心肌缺血、减少心绞痛发作外，冠心病患者长期接受β受体阻滞药治疗，可显著降低心血管死亡事件。

4）他汀类药物：他汀类药物能有效降低TC和LDL-C，具有延缓斑块进展、稳定斑块和抗炎等作用。临床常用的他汀类药物包括辛伐他汀、阿托伐他汀、普伐他汀、氟伐他汀、瑞舒伐他汀等。他汀类药物的安全性很高，但应用时仍应注意监测血清转氨酶及肌酸激酶等指标的变化，及时发现药物可能引起的肝损伤和肌病。

5）血管紧张素转化酶抑制药（ACEI）：可以显著降低冠心病患者心血管死亡的危险性。在稳定型心绞痛的患者中，合并高血压糖尿病心力衰竭或左心室收缩功能不全的高危患者建议使用ACEI。临床常用的ACEI类药物包括卡托普利、依那普利、培哚普利、雷米普利、贝那普利、赖诺普利等。不能耐受ACEI类药物者使用ARB药物。

3.血管重建治疗

（1）经皮冠状动脉介入治疗（PCI）：包括经皮球囊冠状动脉成形术（PTCA）、冠状动脉支架置入术等。PCI是目前冠心病治疗的重要手段。随着新技术的出现，尤其是新型药物洗脱支架及新型抗血小板药物的应用，冠状动脉介入治疗不仅可以改善生活质量，而且可以明显降低高危患者心肌梗死的发生率和死亡率。

（2）冠状动脉旁路移植术（CABG）：对全身情况能耐受开胸手术者，左主干合并2支以上冠状动脉病变或多支血管病变合并糖尿病者，CABG可以改善患者的生存质量。

4.运动锻炼疗法　合理的运动锻炼有利于提高运动耐力而减轻症状。

七、主要护理诊断/问题

1.疼痛：胸痛　与心肌缺血、缺氧有关。

2.活动无耐力　与心肌氧的供需失调有关。

3.焦虑　与心绞痛反复频繁发作有关。

4.潜在并发症　心力衰竭、心律失常、心肌梗死。

八、护理措施

（一）休息与活动

1.心绞痛发作时应立即停止正在进行的活动，休息片刻并观察有无缓解，严重患者应卧床休息，缓解期的患者一般不需要卧床休息。

2.根据患者的活动能力制订合理的活动计划，最大活动量以不引起心绞痛症状为宜，避免活动用力和从事精神过度紧张的工作。鼓励患者参加适当的体力劳动，适当活动可有助于侧支循环的建立，改善心肌供血，提高患者的耐受力。对于经常发作的心绞痛患者应随时携带硝酸甘油。

（二）吸氧护理

给予患者氧气吸入可增加血液中的含氧量，有利于患者心绞痛的缓解。

（三）饮食护理

宜进食低盐、低脂、清淡易消化食物，多食新鲜水果和蔬菜，保持大便通畅，宜少食多餐。

（四）用药护理

1.患者心绞痛发作时应给予立即舌下含服硝酸甘油，若服药后3～5分钟不缓解可重复使用，服用硝酸甘油时宜坐位或卧位。

2.对于心绞痛发作频繁者，可遵医嘱给予硝酸酯类药物静脉滴注或微量泵入，为防止低血压的发生应控制滴速和泵速，并告诉患者及其家属不可擅自调节滴速。若患者用药后出现头部胀痛、头晕、面部潮红、心动过速或心悸等不适症状，应告知患者这些症状的出现是由药物所产生的扩血管作用引起的，以解除患者的顾虑。

3.应用他汀类药物时，应严密监测转氨酶及肌酸激酶等生化指标，及时发现药物可能引起的肝损害和肌病。

4.应用抗血小板聚集药物时，注意观察患者是否有皮肤黏膜、牙龈、鼻腔、胃肠道、颅内出血等不良反应；观察患者有无恶心、呕吐或上腹部不适等胃肠道症状，如有发生及时通知医师。

5.应用β受体阻滞药时，应监测患者心率、心律、血压的变化，指导患者变换体位时动作要缓慢。

（五）病情观察

1.观察患者疼痛发作的部位、性质、程度、持续时间和缓解方式，必要时给予持续心电、血压、氧饱和度监测，严密监测患者生命体征。

2.患者心绞痛发作时，及时描记心电图，记录患者心绞痛发作时和未发作时心电图的动态变化。

3.观察心力衰竭、心律失常和心肌梗死患者的临床表现。

（六）心理护理

与患者进行交流沟通，安慰患者，解除紧张情绪，以减少心肌耗氧量；耐心向患者讲解疾病相关知识，鼓励患者表达自己的内心想法；让患者的家人、朋友多关心、鼓励患者。

九、健康指导

（一）生活方式

1.合理膳食：宜进食低热量、低盐低脂、低胆固醇饮食，多食水果、蔬菜和粗纤维食物，避免饱餐，注意少食多餐。

2.戒烟限酒，避免浓茶和咖啡。

3.适量运动：应根据患者病情选择运动的强度和时间，运动方式应该以有氧运动为主，必要时需要在监测下进行。

4.自我心理调适：调整心态，减轻精神压力，保持心态平衡。告诉患者及其家属情绪激动、过度劳累、饱餐、用力排便和寒冷刺激等都是心绞痛发作的诱因，应注意尽量避免。

（二）用药指导

指导患者出院后遵医嘱按时按量服药，不要擅自停药或增减药量，自我监测药物的不良反应和疗效。患者外出时应随身携带硝酸甘油，硝酸甘油见光易分解，应放在棕色瓶子内存放，保持干燥以免潮湿失效。药瓶开封后每6个月更换1次，以确保疗效。

（三）病情监测指导

教会患者及其家属心绞痛发作时的缓解方法，胸痛发作时应立即停止活动或服用硝酸甘油。指导患者正确使用硝酸甘油，注意舌下含服，不能站立服用，宜采取卧位或坐位，若含服后5分钟未缓解可再次含服1片，连续含服3次未缓解者或心绞痛发作比以往频繁、程度加重、疼痛时间延长者，应及时就医，警惕心肌梗死的发生。不典型心绞痛发作时可能表现为肩周炎、上腹痛、牙痛等，为防止误诊，可按心绞痛发作处理及时就医。

（四）复诊指导

告知患者应定期复查心电图、血糖和血脂等项目。

（卢晓虹　邢淑云）

第三节　急性冠状动脉综合征患者的护理

急性冠状动脉综合征（ACS）是一组由急性心肌缺血引起的临床综合征，主要包括不稳定型心绞痛（UA）、非ST段抬高型心肌梗死（NSTEMI）和ST段抬高型心肌梗死（STEMI）。不稳定的动脉粥样硬化斑块破裂或糜烂导致冠状动脉内血栓形成，是大多数ACS的病理基础。

一、不稳定型心绞痛和非ST段抬高型心肌梗死

【概述】

UA/NSTEMI同属于非ST段抬高型急性冠状动脉综合征（NSTEACS），是由于动脉粥样硬化斑块破裂或糜烂，伴有不同程度的远端血管栓塞、表面血栓形成和血管痉挛所导致的一组临床症状。UA与NSTEMI的病因和临床表现相似，但缺血和心肌损害的严重程度不同。

【病因和发病机制】

UA/NSTEMI的病理特征为不稳定粥样硬化斑块破裂或糜烂从而使血小板聚集并发血栓形成，同时冠状动脉痉挛和微血管栓塞，导致急性或亚急性心肌缺血、缺氧。劳力负荷可诱发本病，但劳力负荷终止后疼痛仍不能缓解。其中，NSTEMI常因心肌持续、严重的缺血而出现心肌坏死。

【临床表现】

（一）症状

UA患者胸部不适的症状与典型的稳定型心绞痛相似，但UA患者的胸部不适程度更重，持续时间更长。具有诊断意义的表现为：

1.诱发心绞痛的体力活动阈值突然或持久降低。

2.静息或夜间出现心绞痛。

3.心绞痛发生频率、持续时间和严重程度增加。

4.胸痛放射至附近的或新的部位。

5.发作时伴有相关症状，如恶心、呕吐、出汗、心悸或呼吸困难等。

常规休息或舌下含服硝酸甘油只能暂时缓解症状，甚至不能完全缓解。但也有一些老年女性患者或有糖尿病的患者症状不典型。

（二）体征

体检发现一过性第三心音或第四心音或一过性收缩期杂音。

【实验室及其他辅助检查】

（一）心电图

1.大多数患者胸痛发作时，有一过性T波改变（倒置或低平）和ST段改变（抬高或压低），其中ST段的动态改变（≥0.1mV）是严重冠状动脉疾病的表现，可能会发生急性心肌梗死或者猝死。患者也会出现U波倒置，但不常见。

2.随着心绞痛的缓解，上述心电图改变可完全或部分消失。若心电图改变持续12小时或以上，则提示患者可能发生NSTEMI。

3.若患者既往有冠状动脉造影提示狭窄，可以根据临床表现做出UA的诊断，无论有无心电图改变。

（二）连续心电监护

连续的心电监测可发现无症状或心绞痛发作时的ST段改变，如连续24小时心电监测发现，85%～90%的心肌缺血可不伴有心绞痛症状。

（三）冠状动脉造影

冠状动脉造影能够提供详细的血管相关信息，帮助指导治疗并评价预后。UA患者在长期稳定型心绞痛基础上出现的多支冠状动脉病变，而新发作的静息心绞痛患者一般只有单支冠状动脉病变。

（四）血清心肌坏死标记物

心脏肌钙蛋白（cTn）T和I更为敏感和可靠，在症状发生后24小时内，cTn峰值超过正常对照值的99个百分位，需要考虑NSTEMI的诊断。

【诊断要点】

根据病史有典型的心绞痛症状、典型的缺血性心电图改变（T波倒置≥0.2mV和新发、一过性ST段压低≥0.1mV），以及心肌损伤标志物cTnT和cTnI阳性，可以做出UA/NSTEMI的诊断。症状不典型而病情稳定者，可以考虑冠状动脉造影或其他非侵入性检查。

UA/NSTEMI与STEMI的发病机制虽然类似，但治疗原则有所不同。

【治疗要点】

（一）治疗原则

非ST段抬高型心肌梗死和不稳定型心绞痛是严重的、具有潜在危险性的疾病，UA/NSTEMI治疗目的是缓解缺血、缺氧症状和避免严重不良后果（如心肌梗死或死亡）。

（二）一般治疗

患者应卧床休息，给予床边24小时心电监测。患者若出现呼吸困难、发绀，应及时给予氧气吸入，使血氧饱和度大于90％，如有必要应根据情况重复检测心肌坏死标志物。如患者未使用他汀类药物，无论血脂是否增高均应及早使用他汀类药物。

（三）药物治疗

1.抗心肌缺血治疗

（1）硝酸酯类制剂：单次含化或喷雾吸入一般不能缓解症状，每隔5分钟1次，共用3次，然后硝酸甘油或硝酸异山梨酯持续静脉滴注或静脉微量泵入，以10μg/min开始，每3～5分钟增加10μg，直至症状缓解或出现血压下降。

（2）β受体阻滞药：硝酸酯类制剂静脉滴注疗效不佳，无低血压等禁忌证者，应及早开始用β受体阻滞药。少数情况下，如伴血压明显升高、心率增快者可静脉滴注艾司洛尔250μg/（kg·min），停药后20分钟内作用消失。

（3）钙通道阻滞药：变异型心绞痛的治疗以钙通道阻滞药的疗效最好。本类药也可与硝酸酯类药物同服，如硝苯地平可与β受体阻滞药同服。这些药物在停用时宜逐渐减量然后停服，以免诱发冠状动脉痉挛。

2.抗血小板治疗

（1）阿司匹林：通过不可逆抑制血小板内环氧化酶，阻断血栓素A_2的合成，减少了血小板通过此旁路而发生的聚集，能够有效降低急性心肌梗死的发生率和不稳定型心绞痛的死亡率。

（2）ADP受体拮抗药：噻氯吡啶、氯吡格雷和普拉格雷是不可逆抑制ADP受体拮抗药，和阿司匹林联合应用可以提高抗血小板的疗效；替格瑞洛是可逆性的ADP受体拮抗药，起效更快。

3.抗凝治疗　在中高危UA/NSTEMI患者中常规应用，其作用是防止血栓形成，阻止病情发展至心肌梗死。常用抗凝药包括普通肝素、低分子肝素、磺达肝癸钠和比伐卢定等。

4.调脂治疗　他汀类药物为调节血脂的药物，有抗炎症和稳定斑块作用，能降低冠状动脉疾病的死亡率和心肌梗死发生率。

5.血管紧张素转化酶抑制药（ACEI）　可以降低心力衰竭患者或心肌梗死合并左心功能不全患者的死亡率及心血管事件发生率。

（四）冠状动脉血运重建术

冠状动脉血运重建术包括经皮冠状动脉介入治疗（PCI）和冠状动脉旁路移植术（CABG），选择何种血运重建策略主要依据临床因素、术者经验和基础冠心病的严重程度。

1.PCI　由于成功率提高和并发症降低等因素，其在临床的应用逐渐增加。药物洗脱支架术的应用进一步改善远期疗效，拓宽了PCI的应用范围。

2.CABG　适用于病变严重、往往有多支血管病变的症状严重和左心室功能不全的患者。

二、ST段抬高型心肌梗死

【概述】

急性ST段抬高型心肌梗死（STEMI）是急性心肌缺血性坏死，大多是在冠状动脉病变的基础上，血供急剧减少或中断，使相应的心肌发生急性、严重、持久的缺血所致。

【病因】

绝大多数的急性心肌梗死（AMI）是由于不稳定的粥样斑块溃破，继而出现出血和血栓形成，导致冠状动脉管腔狭窄或闭塞。促使斑块破裂出血及血栓形成的诱因有：

1. 交感神经于晨起 6 ~ 12 时呈兴奋状态，机体应激反应增强，患者心肌收缩力、心率和血压均增高，患者冠状动脉张力增高。

2. 在饱餐特别是进食多量脂肪后，血脂增高，血黏稠度增高。

3. 情绪过分激动、重体力活动、血压急剧升高或排便用力等均导致左心室负荷明显加重。

4. 出血、外科手术、休克、脱水或严重心律失常导致心排血量急剧减少，从而冠状动脉灌流量急剧减少。

【病理生理】

左心室收缩和舒张功能障碍会引起一些血流动力学变化，其严重程度和持续时间取决于梗死的部位、范围和程度。心脏收缩力减弱、顺应性降低并伴有心肌收缩不协调，左心室舒张和收缩末期容量增多、舒张末期压力增高。射血分数降低，心排血量和心搏量下降，心率增快或出现心律失常，血压持续下降，病情严重者，动脉血氧含量降低。急性大面积心肌梗死者，可发生心脏泵功能衰竭（泵衰竭）-心源性休克或急性肺水肿。心源性休克是泵衰竭的严重阶段，但如果兼有急性肺水肿和心源性休克则情况最严重。

【临床表现】

与梗死的大小、部位、侧支循环情况密切有关。

（一）先兆

50% 以上的患者在发病前数日有胸部不适、乏力、活动时气急、烦躁、心悸、心绞痛等前驱症状，其中以初发型心绞痛或原有心绞痛加重（恶化型心绞痛）最为突出。心绞痛发作较以往频繁、持续较久、程度较剧，硝酸甘油疗效差和诱发因素不明显。同时心电图示 T 波倒置或增高、ST 段一过性明显抬高（变异型心绞痛）或压低，即前述不稳定型心绞痛情况，应警惕近期内发生心肌梗死的可能。一旦发现先兆，应及时住院治疗，可使部分患者避免心肌梗死的发生。

（二）症状

1. 疼痛　是最先出现的临床症状，诱因多不明显，一般发生于安静时，常发生于清晨，疼痛性质和部位与心绞痛相同，持续时间较长，可达数小时或更长，程度较重，休息和含服硝酸甘油片多不能缓解。患者常表现为烦躁不安、胸闷、出汗、恐惧或有濒死感。少数患者虽无疼痛，但一开始即可表现为休克或急性心力衰竭。部分患者疼痛位于上腹部，容易被误认为急性胰腺炎、胃穿孔等急腹症；部分患者疼痛放射至颈部、下颌或背部上方。

2. 全身症状　有发热、白细胞增高、红细胞沉降率增快和心动过速等，由坏死物质被吸收所引起。一般发生于疼痛出现 24 ~ 48 小时后，体温波动在 38℃ 左右，很少达到 39℃，持续约 1 周。

3.胃肠道症状　剧烈疼痛常伴有频繁的恶心、呕吐和上腹部胀痛，与坏死的心肌刺激迷走神经和心排血量降低使组织灌注不足等有关。以下壁心肌梗死多见。

4.心律失常　见于75%～95%的患者，多发生在起病1～2天内，以24小时内发病最多见，可伴头晕、乏力、晕厥等症状。各种心律失常中最常见的是室性心律失常，尤其是室性期前收缩，如频发室性期前收缩、多源性或落在前一心搏的易损期时（R-on-T现象）、成对出现或呈短阵室性心动过速等常为心室纤颤的先兆。房室传导阻滞和束支传导阻滞也较多见，室上性心律失常较少见。前壁心肌梗死如发生房室传导阻滞表明梗死范围广泛，情况严重。

5.低血压和休克　疼痛时血压下降常见，但不一定是休克。若疼痛已经缓解而收缩压仍低于80mmHg，并伴有烦躁不安、皮肤湿冷、脉细而快、面色苍白、大汗淋漓、尿量减少（＜20ml/h）、神志不清甚至晕厥者，则为休克表现。休克多在起病后数小时至数日内发生，主要是心源性原因，如心肌广泛坏死，心排血量急剧下降等所致，神经反射引起的周围血管扩张属于次要原因，有些患者尚有血容量不足的因素参与。

6.心力衰竭　可在发病初期出现急性左心衰竭，一般在疼痛、休克好转阶段出现，发生率为32%～48%。患者可出现咳嗽、发绀、烦躁、呼吸困难等症状，严重者可发生肺水肿，随后可有肝大、水肿、颈静脉怒张等右心衰竭表现。右心室心肌梗死者可在发病初期即出现右心衰竭表现，伴血压下降。

急性心肌梗死引起的心力衰竭，按Killip分级法可分为：

Ⅰ级：无明显心功能损害证据。

Ⅱ级：轻、中度心力衰竭，表现为肺底啰音＜50%肺野、第三心音及X线胸片上肺淤血。

Ⅲ级：重度心力衰竭（急性肺水肿），肺啰音＞50%肺野。

Ⅳ级：有心源性休克等不同程度或阶段的血流动力学变化。

（三）体征

1.心脏体征　急性心肌梗死时，心脏浊音界可轻至中度增大，心率可增快或减慢；心尖区第一、第二心音多减轻，可能出现奔马律；10%～20%患者可出现心包摩擦音；心尖区可出现粗糙的收缩期杂音或伴收缩中晚期杂音。

2.血压　除早期血压可增高外，几乎所有患者都有血压降低。起病前有高血压者，血压可降至正常，且可能不再恢复到起病前的水平。

3.其他　可有与心律失常、休克或心力衰竭相关的其他体征。

【并发症】

（一）乳头肌功能失调或断裂

总发生率可高达50%。缺血、坏死使二尖瓣乳头肌收缩功能发生障碍，造成不同程度的二尖瓣脱垂并关闭不全，心尖区出现收缩中晚期杂音和吹风样收缩期杂音，可引起心力衰竭。症状较轻者，可以恢复，其杂音随之消失。乳头肌整体断裂者极为少见。

（二）心脏破裂

一般较少见，常在起病1周内出现，多由于心室游离壁破裂从而造成心包积血、积液引起急性心脏压塞，患者甚至会出现死亡。偶为心室间隔破裂造成穿孔，患者可因心力衰竭和休克在数日内死亡。

（三）栓塞

发生率为1%～6%，见于起病后1～2周，可为左心室附壁血栓脱落所致，患者会出现肾、脾、脑或四肢等动脉栓塞；也可因下肢静脉血栓形成部分脱落所致，严重者则产生肺动脉栓塞。

（四）室壁瘤

主要见于左心室，发生率为5%～20%。体格检查可见心脏搏动范围较广，左侧心界扩大，可有收缩期杂音。瘤内发生附壁血栓时，心音减弱。心电图可见ST段持续抬高。超声心动图、X线检查、放射性核素心脏血池显像及左心室造影可见局部心缘突出、搏动减弱或有反常搏动。

（五）心肌梗死后综合征

发生率约10%。于心肌梗死后数周至数月内出现，可反复出现，表现为胸膜炎、心包炎或肺炎，有胸痛、发热等症状，原因可能为机体对坏死物质产生的过敏反应。

【心电图特点】

心电图常有动态改变。对急性心肌梗死的诊断、定位、定范围、估计病情演变和预后都有帮助。

1.STEMI特征性心电图表现

（1）ST段抬高呈弓背向上型，在面向坏死区周围心肌损伤区的导联上出现。

（2）宽而深的Q波（病理性Q波），在面向透壁心肌坏死区的导联上出现。

（3）T波倒置，在面向损伤区周围心肌缺血区的导联上出现。

2.心电图动态性改变

（1）超急性期改变：起病数小时内，可尚无异常或出现异常高大两肢不对称T波。

（2）急性期改变：数小时后，ST段明显抬高，弓背向上，与直立的T波连接，形成单相曲线。数小时至2日内出现病理性Q波，同时R波降低。Q波在3～4天稳定不变，以后70%～80%永久存在。

（3）亚急性期改变：如不进行早期治疗干预，ST段抬高持续数日至2周，逐渐回到基线水平，T波则变为平坦或倒置。

（4）慢性期改变：数周至数月后，T波呈V形倒置，两肢对称，波谷尖锐。T波倒置可永久存在，也可在数月至数年内逐渐恢复。

3.定位和定范围　STEMI的定位和定范围可根据出现特征性改变的导联来判断：V_1～V_3导联示前间壁心肌梗死，V_3～V_5导联示局限前壁心肌梗死，V_5～V_7导联示前侧壁心肌梗死，V_1～V_5导联示广泛前壁心肌梗死，Ⅱ、Ⅲ、aVF导联示下壁心肌梗死，Ⅰ、aVL导联示高侧壁心肌梗死，V_7、V_8导联示正后壁心肌梗死，Ⅱ、Ⅲ、aVF导联伴右胸导联（尤其是V_4R）ST段抬高，可作为下壁心肌梗死并发右心室梗死的参考指标。

【实验室及其他检查】

（一）放射性核素检查

可显示心肌梗死的部位和范围，有助于心室功能的判断、梗死后造成的室壁功能失调和心室壁瘤的诊断。目前临床上已很少应用。

（二）超声心动图

可通过心室壁运动异常判断心肌缺血区域，也有助于了解乳头肌功能、心脏整体和局部功能，以及是否存在室间隔穿孔等。

（三）实验室检查

1.一般检查　起病24～48小时后白细胞和中性粒细胞均增多，嗜酸粒细胞减少或消失；红细胞沉降率增快；C反应蛋白（CRP）增高，可持续1～3周。

2.心脏坏死标志物检查　心肌损伤标志物增高水平与心肌梗死范围及预后明显相关。

（1）肌红蛋白起病后2小时内升高，12小时内达高峰，24～48小时恢复正常，其有利于早期诊断，但特异性较差。

（2）肌钙蛋白I（cTnI）或T（cTnT）是诊断心肌梗死最特异和敏感的指标，在起病3～4小时后升高，cTnI于11～24小时达高峰，7～10天降至正常；cTnT于24～48小时达高峰，10～14天降至正常。

（3）肌酸激酶同工酶（CK-MB）在起病后4小时内增高，16～24小时达高峰，3～4天恢复正常，其增高的程度对于判断心肌坏死特异性较高，其高峰出现时间是否提前有助于判断溶栓治疗是否成功。

沿用多年的AMI心肌酶测定，包括肌酶激酶（CK）、天冬酸氨基转移酶（AST）及乳酸脱氢酶（LDH），其特异性及敏感性均远不如上述心肌坏死标志物，已不再用于诊断急性心肌梗死。

【诊断要点】

根据典型的临床表现，特征性的心电图改变及实验室检查，对本病做出诊断。

【治疗要点】

对ST段抬高的急性心肌梗死，强调早发现、早住院，并加强住院前的就地处理。治疗原则是尽快恢复心肌的血液灌注（到达医院后30分钟内开始溶栓或90分钟内开始介入治疗）以挽救濒死的心肌，防止梗死范围扩大或缩小心肌缺血范围，及时处理各种并发症，防止猝死。

（一）监护和一般治疗

1.休息：急性期应绝对卧床休息，保持环境安静。减少探视，防止不良刺激；解除患者紧张焦虑情绪。

2.监测：在CCU进行心电图、血压、血氧饱和度的监测，密切观察患者心率、心律、血压和心功能变化，除颤仪应处于备用状态。

3.吸氧：对有呼吸困难和血氧饱和度降低者，最初几日间断或持续给予鼻导管或面罩吸氧。

4.抗血小板药物治疗。

（二）解除疼痛

在再灌注治疗前可选用下列药物以尽快解除疼痛。

1.吗啡或哌替啶　吗啡2～5mg皮下注射或静脉注射或哌替啶50～100mg肌内注射，可减轻患者交感神经过度兴奋，注意药物的呼吸抑制作用。

2.硝酸酯类药物　硝酸异山梨酯5～10mg或硝酸甘油0.5mg舌下含用或静脉滴注，注意是否出现心率增快和血压降低。

（三）抗凝治疗

无论是否进行再灌注治疗，均应给予抗凝治疗。常用抗凝药包括普通肝素、低分子肝素、磺达肝癸钠和比伐卢定等。药物的选择需根据再灌注方案而定。

（四）心肌再灌注

起病3~6小时（最多在12小时内），使闭塞的冠状动脉再通，心肌得到再灌注，濒临坏死的心肌可能得以存活或使坏死范围缩小，减轻梗死后心肌重塑，改善预后，是一种积极的治疗措施。

1. 经皮冠状动脉介入治疗（PCI） 具备施行介入治疗条件的医院，患者抵达急诊室明确诊断之后，对需施行直接PCI者边给予常规治疗和做术前准备，边将患者送到心导管室。

（1）直接PCI。适应证：①ST段抬高和新出现左束支传导阻滞（影响ST段的分析）的心肌梗死；②ST段抬高型心肌梗死并发心源性休克；③适合再灌注治疗而有溶栓治疗禁忌证者；④非ST段抬高型心肌梗死，但梗死相关动脉严重狭窄，血流≤TIMI Ⅱ级。应注意：①发病12小时以上不宜施行PCI；②不宜对非梗死相关的动脉施行PCI；③要由有经验者施术，以避免延误时机。有心源性休克者宜先行主动脉内球囊反搏术，待血压稳定后再施术。

（2）补救性PCI。溶栓治疗后仍有明显胸痛，抬高的ST段无明显降低者，应尽快进行冠状动脉造影，必要时立即施行补救性PCI。

（3）溶栓治疗再通者的PCI。溶栓治疗成功的患者，如无缺血复发表现，可在7~10天后行冠状动脉造影，如残留的狭窄病变适宜于PCI者可行PCI。

2. 溶栓疗法 无条件施行介入治疗或因患者就诊延误、转送患者到可施行介入治疗的单位将会错过再灌注时机，如无禁忌证应立即（接诊患者后30分钟内）行本法治疗。

（1）适应证：①2个或2个以上相邻导联ST段抬高（胸导联≥0.2mV，肢导联≥0.1mV），或病史提示急性心肌梗死伴左束支传导阻滞，起病时间<12小时，患者年龄<75岁。②ST段显著抬高的MI患者年龄>75岁，经慎重权衡利弊仍可考虑。③ST段抬高型心肌梗死，发病时间已达12~24小时，但如仍有进行性缺血性胸痛、广泛ST段抬高者也可考虑。

（2）禁忌证：①既往发生过出血性脑卒中，1年内发生过缺血性脑卒中或脑血管事件；②近期（2~4周）有活动性内脏出血；③颅内肿瘤；④入院时严重且未控制的高血压（>180/110mmHg）或慢性严重高血压病史；⑤未排除主动脉夹层；⑥目前正在使用治疗剂量的抗凝药或已知有出血倾向；⑦近期（2~4周）有创伤史，包括头部外伤、创伤性心肺复苏或较长时间（>10分钟）的心肺复苏；⑧近期（<3周）有外科大手术；⑨近期（<2周）有在不能压迫部位的大血管行穿刺术。

（3）溶栓药物的应用：常用药物包括尿激酶（UK）、链激酶（SK）或重组链激酶（rSK）、重组组织型纤维蛋白溶酶原激活剂（rt-PA）。用链激酶时，应注意寒战、发热等过敏反应。

根据冠状动脉造影直接判断，或根据：①心电图抬高的ST段于2小时内回降>50%；②胸痛2小时内基本消失；③2小时内出现再灌注性心律失常；④血清CK-MB

峰值提前出现（14小时内）等间接判断血栓是否溶解。

3.紧急主动脉－冠状动脉旁路移植术　介入治疗失败或溶栓治疗无效、有手术指征者，宜争取6～8小时施行主动脉－冠状动脉旁路移植术。

（五）消除心律失常

及时消除心律失常，以免演变为严重心律失常甚至猝死。

1.发生心室纤颤或持续多形性室性心动过速时，尽快采用非同步直流电除颤或同步直流电复律。

2.一旦发现室性期前收缩或室性心动过速，立即用利多卡因50～100mg静脉注射，如室性心律失常反复可用胺碘酮治疗。

3.对缓慢性心律失常可用阿托品0.5～1mg肌内或静脉注射。

4.二度或三度房室传导阻滞，伴有血流动力学障碍者宜安装临时人工心脏起搏器。

5.室上性快速性心律失常选用地尔硫草、美托洛尔、维拉帕米、洋地黄制剂或胺碘酮等药物治疗不能控制时，可考虑用同步直流电复律治疗。

（六）控制休克

1.补充血容量患者　如出现血容量不足或中心静脉压和肺动脉楔压低者，用右旋糖酐或5%～10%葡萄糖液静脉滴注以补充血容量。

2.应用升压药　补充血容量后血压仍不升，而肺小动脉楔压和心排血量正常时，提示周围血管张力不足，可用多巴胺或去甲肾上腺素，亦或多巴酚丁胺等升压药物静脉滴注。

3.应用血管扩张药　经上述处理血压仍不升，而肺动脉楔压（PCWP）增高、心排血量低或周围血管显著收缩以致四肢厥冷并有发绀时，可应用硝普钠、硝酸甘油静脉滴注直至左心室充盈压下降。

（七）治疗心力衰竭

主要是治疗急性左心衰竭，以应用吗啡（或哌替啶）和利尿药为主，亦可选用血管扩张药以减轻左心室的负荷，在梗死发生后24小时内宜尽量避免使用洋地黄制剂。有右心室梗死的患者应慎用利尿药。

（八）其他治疗

1.β受体阻滞药　在起病的早期如无禁忌证可尽早使用，尤其是前壁心肌梗死伴有交感神经功能亢进者，以防止梗死范围的扩大，改善急、慢性期的预后，但应注意其对心脏收缩功能的抑制。

2.极化液疗法　氯化钾1.5g、胰岛素10U加入10%葡萄糖液500ml中，静脉滴注，1～2次/日，可促进心肌摄取和代谢葡萄糖，使钾离子进入细胞内，恢复细胞膜的极化状态，有利于心脏的正常收缩、减少心律失常。

三、急性冠状动脉综合征的护理

【主要护理诊断/问题】

1.疼痛：胸痛　与心肌缺血坏死有关。

2.活动无耐力　与心肌氧的供需失调有关。

3.有便秘的危险　与进食少、活动减少、不习惯床上排便有关。

4.潜在并发症 心律失常、心力衰竭。

【护理措施】

（一）休息与活动

1.心肌梗死急性期应绝对卧床休息12～24小时，保持病室环境安静，限制探视，告知患者和其家属安静休息可降低患者心肌耗氧量和交感神经的兴奋性，有助于缓解患者的疼痛，以取得家属和患者的理解配合。

2.患者卧床期间，应进行床上肢体活动，对于危重患者、不能进行主动活动的患者，护士应早期给予肢体被动活动，防止深静脉血栓形成。

3.若患者病情稳定，生命体征平稳，无明显心绞痛发作，安静时心率低于100次/分，且无心力衰竭、心律失常和心源性休克等并发症时，可鼓励患者早期运动，早期进行康复训练。

4.患者刚开始康复训练时，护士应密切监测并指导患者适度活动，原则上以不引起症状和患者任何不适感为宜。

（1）一般情况下心率增加10～20次/分为正常现象。

（2）若运动时心率增加小于10次/分，可适当增加运动量。

（3）若运动时心率增加超过20次/分，收缩压降低≥15mmHg，或者出现心律失常或心电图ST段发生缺血性改变，下降≥0.1mV或上升≥0.2mV，则应退回前一个运动水平。

5.若患者出现下列情况则应减慢运动进程或停止运动

（1）恶心、呕吐、胸痛、心悸、气喘、头晕等不适症状。

（2）心肌梗死3周内活动时，心率变化＞20次/分或血压变化＞20mmHg。

（3）心肌梗死6周内活动时心率变化＞30次/分或血压变化＞30mmHg。

（二）吸氧护理

给予患者双鼻导管吸氧，氧流量调节2～5L/min，增加患者心肌氧的供应，减轻缺血缺氧。

（三）饮食护理

1.起病后4～12小时给予患者流质饮食，防止患者出现胃扩张。逐渐过渡到进食低盐低脂、低胆固醇清淡饮食，少食多餐，避免过饱。

2.指导患者防止便秘。合理饮食，增加富含纤维素的蔬菜水果的摄入；无糖尿病患者可每日清晨饮1杯蜂蜜水；指导患者按顺时针方向按摩腹部以促进肠蠕动，排便勿用力；若患者出现排便困难，应遵医嘱使用开塞露或低压盐水灌肠。

（四）用药护理

1.急性期遵医嘱给予吗啡或哌替啶等镇痛治疗，注意观察患者有无出现呼吸抑制的情况。

2.应用硝酸酯类药物时应监测血压的变化，维持收缩压在100mmHg以上。

3.应用他汀类药物时，应严密监测转氨酶及肌酸激酶等生化指标，及时发现药物可能引起的肝脏损害和肌病。

4.应用抗血小板聚集药物时，注意观察患者是否有皮肤黏膜、牙龈、鼻腔、胃肠道、颅内出血等不良反应；观察患者有无恶心、呕吐或上腹部不适等胃肠道症状，如有发生及时通知医师。

5.应用β受体阻滞药时，应监测患者心率、心律、血压的变化，指导患者变换体位时动作要缓慢。

6.应用低分子肝素等抗凝药时，注意观察皮肤黏膜、口腔、鼻腔、消化道等是否有出血情况。

7.溶栓治疗的护理

（1）正确使用溶栓药物，观察有无出现过敏反应、低血压、出血等药物不良反应，一旦出现，立即通知医师，积极处理。

（2）观察溶栓效果：间接判断溶栓成功的指标，包括胸痛2小时内基本消失；心电图ST段于2小时内回降50%以上；2小时内出现再灌注性心律失常；血清CK-MB峰值提前出现（14小时以内）。也可根据冠状动脉造影直接判断冠状动脉是否再通。

（五）病情观察

1.急性期观察　持续心电监护，密切观察患者心率、心律、血压、血氧饱和度的变化，警惕患者出现心室纤颤或心源性猝死的情况；遵医嘱给予患者心电图检查，观察心电图的动态变化；保证输液通路通畅，遵医嘱严格记录患者出入量，防止入量过多增加心脏负担。

2.心律失常的观察　严密观察心电监护，如患者出现频发性室性期前收缩、成对出现或呈短阵室速、多源性或R-on-T现象的室性期前收缩及严重的房室传导阻滞时，应立即通知医师遵医嘱用药，准备好急救物品和急救仪器如除颤仪等，随时准备抢救。

3.心力衰竭的观察　急性心肌梗死患者可发生心力衰竭，特别是急性左心衰竭。严密观察患者有无出现呼吸困难、咳嗽、咳痰、颈静脉怒张、低血压、心率加快、少尿等表现；听诊有无肺部湿啰音的出现。患者应避免情绪激动、饱餐、排便用力等加重心脏负荷的诱因。

（六）心理护理

与患者进行交流沟通，安慰患者，解除其紧张情绪，以减少心肌耗氧量；耐心向患者讲解疾病相关知识，鼓励患者表达自己的内心想法；让患者的家人朋友多关心、鼓励患者。

（七）经皮冠状动脉介入治疗的护理

详见第十四章第一节。

【健康指导】

（一）疾病知识指导

指导患者做到全面综合的二级预防，预防再次梗死和其他心血管事件的发生。预防措施建议患者采用冠心病ABCDE预防原则。

A.Aspirin　抗血小板聚集（阿司匹林或联合使用氯吡格雷，噻氯匹定）

　　Anti-anginal therapy　抗心绞痛治疗，如硝酸酯类制剂

B.Beta-blocker　预防心律失常，减轻心脏负荷等

　　Blood pressure control　控制好血压

C.Cholesterol lowing　控制血脂水平

　　Cigarettes quiting　戒烟

D.Diet control　控制饮食

　　Diabetes treatment　治疗糖尿病

E.Education　普及有关冠心病的教育，包括患者及其家属

　　Exercise　鼓励有计划的、适当的运动锻炼

（二）心理指导

充分理解并指导患者保持乐观、稳定的情绪，正确对待病情。当患者出现紧张、焦虑或烦躁等不良情绪时，应给予理解和疏导，缓解患者的紧张情绪。

（三）用药指导

由于患者用药多、用药贵、用药久等特点，其依从性往往较差，所以需要向患者强调药物治疗的必要性；告知患者药物的用法、作用和不良反应；教会患者定期测量脉搏、血压，定期随访；若患者出现胸痛频繁、程度加重等情况，及时就医。

（四）康复指导

1.患者出院后可适当进行个人卫生活动、家务劳动和娱乐活动。根据患者年龄、疾病恢复情况制订个性化运动方案。

（1）运动原则：有恒、有序、有度。

（2）运动强度：根据个人情况，以不引起任何不适症状为宜，运动要循序渐进，运动时心率控制在最大心率的40%～80%（最大心率为170-年龄）。

（3）运动项目：选择有氧运动如步行、慢跑、太极拳等。

（4）运动时间：循序渐进，最初是6～10分钟/次，随着患者对运动的适应和心功能改善，可逐渐延长运动时间到30～60分钟/次。

（5）运动频率：3～5天/周，1～2次/天。

2.对于无并发症的患者，心肌梗死后6～8周可恢复性生活，若性生活后出现心率加快、呼吸急促持续20～30分钟，并感到胸痛、心悸持续15分钟以上等情况，应注意节制性生活。

3.患者经过2～4个月的体力锻炼后，可酌情恢复部分工作，逐渐过渡到恢复全天工作，但不能从事驾驶员、高空作业、重体力劳动或工作量较大的工作。

（卢晓虹　郝芳芳）

第四节　其他表现形式

一、变异型心绞痛

1959年由Prinzmetal首先提出，无体力劳动或者情绪激动等诱因，几乎全部在静息时发生，常伴有一过性ST段抬高，冠状动脉造影证实了一过性冠状动脉痉挛假说，故称为Prinzmetal心绞痛或变异型心绞痛。如长时间冠状动脉痉挛，可能导致急性心肌梗死和恶性心室性心律失常或猝死。

与慢性稳定型心绞痛相比，变异型心绞痛患者较年轻，除吸烟较多外，大多数患者无冠心病易患因素。变异型心绞痛发病时间集中在午夜至上午8∶00之间。患者常伴有因心律失常所致的晕厥。动态心电图发现，变异型心绞痛多在静息时发生，其临床

表现和冠状动脉的狭窄程度不成正比。

硝酸酯类药物对变异型心绞痛的治疗原理是通过直接扩张痉挛的冠状动脉来改善心肌缺血，β受体阻滞药对变异型心绞痛的治疗疗效有争议，钙离子拮抗药是防止变异型心绞痛冠状动脉痉挛的有效药物。钙离子拮抗药和硝酸酯类药物合用是治疗变异型心绞痛的主要手段。缓释硝苯地平对抑制变异型心绞痛患者的有症状或无症状的心肌缺血有很好的效果。哌唑嗪是选择性α肾上腺素能受体阻滞药，对治疗变异型心绞痛有效。阿司匹林可能会加重变异型心绞痛的发作。

变异型心绞痛患者如能度过急性发作的活动期和起病后最初6个月内的心脏事件，则5年生存率较高，为89%～97%，但在急性活动期阶段，20%的患者发生非致命性心肌梗死，多达10%的患者死亡。

二、无症状性心肌缺血

无症状性心肌缺血（silent myocardial ischemia）是无临床症状，但客观检查有心肌缺血表现的冠心病，亦称隐匿型冠心病。患者有冠状动脉粥样硬化，但病变较轻或有较好的侧支循环，或患者痛阈较高因而无疼痛症状。其心肌缺血的心电图表现可见于静息时、增加心脏负荷时或仅在24小时的动态观察中间断出现（无痛性心肌缺血）。

患者多在中年以上，无心肌缺血的症状，在体格检查时发现心电图（静息、动态或负荷试验）有ST段压低、T波倒置等现象，或放射性核素心肌显像（静息或负荷试验）示心肌缺血表现。

此类患者并无临床症状，但已有心肌缺血的客观表现，即心电图或放射性核素心肌显像示心脏已受到冠状动脉供血不足的影响。可以认为它是早期的冠心病（但不一定是早期的冠状动脉粥样硬化），可能突然转为心绞痛或心肌梗死，亦可能逐渐演变为缺血性心肌病，发生心力衰竭或心律失常，个别患者亦可能猝死。

诊断主要根据静息、动态或负荷试验的心电图检查和（或）放射性核素心肌显像，发现患者有心肌缺血的改变，而无其他原因，又伴有动脉粥样硬化的危险因素。进行选择性冠状动脉造影检查可确立诊断。

采用防治动脉粥样硬化的各种措施，以防止粥样斑块病变及其不稳定性加重，争取粥样斑块消退和促进冠状动脉侧支循环的建立。静息时心电图或放射性核素心肌显像示已有明显心肌缺血改变者，宜适当减轻工作，或选用硝酸酯制剂、β受体阻滞药、钙通道阻滞药治疗。

三、冠状动脉造影结果正常的胸痛——X综合征

X综合征（syndrome X）指患者具有心绞痛或类似于心绞痛的胸痛，平板运动时出现ST段下移而冠状动脉造影无异常发现。本病的预后通常良好，但由于临床症状的存在，常迫使患者反复就医，导致生活质量的下降，日常工作受到影响。

本病以绝经期前女性为多见，病因尚不清楚。其中一部分患者在运动负荷试验或心房调搏术时心肌乳酸产生增多，提示心肌缺血。另外，微血管灌注功能障碍，交感神经占主导地位的交感-迷走平衡失调和患者痛觉阈值降低等，均可导致本病的发生。

血管内超声及多普勒血管测定可显示有冠状动脉内膜增厚，早期动脉粥样硬化斑

块形成及冠状动脉血流储备降低。平时心电图可以正常，也可以有非特异性的ST-T段改变。

本病无特异疗法，β受体阻滞药和钙离子拮抗药均能减少胸痛发作次数，硝酸甘油不能提高大部分患者的运动耐受量，但可以改善部分患者的症状。

四、心肌桥

冠状动脉通常走行于心外膜下的结缔组织中，如果一段冠状动脉走行于心肌内，这束心肌纤维被称为心肌桥（myocardial bridging），走行于心肌桥下的冠状动脉被称为壁冠状动脉。由于壁冠状动脉在每一个心动周期中的收缩期被挤压，而产生远端心肌缺血，临床上可表现为类似心绞痛的胸痛、心律失常，甚至心肌梗死或者猝死。

由于心肌桥的存在，导致心肌桥近端的收缩期前向血流逆转，而损伤该处的血管内膜，所以该处容易有动脉粥样硬化斑块形成，冠状动脉造影显示该节段收缩期血管腔被挤压，舒张期又恢复正常，被称为挤奶现象。

本病无特异性治疗，β受体阻滞药等降低心肌收缩力的药物可缓解症状。手术分离壁冠状动脉曾被视为根治本病的方法，但也有再复发的病例。一旦诊断本病，除非绝对需要，否则应避免使用硝酸酯类药物及多巴胺等正性肌力药物。

（张　营　孙雪霞）

第五章

高血压患者的护理

高血压（hypertension）是指以体循环动脉血压［收缩压和（或）舒张压］增高为主要特征（收缩压≥140mmHg，舒张压≥90mmHg），可伴有心、脑、肾等器官的功能或器质性损害的临床综合征。临床上高血压可分为两类：①原发性高血压，占所有高血压患者的90%以上；②继发性高血压。

第一节 原发性高血压患者的护理

原发性高血压（primary hypertension）是以体循环动脉压升高为主要临床表现伴或不伴有多种心血管危险因素的综合征，通常简称为高血压。高血压是多种心、脑血管疾病的危险因素，可影响重要脏器，如心、脑、肾的结构与功能，最终可导致这些器官的功能衰竭，迄今仍是心血管疾病死亡的主要原因之一。

高血压在欧美等国家的患病率要高于亚非国家，工业化国家较发展中国家高。我国高血压的发病率存在地区、城乡和民族差别，北方高于南方，沿海高于内地，城市高于农村。目前我国高血压的诊断标准采用国际统一标准，定义为：在未服用降压药的情况下收缩压≥140mmHg和（或）舒张压≥90mmHg则诊断为高血压。根据血压升高的水平，又进一步将高血压分为1-3级（表5-1），此标准适用于任何年龄的成人。

表5-1 血压的定义和分类（中国高血压防治指南，2010）

分类	收缩压（mmHg）		舒张压（mmHg）
正常血压	＜120	和	＜80
正常高值	120～139	和（或）	80～89
高血压	≥140	和（或）	≥90
1级（轻度）	140～159	和（或）	90～99
2级（中度）	160～179	和（或）	100～109
3级（重度）	≥180	和（或）	≥110
单纯收缩期高血压	≥140	和	＜90

注：当收缩压和舒张压分属于不同级别时，以较高的级别为标准

一、病因

原发性高血压的病因有多种，目前认为可分为遗传因素和环境因素两个方面。

（一）遗传因素

高血压具有明显的家族聚集性。父母双方均有高血压者，其子女的发病概率高达46%。不仅血压升高发生率具有遗传性，而且在血压高度、并发症发生及其他有关因素方面也有遗传，如肥胖也有遗传性。

（二）环境因素

1.饮食　流行病学和临床研究显示不同地区人群血压水平和高血压患病率与钠盐平均摄入量呈正相关，摄盐越多，血压水平和患病率越高。但是同一地区人群中个体间血压水平和摄盐量并不相关。有研究认为，钾摄入量与血压呈负相关。饮食中高蛋白质摄入、饱和脂肪酸或饱和脂肪酸与不饱和脂肪酸比值较高均属于升压因素。饮酒量与血压水平线性相关。

2.精神应激　高血压与压力、焦虑、长期精神紧张、嘈杂环境等有关。城市脑力劳动者、长期从事精神紧张的职业者和长期生活在噪声环境者患高血压机率较高。高血压患者经休息后往往症状和血压可获得一定改善。

3.吸烟　可使交感神经末梢释放去甲肾上腺素增加而使血压升高。

（三）其他因素

1.体重　身体脂肪含量与血压水平呈正相关。人群中体重指数（BMI）与血压水平呈正相关，BMI每增加$3kg/m^2$，4年内发生高血压的风险，男性增加50%，女性增加57%。身体脂肪的分布与高血压发生也有关。腹部脂肪聚集越多，血压水平就越高。腰围男性≥90cm或女性≥85cm，发生高血压的风险是腰围正常者的4倍以上。

2.避孕药　服避孕药妇女血压升高发生率及程度与服用时间长短有关。口服避孕药引起的高血压一般为轻度，在终止避孕药后3～6个月血压常恢复正常。

3.睡眠呼吸暂停低通气综合征（SAHS）　是指各种原因导致睡眠状态下反复出现呼吸暂停和（或）低通气、睡眠中断、高碳酸血症，从而使机体发生一系列病理生理改变的临床综合征。50% SAHS患者有高血压。

二、发病机制

（一）交感神经系统活性兴奋

各种原因使得大脑皮质下神经中枢功能发生变化，神经递质活性和浓度发生变化，导致交感神经系统活性增强，血浆中儿茶酚胺浓度升高，从而使阻力小动脉收缩增强导致血压升高。

（二）肾性水钠潴留

各种原因可引起肾性水钠潴留，机体进行自身调节使外周血管阻力和血压升高；也可通过排钠激素分泌、释放增加使得外周血管阻力增高导致血压升高。

（三）肾素–血管紧张素–醛固酮系统激活

肾素–血管紧张素–醛固酮系统（RAAS）是人体调节血压的重要的内分泌系统，由一系列激素及相应的酶所组成，在调节水、电解质平衡及血容量、血管张力和血压方面具有重要作用。肾素作为蛋白水解酶，主要由肾近球细胞合成和排泌，可水解血中的 α_2 球蛋白即血管紧张素原，使其成为血管紧张素 I，在血管紧张素转化酶（ACE）的作用下，转化为血管紧张素 II（A II），能使小动脉平滑肌收缩，通过脑和自主神经系统间接升压，并促进肾上腺球状带分泌排出具有潴留水钠、增加血容量作用的醛固酮，收缩血管，使血压升高。

（四）细胞膜离子转运异常

细胞内钠离子增多不仅促进动脉管壁对血中某些收缩血管活性物质的敏感性增加，同时增加血管平滑肌细胞膜对钙离子的通透性，使细胞内钙离子增加，加强了血管平滑肌兴奋-收缩耦联，使血管收缩或痉挛，导致外周血管阻力增加和血压升高。

（五）胰岛素抵抗

胰岛素抵抗（insulin resistance，IR）指各种原因使胰岛素促进葡萄糖摄取和利用的效率下降，机体代偿性的分泌过多胰岛素产生高胰岛素血症，以维持血糖稳定的状况。目前认为胰岛素的以下作用可能和高血压的发生有关：①促进远端肾单位钠离子重吸收；②刺激交感神经系统产生更多的去甲肾上腺素；③刺激小动脉平滑肌增生；④细胞膜内外离子（钙离子、钠离子）转运异常。

三、临床表现

（一）症状

原发性高血压通常起病缓慢，早期多无症状，偶尔体检时发现血压增高，或在精神紧张、情绪激动、劳累后出现头晕、头痛、眼花、耳鸣、失眠、乏力、注意力不集中等症状，可能系高级精神功能失调所致。早期血压仅暂时升高，随病程进展血压持续升高，脏器受累。

（二）体征

高血压患者听诊可闻及主动脉瓣区第二心音亢进、主动脉瓣区收缩期杂音；血压长期升高，左心室出现代偿性肥厚，可闻及第四心音。

（三）恶性或急进型高血压

血压突然升高，舒张压持续≥130mmHg，检查眼底可见视网膜出血、渗出或视盘水肿，还可能出现心功能不全的表现，如心尖搏动明显、心脏扩大，但以肾功能损害最为突出。常有持续性蛋白尿、血尿、管型尿，并可合并微小动脉内溶血和弥散性血管内凝血，有时可出现溶血性贫血，这时往往提示病情危重。

（四）并发症

1.高血压危象　患者可出现烦躁、头痛、恶心、呕吐、眩晕、心悸及视物模糊等症状，如患者出现靶器官病变可出现肺水肿、心绞痛和高血压脑病。常见诱因有精神创伤、劳累、寒冷和内分泌失调等。一般发病迅速，待血压控制后，病情可好转，但如果抢救不及时，可导致患者死亡。

2.高血压脑病　高血压病程中因血压急剧、持续升高导致的急性脑循环障碍综合征。患者可表现为剧烈头痛、呕吐、恶心及不同程度的意识障碍，部分患者出现一过性失语、偏瘫、偏身麻木、听力障碍等，血压降低即可逆转。

3.脑血管病　包括脑血栓形成、脑出血和短暂性脑缺血发作等。

4.心力衰竭 血压过高，阻碍心脏泵出血液，左心室后负荷长期增高可导致心肌肥厚，最终出现心力衰竭。

5.慢性肾衰竭 高血压病所引起的肾小动脉硬化症状，加速肾动脉粥样硬化的发生，可出现蛋白尿或肾损害，晚期出现肾衰竭。

6.主动脉夹层 严重高血压可导致主动脉夹层形成，是严重的血管急症，常可致死。

四、实验室及其他检查

1.实验室检查 包括血常规、尿常规、肾功能、血脂、血糖、血胆固醇等。

2.心电图 可见左心室肥大。

3.X线检查 可见主动脉弓纡曲延长、左心室增大。

4.超声心动图 可了解心腔大小、心脏收缩功能和瓣膜情况等。

5.眼底检查 眼底检查有助于了解高血压的严重程度。

6.24小时动态血压监测 用于早期高血压病的诊断；协助鉴别原发性、继发性高血压；指导合理用药并预防心脑血管并发症的发生，预测高血压的并发症。

五、诊断要点

（一）高血压诊断

主要根据测量的血压值，测量安静休息坐位时上臂肱动脉部位血压。必须以非药物状态下3次以上非同日血压测量所得的平均值为依据，排除其他疾病所致的继发性高血压。

（二）高血压危险度分层

高血压的预后与血压升高水平、有无其他心血管危险因素存在及靶器官损害程度有关，世界卫生组织根据资料将高血压进行危险程度的分层，将高血压患者分为低危、中危、高危和极高危四层，分别表示10年内发生心脑血管病事件的概率为小于15%、15%～20%、20%～30%和＞30%。高血压患者的治疗和预后以此为基础。具体分层标准根据血压升高水平、心血管疾病危险因素、靶器官损害及并存临床情况制定（表5-2）。

1.用于危险性分层的危险因素 ①血压水平；②男性55岁以上，女性65岁以上；③吸烟；④血胆固醇＞5.72mmol/L；⑤糖尿病；⑥早发的心血管疾病家族史（发病年龄男性＜55岁或女性＜65岁）。

2.靶器官损害 ①左心室肥大；②蛋白尿和（或）血肌酐轻度升高（106～177μmol/L）；③颈、髂、股或主动脉有动脉粥样硬化斑块（超声或X线）；④视网膜动脉局灶或广泛狭窄。

3.并存临床情况

（1）心脏疾病：心绞痛、心肌梗死后冠状动脉血运重建、心力衰竭。

（2）脑血管疾病：脑缺血、缺血性脑卒中、短暂性脑缺血发作。

（3）肾疾病：糖尿病肾病、血肌酐升高男性超过133μmol/L或女性超过124μmol/L。

（4）血管疾病：主动脉夹层、外周血管病。

（5）高血压性视网膜病变：出血或渗出、视盘水肿。

表5-2 高血压患者心血管危险分层标准（中国高血压防治指南，2010）

其他危险因素和病史	1级高血压	2级高血压	3级高血压
无其他危险因素	低危	中危	高危
1～2个危险因素	中危	中危	极高危
3个以上危险因素或糖尿病或靶器官损伤	高危	高危	极高危
伴临床疾病	极高危	极高危	极高危

六、治疗要点

治疗高血压的主要目的是最大限度地降低心血管发病率和死亡率。在治疗高血压的同时还需要对所有已明确的可逆性危险因素，如吸烟、高胆固醇、糖尿病及有关的临床情况进行治疗。目前主张高血压患者血压应降到140/90mmHg以下，高血压合并糖尿病或慢性肾病患者的血压应降到130/80mmHg以下。老年收缩性高血压者，其收缩压应降到140～150mmHg，舒张压应<90mmHg同时≥65～70mmHg。

（一）改变生活方式

改变生活方式适用于所有高血压患者，包括正在使用降压药物的患者。①减轻体重；②戒烟、限制饮酒；③限制钠盐摄入量；④减少脂肪摄入量；⑤适量运动；⑥保持良好心态，减少压力。

（二）降压药物治疗

降压药物目前分为有五大类。即利尿药、β受体阻滞药、钙通道拮抗药（CCB）、血管紧张素转化酶抑制药（ACEI）和血管紧张素Ⅱ受体抑制药（ARB）。

1.利尿药 有噻嗪类、袢利尿药和保钾利尿药。利尿药降压作用主要通过增加钠的排出，降低外周血管阻力完成。降压作用较平缓，持续时间相对较长，作用持久，服药2～3周后作用达到高峰，适用于轻、中度高血压。大剂量应用利尿药的主要不良反应是低血钾和影响血脂、血糖和尿酸代谢，因此推荐小剂量用药。

2.β受体阻滞药 常用的有美托洛尔、比索洛尔、卡维地洛、阿替洛尔和拉贝洛尔。降压起效较迅速。β受体阻滞药主要是对心肌收缩力、房室传导及窦性心律有抑制作用，并可增加气道阻力。适用于各种不同程度高血压，尤其是心率较快的中、青年患者或合并心绞痛患者。不良反应主要有四肢发冷、心动过缓和乏力。急性心力衰竭、病态窦房结综合征、房室传导阻滞、支气管哮喘和外周血管病患者禁用。

3.钙通道阻滞药 又称钙拮抗药，主要有维拉帕米、硝苯地平和地尔硫䓬。可用于合并糖尿病、冠心病或外周血管病患者；长期治疗还有抗动脉粥样硬化作用。不良反应是反射性交感活性增强，引起面部潮红、头痛、心率增快、下肢水肿等，禁用于心力衰竭、窦房结功能低下或心脏传导阻滞患者。

4.血管紧张素转化酶抑制药 常用的有卡托普利、贝那普利、西拉普利和依那普利。ACEI可减少胰岛素抵抗和蛋白尿作用，特别适用于伴有心肌梗死、心力衰竭、糖耐量减退或糖尿病肾病的高血压患者。不良反应是刺激性干咳和血管性水肿。妊娠妇女、高钾血症和双侧肾动脉狭窄患者禁用。

5.血管紧张素Ⅱ受体抑制药　常用的有氯沙坦、缬沙坦。最大的特点是直接与药物有关的不良反应少，不引起刺激性干咳，持续治疗的依从性高。在治疗对象与禁忌证方面和ACEI相同。

（三）高血压急症的治疗

高血压急症是指高血压患者，血压在短时间内（数小时或数天）显著的急骤升高，舒张压＞130mmHg和（或）收缩压＞200mmHg，同时伴有心、脑、肾、视网膜等重要的靶器官功能损害的一种严重危及生命的临床综合征。

1.迅速降低血压。选择适宜有效的降压药物，静脉滴注给药，同时应不断监测血压。血压在短时间内骤降，可能会使重要脏器血流灌注明显减少，应采取逐步控制降压，即开始的24小时内血压降低20%～25%，48小时内血压不低于160/100mmHg。

常用的降压药物：①硝普钠，为首选降压药物，能同时扩张动脉和静脉，降低心脏前后负荷，它是治疗高血压急症的最佳选择和最广泛使用的药物之一。但长期高剂量使用或患者存在肾功能不全时，易发生氰化物中毒。②硝酸甘油，扩张静脉和选择性扩张冠状动脉与大动脉。③尼卡地平，降压同时可改善脑血流量。④地尔硫䓬，非二氢吡啶类钙通道阻滞剂，降压的同时可改善冠状动脉血流量和控制快速室上性心律失常。

2.有高血压脑病时宜给予脱水剂，如甘露醇。

3.烦躁或抽搐患者应使用地西泮或巴比妥类药物肌内注射。

七、主要护理诊断/问题

1.疼痛：头痛　与血压升高有关。

2.有受伤的危险　与头晕、视物模糊、意识改变或发生直立性低血压有关。

3.潜在并发症　高血压急症、心力衰竭、肾衰竭。

4.营养失调　高于机体需要量，与摄入过多、缺乏运动有关。

5.知识缺乏　缺乏疾病预防、保健和高血压用药知识。

6.焦虑　与血压控制不理想、已发生并发症有关。

八、护理措施

（一）休息与活动

患者应保证合理的休息及睡眠，避免劳累，提倡适当的体育活动，尤其对心率偏快的轻度高血压患者，进行有氧代谢运动效果较好，如骑自行车、跑步、做体操及打太极拳等，但需注意劳逸结合，避免时间过长的剧烈活动，对自主神经功能紊乱者可适当使用镇静药。高血压患者运动强度因人而异，常用的运动强度指标为运动时最大心率达到170减去年龄（如60岁的人运动心率为110次/分），运动频率为每周3～5次，每次持续30～60分钟。严重的高血压患者应卧床休息，高血压危象者则应绝对卧床，并需在医院内进行观察。

（二）饮食护理

高血压患者应选用低盐、低热能、低脂、低胆固醇的清淡易消化饮食。鼓励患者多食水果、蔬菜，戒烟，控制饮酒、咖啡、浓茶等刺激性饮品。对服用排钾利尿药的患者应注意补充含钾高的食物，如橘子、香蕉等。肥胖者应限制热能摄入，控制体重在理想范围之内。

（三）用药护理

1.一般护理

（1）服用降压药应从小剂量开始，逐渐加量。同时应密切观察疗效，如血压下降过快，应遵医嘱调整药物剂量。在血压长期控制稳定后，可按医嘱逐渐减量，不得随意停药。

（2）向患者讲解所服用药物的名称、方法、剂量及药物的不良反应等，密切观察药物不良反应。抗高血压药物不良反应详见第十五章第一节。

2.直立性低血压的预防和处理　某些降压药物可引起直立性低血压，应做好直立性低血压的预防和处理。

（1）告知患者直立性低血压的表现为突然变为直立位时血压偏低，伴有头晕、乏力、心悸、出汗、视物模糊等。

（2）对于长期卧床和患有高血压的患者，为预防发生直立性低血压导致跌倒或坠床，应指导其做到"下床三部曲"：第一步，将床摇起，在床上坐半分钟；第二步，坐起后将双腿垂于床边，在床上坐半分钟；第三步，在床边站稳，活动下肢半分钟再走路。在服药后应卧床2～3小时，必要时协助患者起床，待其坐起片刻，无异常后，方可下床活动，避免直立性低血压发生。

（3）告知患者避免长时间站立和快速变换体位，改变姿势时动作要缓慢，尤其是从卧位、坐位起立时，夜间如厕时应有他人陪伴，防止发生意外。

（4）一旦发生直立性低血压，应让患者下肢抬高并平卧，促进下肢血液回流。

（四）病情观察

1.一般患者的观察

（1）对血压持续增高的患者，应每日测量血压2～3次，并做好记录，必要时测立、坐、卧位血压，掌握血压变化规律。

（2）观察患者血压变化，监测血压应做到"四定"，即定时间、定部位、定体位和定血压计。

（3）如血压波动过大，要警惕脑出血的发生；如在血压急剧增高的同时，出现头痛、视物模糊、恶心、呕吐、抽搐等症状，应考虑高血压脑病的发生；如出现端坐呼吸、喘憋、发绀、咳粉红色泡沫痰等，应考虑急性左心衰竭的发生。出现上述各种表现时均应立即送医院进行紧急救治。

2.头痛患者的观察　观察头痛发生的部位、程度和持续的时间，是否伴有头晕、恶心、呕吐等症状。

3.服用利尿药患者的观察　注意观察患者的尿量变化和电解质的情况，特别注意血钾的变化，防止患者由于服用利尿药而出现电解质紊乱。

4.脑出血伴烦躁患者的观察　观察患者的神志和生命体征，特别注意患者的安全管理，必要时使用约束带，避免患者受伤。

5.高血压急症的观察 患者应绝对卧床休息，抬高床头，避免不良因素的刺激和不必要的活动。保持呼吸道的通畅，稳定患者情绪，必要时使用镇静药。注意监测血压变化，避免血压骤降。

（五）心理护理

高血压患者多有易激动、焦虑及抑郁等心理特点，而精神紧张、情绪激动、不良刺激等因素均与本病密切相关。因此，对待患者应耐心、亲切、和蔼、周到。根据患者特点，有针对性地进行心理疏导。同时，让患者了解控制血压的重要性，帮助患者训练自我控制的能力，参与自身治疗护理方案的制订和实施，指导患者坚持服药，定期复查。

九、健康指导

（一）生活方式

对于部分轻症病例，有效的生活方式改善生活方式甚至可以使其避免药物治疗。高血压患者应戒烟限酒、合理饮食。起居规律：晨起勿过快过猛，预防直立性低血压发生。据天气变换，适当加减衣物，注意防寒保暖，预防血压波动较大及相关并发症的发生。建立早睡早起，定时睡眠的作息时间，不仅有利于消除疲劳、恢复体力，而且有助于防止血压波动。

（二）饮食指导

1.减少钠盐摄入，高血压患者每日的钠盐以不超过6g为宜。体内钠盐过多，可导致抗利尿素分泌增高，使血压反射性升高。

2.适度补钙和钾，多食新鲜蔬菜和水果，如油菜、芹菜、蘑菇、木耳等，可预防便秘和减少诱发血压增高等危险因素的发生。

3.增加植物蛋白质摄入，如豆类、豆制品等，减少高脂、高胆固醇、高热量动物蛋白质的摄入，可改善血管弹性、延缓血管硬化，并能促进钠盐的代谢，从而降低血压。

（三）用药指导

1.告知常用降压药物的适应证及不良反应。如α受体阻滞药易引起直立性低血压，应注意体位改变不宜过快过猛等。

2.坚持长期合理用药。据个体情况，遵医嘱合理长期服药，不宜随意减服或停药，以免发生停药综合征。

3.注意自我监测。如血压波动较大，应及时随诊，据医嘱调整用药。

（四）预防诱因

高血压患者应养成良好的生活习惯，避免情绪激动，避免从事紧张度高的工作和活动，指导患者调整心态，学会自我调节，以免诱发血压增高。

（五）复诊指导

根据患者的总危险分层和血压水平决定复诊时间。危险分层属低危或中危者，可安排患者每1～3个月随诊1次；若为高危者，应至少每个月随诊1次。

附：家庭血压监测

家庭血压监测可以监测患者日常生活状态下的血压、获得短期和长期血压信息。积极推荐所有的高血压患者和老年人，定期进行家庭血压监测。

1.家庭血压测量可用于一般高血压患者的血压监测，白大衣高血压的识别，评价血压波动情况，难治性高血压的鉴别，辅助降压疗效评价，预测心血管风险及预后等。

2.家庭血压值一般低于诊室血压值，高血压的诊断标准为≥135/85mmHg，与诊室血压的140/90mmHg相对应。

3.家庭血压监测一般使用经验证的上臂式全自动或半自动电子血压计。

4.血压测量步骤

（1）测血压前患者的准备。测血压前15分钟被测者不要吸烟、进食、憋尿，无紧张、焦虑、疼痛、疲劳、过冷、过热等情况，处于安静状态。

（2）被测者裸露上臂，袖带应缠得松紧适当以能放一指为标准，袖带的下缘要在肘弯上两横指处，听诊器放置部位合适，被测肢体、心脏和血压计应在同一水平。

（3）测量时不要讲话，不活动肢体，保持安静状态。

5.建议每天早上和晚上测量血压，每次测2～3遍，每遍间隔1～2分钟，取其平均值作为本次的血压水平。血压稳定者，可每周固定1天测量血压。

6.最好能详细记录每次测量血压的日期、时间及所有血压读数，而不是只记录平均值。应尽可能向医师提供完整的血压记录。

（韩　舒　赵云霞）

第二节　继发性高血压

继发性高血压是指由某些确定的疾病或病因引起的血压升高，占所有高血压的5%～10%，继发性高血压较常见的病因有内分泌疾病、肾疾病、心血管疾病、颅脑疾病、妊娠高血压综合征、药物性高血压、红细胞增多症等。不少继发性高血压可通过手术得到改善或根治，因此及早确诊可以明显提高治愈率或阻止病情进展。

基本类型

1.肾实质病变　多见于青少年，急性起病，有链球菌感染史，曾有发热、血尿、水肿等临床表现。慢性肾小球肾炎与原发性高血压伴肾功能损害者较易混淆，但慢性肾小球肾炎常表现为反复水肿、蛋白尿出现早而血压不升高、明显贫血、低血浆蛋白、眼底病变。糖尿病肾病，无论是1型还是2型，均可发生肾小球硬化、毛细血管基膜增厚等病理改变，早期肾功能正常，血压也可能正常，随着病情的发展，肾功能不全出现时患者血压升高。

2.肾动脉狭窄　可为单侧或双侧狭窄。病变性质分为先天性、炎性或动脉粥样硬化性，前两者主要见于青少年，后者见于老年人。进展迅速的高血压或呈恶性高血压表现者，药物治疗无效，均应怀疑本症。本症多有舒张压中、重度升高，体检时可在上腹部或背部肋脊处闻及血管杂音。肾动脉造影可明确诊断。

3.嗜铬细胞瘤 肾上腺髓质或交感神经节等嗜铬细胞肿瘤可间歇或持续分泌过多的去甲肾上腺素和肾上腺素，血压会出现阵发性或持续性升高，且波动明显，常伴有心动过速、出汗、苍白、头痛等症状，一般降压药物治疗无效或高血压伴代谢亢进、血糖升高等表现者均应怀疑本病。

4.原发性醛固酮增多症 本症系肾上腺皮质增生或肿瘤分泌过多醛固酮所致。临床上以长期高血压伴顽固的低血钾为特征，可有肌无力、周期性瘫痪、口渴、多尿等。血压多为轻、中度增高。实验室检查有低血钾、高血钠、代谢性碱中毒、血浆肾素活性降低、尿醛固酮排泄增多等。超声、放射性核素可做定位诊断。螺内酯试验阳性具有诊断价值。

5.库欣综合征 系肾上腺皮质增生或肿瘤导致分泌糖皮质激素过多所致。除血压较高等表现外，患者可有向心性肥胖、毛发增多、满月脸、水牛背、皮肤紫纹、血糖增高等特征，诊断一般并不困难。

6.主动脉缩窄 多数为先天性血管畸形所致，少数为多发性大动脉炎所引起。临床特点呈上肢血压高于下肢的反常现象，即上肢血压增高而下肢血压不高或降低。在胸骨旁、肩胛间区、腋部可有侧支循环动脉的搏动和杂音，有些患者腹部听诊有血管杂音。胸部X线摄影可显示肋骨受侧支动脉侵蚀引起的切迹。

（韩　舒　马凤华）

第六章

血脂异常

血脂异常是一类较常见的疾病，指人体内脂蛋白的代谢异常，主要包括总胆固醇（TC）和低密度脂蛋白胆固醇（LDL-C）、三酰甘油（TG）升高和（或）高密度脂蛋白胆固醇（HDL-C）降低等。血脂异常是导致动脉粥样硬化的重要因素之一，是冠心病和缺血性脑卒中的独立危险因素。我国血脂异常的发生率较高，还有逐年上升的趋势，这与生活水平明显提高、饮食习惯发生改变等原因密切相关。

一、病因

血脂异常主要是遗传因素和后天的环境因素所致，后一类占大多数；多由以下四方面因素造成。

1.遗传因素　原发性血脂异常是由遗传基因缺陷或与环境因素相互作用引起。

2.生活方式　包括偏食、饮食不规律、暴饮暴食、烟酒嗜好等不良饮食习惯，体力活动缺乏，精神紧张和不规律的生活习惯等。

3.药物作用　某种药物的长期服用，如β受体阻滞药、肾上腺皮质激素、噻嗪类利尿药和口服避孕药等。

4.继发性因素　各种疾病继发引起，如由甲状腺功能减退、糖尿病、胆道阻塞、肾病综合征和肾移植等疾病引起。

血脂异常除少数是由全身性疾病所致，绝大多数是因遗传基因缺陷或与环境因素相互作用引起的。

二、分类

1.原发性高脂血症　是原因不明的高脂血症，已证明有些是遗传性缺陷。

2.继发性高脂血症　指全身系统性疾病所引起的血脂异常。常见疾病主要有肾病综合征、糖尿病和甲状腺功能减退等。此外，某些药物如糖皮质激素、利尿药和β受体阻滞药等也可能引起继发性血脂升高。

三、临床表现

（一）黄色瘤

黄色瘤为脂质在真皮内沉积所引起。患者可出现掌皱纹黄色瘤、扁平黄色瘤、肌腱黄色瘤及结节性黄色瘤。

（二）冠心病和周围血管病等症状

脂质在血管内皮沉积所引起的动脉粥样硬化，可致冠心病和周围血管病等。动脉粥样硬化的发生和发展则需要相当长的时间，所以多数血脂异常患者在早期并无任何症状和异常体征。

动脉粥样硬化（atherosclerosis，AS）指一类动脉壁的退行性病理变化。研究表明，血浆脂蛋白质与量的变化与AS的发生发展密切相关。其中低密度脂蛋白（LDL）、极低密度脂蛋白（VLDL）具有致AS作用，而高密度脂蛋白（HDL）具有抗AS作用。以AS为病理基础的疾病如冠心病等心血管疾病严重威胁着人们的健康和生命。

1.LDL和VLDL具有致AS作用　　AS的病理基础之一是大量脂质沉积于动脉内皮下基质，被平滑肌、巨噬细胞等吞噬形成泡沫细胞。研究表明，血浆LDL量与质的变化均可导致AS的发生。已知血浆LDL水平升高往往与AS的发病率呈正相关。当血液中LDL水平升高时，LDL堆积于动脉分支或弯曲等AS病变多发处，并通过某种因素引起增大的内皮细胞间隙被动地扩散到并聚集于血管内膜下，与其他脂蛋白共同作用，导致AS的发生。

2.HDL具有抗AS作用　　流行病学调查表明，血浆HDL浓度与AS的发生呈负相关。其抗AS形成的机制主要为：HDL可将肝外组织，包括将动脉壁、巨噬细胞等组织细胞转运至肝，降低了动脉壁胆固醇含量，同时还具有抑制LDL氧化的作用等，导致其抗AS的作用明显降低。

四、检查

1.体格检查

（1）测量身高、腹围、腰围，计算体重指数、腰臀比。

（2）观察患者有无黄色瘤，触诊有无肝、脾大。检查患者关节，结合病史确诊有无游走性多关节炎。

2.实验室检查　　临床上血脂基本检测项目为总胆固醇、三酰甘油、高密度脂蛋白胆固醇和低密度脂蛋白胆固醇。

（1）血浆外观检查：可判断血浆中的乳糜微粒（主要含三酰甘油）含量。

（2）脂蛋白电泳方法：可分为乳糜微粒、前β、β和α四条脂蛋白区带。

（3）超速离心方法：可分辨乳糜微粒、极低密度脂蛋白、低密度脂蛋白、中间密度脂蛋白和高密度脂蛋白等成分。

（4）血胆固醇和三酰甘油等的测定：应在空腹9～12小时后进行。

3.肝肾功能、尿液分析等　　目的是排除继发性血脂异常。

五、诊断

实验室检查结果是诊断血脂代谢异常的主要依据。胆固醇（TC）参考值：＜5.2mmol/L为合适水平；5.2～6.2mmol/L为边缘水平；≥6.2mmol/L为升高。

三酰甘油参考值：0.56～1.70mmol/L。

高密度脂蛋白参考值：1.03～2.07mmol/L；＞1.04 mmol/L为合适水平；≤1.0mmol/

L为降低。

低密度脂蛋白参考值：≤3.4mmol/L为合适水平；＞3.4～4.1mmol/L之间为边缘升高；＞4.1mmol/L为升高。（参看表6-1）

表6-1　中国ASCVD一级预防人群血脂合适水平和异常分层标准［mmol/L（mg/dl）］
最新《中国成人血脂异常防治指南（2016年修订版）》

分层TC	LDL-C	HDL-C	非HDL-C	TG
理想水平		< 2.6（100）	< 3.4（130）	
合适水平	< 5.2（200）	< 3.4（130）	< 4.1（160）	< 1.7（150）
边缘水平	≥ 5.2（200）	≥ 3.4（130）	≥ 4.1（160）	≥ 1.7（150）
	且 < 6.2（240）	且 < 4.1（160）	且 < 4.9（190）	且 < 2.3（200）
升高	≥ 6.2（240）	≥ 4.1（160）	≥ 4.9（190）	≥ 2.3（200）
降低	< 1.0（40）			

注：ASCVD，动脉粥样硬化性心血管疾病；TC，总胆固醇；LDL-C，低密度脂蛋白胆固醇；TG，三酰甘油；HDL-C，高密度脂蛋白胆固醇

六、血脂异常治疗

1.治疗原则

（1）应根据有无心血管危险因素并结合血脂水平进行全面评价，以决定治疗措施及血脂的目标水平。

（2）饮食治疗和生活方式的改变是血脂异常治疗的基础措施。

（3）根据血脂异常的类型及治疗目的，选择合适的调脂药物；并定期对调脂药物疗效和不良反应进行监测。

（4）药物调脂治疗时，需要全面了解患者冠心病的危险因素情况。在进行调脂治疗时，应将降低低密度脂蛋白胆固醇作为首要目标。

2.改变生活方式

（1）减少饱和脂肪酸和胆固醇的摄入。

（2）减轻体重。

（3）增加有规律的适度体力活动。

（4）采取针对其他心血管病危险因素的措施，如戒烟、限盐以降低血压等。

3.药物治疗

（1）他汀类（降TC及LDL）：是当前防治高胆固醇血症和动脉粥样硬化性疾病非常重要的药物。能显著降低TC和LDL-C，也降低TG水平和轻度升高HDL-C，还具有抗炎、保护血管内皮等作用。常用的他汀类药物：瑞舒伐他汀、辛伐他汀、普伐他汀、氟伐他汀、洛伐他汀和阿托伐他汀等。

（2）胆汁酸结合树脂（降TC级LDL）：考来烯胺、考来替泊。

（3）贝特类（降TG及VLDL）：临床上可供选择的贝特类药物有非诺贝特、苯扎贝特、吉非贝齐。

（4）烟酸类（降 TG 及 VLDL）：烟酸缓释片。

（5）胆固醇吸收抑制药：依折麦布。

（6）其他调脂药：普罗布考，PCSK9 抑制药。

七、血脂异常预防

1.合理饮食 饮食提倡低盐低脂，限制高脂肪、高胆固醇类饮食，少食花生、瓜子、蛋黄、蟹黄、动物脑髓和内脏、黄油、带壳的海鲜（如蛤蜊、扇贝、海虹）、软体海鲜如鱿鱼等脂肪含量高的食物，不吃甜食和零食，多吃蔬菜和水果。在烹调方法上，避免油炸，适度蒸煮。

2.戒烟限酒 香烟中的尼古丁，能收缩周围血管和增加心肌应激性，使血压升高。过量饮酒能使心功能减退，同时对消化系统、神经系统、内分泌系统和肝脏均有损害，应当戒烟限酒。

3.适当运动 除饮食控制外，提倡适当体育锻炼，如太极拳、打乒乓球和慢跑等，适度参加体力劳动。血浆胆固醇和三酰甘油的升高与肥胖程度成正比。控制体重的增长是预防高血脂的重要措施之一。血脂水平的下降对于防止动脉粥样硬化及冠心病都具有重要意义。所以说控制饮食、减轻体重对肥胖患者来说是十分必要的。

（赵子菁 夏丽丽）

第七章

心肌疾病患者的护理

心肌病是一组异质性心肌疾病，由不同病因（遗传因素较多见）引起的心肌病变，最终导致心肌机械和（或）心电功能障碍，常表现为心室肥大或扩张。

第一节　心肌病患者的护理

心肌病是由遗传、感染等不同原因引起的以心肌结构及功能异常为主的一组心肌疾病，可原发于心脏本身，亦可继发于全身系统性疾病的局部表现，最终可导致进行性心力衰竭或猝死。其中包括除冠心病、高血压性心脏病、心脏瓣膜病和先天性心脏病以外的以心肌病变为主要表现的一组疾病。根据心脏结构和功能表现把心肌病分为扩张型心肌病、肥厚型心肌病、限制型心肌病、致心律失常型右心室心肌病和未定型心肌病五型。其中未定型心肌病临床较少见，包括明显病理生理上的改变难以归入明确的前四类心肌病中的心肌疾病，如应激性心肌病、心脏无明显扩大的心功能不全、心脏致密化不全、心内膜弹性纤维增生及线粒体病等。本节重点阐述前四种类型。

一、病因

1.扩张型心肌病　病因迄今不明，除特发性、家族遗传性以外，近年来认为与病毒持续感染、自身体液免疫反应、自身细胞免疫反应等有关。

2.肥厚型心肌病　常有明显家族史（约占1/3），目前认为是常染色体显性遗传病。

3.限制型心肌病　病因迄今未明，近年的研究认为嗜酸粒细胞与此型心肌病关系密切。

4.致心律失常型右心室心肌病　病因目前所知甚少，可能与遗传因素（常染色体显性遗传）、个体发育异常学说、退变或炎症等因素相关。

二、病理生理

（一）扩张型心肌病

扩张型心肌病主要特征为以心腔扩张为主（一侧或双侧心腔扩大），室壁多变薄，纤维瘢痕形成，常伴有附壁血栓。心肌收缩功能减退进一步促发神经-体液机制，导致水钠潴留、心率增快和血管收缩以维持有效循环，伴有或不伴有充血性心力衰竭、心律失常，瓣膜多无改变。病死率较高。

（二）肥厚型心肌病

肥厚型心肌病是以心肌非对称性肥厚，心室腔变小为特征，以左心室血液充盈受阻、舒张期顺应性下降为基本特征的心肌病。根据左心室流出道有无梗阻分为梗阻性和非梗阻性肥厚型心肌病。本病预后差异较大，是运动猝死及青少年猝死最主要的一个原因。

（三）限制型心肌病

限制型心肌病是以心室壁僵硬度增加、舒张功能降低、充盈受限而导致临床右心衰为主要表现的一类心肌病，一般心肌收缩功能和室壁厚度正常或接近正常。主要病理变化为心肌纤维化、炎性细胞浸润及心内膜面瘢痕形成等，心内膜及心内膜下有数毫米的纤维性增厚，心室内膜硬化，扩张明显受限，表现类似缩窄性心包炎。

（四）致心律失常型右心室心肌病

致心律失常型右心室心肌病旧称致心律失常型右心室发育不良，主要特点为右心室正常心肌不同程度地被纤维脂肪组织所取代，同时伴有室壁变薄、扩张，在年轻人群中猝死比例较高。

三、临床表现

1. 扩张型心肌病　起病隐匿，早期可无症状。患者多在临床症状明显时才就诊，如气急、水肿和端坐呼吸。病情晚期出现充血性心力衰竭表现，合并各种类型的心律失常，以室性心律失常发生率最高，部分患者可发生栓塞或猝死。主要体征为心界扩大，听诊心音减弱，可闻及第三或第四心音，心率快时可合并奔马律，肺部听诊可闻及湿啰音，病情轻时可局限于双肺底，随病情进展可遍布两肺或伴随哮鸣音。颈静脉怒张、肝大及外周水肿也较为常见。

2. 肥厚型心肌病　部分患者可无自觉症状，体检或因猝死尸检才被发现。最常见的症状为劳力性呼吸困难、胸痛及乏力。查体可见心界轻度增大，流出道梗阻者于胸骨左缘第3～4肋间可闻及较粗糙的喷射性收缩期杂音；如含服硝酸甘油、应用强心药、做Valsalva动作或取站立位，均可使杂音增强。

3. 限制型心肌病　主要表现为活动耐力下降、乏力、呼吸困难，随着病情进展，可出现肝大、腹水、下肢及全身水肿。右心衰较重为本病临床特点，体格检查可见：颈静脉怒张、听诊可闻及奔马律。可有肝界增大、移动性浊音阳性及下肢凹陷性水肿等。

4. 致心律失常型右心室心肌病　患者多以症状性心律失常就诊，主要表现为室性心动过速，部分表现为室性期前收缩，可合并各种类型的心律失常。体格检查可见：右心室增大，相对性三尖瓣关闭不全致收缩期杂音。由心病变严重者可出现右心衰表现。

四、实验室及其他检查

X线检查、心电图、超声心动图、电生理检查、心导管检查和心内膜心肌活检等可协助诊断。

五、治疗要点

1.扩张型心肌病　无特异性治疗方法，治疗重点在阻止基础病因介导的心肌损伤，阻断造成心力衰竭加重的神经体液机制，控制心律失常及猝死，提高生活质量及延长寿命。

2.肥厚型心肌病　治疗目标旨在改善症状、减少合并症及预防猝死，弛缓并逆转心肌肥厚，延长寿命。

3.限制型心肌病　无特异性治疗方法，主要为避免劳累、呼吸道感染等加重心力衰竭的诱因。

4.致心律失常型右心室心肌病　应选择恰当的抗心律失常药物控制室性心律失常，伴室性心律失常患者可行导管消融术；对有晕厥史，或经抗心律失常药物治疗无效的持续性室性心动过速等高危患者，可置入埋藏式心脏复律除颤起搏器（ICD）以提高生存率。

六、主要护理诊断/问题

1.气体交换受损　与心力衰竭有关。

2.活动无耐力　与心力衰竭、心律失常有关。

3.体液过多　与心力衰竭引起水钠潴留有关。

4.疼痛：胸痛　与肥厚的心肌需要量增加和供血供氧下降有关。

5.潜在并发症　心律失常、栓塞、猝死。

七、护理措施

（一）休息与活动

保持病室环境安静，避免不良刺激。根据患者心功能状况，限制或避免体力活动，不主张患者完全卧床休息。无明显症状的早期患者，可从事轻体力活动；较重心力衰竭患者以卧床休息为主。心功能改善后，可适当下床活动；心力衰竭患者经药物治疗症状缓解后可轻微活动，但应避免剧烈运动，若活动后出现胸闷、憋气等症状，应立即停止活动。

（二）吸氧护理

若患者出现胸闷、憋气或呼吸困难，应遵医嘱给予吸氧，氧流量根据患者病情进行调节。

（三）饮食护理

给予高蛋白、高维生素、富含纤维的清淡饮食，进食不宜过饱，宜少食多餐，适当控制每日进食总量，以免造成胃肠负担过重，诱发心脏病发作。心力衰竭时给予低盐、低热量饮食，限制含钠高的食物。避免饮酒、浓茶、咖啡等刺激性饮料，对服用利尿剂者应鼓励多进食含钾丰富的食物如橘子、香蕉等，以免出现低血钾诱发心律失常。

（四）用药护理

1.应用洋地黄类药物　应注意有无洋地黄中毒的不良反应如食欲缺乏、恶心、呕吐、头痛、嗜睡或黄视、绿视等症状及室性期前收缩、房室传导阻滞等心律失常。

2.应用利尿药　以清晨或上午为宜，以免影响患者休息。利尿剂可引起电解质紊乱，用药期间应注意观察患者有无乏力、四肢痉挛、脱水现象，及时复查血电解质。

3.应用β受体阻滞药　常见的不良反应有心动过缓、直立性低血压等，告知患者在体位变化时动作应缓慢，起床、活动时手扶床边或栏杆，以免摔伤。

4.应用抗凝药和抗血小板聚集药　观察患者有无牙龈出血、鼻出血、血尿、黑粪、皮下瘀斑或散状出血点、月经过多等现象。

（五）病情观察

1.密切监测患者生命体征变化，对病情较重的患者遵医嘱给予持续心电监护和血氧饱和度监测。

2.观察有无心力衰竭的表现，如呼吸困难、胸闷、憋气、胸痛、咳粉红色泡沫痰、心律失常等，发现异常及时通知医师并配合处理。应用洋地黄者，观察心率、心律的变化和有无洋地黄中毒的表现，服用利尿药者观察尿量和电解质的变化，准确记录患者出入量。

3.观察有无心律失常的表现，对扩张型心肌病患者应进行持续心电监护，随时观察患者心率、心律的变化，如有异常及时通知医师，同时备好除颤仪等抢救仪器，做好抢救准备。

4.观察有无血栓栓塞并发症，扩张型心肌病患者晚期因心脏扩大、心肌收缩力下降，心室内残存血液增多，容易出现心室附壁血栓，如患者突然出现胸痛、气急、咯血、发绀、血尿或者肢端发白、皮肤温度降低、脉搏消失等现象，应及时报告医师。

5.观察患者有无头晕不适症状，嘱患者如有头晕、黑矇等不适，应立即卧床，防止跌倒受伤。

6.观察患者胸痛的部位、性质、程度、持续时间，疼痛发作时立即停止活动，卧床休息，遵医嘱用药。

（六）基础护理

长期卧床和水肿的患者做好皮肤护理和生活护理，保持床单位整洁，每1～2小时协助患者翻身，必要时给予防压疮气垫床和透明辅料，预防压疮的发生。

（七）心理护理

向患者讲解疾病知识，鼓励患者保持乐观的精神状态，树立战胜疾病的信心，积极配合医师治疗，做好患者家属的心理指导，指导家属为患者提供强大的心理支持。

八、健康指导

（一）生活方式

生活规律、劳逸结合、避免紧张劳累、充分休息能减轻心脏负担，促进心肌恢复。有晕厥病史或猝死家族史的患者应避免激烈活动、持重或屏气等，以减少猝死的发生，避免独自外出活动，以免发作时无人在场而发生意外。

（二）饮食指导

给予高蛋白、高维生素、富含纤维的易消化清淡饮食，以促进心肌代谢，增强机体抵抗力。此外，还应避免辛辣刺激性食物及过凉过热的食物，少食腌制食品及含盐量高的食品，戒烟限酒、不喝浓茶或咖啡。

（三）用药指导

严格按照医嘱服用药物，不擅自停药、更改剂量。掌握药物的不良反应。

（四）预防诱因

防寒保暖，预防感冒。上呼吸道感染是心肌病患者心力衰竭加重的重要诱因，应注意预防，尤其是季节更换和气温骤变时，需及时增减衣物。嘱患者避免剧烈运动、情绪激动、饱餐、持重、突然屏气或站立等，预防大便干燥，防止诱发心绞痛。

（五）复诊指导

定期门诊随访，症状加重时立即就诊，防止病情进展、恶化。

（王立艳　纪　阳）

第二节　心肌炎患者的护理

心肌炎是心肌的炎症性疾病，目前我国最常见的心肌炎以病毒性心肌炎为主。起病急缓不一，少数呈暴发性急性泵功能衰竭或猝死，病程多呈现自愈性，但也可进展为扩张型心肌病。

一、病因

几乎所有的人类病毒感染均可累及心脏，引起病毒性心肌炎，其中以柯萨奇B组病毒、孤儿病毒、脊髓灰质炎病毒等为常见，尤其是柯萨奇B组病毒最常见，此外人类腺病毒、流感、风疹、单纯疱疹、脑炎、肝炎病毒及HIV等都能引起心肌炎。

二、病理生理

病毒的直接作用及病毒与机体的免疫反应均可造成心肌损害和微血管损伤，导致组织机构和功能异常。

三、临床表现

病毒性心肌炎患者的临床表现特点常取决于病变的程度和部位。轻者无症状，重者可致猝死。多数患者在发病前1～3周有发热、全身酸痛、咽痛、乏力、头晕等病毒感染的前驱症状，或恶心、呕吐、腹泻等消化道症状。然后出现胸闷、胸痛、心悸、呼吸困难、水肿等。大部分患者以心律失常为主诉或首发症状，少数患者可由此而发生晕厥或阿-斯综合征。

四、实验室及其他检查

1.血液检查　红细胞沉降率增快，C反应蛋白升高，可伴有心肌肌钙蛋白、心肌肌酸激酶同工酶（CK–MB）等心肌损伤标志物水平的增高。

2.病原学检查　自心肌组织中分离出病毒，血清中检测出特异性病毒抗体。

3.心电图　常见ST–T段改变或各型心律失常，特别是室性心律失常和房室传导阻滞等，心肌损害严重时可出现病理性Q波。

4. X线检查　可见心影增大，有心包积液时呈现烧瓶样改变。

五、治疗要点

目前，针对病毒性心肌炎尚无特异性治疗手段，临床主要以纠正左心功能不全及心肌保护的支持治疗为主。

1. 一般治疗　急性期应卧床休息，避免劳累，补充富含维生素和蛋白质的清淡饮食。

2. 抗病毒治疗　早期应用抗病毒药物，干扰素也具有抗病毒、调节免疫的作用。近年来，采用中西医结合对症治疗、抗病毒和改善心功能治疗具有一定的成效。

3. 促进心肌代谢药物，如三磷酸腺苷、辅酶A、肌苷、环磷腺苷、细胞色素c、极化液、维生素C、辅酶Q10等在治疗中可能均有辅助作用。

4. 一些中草药如板蓝根、连翘、大青叶、虎杖等亦认为可能对病毒感染有效；黄芪有抗病毒、提高免疫及改善心功能的作用，尤其是黄芪联合牛磺酸等中西医结合治疗病毒性心肌炎有很好疗效。

六、主要护理诊断/问题

1. 活动无耐力　与心肌受损、并发心律失常或心力衰竭有关。
2. 自理能力受限　与虚弱、乏力、限制卧床有关。
3. 潜在并发症　心律失常、心力衰竭。

七、护理措施

（一）休息与活动

无并发症者急性期应卧床休息1个月，以减轻心脏负担，减少心肌耗氧量，有利于心功能的恢复。重症者应卧床休息3个月以上，直至症状消失、血液学指标等恢复正常后方可逐渐增加活动量，患者活动时应监测生命体征，若活动后出现胸闷、呼吸困难、心律失常等，应停止活动，保持病室整洁安静，减少探视，预防感染。

（二）吸氧护理

若患者出现胸闷、憋气者或呼吸困难，应遵医嘱给予吸氧，心功能不全者应给予低流量间断吸氧。

（三）饮食护理

进食高蛋白、高维生素、易消化饮食，尤其是补充富含维生素C的食物如新鲜蔬菜、水果，以促进心肌代谢和修复。禁烟酒、浓茶、咖啡、刺激性食物，患者出现心力衰竭时应低盐、低脂饮食。

（四）用药护理

1. 遵医嘱应用抗病毒药物和改善心肌营养和代谢的药物，注意观察药物的不良反应。

2. 应用洋地黄药物时注意观察有无中毒表现，应用利尿药时注意观察尿量和电解质变化。

（五）病情观察

严密监测患者的心率、心律、心电图变化，观察患者生命体征、尿量、皮肤黏膜颜色和意识变化，注意有无出现胸闷、心悸、呼吸困难、心律失常等表现，备好抢救仪器，一旦发生严重心律失常或心力衰竭应及时通知医师并协助处理。

（六）基础护理

卧床者做好基础护理，保持病室安静、床单位整洁。

（七）心理护理

向患者讲解疾病知识，鼓励患者保持乐观的精神状态，树立战胜疾病的信心，积极配合医师治疗。

八、健康指导

1. 生活方式　出院后需继续休息3～6个月，无并发症可考虑恢复学习或轻体力工作，6个月至1年内避免剧烈运动或重体力劳动、妊娠等。适当锻炼身体，增强机体抵抗力。

2. 饮食指导　给予进食高蛋白、高维生素、易消化饮食，尤其是补充富含维生素C的食物。

3. 用药指导　严格按医嘱用药，并观察药物的疗效和不良反应。

4. 预防诱因　注意防寒保暖，预防病毒性感冒。

5. 康复指导　教会患者及其家属测脉率、节律等监测病情变化，根据活动耐力制订活动计划。

6. 复诊指导　发现异常或有胸闷、心悸等不适及时就诊。

（徐传金　曲　娜）

第八章

心脏瓣膜病患者的护理

心脏瓣膜病是指心脏瓣膜存在结构和（或）功能异常，是一组重要的心血管疾病。瓣膜狭窄，增加心腔压力负荷；瓣膜关闭不全，增加心腔容量负荷。这些血流动力学改变可导致心房或心室结构改变及功能失常，最终出现心力衰竭、心律失常等临床表现。我国以风湿性心脏瓣膜病及退行性心脏瓣膜病最为常见，以二尖瓣及主动脉瓣受累最为多见。本章主要介绍风湿性瓣膜病的护理。

一、病因

风湿炎症导致的瓣膜损害是风湿性心脏瓣膜病最常见的原因，常继发于溶血性链球菌感染后的异常免疫反应。同时，随着人口老龄化加重，老年性瓣膜病越来越常见，其主要以主动脉瓣膜病变最为常见，其次是二尖瓣病变。

二、病理生理

风湿性心脏病反复发作后，瓣膜增厚、变硬并相互粘连，使瓣膜不能完全开放，以致瓣膜口径缩小，阻碍血流前进，形成瓣膜狭窄。若同时伴有乳头肌、腱索的缩短，使瓣膜不能完全闭合，导致血液反流，则称为瓣膜关闭不全。临床上瓣膜狭窄和关闭不全常同时存在，但多以瓣膜狭窄为主，两者均可造成血流动力学的改变。

三、临床表现

（一）二尖瓣狭窄

1.症状　轻者无症状，当瓣口面积小于 $1.5cm^2$ 时出现明显症状，患者可有呼吸困难、咳嗽、咯血、声音嘶哑、血栓栓塞和胸痛等症状。

2.体征　重度患者常有"二尖瓣面容"，两颧呈紫红色，口唇发绀，四肢末梢也见发绀；心尖区可闻及第一心音亢进和开瓣音，有低调的隆隆样舒张中晚期杂音，局限，不传导；严重肺动脉高压时，可在胸骨左缘第2肋间闻及舒张早期叹气样杂音，称为Graham-Steell杂音。

3.并发症　常见的早期并发症为心房颤动，右心衰竭较晚出现，急性肺水肿为重度二尖瓣狭窄的严重并发症，20%以上的患者可发生体循环栓塞，以脑动脉栓塞最多见，肺部感染较常见，感染性心内膜炎少见。

（二）二尖瓣关闭不全

1.症状　轻者可无症状，严重反流时可导致心排血量减少，首先出现的突出症状是疲乏无力，肺淤血的症状如呼吸困难出现较晚。

2.体征　心尖冲动呈高动力型，向左下移位。心尖区闻及全收缩期高调吹风样杂音，多向左腋传导。

3.并发症　与二尖瓣狭窄相似，相对而言，感染性心内膜炎较多见。

（三）主动脉瓣狭窄

1.症状　以呼吸困难、心绞痛和晕厥为典型主动脉狭窄的三联症。

2.体征　典型主动脉狭窄的杂音为胸骨右缘第2肋间喷射性收缩期杂音，主要向颈动脉传导，常伴震颤。

3.并发症　易发生心律失常，以心房颤动、室性心律失常和房室传导阻滞多见，可发生心脏性猝死。

（四）主动脉瓣关闭不全

1.症状　早期可无症状，随着病情发展，患者可出现夜间阵发性呼吸困难和端坐呼吸等左心衰竭的表现，心绞痛比主动脉狭窄少见，易发生直立性低血压。

2.体征　心尖区可触及抬举样搏动，向左下移位。胸骨左缘第3、4肋间可闻及叹气样舒张期杂音，明显主动脉瓣关闭不全时，心尖区可闻及隆隆样舒张中期杂音，即Austin-Flint杂音。可出现周围血管征：随心脏搏动的点头征、水冲脉、毛细血管搏动征、股动脉枪击音等。

3.并发症　较常见的并发症有感染性心内膜炎、室性心律失常，心脏性猝死少见。

四、实验室及其他检查

1.心电图检查　二尖瓣狭窄可出现二尖瓣型P波；二尖瓣关闭不全为左心房增大；主动脉瓣狭窄和关闭不全为左心室肥大。

2.超声心动图检查　为明确诊断和量化瓣膜狭窄和关闭不全的可靠方法。

3.X线检查及放射性核素心室造影、心导管检查、主动脉造影等可协助诊断

五、治疗要点

1.内科治疗　积极预防和治疗风湿活动，改善心功能，防治并发症。具体包括避免剧烈活动，积极防治链球菌感染与风湿热复发及感染性心内膜炎的发生，应用强心、利尿、扩血管、抗凝等药物及对症和并发症治疗。

2.外科治疗　瓣膜修补术和人工瓣膜置换术是根本解决瓣膜病的手段，根据病情做出选择。可显著提高患者的生活质量和生存率。

3.介入治疗　二尖瓣狭窄、主动脉瓣狭窄者，可行经皮球囊瓣膜扩张成形术。

六、主要护理诊断/问题

1.体温过高　与风湿活动、并发感染有关。

2.活动无耐力

3.气体交换受损　与左心衰竭导致的肺淤血有关。

4.有感染的危险 与机体抵抗力下降有关。

5.焦虑及恐惧 与患者担心预后、对手术的恐惧有关。

6.潜在并发症 心力衰竭、栓塞、心律失常。

七、护理措施

（一）休息与活动

根据心功能情况合理安排休息和活动。轻者注意休息，劳逸结合，避免过重体力活动。中、重度或者风湿热活动期应限制活动或卧床休息，减少机体消耗，待病情好转、实验室检查正常后再逐渐增加活动，活动以不引起不适症状为宜。心房颤动的患者不宜做剧烈活动，左心房内有巨大附壁血栓者，绝对卧床休息，以防血栓脱落造成其他部位栓塞。

（二）吸氧护理

患者有胸闷憋气及心力衰竭者给予吸氧。

（三）饮食护理

1.宜进食高热量、高蛋白、高维生素、清淡易消化饮食，少食多餐，避免暴饮暴食。

2.合并心力衰竭的患者要限制钠盐和水分的摄入以减少心脏负担。

3.鼓励患者多食蔬菜、水果和高纤维素食物以防止便秘。

4.不宜食用刺激心脏及血管的食物，如烟酒、浓茶、咖啡及辛辣调味品。

（四）用药护理

1.应用抗凝药如华法林时，应定期监测血凝常规，并根据凝血酶原时间（PT）调整用药剂量。注意观察有无皮下瘀斑或出血点、散状牙龈出血、鼻出血、血尿、黑粪、月经过多等不良反应。

2.服用洋地黄类药物期间，指导患者每日早晨醒后起床前测量脉搏，若心率小于60次/分，脉搏不规则或骤然增快，应考虑有洋地黄中毒的可能，同时注意有无胃肠道不适、黄视、绿视等症状。

3.服用利尿药物时应每日记录尿量、测量体重，尿量多时可吃一些橘子等含钾丰富的食物并口服氯化钾药片。定期检测电解质的变化。

4.应用青霉素类药物前要询问过敏史，常规做皮试，注射后要观察过敏反应和注射部位的疼痛、压痛反应。

（五）病情观察

1.发热患者，每4小时测量体温，观察有无风湿活动的表现，如皮肤环形红斑、皮下结节、关节红肿等。体温超过38.5℃应给予物理降温或遵医嘱用药，30分钟后复测体温并书写护理记录。

2.心力衰竭的患者监测生命体征，评估有无呼吸困难、乏力、食欲减退等症状，检查有无肺部湿啰音、肝大、下肢水肿等体征，一旦发生，及时通知医师处理。

3.密切观察有无栓塞征象，一旦发生，立即报告医师。

（六）基础护理

发热者协助生活护理，出汗多的患者应勤换衣物，防止受凉。病情允许时鼓励并协助卧床患者翻身、活动下肢，防止下肢深静脉血栓形成。

（七）心理护理

向患者讲解疾病知识，鼓励患者保持乐观的精神状态，树立战胜疾病的信心，积极配合医师治疗。

八、健康指导

（一）生活方式

注意休息，适当的运动和体力劳动可增加心脏的代偿能力，轻症患者可以照常工作和生活，但是要避免剧烈的运动和重体力劳动，女性患者注意不要因过重家务劳动而加重病情。

（二）饮食指导

饮食多样、注意营养，多进高热量、低脂肪、纤维素丰富、易消化的食物，少食多餐，避免过饥过饱。菠菜、青菜、番茄、菜花、鲜豌豆、猪肝、水果等食物中维生素K含量较多，避免经常食用使凝血酶原时间（PT）缩短。

（三）用药指导

告知患者用药方法及坚持用药的重要性，服用华法林者指导患者服药期间每隔2～4周检测PT值1次，最长不超过3个月检测PT值1次，长期服用地高辛的患者教会患者自测脉搏，一旦出现异常及时就诊。

（四）预防诱因

注意保暖，预防感冒和上呼吸道感染。预防扁桃体炎、牙龈炎等。积极彻底治疗猩红热、急性扁桃体炎、咽炎、中耳炎和淋巴结炎等急性链球菌感染，以避免风湿热的发作。

（五）康复指导

指导患者一旦发生感染应尽快就诊，以免病情加重，指导患者自我监测体温变化，若出现体温过高、肢体疼痛或活动障碍应及时就医。

（六）复诊指导

遵医嘱定期门诊随访。

（王立艳　刘　翠）

第九章

感染性心内膜炎患者的护理

感染性心内膜炎是心脏内膜表面的微生物感染，伴赘生物的形成。以心瓣膜受累最为常见。根据病程，可分为急性心内膜炎和亚急性心内膜炎；根据获得途径可分为卫生保健相关性心内膜炎、社区获得性心内膜炎和静脉毒品滥用性心内膜炎；根据瓣膜材质可分为自体瓣膜心内膜炎及人工瓣膜心内膜炎。

一、病因

常见病原体包括葡萄球菌和链球菌。急性者主要由金黄色葡萄球菌引起，少数由肺炎球菌、淋球菌等所致。亚急性者，草绿色链球菌最常见，其次为D族链球菌、表皮葡萄球菌。

二、病理生理

（一）心内膜感染和局部扩散

1.赘生物呈小疣状结节或息肉样，可导致瓣叶破损、穿孔或腱索断裂，引起瓣膜关闭不全。

2.感染的局部扩散产生瓣环或心肌脓肿、传导组织受损、室间隔穿孔和化脓性心包炎。

（二）赘生物碎片脱落致栓塞

1.动脉栓塞导致组织器官梗死，偶可形成脓肿。

2.脓毒性栓子栓塞动脉血管壁的滋养血管，引起动脉管壁坏死或栓塞动脉管腔。

（三）血源性播散

菌血症持续存在，在心外的机体其他部位播种化脓性病灶，形成迁移性脓肿。

（四）免疫系统激活

持续性菌血症刺激细胞和体液介导的免疫系统，引起脾大、肾小球肾炎、关节炎和心包炎等。

三、临床表现

1.发热　是最常见的症状。亚急性者起病隐匿，可有全身不适、乏力、食欲缺乏、头痛、背痛和肌肉关节痛等非特异性症状，可呈弛张性低热，表现为午后和晚上高热。

急性者呈暴发性败血症过程，常伴寒战、高热。

2.心脏杂音 绝大多数患者可闻及心脏病理性杂音，可由基础心脏病和（或）心内膜炎的局部赘生物形成、瓣膜损害所致。

3.周围体征

（1）瘀点：可出现在任何部位，以锁骨以上皮肤、口腔黏膜和睑结膜常见。

（2）指（趾）甲下线状出血。

（3）Osler结节：在指和趾垫出现的豌豆大的红或紫色痛性结节。

（4）Roth斑：视网膜的卵圆形出血斑，中心呈白色。

（5）Janeway损害：为手掌和足底处直径1～4mm的无痛性出血红斑。

4.动脉栓塞 与赘生物脱落有关，以脑和脾栓塞最为常见，以心、肺和脑栓塞危险性较大。

5.感染的非特异症状 如贫血、脾大等。

6.并发症

（1）心脏并发症：心力衰竭为最常见并发症，其次可见心肌脓肿、急性心肌梗死、心肌炎和化脓性心包炎等。

（2）细菌性动脉瘤：受累动脉依次为近端主动脉、脑、内脏和四肢。

（3）迁移性脓肿：常发生于肝、脾、骨髓和神经系统。

（4）神经系统并发症：可有脑栓塞、脑细菌性动脉瘤、脑出血等。

（5）肾并发症：可有肾动脉栓塞和肾梗死、肾小球肾炎等。

四、实验室及其他检查

1.血液一般检查 血常规可有进行性贫血，白细胞计数轻度升高或明显升高（急性者），红细胞沉降率升高。

2.尿液检查 可见镜下血尿和轻度蛋白尿，肉眼血尿提示肾梗死。

3.血培养 是重要的诊断方法，药敏试验可为治疗提高依据。

4.免疫学检查 25%的患者有高丙种球蛋白血症。80%的患者出现循环中免疫复合物。病程6周以上的亚急性患者可检出类风湿因子阳性。

5.超声心动图 为本病临床诊治最基本的检查方法，发现赘生物及瓣周并发症等可确诊。

五、治疗要点

1.抗微生物药物治疗

（1）在连续多次采集血培养标本后，杀菌性抗生素的应用应早期、大剂量、长疗程。

（2）以静脉给药为主，以保持高而稳定的血药浓度。

（3）病原微生物不明时，急性者选用针对金黄色葡萄球菌、链球菌和革兰阴性杆菌均有效的广谱抗生素；亚急性者选用针对大多数链球菌的抗生素。

（4）已培养出病原微生物时，应根据药敏试验结果选择用药。

（5）本病大多数致病菌对青霉素敏感，可作为首选药。

2.手术治疗　严重并发症或抗生素治疗无效的患者应及时考虑手术治疗。

六、主要护理诊断/问题

1.体温过高　与感染有关。

2.营养失调：低于机体需要量　与食欲缺乏、长期发热致机体消耗过多有关。

3.活动无耐力　与发热、乏力有关。

4.潜在并发症　心力衰竭、栓塞。

5.知识缺乏　缺乏疾病相关知识。

七、护理措施

（一）休息与活动

心脏超声可见心内赘生物者，应绝对卧床休息，防止赘生物脱落；高热患者卧床休息，调节病室的温度和湿度适宜。

（二）吸氧护理

有憋气或心力衰竭者给予吸氧。

（三）饮食护理

发热患者给予高蛋白、高热量、高维生素、清淡易消化的半流质或软食，鼓励患者多饮水，有心力衰竭者按心力衰竭患者饮食进行指导。

（四）用药护理

遵医嘱应用抗生素治疗，观察药物疗效和不良反应。坚持大剂量长疗程的抗生素治疗，严格按时间用药。长期服用抗生素的患者注意观察消化道症状及有无真菌感染。注意保护静脉，可使用静脉留置针，避免反复穿刺增加患者痛苦。

（五）病情观察

1.观察体温及皮肤黏膜变化　每4小时测量体温，判断病情进展及治疗效果，评估患者有无皮肤瘀点、指（趾）甲下线出血、Osler结节和Janeway损害等及消退情况。正确采集血标本进行血培养，对于急性期入院的亚急性患者应在3小时内每隔1小时采集1次，共采集3次后进行治疗；已使用抗生素的患者应停药3～7天后根据体温情况采集血标本；感染性心内膜炎患者的菌血症为持续性，不需要在体温升高时采血。

2.观察患者有无栓塞征象　重点观察瞳孔、神志、肢体活动、皮肤温度等，有胸痛、气急、发绀和咯血等症状应考虑肺栓塞；出现腰痛、血尿等情况应考虑肾栓塞；出现神志和精神改变警惕脑血管栓塞；出现肢体剧烈疼痛、动脉搏动减弱或消失、局部皮温下降应考虑外周动脉栓塞。一旦出现以上可疑征象，及时报告医师进行相应处理。

（六）基础护理

发热患者可采用冰袋或温水擦浴等物理降温措施，出汗较多时及时更换衣物，增加舒适感，避免受凉；高热患者做好口腔护理。患者卧床期间协助患者完成生活护理。

（七）心理护理

向患者讲解疾病知识，鼓励患者保持乐观的精神状态，树立战胜疾病的信心，积极配合医师治疗。

八、健康指导

1.生活方式　注意防寒保暖，少去公共场所，避免感冒，增加抵抗力；合理安排休息，保持口腔和皮肤清洁，定期牙科检查，减少病原体的入侵。

2.饮食指导　进食高蛋白、高热量、高维生素、清淡易消化饮食，加强营养，增强身体抵抗力。

3.用药指导　指导患者坚持完成足够剂量和足够疗程抗生素的治疗，注意观察药物的疗效和不良反应。

4.预防诱因　避免感染，勿挤压痤疮、疖、痈等感染病灶，减少病原体入侵的机会。

5.康复指导　加强锻炼，增强身体素质，指导患者监测体温变化、有无栓塞表现。

6.复诊指导　定期门诊随访。

（王立艳　李　舟）

第十章

心包疾病及心脏压塞患者的护理

心包是由脏层和壁层构成的一个纤维浆膜囊，包绕着心脏、大血管的根部，内含15～50ml浆液。当心包发生炎症、损伤等病理生理变化等，将出现一系列临床表现，称为心包疾病。

第一节　急性心包炎

急性心包炎是心包疾病最为常见类型之一。它可以是某种疾病表现的一部分，也可以单独存在。急性心包炎是由细菌、病毒、自身免疫、物理、化学等因素，引起心包脏层和壁层急性炎症而产生一系列综合征。

一、病因

最常见病因为病毒感染。其他病因包括自身免疫疾病、肿瘤、细菌感染、尿毒症、急性心肌梗死后心包炎、主动脉夹层、胸壁外伤及心脏手术后等。经检查仍无法明确病因的疾病，称为急性非特异性心包炎或特发性急性心包炎。

二、病理生理

1.纤维蛋白性心包炎　早期呈急性炎症反应，中性粒细胞浸润，心包壁层和脏层上有纤维蛋白、白细胞及少许内皮细胞渗出，沉于心包腔内。此时无明显液体积聚，称为纤维蛋白性心包炎。此时期，不会导致心包压力升高，不会影响血流动力学。

2.渗出性心包炎　心包腔内积液增加可达100ml至2～3L不等，则转变为渗出性心包炎。多为黄而清的液体，偶可混浊不清，化脓性或呈血性。

3.心脏压塞　如液体迅速增加，心包无法伸展以适应其容量变化，使心包内压力急聚上升，压迫心脏，导致心脏充盈受阻，使心排血量降低，出现一系列临床症状。

三、临床表现

（一）纤维性心包炎

1.症状

（1）前驱症状：发热　本病好发于青壮年男性，多数发病前1～8周有上呼吸道感染病史。前驱表现有发热、全身不适、肌痛。但老年人体温可以正常。

（2）主要症状：胸痛　疼痛部位主要为胸骨后、心前区，也可放射到颈部、左肩、左臂、左肩胛骨，也可达上腹部。疼痛性质可为尖锐痛、钝痛、压榨样痛、胸膜性疼痛等。疼痛程度不等，可在胸部活动、咳嗽、深呼吸、变换体位、吞咽动作等时候加重，坐位前倾时减轻。

2.体征　典型体征为心包摩擦音。心包摩擦音可持续数小时，数天或者数周，当积液增多将两层心包分开时，摩擦音即消失。

（二）渗出性心包炎

1.症状

（1）呼吸困难：原因为减轻心包胸膜疼痛而呼吸浅快，另外积液压迫支气管、肺实质等可引起肺淤血。呼吸困难严重时，患者呈端坐呼吸、身体前倾、呼吸浅快、面色苍白、发绀等。

（2）其他症状：积液压迫气管、食管可产生干咳、声音嘶哑、吞咽困难。此外可有发冷、发热、心前区或者上腹部闷胀、乏力、烦躁等。

2.体征

（1）心脏叩诊：浊音界向两侧扩大，皆为绝对浊音界。

（2）心尖冲动减弱或消失。

（3）心音低而遥远。

（4）出现心包积液症：大量积液时可在肩胛骨下出现浊音及左肺受压迫所引起的支气管呼吸音。

（三）心脏压塞

1.症状　快速心包积液时，患者突发胸闷，呼吸困难，全身冷汗，极度烦躁，面色苍白、发绀，神志不清，甚至出现休克或者休克前状态。

2.体征

（1）典型体征为Beck三联症：动脉压下降、静脉压上升、心音遥远。

（2）动脉压下降是本病主要表现和唯一的早期变化，快速下降导致休克状态。

（3）体循环静脉压上升，出现颈静脉怒张、肝大、腹水及下肢水肿等。

四、实验室及其他检查

1.检验检查　血细胞增多、红细胞沉降率、CK-MB升高的炎症反应。

2.心电图检查　典型心电图变化可通过四个时期演变。

第一时期：起病数小时或者数天之内，除aVR和V_1导联ST段压低外，所有导联ST段抬高和T波直立。约1周内消失。

第二时期：ST段和PR段恢复到基线，T波平坦。

第三时期：原有ST段抬高导联可见T波倒置，无R波减低和异常Q波。

第四时期：发病后数周到数月，T波重新变为直立或者发展为慢性心包炎使T波持久倒置。

3.心脏超声　对于诊断心包积液简单易行，迅速可靠。看到的液性暗区可以确定心包积液位置。也可观察血流动力学的改变与异常。

4.胸部X线检查　对渗出性心包炎具有诊断价值。可见烧瓶样心影或者心脏外形改变。积液增多压迫肺时，可见肺部或者纵隔疾病。

5.心包穿刺　主要应用于心脏压塞和未能明确病因的渗出性心包炎。抽取积液可寻找病原体，可解除心脏压塞症状。也可向心包腔内注射治疗药物。

五、治疗要点

1.病因治疗　针对病因，应用抗生素、抗结核药物、化疗药物等。一线治疗应为非甾体抗炎药，如布洛芬或者吲哚美辛等。若患者对非甾体抗炎药没有反应或为复发性心包炎，可给予泼尼松40～60g/d，口服，3周后减量。也可试用秋水仙碱1mg/d，至少1年，逐渐减量停药。

2.对症治疗　呼吸困难者给予半卧位、吸氧；疼痛者应用镇痛药物；血压降低者应用升压药物等。

3.外科治疗　对于顽固复发性心包炎可行外科心包切除术。

4.心包穿刺术　当患者出现大量心包积液、心脏压塞、诊断治疗需要抽取心包积液时，行心包穿刺术或心包活检。

（姜　欣　崔　岩）

第二节　缩窄性心包炎

缩窄性心包炎是指心脏被致密厚实的纤维化或钙化心包所包围，限制心室舒张期充盈，从而引起一系列循环障碍的病症。

一、病因

缩窄性心包炎常继发于急性心包炎，病程可经数周、数年缓慢或隐匿性发展。在我国，结核性心包炎是最常见的病因，其次为化脓性和创伤性心包炎演化而来。

二、病理生理

急性心包炎后，渗液逐渐吸收可使纤维组织增生、心包增厚粘连、壁层和脏层融合钙化，使心包失去伸缩性，从而限制心脏活动。长期缩窄，心肌也可出现萎缩。纤维化或钙化心包限制心脏舒张期扩张，使心脏容量减少，心排血量减少，导致血液循环障碍，体循环淤血，从而影响各器官功能。

三、临床表现

主要为心排血量低、静脉压升高和体循环淤血的表现。

1.症状　早期常见症状为呼吸困难、疲乏无力、食欲缺乏、活动无耐力等。随病情发展，出现全心衰竭表现，如端坐呼吸、腹胀、下肢水肿等。

2.体征　心尖冲动不明显、心音低沉，可有心包叩击音；脉搏细弱无力、收缩压降低、脉压变大；颈静脉怒张、肝大、腹水、下肢水肿。

四、实验室及其他检查

1.心电图　QRS波低电压、T波低平或倒置、广泛钙化可见病理性Q波。

2.X线胸片　心脏搏动减弱或消失，心影偏小、正常或轻微增大。

3.心脏超声　心包增厚、室壁活动减弱等。

五、治疗要点

部分患者需接受内科治疗，大多数患者需行心包切除术。

1.内科治疗　主要是对症治疗。例如，水肿患者给予适当利尿治疗；抗炎抗结核治疗；心率减慢时停用β受体阻滞药和钙拮抗药。

2.外科治疗　首选心包切除术。术后需继续用药1年。

（姜　欣　沈　霞）

第三节　心脏压塞

心包积液增加导致心包腔内压力升高使心脏舒张期顺应性降低、心室舒张压升高、心脏充盈受损时，心排血量和全身有效循环血量较少，心脏压塞产生。临床表现取决于心包积液增长速度、心包顺应性和心肌功能。心包积液增长速度快，即使积液量为100ml，也可引起心脏压塞。若积液增长速度缓慢，积液量超过2000ml时才会出现心脏压塞。因此，心脏压塞的特征为心腔内压力升高、左心室充盈期受限和心排血量减少。

一、病因

根据心包腔内液体量增长的速度快慢分为急性心脏压塞和慢性心脏压塞。

1.急性心脏压塞　急性心包炎、主动脉瘤或者夹层动脉瘤破裂及胸部创伤、肿瘤等。

2.慢性心脏压塞　特发性心包积液、结核性心包积液、心脏和心包肿瘤、黏液性水肿、心肌梗死后综合征等。

二、临床表现

1.症状

（1）急性心脏压塞：主要表现为心排血量显著减少，如突发胸闷、呼吸困难、极度烦躁、全身冷汗、神志清楚、面色苍白或发绀，呈现休克或休克前状态。

（2）慢性心脏压塞：主要表现为静脉系统淤血，如胸痛或者胸部压迫感、呼吸困难、腹痛或腹胀、虚弱无力。

2.体征

（1）急性心脏压塞：表现为Beck三联症：动脉压下降、静脉压升高、心音遥远。动脉压下降尤其是收缩压下降是本病主要或者唯一早期表现。当动脉压持续下降时，可呈现休克表现。凡不明原因的低血压或者休克患者均可考虑心脏压塞的可能性。

（2）慢性心脏压塞：表现为奇脉、颈静脉怒张等。

奇脉是指大量积液患者在触诊时桡动脉搏动呈吸气性显著减弱或者消失、吸气时复原的现象。体循环静脉压增高表现为颈静脉怒张、肝大、腹水、下肢水肿等。

三、实验室及其他检查

1.心电图检查 缺乏特异性。大多数患者会在终末期出现窦性心动过速；少数患者可有P波、QRS波和T波的电交替；QRS波群电压降低。

2.胸部X线检查 心影增大，呈烧瓶样；肺野清晰。

3.心脏超声 为诊断心脏压塞的首选检查方法。

（1）心包脏层、壁层之间出现无回声区。

（2）右心室显著受压，右心室流出道变窄。

（3）吸气时，右心室内径增大，左心室内径减少，室间隔向左心室偏移，呼吸时相反。

（4）主动脉瓣开放时间缩短，心脏每搏输出量较少。

（5）二尖瓣、三尖瓣与肝静脉多普勒血流频谱也有相应改变。

四、治疗要点

1.一旦心脏压塞确诊，优先考虑引流 可选择的方法包括心包穿刺术、外科手术引流、经皮球囊心包切开术。除紧急情况，应在床旁超声检查后在血流动力学监测下手术。

2.内科治疗 紧急情况下给予一定的支持治疗，如低血压时升压、正性肌力药物支持、静脉水化等。

（姜 欣 王 晶）

第四节 常见心包疾病及心脏压塞患者的护理

一、主要护理诊断/问题

1.气体交换受损 与肺淤血、肺和支气管受压有关。

2.疼痛：胸痛 与心包炎症有关。

3.体液过多 与心包积液、体循环淤血有关。

4.体温过高 与心包炎症有关。

5.活动无耐力 与心排血量减少有关。

6.营养失调：低于机体需要量 与结核、肿瘤等病因有关。

7.焦虑 与身心不适、疾病发展及预后有关。

二、护理措施

（一）休息与活动

1.发病急性期嘱患者安静卧床休息，勿用力咳嗽、深呼吸、突然改变体位，练习床上大小便，大便勿用力等，避免诱发疼痛加重。

2.根据病情协助患者取舒适卧位，如半坐卧位或坐位，出现心脏压塞的患者往往被迫采取前倾卧位。

（二）吸氧护理

胸闷、呼吸困难和气急者给予低流量吸氧。

（三）饮食护理

进食高热量、高蛋白、高维生素的易消化饮食，注意加强营养，增强机体抵抗力，若患者出现心力衰竭，应限制钠盐和控制液体的摄入。

（四）用药护理

1.遵医嘱给予解热镇痛药时注意观察药物不良反应，有无胃肠道反应及出血等情况出现。

2.若患者疼痛较重，可遵医嘱应用吗啡等药物，应注意观察疼痛缓解情况和有无呼吸抑制情况。

3.患者应用糖皮质激素、抗肿瘤、抗结核、抗菌药物时应做好相应的观察和护理。

（五）病情观察

1.密切观察患者体温、心率、血压变化情况。

2.观察患者胸痛的程度、性质、部位等情况，是否可闻及心包摩擦音；观察患者呼吸困难程度，患者有无发绀、呼吸浅快情况，监测血气结果。

3.严格记录患者出入量。

（六）基础护理

减少家属探视，保持病室环境安静、整洁；注意患者防寒保暖，预防呼吸道感染；保持患者情绪稳定，避免各种不良诱因，患者卧床期间协助完成生活护理。

（七）心理护理

向患者说明本病的演变过程及预后，告知其体力恢复需要一段时间的静养。对于焦虑患者给予心理疏导和鼓励，增加其恢复疾病的信心。

三、心包穿刺术的配合和护理

心脏压塞时应配合医师行心包穿刺术，缓解压迫症状。

（一）术前护理

1.准备用物，如心包穿刺包、无菌手套、20ml空芯针、生理盐水、利多卡因、大敷贴、纱布等；备好抢救药品如阿托品等。

2.向患者解释手术过程，解除思想顾虑，取得配合，必要时遵医嘱应用镇静药物。

3.给予患者建立静脉通路；连接心电血压监护并测量生命体征；持续氧气吸入；术前行心脏超声检查，确定积液量和穿刺部位，并做好标记。

4.遮挡屏风，保护患者隐私；注意保暖，预防感冒。

（二）术中护理

1.嘱患者勿咳嗽或深呼吸，穿刺过程如有不适，立即告知医师。

2.密切观察患者反应，如面色、呼吸、血压、脉搏及心电图变化等，如有异常，及时协助医师处理。

3.协助医师严格无菌操作，抽液要缓慢，第1次抽吸一般不超过100ml，以后抽吸每次不超过300ml，记录抽吸液的性质、颜色和量等，如抽出新鲜血液应停止抽吸，观察有无心脏压塞症状。

（三）术后护理

1.术后密切观察穿刺部位纱布有无渗血、渗液；未拔出引流管者，给予妥善固定，并指导患者防止脱管措施。

2.术后2小时继续观察患者体温、心率、血压等生命体征变化，观察有无心动过速、脉搏浅快等，预防休克等并发症发生。

3.嘱患者继续安静卧床休息4小时，如有不适症状，及时通知医师。

4.观察并记录引流液性质、颜色和出量，必要时告知医师，做好引流管的护理，观察患者有无寒战、发热等，预防导管相关性感染。

5.指导患者进食高营养、高维生素饮食，保持大便通畅。

6.指导患者下床活动时，勿过量或者用力，防止穿刺部位渗血，或者增加心脏负担引起患者不适。

7.给予患者心理护理，解除焦虑情绪。

四、健康指导

（一）生活方式

尽可能改善居住环境，居室应通风、干燥、温暖；尽量少去公众场所，防止交叉感染；注意防寒保暖，避免呼吸道感染；勤换内衣，保持皮肤干燥；保持口腔卫生，防止细菌入侵；避免不良诱因，保持情绪稳定。

（二）饮食指导

注意加强营养，增强机体抵抗力；进食高能量、高蛋白、高纤维素的易消化饮食，限制钠盐摄入；避免暴饮暴食，避免食用刺激性食物，戒烟限酒；鼓励多喝水，保持大便通畅。

（三）用药指导

确诊或疑似结核性感染患者，出院后继续给予抗结核指导，切勿随意停药，遵医嘱按时足量服药；注意药物不良反应，定期随访检查肝肾功能。

（四）休息与活动指导

恢复期可适量活动，以不引起心悸、气短等不适症状为适；心功能失代偿患者，不易参加运动和体力活动，应增加卧床休息时间；术后患者应休息6个月左右。

（五）复诊指导

遵医嘱按时复诊，康复期间，若有不适随时复诊。

（姜　欣　卢晓虹）

第十一章

先天性心血管疾病患者的护理

先天性心血管疾病（congenital cardiovascular disease）简称先心病，是指胎儿心脏及大血管在母体内发育存在缺陷或部分停顿所造成的先天畸形，出生后即有心脏血管的病变，是小儿最常见的心脏病。临床常见的类型有四种：动脉导管未闭、房间隔缺损、室间隔缺损、法洛四联症。

一、病因

任何影响胎儿心脏发育的因素都可以使心脏的某一部分发育停滞和出现异常。先心病的病因尚未完全明确，目前认为心血管畸形的发生主要由遗传和环境因素及其相互作用所致。

1. 遗传因素　主要包括染色体易位与畸形、单一基因突变、多基因病变和先天性代谢紊乱。

2. 环境因素　主要是妊娠早期宫内感染，如风疹、流行性感冒、流行性腮腺炎和柯萨奇病毒感染等；孕妇与大剂量的放射线接触和服药史，如抗肿瘤药、甲苯磺丁脲（甲糖宁）；孕妇患代谢紊乱性疾病，如糖尿病、高钙血症等；引起子宫内缺氧的慢性疾病；妊娠早期饮酒、吸食毒品等。

二、病理生理

（一）动脉导管未闭

动脉导管的开放使主动脉和肺动脉之间存在通路，分流量的大小与导管的粗细、主肺动脉之间的压力阶差有关。由于在整个心动周期主动脉压总是明显高于肺动脉压，所以未闭动脉导管持续有血流从主动脉进入肺动脉，即左向右分流，使肺循环血流量增多，肺动脉及其分支扩张，回流至左心系统的血流量也相应增加，致使左心负荷加重，左心随之增大，逐步导致左心室肥大以至衰竭。血液长期经动脉导管从体循环向肺循环分流，肺循环压力增加，右心排血受阻，右心室就逐步肥大。肺小动脉开始呈反射性痉挛，肺动脉高压呈动力性。这种状态长期持续，肺血管继发性改变，逐步发展成为梗阻性肺动脉高压。肺动脉压持续上升，当肺动脉压接近或超过主动脉压力时，即可产生双向分流或右向左分流，患者呈现下半身青紫，左上肢轻度青紫，右上肢正常，称为差异性发绀。

（二）房间隔缺损

房间隔缺损时左向右分流量取决于缺损的大小、两侧心室的相对顺应性和体、肺循环的相对阻力。新生儿及婴儿早期，由于左、右两侧心室充盈压相似，通过房间隔缺损的分流量受到限制。随年龄增长，体循环压力增高，肺阻力及右心室压力降低，心房水平自左向右的分流增加。分流造成右心房和右心室负荷过重而产生右心房和右心室增大，肺循环血量增多和体循环血量减少。分流量大时可产生肺动脉高压，当右心压力增高到一定限度时，右心房内的部分血液可逆流入左心房，形成自右向左的分流，临床上产生发绀症状、艾森门格综合征，这说明病程的演变进入晚期阶段。

（三）室间隔缺损

室间隔缺损主要是左、右心室之间存在异常交通。由于左心室压力明显高于右心室，室间隔缺损所引起的分流是自左向右，所以一般无青紫。分流致肺循环血量增加，回流至左心房和左心室的血量增加，使左心房和左心室的负荷加重，导致左心房和左心室肥大。随着病情的发展或分流量增大时，可产生肺动脉高压。此时自左向右分流量减少，最后出现双向分流或反向分流而呈现青紫。当肺动脉高压显著，产生自右向左分流时，临床出现持久性青紫，即称艾森门格综合征。

（四）法洛四联症

法洛四联症包括肺动脉狭窄、室间隔缺损、主动脉骑跨及右心室肥大。由于肺动脉狭窄，血流进入肺循环受阻，右心室压力增高，引起右心室代偿性肥大；狭窄严重时右心室压力超过左心室，此时为右向左分流，血液大部分进入骑跨的主动脉。由于主动脉骑跨于两心室之上，主动脉除接受左心室的血液外，还直接接受一部分来自右心室的静脉血，因而出现青紫。另外由于肺动脉狭窄，肺循环进行气体交换的血流减少，更加重了青紫的程度。在动脉导管关闭前，肺循环血流量减少的程度轻，随着动脉导管关闭和漏斗部狭窄逐渐加重，青紫日益明显。

三、临床表现

（一）动脉导管未闭

动脉导管细、分流量小者，临床上可无症状；动脉导管粗、分流量大者，可出现心悸、气促、咳嗽、乏力和多汗等症状，易反复发生肺部感染、呼吸窘迫和心力衰竭。典型的体征是胸骨左缘第2肋间听到响亮的连续性机器样杂音，伴有震颤。肺动脉第二心音亢进，但常被响亮的杂音所掩盖。分流量较大者，在心尖区尚可听到因二尖瓣相对性狭窄产生的舒张期杂音。测血压示收缩压多在正常范围，而舒张压降低，因而脉压增宽，四肢血管有水冲脉和枪击声。

（二）房间隔缺损

继发孔型房间隔缺损儿童期可无明显症状。一般到了青年期，才出现劳力性气促、乏力、心悸等症状，易出现呼吸道感染和右心衰竭；原发孔型房间隔缺损早期可出现心力衰竭及肺动脉高压等症状。体格检查可发现体格发育落后、消瘦，心前区隆起，心前区有抬举冲动感，少数可触及震颤。胸骨左缘第2～3肋间可闻及Ⅱ～Ⅲ级吹风样收缩期杂音（肺动脉瓣相对狭窄），伴第二心音亢进和固定分裂。分流量大者心尖部可闻及舒张期隆隆样杂音。肺动脉高压者，肺动脉瓣区收缩期杂音减轻，第二心音更加亢进和分裂。

（三）室间隔缺损

缺损小、分流量小者一般无明显症状，仅在体检时发现杂音，为胸骨左缘第 2～4 肋间听到响亮粗糙的全收缩期杂音；缺损大、分流量大者在出生后即出现症状，婴儿期可表现为反复发生呼吸道感染、充血性心力衰竭、喂养困难和发育迟缓。能度过婴幼儿期的较大室间隔缺损则表现为活动耐力较同龄人差，有劳累后气促、心悸。发展为进行性梗阻性肺动脉高压者，逐渐出现发绀和右心衰竭。体检可发现心前区轻度隆起，收缩期杂音最响的部位可触及收缩期震颤，明显肺动脉高压者，肺动脉第二心音显著亢进而心脏杂音较轻。

（四）法洛四联症

1.发绀　由于组织缺氧，动脉血氧饱和度降低，新生儿即可出现发绀，啼哭、情绪激动时症状加重，引起喂养困难、生长发育迟缓，体力和活动力较同龄人差，且发绀随年龄增长而加重。

2.喜爱蹲踞　是特征性姿态。蹲踞时，患儿下肢屈曲，静脉回心血量减少，减轻了心脏负荷；同时增加体循环阻力，提高了肺循环血流量，使发绀和呼吸困难症状暂时有所缓解。

3.缺氧发作　表现为活动后突然呼吸困难，发绀加重，出现缺氧性晕厥和抽搐，甚至死亡，常见于漏斗部重度狭窄患儿。体检可发现生长发育迟缓，口唇、指（趾）甲床发绀，杵状指（趾）。缺氧越严重，杵状指（趾）越明显。胸骨左缘第 2～4 肋间，可闻及Ⅱ～Ⅲ级喷射性收缩期杂音，肺动脉瓣区第二心音减弱或消失，严重肺动脉狭窄者可听不到杂音。

四、辅助检查

心脏超声检查是目前最常用的先心病的诊断方法之一，可明确先心病的具体类型；心导管检查可测量各个部位的压力及计算分流量；另外，心电图及X线检查可见相应先心病导致的房室改变的异常表现。

五、治疗要点

目前先心病的治疗以介入封堵缺损的解剖结构为主，恢复心脏的正常血流方向，预防心脏结构异常的进展并预防及改善心力衰竭；对部分不适合介入治疗的患者，外科手术治疗大大提高了患者的救治机会。

六、主要护理诊断/问题

1.活动无耐力　与氧的供需失调有关。

2.有感染的危险　与机体免疫力低下有关。

3.营养失调：低于机体需要量　与心脏结构缺损导致体循环血流量减少，组织供氧及营养缺乏有关。

4.潜在并发症　心力衰竭、心律失常、感染性心内膜炎。

5.焦虑　与疾病的威胁及陌生环境和对手术的担忧有关。

6.知识缺乏　缺乏疾病相关知识。

七、护理措施

（一）休息与活动

根据患者的病情制订活动方案：无症状或症状较轻者应与正常人一样生活，避免剧烈活动和重体力活动；有症状患者应限制活动，多卧床休息。先心病患儿应避免过分哭闹，以免加重心脏负担，保证充足的睡眠。

（二）饮食护理

给予高蛋白、高热量、高维生素饮食，摄入适量的蔬菜类粗纤维食品，以保证大便通畅。出现心力衰竭症状患者应限制食盐摄入，重症患者应少食多餐，以免导致呛咳、气促、呼吸困难等，必要时从静脉补充营养。

（三）用药护理

1.利尿药　服用利尿药者注意监测电解质的变化，及时纠正电解质紊乱。

2.抗凝药　房间隔缺损和动脉导管未闭患者因左、右心房内压力低血流缓慢容易形成血栓，常用抗凝药为阿司匹林。注意药物的不良反应如胃肠道出血、皮肤或牙龈出血、恶心、呕吐、皮肤过敏、肝肾功能损害。定期复查凝血功能。

（四）病情观察

1.注意观察心率、心律、脉搏、呼吸、血压及心脏杂音变化，必要时使用心电监护。

2.观察法洛四联症患儿有无因哭闹、禁食、活动和排便等引起缺氧发作，一旦发生可立即膝胸卧位，吸氧，通知医师，并准备吗啡等急救药物。

3.青紫型先心病患者由于血液黏稠度高，多汗、呕吐时体液量减少加重血液浓缩，易形成血栓，注意及时补充体液、多饮水，必要时静脉输液。

4.合并贫血者，可加重缺氧，导致心力衰竭，须及时纠正，饮食中宜补充含铁丰富的食物。

5.监测体温，观察有无皮肤瘀点、心律失常、感染性心内膜炎的发生。

（五）心理护理

1.建立良好护患关系，向患者及其家属介绍疾病的有关知识，消除恐惧心理，缓解焦虑情绪。

2.先心病患儿自幼患病，易产生自卑、焦虑、抑郁等心理问题，应给予心理支持，鼓励参加力所能及的活动，提高自信和自尊。

（六）先心病介入治疗的护理

详见第十四章第五节。

八、健康指导

1.生活方式　保持良好的生活方式，注意休息，避免劳累；结合自身疾病情况适量活动，逐步增加活动量；避免到人多拥挤的环境，室内经常开窗通风。

2.预防诱因　妊娠早期适量补充叶酸，积极预防风疹、流行性感冒等病毒性疾病，并避免与发病有关的因素接触，保持健康的生活方式。保暖防寒，避免受凉后感冒。保持情绪稳定，避免精神紧张。

3.饮食指导　合理饮食，食用高蛋白、高维生素、低脂肪的均衡饮食，少食多餐，避免过量进食加重心脏负担。

4.复诊指导　遵医嘱定期复查、不适随诊。

（史少婷　郭俊杰）

第十二章

主动脉夹层和静脉血栓栓塞症患者的护理

第一节　主动脉夹层患者的护理

主动脉夹层（aortic dissection，AD）是由于主动脉内的血液经内膜撕裂口流入囊样变性的中层，形成夹层血肿，随血流压力的驱动，逐渐在主动脉中层扩展，是主动脉中层的离解过程，又称主动脉夹层动脉瘤。本病起病凶险，病死率极高，是心血管疾病的灾难性危重急症。发病后约1/4病例在24小时内猝死，1/2在1周内死亡，3/4在1个月内死亡，90%在1年内死亡。

一、病因

主动脉夹层是异常血流动力学和主动脉异常中膜结构相互作用的结果。当主动脉结构异常时，自然容易发生主动脉的裂开，常见的因素包括高血压、动脉粥样硬化、主动脉粥样硬化、主动脉炎性疾病、先天性心血管畸形、特发性主动脉中膜退行性病变、马方综合征等。

二、分类

根据主动脉夹层内膜裂口的位置和夹层累及的范围，目前医学上有两种主要的分类方法（图12-1）。

1.DeBakey分型　应用最广泛，根据夹层的起源及受累的部位分为三型（图12-1）。

Ⅰ型：主动脉夹层累及范围自升主动脉到降主动脉甚至到腹主动脉。此型最多见。

Ⅱ型：主动脉夹层累及范围仅限于升主动脉。

Ⅲ型：主动脉夹层累及降主动脉，如向下未累及腹主动脉者为ⅢA型；向下累及腹主动脉者为ⅢB型。

2.Stanford分型　主要依据近端内膜裂口位置的分类方法：无论起源于哪一部位，只要累及升主动脉者为Stanford A型，相当于DeBakey Ⅰ型和Ⅱ型；夹层起源于胸降主动脉且未累及升主动脉者为Stanford B型，相当于DeBakey Ⅲ型。

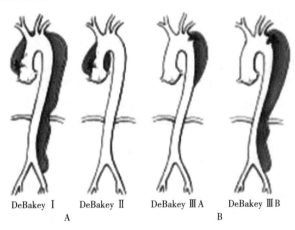

DeBakey Ⅰ　　DeBakey Ⅱ　　DeBakey ⅢA　　DeBakey ⅢB
　　A　　　　　　　　　　　　B

图12-1　主动脉夹层分型

三、临床表现

临床表现取决于主动脉夹层动脉瘤的部位、范围和程度，主动脉分支受累情况，有无主动脉瓣关闭不全及向外破溃等并发症。

（一）疼痛

疼痛为本病的突出而有特征性的症状，约96%的患者有突发的、剧烈而持久且不能耐受的疼痛，疼痛性质呈撕裂样、刀割样并伴有血管迷走神经兴奋的表现，如恶心呕吐、大汗淋漓等。严重的可以出现心力衰竭、晕厥甚至突然死亡。

（二）休克、虚脱与血压变化

约50%患者会出现烦躁不安、脉搏加快、呼吸急促、皮肤湿冷甚至四肢冰凉等休克表现，血压下降程度常与上述症状表现不平行。有些患者可因剧痛出现血压增高。严重休克仅见于夹层瘤破入胸膜腔大量内出血时。低血压多数是心脏压塞、血胸、冠状动脉供血受阻、急性重度主动脉瓣关闭不全所致。两侧肢体血压及脉搏明显不对称高度提示本病。

（三）其他系统损害

夹层血肿的扩展可压迫邻近组织或波及主动脉大分支，进而出现不同症状与体征，致使临床表现错综复杂。

1.心血管系统　最常见的是以下三方面：

（1）主动脉瓣关闭不全和心力衰竭：由于升主动脉夹层使瓣环扩大，主动脉瓣移位，出现急性主动脉瓣关闭不全；心前区可闻及叹息样舒张期杂音且可发生充血性心力衰竭，在心动过速或心力衰竭严重时杂音可不清楚。

（2）心肌梗死：当少数近端夹层的内膜破裂下垂物遮盖冠状动脉窦口可导致急性心肌梗死；多数影响右冠状动脉窦，因此多见于下壁心肌梗死。该情况下严禁溶栓治疗和抗凝治疗，否则会引发大出血，死亡率可达71%。

（3）心脏压塞。

2.其他　包括呼吸、消化、神经及泌尿系统均可受累；当夹层破入胸、腹腔时，可致胸腔积血、腹水，破入气管、支气管或食管，导致大量咯血或呕血，这种情况通常会导致患者"在数分钟内死亡"。当夹层压迫喉返神经时，可引起声音嘶哑。当夹层扩展到腹腔动脉或肠系膜动脉时，可以导致肠坏死急腹症。当夹层压迫脊髓、脑的动脉时，可引起神经系统症状：如昏迷、瘫痪等，多数为近端夹层影响无名动脉或左颈总动脉血供，当然，远端夹层也可因累及脊髓动脉而致肢体运动功能受损。当夹层扩展到肾动脉时，可引起急性腰痛、血尿、肾性高血压或急性肾衰竭。当夹层扩展至髂动脉时，可以导致股动脉灌注减少而出现下肢缺血进而坏死。

四、辅助检查

确诊主动脉夹层的主要辅助检查手段：胸部X线片、CT血管造影（CTA），磁共振检查（MRA）或是数字减影血管造影（DSA）。

（一）胸部X线片

普通胸部X线片就可以提供诊断线索，但是对于急性胸背部撕裂样疼痛，并且伴有高血压的患者，若胸部X线片中上纵隔影增宽，或主动脉影增宽，一定要行进一步CTA等检查，明确诊断。

（二）主动脉CTA

主动脉CTA是目前最常用的术前影像学评估方法，敏感度高达90%以上，特异度接近100%。CTA断层扫描可以观察到：夹层隔膜将主动脉分割为真、假两腔，重建图像可提供主动脉全程的二维图像和三维图像，主要缺点是需要注射造影剂，因此患者可能会出现并发症，而主动脉搏动产生的伪影也会干扰图像诊断。

（三）主动脉MRA

主动脉MRA对主动脉夹层患者诊断的特异性和敏感性与CTA相近，磁共振所使用的增强剂无肾毒性；其缺点是扫描的时间较长，不适用于体内有磁性金属置入物的患者，也不适用于循环状态不稳定的急诊患者。

（四）DSA

因为是有创检查并且需使用含碘造影剂，所以现在基本上只在腔内修复术中应用，并且不作为术前诊断手段。

（五）超声检查

其优点是无创，并且无需造影剂，可定位内膜裂口，显示真、假腔的状态及血流情况，还可显示并发的心包积液、主动脉瓣关闭不全、主动脉弓分支动脉阻塞等情况。经胸超声虽然简单易行，但也受患者的肥胖等情况影响，其敏感性和特异性均不如经食管超声，但经食管超声会引起恶心、呕吐、高血压、心动过速等不良反应，可能会加重病情，因此经食管超声往往需要在麻醉下进行。

五、治疗

主动脉夹层的治疗手段主要包括非手术治疗、介入治疗、外科手术治疗。其中腔内介入修复技术大大丰富了主动脉夹层的治疗手段，并且减小了手术的创伤性，增加了手术的安全性。

（一）非手术治疗

1.急性夹层的患者，应绝对卧床休息。

2.控制心率，应用β受体阻滞药控制心率在60 ～ 70次/分。

3.控制血压，多使用硝普钠降低血压，将收缩压降低至100 ～ 120mmHg。

（二）手术及介入治疗

当患者情况基本稳定后，主要根据夹层的类型选择治疗方式。就目前的治疗现状而言，对于Stanford B型主动脉夹层，以微创腔内治疗为主。对于裂口位于升主动脉的Stanford A型主动脉夹层腔内修复术，有学者在升主动脉放置覆膜支架来隔绝近端夹层裂口，但这一术式需要特定的解剖条件限定。

六、主要护理诊断/问题

1.疼痛　与血管撕裂有关。

2.自理能力下降　与活动受限有关。

3.活动无耐力　与心脏功能不全有关。

4.恐惧、焦虑　与担心疾病预后有关。

5.知识缺乏　缺乏疾病和康复相关知识。

6.舒适改变　与医源性限制有关。

7.潜在并发症　夹层破裂，脑疝。

七、护理措施

（一）休息与活动

急性发作或病情危重的患者应严格控制活动量，绝对卧床休息；避免用力，避免咳嗽、剧烈活动或突然改变体位，患者出现疼痛时应立即停止活动，卧床休息，协助患者取舒适卧位。

（二）吸氧护理

遵医嘱给予患者吸氧2 ～ 4L/min，嘱患者保持安静以减少氧耗。

（三）饮食护理

饮食以清淡易消化、低盐低脂、富含维生素的流质或半流质食物为宜，多食新鲜水果、蔬菜和粗纤维食物，保持大便通畅。

（四）用药护理

1.控制心率药物　应用β受体阻滞药控制心率，应观察心率、心律变化，若心率＜50次/分时，应减量或停药。

2.控制血压药物　多使用硝普钠降低血压，注意硝普钠应现配现用，避光保存和使用；药液配制后，保存和使用不得超过24小时，应用微量泵静脉泵入，注意根据血压情况调节泵速，避免血压反复；长时间和大剂量使用应防止氰化物中毒，观察患者面色，有无恶心、呕吐、嗜睡、精神错乱、头痛、低血压等不良反应。

3.镇痛药物　应用哌替啶、吗啡镇痛，注意观察有无呼吸抑制、心率减慢、呕吐等情况，观察疼痛缓解情况。

4.通便药物　便秘者可使用缓泻药如果导片、液状石蜡、芦荟胶囊、开塞露等，保持大便通畅。

（五）病情观察

1.持续心电、血压、氧饱和度监测，严密监测患者心率、心律、血压、呼吸等生命体征变化，测量患者双侧上肢的血压，发现异常及时报告医师。

2.观察疼痛的部位、性质、持续时间，判断患者病情的严重程度，注意剧烈疼痛可能导致患者休克。

3.主动脉内膜撕裂会引起外周动脉阻塞征象，应观察动脉搏动情况；严密监测患者意识变化及有无头晕、头痛的表现。

（六）基础护理

保持病室环境安静，减少探视，避免不良刺激，患者卧床期间协助患者进餐、床上大小便、翻身，给予生活护理。

（七）心理护理

剧烈的疼痛容易使患者产生恐惧和焦虑情绪，因此要加强心理护理。给患者提供情感支持，使患者乐观对待疾病，淡化患者对疾病预后的忧虑，消除其恐惧心理；给予患者信息支持，使他们了解本病的治疗及护理知识，从被动接受治疗、护理转为主动参与治疗、护理。

八、健康指导

1.生活方式指导　患者出院后以休息为主，避免剧烈运动。活动量要循序渐进，注意劳逸结合，以不引起心悸、气急为宜。

2.饮食指导　低盐低脂、高维生素、高纤维素、清淡饮食，并多食新鲜水果、蔬菜及富含粗纤维的食物，保持大便通畅；忌刺激性食物、胀气食物和坚硬食物；戒烟限酒，保持良好生活习惯。

3.用药指导　按医嘱坚持服药，控制血压，不擅自调整药量。

4.康复指导　教会患者自测血压和脉搏，避免不良情绪，学会自我调整心态。

5.定期复诊　告知患者应定期复诊，复诊内容一般包括体格检查、B超和CT等，若出现胸、腹、腰痛症状及时就诊。

（韩　静　刘艳丽）

第二节　静脉血栓栓塞症患者的护理

静脉血栓栓塞症（venous thromboembolism，VTE）指血液在静脉内不正常凝结，使血管完全或不完全阻塞，属于静脉回流障碍性疾病。其包括两种类型：深静脉血栓形成（deep vein thrombosis，DVT）和肺血栓栓塞症（pulmonary thromboembolism，PTE），即静脉血栓栓塞症在不同部位和不同阶段的两种临床表现形式。

一、病因

血栓的形成机制异常复杂，1865年Virchow提出的经典理论认为：血管壁损伤、血流缓慢和血液高凝状态是导致血栓的3个主要因素。

1.血管壁损伤　静脉壁因手术、外伤、创伤、缺氧、血栓或静脉注射刺激性药物等原因使内膜破坏，导致内膜下胶原暴露，血小板黏附，进而发生聚集和释放，释放的生物活性物质可使血小板进一步聚集，形成血小板血栓。

2.血流缓慢　是造成下肢深静脉血栓形成的首要因素。血流缓慢可以是血流本身的缓慢（如长时间久坐不动、长期卧床），也可以是周围组织压迫导致的血流缓慢。静脉血流缓慢延长了凝血因子与血管壁接触的时间，容易导致血栓的形成。

3.血液高凝状态　是血栓形成的诱发因素。手术后、创伤、恶性肿瘤患者及妊娠期女性由于血液处于高凝状态，容易诱发深静脉血栓形成。

二、病理生理

深静脉血栓形成主要是由血流缓慢及高凝状态引起的，所以血栓与血管壁仅有轻度粘连，容易脱落成为栓子而形成肺栓塞。同时深静脉血栓形成影响了血液回流，使远端组织水肿及缺氧，导致慢性静脉功能不全综合征的发生。

三、临床表现

（一）深静脉血栓形成

深静脉血栓形成可有以下的局部症状，但临床上有些患者，仅以肺栓塞为首发症状，毫无其他局部症状，系严重的致死性并发症。

1.髂、股深静脉血栓形成常为单侧，患肢肿胀发热，沿静脉走向可能有压痛，并可触及索状改变，浅静脉扩张并可见到明显静脉侧支循环。由于还原的血红蛋白在静脉内淤积，有些病变皮肤呈紫蓝色，称为蓝色炎性疼痛症；有时腿部有明显水肿，组织内压超过微血管灌注压而使局部发白，称为白色炎性疼痛症，并可伴有全身症状，又称中央型深静脉血栓形成。

2.小腿深静脉血栓形成，又称周围型深静脉血栓形成。因有较丰富的侧支循环，小腿深静脉血栓形成可无临床症状。偶有腓肠肌局部疼痛及压痛、肿胀、发热等。由于锁骨下静脉置管、穿刺等操作日益增多，上肢静脉血栓形成也日渐增多，症状体征与下肢深静脉血栓形成者相同。

（二）肺血栓栓塞症

1.症状

（1）不明原因的呼吸困难：多于栓塞后即刻出现不明原因的气促及呼吸困难，活动后尤为明显，呼吸频率＞20次/分，为PTE最多见的症状。

（2）胸痛：PTE引起的胸痛主要包括胸膜炎性胸痛、心绞痛性胸痛。当栓塞部位靠近胸膜时，由于胸膜的炎症反应可导致胸膜炎性胸痛，发生率为40%～70%，呼吸运动可加重胸痛。心绞痛样胸痛的发生率仅为4%～12%，由冠状动脉血流减少、低氧血症和心肌耗氧量增加引起，不受呼吸运动影响。

（3）晕厥：可为PTE的首发或唯一症状，表现为突然一过性意识丧失。

（4）烦躁不安、惊恐甚至濒死感：PTE的常见症状，由剧烈胸痛和严重的呼吸困难引起。

（5）咯血：常为小量咯血，大咯血少见。急性PTE时，咯血主要反映局部肺泡的血性渗出，并不意味病情严重。当呼吸困难、胸痛、咯血同时出现，称为"肺梗死三联症。

（6）咳嗽：早期为干咳或伴有少量白痰。

2.体征

（1）呼吸系统体征：发绀、呼吸急促；肺部可闻及哮鸣音和细湿啰音；合并肺不张和胸腔积液时出现相应的体征。

（2）循环系统体征：颈静脉充盈或者异常搏动；心率加快，肺动脉瓣区第二心音亢进或分裂，三尖瓣区闻及收缩期杂音，严重时可出现血压下降甚至休克。

（3）发热：多为低热，少数患者体温可达38℃以上。

四、辅助检查

1.静脉压测定：若患肢静脉压升高，则提示测压处近心端静脉有阻塞。

2.超声：二维超声显像可直接见到大静脉内的血栓。

3.放射性核素检查。

4.阻抗容积描记法和静脉血流描记法。

5.CT静脉造影和深静脉造影。

五、实验室及其他检查

（一）动脉血气分析

动脉血气分析表现为低氧血症、低碳酸血症，肺泡－动脉血氧分压差增大。血浆D-二聚体（D-dimer）测定可作为PTE的初步筛选指标，急性PTE时D-二聚体升高，若含量低于500μg/L，可基本除外急性PTE。

（二）影像学检查

1.X线胸片　肺栓塞的典型X线征象为尖端指向肺门的楔形阴影，但不常见。多数表现为区域性肺纹理变细、稀疏或消失，肺野透亮度增加。右下肺动脉干增宽或伴截断征，肺动脉段膨隆，右心室扩大。有肺不张侧横膈抬高，偶见少量胸腔积液。

2.放射性核素肺通气/灌注扫描　具有高度敏感性，可作为PTE的主要诊断方法。诊断标准为肺灌注显像表现为肺叶、肺段或多发亚肺段放射性分布稀疏或缺损，而通气显像正常或接近正常。

3.肺动脉造影检查　包括CT肺动脉造影、磁共振肺动脉造影（mRPA）和肺动脉造影。CT肺动脉造影是采用螺旋CT或电子束CT进行肺动脉造影（CTPA、EBCT），为诊断PTE可靠、安全、简便、无创的检查方法。

4.超声心动图　表现为右心室和（或）右心房扩大、近端肺动脉扩张、三尖瓣反流、室间隔左移和运动异常、下腔静脉扩张等。

六、治疗

深静脉血栓形成的主要治疗目的是预防肺栓塞，特别是在病程早期，血栓松软与血管壁粘连不紧，很容易脱落，应采取积极的措施来治疗。

1.卧床抬高患肢，使患肢超过心脏水平，直至水肿及压痛消失。

2.呼吸循环支持，有低氧血症者可经鼻导管或面罩给氧。

3.抗凝，防止血栓增大，启动内源性溶栓过程。

（1）肝素：首次5000～10 000U一次性静脉注射，以后以1000～1500U/h持续静脉滴注，滴速以激活的部分凝血活酶时间（APTT）2倍于对照值为调整指标。随后肝素皮下注射或间断静脉注射均可。用药时间一般控制在10天以内。

（2）华法林：在使用肝素1周内开始或华法林与肝素同时开始使用，与肝素重叠用药4～5天。调整华法林剂量使INR维持在2～3。急性近端深静脉血栓形成的抗凝治疗至少持续6～12个月，以防止复发。对复发性病例或恶性肿瘤等高凝状态不能消除的病例，抗凝治疗的持续时间无限制。孤立的腓肠肌部位的深静脉血栓形成很少发生肺栓塞，可暂时不使用抗凝治疗，应密切观察病情。如有向上继续发展趋势时，再考虑用药。

4.溶栓治疗，对血栓形成早期有一定的效果，在预防肺栓塞方面虽不能证明优于抗凝治疗，但如早期应用，可溶解尚未机化的血栓，有利于保护静脉瓣，减少静脉功能不全。

5.下腔静脉滤器放置术，如某些因出血而不宜用抗凝治疗者，深静脉血栓进展迅速达膝关节以上者，可用经皮穿刺做下腔静脉滤器放置术预防肺栓塞。

七、主要护理诊断/问题

1.疼痛 与深静脉回流障碍或手术创伤有关。

2.气体交换受损 与肺血管阻塞导致通气/血流比例失调有关。

3.自理缺陷 与急性期需绝对卧床休息有关。

4.恐惧 与突发的严重呼吸困难、胸痛有关。

5.有受伤的危险：出血 与溶栓抗凝治疗有关。

6.潜在并发症 出血、栓塞。

八、护理措施

（一）休息与活动

1.急性期患者在充分抗凝的前提下卧床休息2～3周，床上活动时避免动作幅度过大，避免下肢过度屈曲，禁止按摩患肢，以防血栓脱落导致其他部位的栓塞。

2.抬高床头或鼓励患者取半卧位，指导患者进行深慢呼吸，减少患者恐惧心理，降低耗氧量。

3.患肢应高于心脏平面20～30cm，可促进静脉回流并降低静脉压，减轻患肢疼痛与水肿。

4.恢复期患者逐渐增加活动量，如增加行走距离和锻炼下肢肌肉，以促进下肢深静脉再通和侧支循环的建立。

5.患者在恢复期如仍需卧床休息，应适当活动下肢或肢体进行被动关节活动，可穿加压弹力袜，腿下勿放置被子或软枕，避免加重下肢循环障碍。

（二）吸氧护理

根据患者缺氧严重程度决定适当的吸氧方式和吸氧流量：对于轻中度呼吸困难者可采用双鼻导管吸氧或面罩吸氧，严重呼吸困难患者可能需要给予机械通气。

（三）饮食护理

1. 合理饮食，食用高蛋白、高维生素、低脂肪、低盐的均衡饮食，少食多餐，多食蔬菜、水果和粗纤维的食物。

2. 戒烟限酒，避免食用浓茶、咖啡等辛辣刺激性食物。

3. 保持大便通畅，避免大便用力，防止因腹内压突然增高导致血栓脱落。

（四）用药护理

1. 镇痛药物使用　疼痛剧烈或手术切口疼痛的患者，可遵医嘱给予有效镇痛措施，如口服镇痛药物、间断肌内注射哌替啶或术后应用镇痛泵等。

2. 溶栓剂使用

（1）遵医嘱使用溶栓药物，注意监测有无出血征象，如穿刺部位出血、皮肤青紫、血尿、头痛、腰背部疼痛等；应用尿激酶或链激酶溶栓时，应遵医嘱每2~4小时测定一次PT或APTT，评估患者的溶栓疗效。

（2）监测血压变化，如有异常及时报告医师。

（3）使用溶栓药物时注意使用外周静脉留置针，避免反复穿刺血管，穿刺部位应延长压迫时间并加大压迫力度。

3. 抗凝药的使用

（1）肝素：在开始治疗的最初24小时内每4~6小时监测1次APTT，治疗稳定时，至少每天监测APTT，注意观察肝素的不良反应如出血和血小板减少等。

（2）华法林：注意监测INR值，观察药物不良反应如出血、血管性紫癜等，发生出血时用维生素K拮抗。

（五）病情观察

1. 肺动脉栓塞　若患者出现胸痛、呼吸困难、血压下降等异常情况，提示可能发生肺动脉栓塞，应立即嘱患者平卧，避免做深呼吸、咳嗽、剧烈翻身，同时给予高浓度氧气吸入，并报告医师，配合抢救；密切观察患者的呼吸状态、意识、循环状态和心电活动。

2. 下肢深静脉血栓形成　密切观察患者患肢疼痛的部位、程度、动脉搏动及皮肤的温度、色泽和感觉，每日测量、比较并记录患肢不同平面的周径。

3. 右心衰竭　观察患者有无右心功能不全的表现，注意患者出入量的平衡。

4. 观察出血倾向　应用抗凝药最严重的并发症是出血。因此，在抗凝治疗时要严密观察有无全身性出血倾向和切口渗血情况。每次用药后都应记录时间、药名、剂量、给药途径和凝血时间、凝血酶原时间的检验结果。若因肝素、香豆素类药物用量过多引起凝血时间延长或出血，应及时报告医师并协助处理，包括立即停用抗凝药、遵医嘱给予硫酸鱼精蛋白作为拮抗剂或静脉注射维生素K_1，必要时给予输新鲜血。

（六）心理护理

给患者以安全感，如患者突然出现严重的呼吸困难和胸痛时，医务人员需保持冷静，避免引起紧张慌乱的气氛而加重患者的恐惧心理。

（七）基础护理和生活护理

加强基础护理和生活护理，满足卧床患者生理需求。

九、健康指导

（一）生活方式

1.告诫患者要绝对禁烟，防止烟草中尼古丁刺激引起血管收缩。

2.对于存在深静脉血栓形成危险因素的人群，指导其避免跷"二郎腿"、长时间保持坐位和长时间站立不动等。

3.指导患者适当增加液体摄入，防止血液浓缩。

4.对于高血脂或糖尿病患者注意控制血脂和血糖。

（二）饮食指导

进高蛋白、高维生素、低脂肪、低盐的均衡饮食；保持大便通畅。

（三）康复指导

对于长期卧床和制动的患者应同时指导其家属，加强患者床上运动，如定时翻身，协助患者做四肢的主动或被动锻炼。避免在膝下垫硬枕、过度屈髋、用过紧的腰带和紧身衣物而影响静脉回流。

（四）复诊指导

若突然出现下肢剧烈胀痛、浅静脉曲张伴有发热者，应警惕下肢静脉血栓形成的可能，及时就诊。

（韩 静 李 旸）

第十三章

心搏骤停与心脏性猝死

　　心搏骤停（sudden cardiac arrest，SCA）是指心脏射血功能突然终止。快速性室性心律失常（室颤、室速）是导致心搏骤停最常见的病理生理机制，其次为缓慢性心律失常或心脏停搏，无脉性电活动较少见。心搏骤停发生后，脑部供血会突然中断，患者在10秒左右即可出现意识丧失，如救治及时可获存活，否则将发生生物学死亡，自发逆转者罕见。心搏骤停常为心脏性猝死的直接原因。

　　心脏性猝死（sudden cardiac death，SCD）是指急性症状发作后1小时内发生的以意识突然丧失为特征的，由心脏原因引起的自然死亡。无论是否有心脏病，死亡的时间和形式不可预料。

一、病因

　　心脏性猝死绝大多数发生在器质性心脏病患者中，其中以冠心病为主，尤其是心肌梗死。各种心肌病引起的心脏性猝死占5% ~ 15%，是冠心病易患年龄前（＜35岁）心脏性猝死的首要原因。此外还有离子通道病，如长QT综合征、Brugada综合征等。

二、病理生理

　　1.心脏性猝死主要发病原因是致命性快速性心律失常。

　　2.严重缓慢性心律失常和心脏停搏是心脏性猝死另一重要原因。

　　3.无脉性电活动，又称心电-机械分离。引起心脏性猝死相对少见，可见于大面积肺梗死和急性心肌梗死时心脏破裂。

　　4.非心律失常性心脏性猝死所占比例较少，常由急性心脏压塞、心脏破裂、心脏流入和流出道的急性阻塞等导致。

三、临床表现

　　心脏性猝死的临床经过可分为4个时期，不同患者各期表现有明显差异。

　　1.前驱期　在猝死前数天至数月，部分患者可出现心悸、气促、胸痛、疲乏等非特异性症状，亦可无前驱症状。

　　2.终末事件期　是指心血管状态出现急剧变化到心搏骤停发生前的这一时期，可瞬间发生，也可持续1小时不等。典型的临床表现为急性呼吸困难、严重胸痛、突发心悸和晕厥等。

3.**心搏骤停期**　心搏骤停后脑部供血急剧减少，患者可出现意识丧失，并伴有局部或全身抽搐。心搏骤停发生初期患者脑中暂存少量含氧的血液，可短暂刺激呼吸中枢，出现呼吸断续、喘息，随后呼吸停止。皮肤苍白或发绀，瞳孔散大，大小便失禁。触摸颈、股动脉搏动消失，听诊心音消失。

4.**生物学死亡期**　从心搏骤停到发生生物学死亡时间的长短取决于原发病的性质及心搏骤停至复苏开始的时间。心搏骤停发生后，4～6分钟大部分患者将发生不可逆脑损害，随后经数分钟过渡到生物学死亡。心肺复苏和除颤的尽早实施是心搏骤停发生后避免出现生物学死亡的关键。

四、心搏骤停的处理

心搏骤停的生存率很低，为5%～60%。抢救成功的关键是急救系统的快速识别和启动，尽早进行心肺复苏（cardiopulmonary resuscitation，CPR）和复律治疗。心肺复苏又分初级心肺复苏和高级心肺复苏，可按照以下步骤进行。

1.**识别心搏骤停**　当发现患者无反应或忽然倒地时，首先判断患者对刺激的反应，如轻拍患者肩部问"你怎么了"，判断是患者呼吸和大动脉搏动。如判断患者突发意识丧失，无呼吸或无正常呼吸，则视为患者出现心搏骤停，应立即呼救并开始心肺复苏。

2.**呼救**　在不延缓实施心肺复苏的同时，应设法（打电话呼救或叫他人打电话）通知并启动急救医疗系统，有条件时寻找并使用自动体外除颤仪（automated external defibrillator，AED）。

3.**初级心肺复苏**　即基础生命支持（basic life support，BLS），包括胸外按压、开通气道、人工呼吸、除颤，前三者被简称为CAB三部曲。首先应使患者仰卧在坚固的平面上，施救者在患者一侧进行复苏，提倡同步分工合作的复苏方法。

（1）胸外按压（circulation，C）：是建立人工循环的主要方法。成人在开放气道前应先进行胸外按压。胸外按压的正确部位是胸骨中下1/3交界处，按压时用一只手的掌跟部放在胸骨的下半部，另一只手掌重叠放在这只手背上，手掌根部横轴与胸骨长轴确保方向一致，手指不要接触胸壁。保证手掌在胸骨上用力，避免肋骨骨折，勿按压剑突。按压时肘关节伸直，依靠肩部和背部的力量垂直向下按压，成人使胸骨下压至少为5cm，按压和放松的时间大致相等，放松时双手不要离开胸壁，按压频率至少为100次/分。胸外按压过程中应尽量减少中断直至自主循环恢复或复苏终止，中断尽量不超过10秒，除非特殊操作，如建立人工气道、除颤时。胸外按压的并发症主要有肋骨骨折、气胸、血胸、心包积血或心脏压塞、肝脾破裂、肺挫伤等，应严格执行正确的操作方法，尽量避免并发症的发生。

（2）开通气道（airway，A）：保持呼吸道通畅是成功复苏的重要一步。常采用仰头抬颏法开放气道，即施救者将一手置于患者前额处使患者头后仰，另一手的示指、中指抬起下颏，使下颏尖、耳垂的连线与地面垂直，保持呼吸道通畅。活动性义齿应取下，迅速清除患者口中异物和呕吐物，必要时使用吸引器。

（3）人工呼吸（breathing，B）：气道开放后，在确保气道通畅的前提下，立即开始人工通气，气管内插管是建立人工通气最好的方法。当时间或条件不允许时，常采用口对口呼吸。施救者一手的拇指、示指捏住患者鼻孔,深吸一口气,用口唇把患者的口全部罩住,然后缓慢吹气,给予足够的潮气量,可观察到胸廓抬起,每次吹气时间应大于1秒。每30次胸外按压连续给予2次通气。口对口人工呼吸只是临时性抢救措施,应争取尽快气管内插管,以呼吸囊或人工呼吸机进行辅助呼吸,纠正低氧血症并避免过度通气。

(4)除颤(defibrillation):无论是在院外还是在院内发生室颤的患者,首选的治疗方法均是除颤。对于室颤患者,在发生室颤的3~5分钟实施心肺复苏和除颤,存活率最高,每延迟除颤1分钟,复苏成功率下降7%~10%,但如果患者已发生心脏停搏和无脉电活动,此时电除颤已无益。AED除颤可作为基础生命支持的一部分,应尽早进行。取AED,检查心律,室颤者,除颤1次后,立即继续5个循环的CPR后再分析心律,如有必要则再进行一次除颤。

4.高级心肺复苏 即高级生命支持(advanced life support,ALS),是在基础生命支持的基础上,进一步为患者建立更为有效的通气和血液循环。主要措施包括气管插管、氧气吸入、电除颤、建立静脉通路并进行药物治疗。心电图、血压、脉搏、血氧饱和度等必须持续监测,必要时进行有创血流动力学监测。

(1)气管插管与给氧:若患者未恢复自主呼吸,应尽早行气管插管。院外患者常用呼吸囊辅助通气,院内患者常用呼吸机辅助呼吸,开始可给予100%浓度的氧气,然后根据血气分析结果进行调整。

(2)除颤、复律与起搏:迅速恢复有效的心律是复苏成功至关重要的一步。心电监护显示患者出现心室颤动或心室扑动,应立即进行除颤。如单向波除颤,推荐电击能量360J,一次电击无效应继续胸外按压和人工通气,5个循环的CPR后再次观察患者是否仍为心室颤动或心室扑动,必要时再次电除颤。如采用双向波除颤,推荐选择150~200J能量,1次150J能量双向波除颤的有效性大于90%,但对有症状的心动过缓患者,尤其是当高度房室传导阻滞发生在希氏束以下时,则应尽早施行起搏治疗。

(3)药物治疗:患者一旦发生心搏骤停应尽早建立静脉通道,遵医嘱给予急救药物。外周静脉通常选用肘正中静脉或颈外静脉,中心静脉常选择颈内静脉、锁骨下静脉。常用药物有血管升压药(肾上腺素、去甲肾上腺素、多巴胺、多巴酚丁胺)、抗心律失常药物(利多卡因、胺碘酮、阿托品、硫酸镁)和纠正代谢性酸中毒的药物(5%碳酸氢钠)。

五、复苏后处理

心肺复苏后的处理原则和措施包括维持有效的呼吸和循环功能,预防再次心搏骤停,防治脑缺氧和脑水肿(脑复苏)、急性肾衰竭和继发感染,维持水、电解质和酸碱平衡等。同时做好心理护理,安慰患者及其家属,减轻其焦虑和恐惧,更好地配合治疗。其中脑复苏是心肺复苏最后成功的关键。主要措施包括:

(1)降温:复苏后的高代谢状态或其他原因引起的体温增高可加重脑组织损伤。应密切观察患者体温变化,积极采取物理降温、冰帽等降温措施。

(2)脱水:为减轻脑水肿可选用渗透性利尿剂如20%甘露醇或25%山梨醇快速静脉滴注;也可联合使用呋塞米、25%白蛋白等,避免或减轻渗透性利尿导致的"反跳现象"。

（3）防止抽搐：应用冬眠药物，如甲磺酸双氢麦角碱、异丙嗪或地西泮等。

（4）高压氧治疗：通过增加血氧含量及弥散，可降低颅内压，提高脑组织氧分压，改善脑缺氧状况，有条件者应在患者复苏成功后尽早使用。

（5）促进早期脑血流灌注：如使用抗凝药以疏通微循环，钙通道阻滞药解除脑血管痉挛等。

（贾培培　王　燕）

第十四章

心血管常用诊疗技术及护理

第一节　冠心病介入治疗及护理

一、冠状动脉造影术

冠状动脉造影术是用特型的心导管经皮穿刺入股动脉、肱动脉或桡动脉，沿降主动脉逆行至升主动脉根部，分别插入左、右冠状动脉口，注入造影剂，使冠状动脉及其主要分支显影，可以对病变部位、范围、严重程度、侧支循环情况等做出明确诊断，决定治疗方案，被认为是诊断冠心病的"金标准"。

（一）适应证

1.确诊冠心病，如无创检查不能确诊的胸痛、不明原因的心律失常、心力衰竭等患者的明确诊断。

2.明确冠状动脉病变情况，如药物治疗后症状仍明显的心绞痛。

3.各种重大手术前了解冠状动脉病变情况。

4.评价血运重建术后的冠状动脉血流情况。

（二）禁忌证

1.急性肾衰竭。

2.继发性于糖尿病的慢性肾衰竭。

3.活动性的胃肠出血。

4.有可能和感染相关的不明原因发热。

5.严重、尚未控制的高血压。

6.伴有相关症状的严重电解质紊乱。

7.严重的凝血功能障碍。

8.失代偿充血性心力衰竭或急性肺水肿。

9.严重的过敏体质。

（三）术前护理

1.完善化验检查　护理人员应了解患者的病情，遵医嘱完善术前检验、检查，血常规、出凝血时间、尿常规、便常规、生化电解质、感染性疾病筛查，心电图、胸部 X

线、超声心动图等。

2.心理护理 向患者及其家属介绍手术医师、麻醉方式、手术过程及手术的必要性和安全性，以解除患者及其家属的不安情绪。必要时，术前晚给予患者口服镇静药，保证充足的睡眠。

3.皮肤准备 嘱患者清洁皮肤，遵医嘱备皮。评估患者的皮肤是否有瘢痕，结痂等。

4.饮食指导 患者宜进食易消化的清淡饮食，避免进食牛奶、豆浆、甜品等以免腹胀，术前进食不宜过饱。

5.建立静脉通道 给予患者左手静脉留置针，避免术侧穿刺。

6.用物准备 告知患者准备好水杯、吸水管，术前准备温开水以便术后饮用。准备尿壶、便盆，嘱患者练习床上大小便。

7.手术当天准备 嘱患者更换清洁舒适病员服并贴身穿，女性应取下胸罩，嘱患者排空膀胱；嘱患者取下饰品及活动性的义齿；遵医嘱用药；与介入室护理人员交接患者基本信息，检查手术名称、病历等。

8.检查动脉搏动 穿刺股动脉者检查两侧足背动脉搏动情况，以便于术中、术后比较。穿刺桡动脉者进行Allen试验（术者用双手同时按压桡动脉和尺动脉，嘱患者反复用力握拳和张开手指至手掌变白，松开对尺动脉的压迫，继续保持压迫桡动脉，若手掌颜色10秒之内迅速变红或恢复正常，表明尺动脉和桡动脉间存在良好的侧支循环，即Allen试验阴性，可以经桡动脉进行介入治疗）。

（四）术后护理

1.交接 与介入科护理人员交接患者的情况，患者姓名、神志情况、检查手术名称、麻醉方式、术中情况、术后注意事项，查看手术交接单，了解患者血管病变情况。

2.生命体征测量 通知医师，遵医嘱给予患者床边心电图检查，测量血压，观察穿刺点情况，听取患者主诉。

3.病情观察

（1）桡动脉穿刺：观察患者的穿刺部位有无渗血，嘱患者穿刺侧腕部限制活动，并观察穿刺侧肢体指端的血供情况、动脉搏动、皮温、感觉、知觉，注意有无血肿。每2小时通知医师放松止血器一次，第二天取下止血器。指导患者活动，下床活动时应避免直立性低血压。

（2）股动脉穿刺：穿刺侧肢体制动12小时，穿刺点压迫6～8小时，观察穿刺点有无渗血、血肿情况。指导患者床上活动。24小时后患者下床活动，避免出现直立性低血压，告知患者活动的相关注意事项。

4.饮食护理 嘱患者6～8小时饮水1500～2000ml，以使患者尿量在4～6小时内达到800ml以上，以促进造影剂的排出，以减少造影剂对肾的损伤；患者宜进食易消化、清淡饮食，保持大便通畅；患者卧床期间避免进食奶制品、豆浆、甜品等以免腹胀引起患者不适。

5.用药护理 遵医嘱术前口服阿司匹林和氯吡格雷片。术晨常规服用药物（遵医嘱服用降糖药物）；备好术中用药如利多卡因、肝素、硝酸甘油等。

6.健康教育 向患者及其家属介绍冠心病的相关知识，嘱患者遵医嘱用药，并观察药物的相关反应。定期门诊复查，不适随诊。

二、经皮冠状动脉介入治疗

经皮冠状动脉介入治疗（percutaneous coronary intervention，PCI）是用心导管技术疏通狭窄甚至闭塞的冠状动脉管腔，从而改善心肌血流灌注的方法。它包括经皮冠状动脉腔内成形术（percutaneous transluminal coronary angioplasty，PTCA）、冠状动脉内支架置入术及冠状动脉内旋切术、旋磨术和激光成形术等。其中PTCA和冠状动脉内支架置入术是目前冠心病治疗的重要手段。

（一）经皮冠状动脉腔内成形术

经皮穿刺外周动脉（常用桡动脉或股动脉）将带球囊的导管送至冠状动脉狭窄处，加压扩张球囊使管腔扩大，以改善心肌供血。狭义上常指冠状动脉球囊扩张术。

（二）冠状动脉内支架置入术

经皮穿刺外周动脉，利用冠状动脉导管和指引导丝，在冠状动脉狭窄处置入支架，使狭窄的血管再通，改善冠状动脉血流，解决心肌缺血。

1.适应证

（1）慢性稳定型心绞痛经药物治疗后仍有症状或较大范围心肌缺血客观证据的患者。

（2）中、高危的非ST段抬高型急性冠状动脉综合征患者。

（3）急性ST段抬高型心肌梗死（STEMI）发病12小时内；或发病12~24小时、仍有严重心力衰竭或血流动力学不稳定或心电不稳定者。

（4）溶栓后45~60分钟后仍有心肌缺血症状或心力衰竭、心源性休克等血流动力学不稳定或心电不稳定者；或溶栓成功后无缺血复发表现，7~10天后可根据冠状动脉造影结果，对适宜的残留狭窄病变行PCI。

（5）介入治疗后或冠状动脉旁路移植术后心绞痛复发、管腔再狭窄的患者。

2.术前护理　同冠状动脉造影术术前护理。

3.术后护理

（1）交接：与介入科护理人员交接患者的情况，患者姓名、神志情况、检查手术名称、麻醉方式、术中情况、术后注意事项，查看手术交接单，了解患者血管病变情况。

（2）生命体征测量：通知医师，遵医嘱给予患者床边心电图检查，测量血压，观察穿刺点情况，听取患者主诉。

（3）病情观察与护理：术后复查心电图，持续心电监护24小时。注意心率、心律、呼吸、血压、脉搏的变化，注意穿刺部位有无出血、肢体皮肤颜色与温度有无变化，观察有无皮下血肿、足背动脉搏动是否正常。穿刺股动脉者术侧肢体严格制动12小时后可适当床上翻身，但术侧肢体应伸直、避免弯曲，次日解除绷带；穿刺桡动脉者术侧腕关节勿左右转动，穿刺侧上肢应适当抬高于心脏水平，穿刺处如无渗血和出血征象，桡动脉止血器压迫每2小时可适当放松，第二天取下止血器。指导患者活动，下床活动时应避免直立性低血压。

（4）饮食护理：饮食宜清淡、易消化，尽量避免进食奶制品、豆制品，防止产气引起腹胀，不吃生冷食物以防引起腹痛腹泻。鼓励多饮水，一般6～8小时饮水量为1500～2000ml，根据医嘱静脉补液，尿量在4～6小时之内达到800ml，以加速造影剂排泄。

（5）用药护理：术后遵医嘱应用低分子肝素皮下注射；常规应用肠溶阿司匹林100mg、氯吡格雷75mg口服，注意有无牙龈出血、鼻出血、血尿、血便、呕血等情况。

（6）心理护理：做好心理护理，使患者保持情绪稳定，积极配合治疗及护理。

（7）基础护理：卧床期间加强生活护理，协助患者床上大小便。

（8）并发症护理

1）血栓形成

①穿刺血管局部动脉血栓形成和栓塞：由于血管内膜损伤，夹层形成或压迫的时间过长，穿刺血管可形成动脉血栓或栓塞，临床即表现为"5P"征，严重者可造成肢体坏疽和截肢。术后应严密监测肢体远端的动脉搏动情况，如发现异常，应及时通知医师并协助医师处理。

②下肢深静脉血栓形成：对于经股动脉穿刺的患者，由于卧床制动易发生深静脉血栓形成，表现为下肢肿胀、疼痛，浅静脉曲张和皮肤色泽改变。深静脉血栓最大的危险是肺栓塞，可致患者猝死。术后应及时巡视患者，听取患者的主诉；观察患者双下肢的情况，并观察患者有无胸闷、心悸、头晕等情况，监测患者的生命体征及心律的变化，发现异常，应及时汇报医师，并协助医师进行处理。

2）前臂骨筋膜综合征：见于桡动脉穿刺途径患者，是由于前臂出血造成前臂骨筋膜间室压力增加，压迫桡动脉，从而导致前臂肌肉、正中神经发生缺血、坏死的临床综合征，表现为前臂掌侧肿胀、剧烈疼痛、感觉减退、屈指力量减弱。应定时观察术肢肢端及穿刺部位有无出血、渗血及血肿；止血器压迫位置是否正确；桡动脉搏动是否良好等，如出现异常应及时汇报医师，并协助医师及时处理。

3）血管迷走反射：迷走神经的发生主要与精神紧张有关，其次还与血容量不足、疼痛刺激、局部血肿压迫有关。患者常表现为血压急剧下降（＜90/60mmHg），心率进行性减慢（＜50次/分），头晕、出汗、面色苍白、恶心、呕吐等，可伴有胸闷、气促，严重时可出现神志模糊、意识丧失等。如若出现异常，应立即通知医师并协助医师处理，取平卧或头低足高位，头偏向一侧，吸氧并建立静脉通道；血压下降明显者，应静脉注射多巴胺10～20mg；心率减慢明显者，立即静脉注射阿托品0.5～1mg。

（9）健康教育

1）休息与运动：注意劳逸结合，适当活动。

2）饮食指导：给予低盐、低脂、清淡、易消化的饮食，多吃蔬菜水果，保持大便通畅，忌暴饮暴食，忌烟酒，禁食浓茶、咖啡及其他刺激性食物。

3）用药指导：遵医嘱按时服用药物，行冠状动脉内支架置入术的患者应长期服用阿司匹林，同时服用氯吡格雷或替格瑞洛至少1年，并注意观察有无出血倾向，应在医师指导下进行减量或更换药物。

4）心理指导：保持心情舒畅，避免过度紧张和焦虑。

5）健康指导：教给患者相应的健康知识和自我保健知识，改变不良的生活方式，减少发病的危险因素。

6）复诊须知：定期门诊复查，1~3个月复查1次，如有心绞痛发作或其他不适应立即复诊。

（卢晓虹　崔　岩）

第二节　心脏起搏治疗及护理

心脏起搏器是一种医用电子仪器。其作用原理是通过发放一定形式的电脉冲来刺激心脏，使心脏激动和收缩，模拟正常心脏的冲动形成和传导。心脏起搏系统由三部分组成：脉冲发生器、电极导线和电池。脉冲发生器定期发放一定频率的脉冲电流，通过导线和电极传到心房或心室心肌细胞，使局部心肌细胞受到刺激而兴奋，通过心肌细胞的传导性将兴奋向周围心肌扩散传布，导致整个心房和心室兴奋并收缩。心脏起搏器分为永久起搏器和临时起搏器。

一、永久起搏器治疗及护理

永久起搏器基本类型有四种：单腔起搏器、双腔起搏器、三腔心脏同步化治疗起搏器和埋藏式起搏器自动除颤器。其置入方法是将电极导管从头静脉或锁骨下静脉、颈外静脉送至右心房或右心室，将起搏器埋藏于前壁胸大肌皮下。

（一）适应证

1.缓慢性心律失常，主要包括病态窦房结综合征、房室传导阻滞和束支传导阻滞（此为永久心脏起搏系统的主要适应证）。

2.药物治疗效果不满意的顽固性心力衰竭（三腔心脏同步化治疗起搏器）。

3.异位快速性心律失常药物治疗无效者（埋藏式起搏器自动除颤器）。

（二）术前指导

1.知识宣教　向患者及其家属介绍起搏器原理、置入方法，术中不适、术前术后活动饮食等注意事项，解除患者心理顾虑。

2.完善检查　及时关注患者各种检验结果及心电图、心脏超声等检查结果。

3.皮肤准备　评估患者手术部位皮肤完整性，如有结痂、瘢痕、皮疹等异常及时通知医师；心电监护患者检查电极片位置，避免电极片放置于手术部位（左右锁骨下范围）；嘱患者术前清洁皮肤，胸部范围为上至下颌、下至肋缘、两侧至腋中线，双侧腹股沟范围为脐下至大腿上1/3。

4.病员服准备　嘱患者手术早晨贴身穿病员服（内只穿内裤，女士不穿内衣），并告知是为了更大范围暴露手术部位，便于消毒。

5.用物准备　告知患者准备0.5kg盐袋及小块干毛巾，并于手术时候带入手术室；术前准备尿垫或者尿壶。

6.药物准备　术前一日行药物过敏试验，并记录皮试结果。术前30分钟给予抗生素预防感染。

7.饮食指导　告知患者术前4小时禁食，具体手术时间听从医师安排。

8.活动指导　指导患者锻炼床上大小便，介绍诱导排尿方法。

9.睡眠护理 评估患者睡眠情况、心理情况，告知保证充足睡眠，如有睡眠困难，可遵医嘱给予镇静药促进睡眠。

10.留置针准备 术前给予患者左手静脉留置针。

11.心理护理 评估患者心理状态，分析患者有无焦虑情绪及焦虑原因，并有针对性地为其解答，消除顾虑。

（三）术后护理

1.观察生命体征 遵医嘱测量体温、血压等生命体征，给予12导联心电图，必要时遵医嘱给予持续心电血压监护，监测患者心率、心律及心电变化等。告知患者，如有不适，及时通知医师。

2.切口护理 观察患者起搏器切口处有无出血或血肿，术肢有无肿胀、皮温、颜色有无异常。指导患者检查盐袋压迫位置是否正确，观察切口情况；若无异常，压迫8小时后可解除盐袋压迫。嘱患者尽量避免用力咳嗽，咳嗽时注意用手按压伤口，防止电极脱位。

3.活动指导 指导患者术后至次日晨换药前，以卧床休息为主，平卧位或健侧卧位，防止电极移位。术侧肢体减少活动范围，防止过度上抬和外展。如有腰部不适，可在腰下垫软枕。解除制动后，为防止直立性低血压而发生跌倒等，指导患者动作应缓慢，由家属协助其下床活动。

4.饮食指导 嘱患者进食高维生素、高营养、易消化饮食；避免进食产气食品，如豆浆、牛奶、鸡蛋等；应少食多餐，保持大便通畅。

5.大小便护理 指导患者床上排尿、排便。如有排尿困难或尿潴留，进行诱导排尿或导尿；如有排便困难，指导进食清淡饮食，必要时遵医嘱给予药物缓泻或灌肠等措施。

（四）并发症护理

1.囊袋血肿 常与手术中损伤小动脉、小静脉和毛细血管等引起出血及术前应用抗凝药有关。表现为囊袋处皮肤肿胀饱满，触之有波动感。预防及处理措施包括：

（1）术前完善血凝常规检查。

（2）遵医嘱术前停用抗凝药等。

（3）术后严格盐袋压迫6~8小时，确保压迫位置准确，并注意观察切口处血肿情况。

（4）如有少量积血或者停止出血，可不必处理，使其自行吸收；若积血较多，协助医师，在无菌操作下，可采取抽吸或切口引流等方法清除积血。

2.气胸、血胸或血气胸 常在穿刺锁骨下静脉时损伤肺脏或胸膜而产生。表现为呼吸困难、胸痛、烦躁、低血压等。预防及处理措施包括：

（1）测量患者生命体征，关注患者胸痛、呼吸困难等情况。

（2）行床旁X线影像检查，评估肺压缩情况。症状不严重患者，可不给予特殊处理；症状加重或者危重患者，协助医师，给予穿刺抽气或胸腔闭式引流。

3.心肌穿孔 多与导线质地较硬、操作不当有关。表现为心前区疼痛，可闻及心包摩擦音，起搏和感知障碍等。穿孔后需撤出电极导线，重新安置。

4.电极移位 发生率较低，90%发生在术后1周。移位原因：导线置入位置不当、心内膜结构光滑、过早下床活动等。纠正电极移位应进行二次手术。

5. 囊袋感染　是起搏器术后严重的并发症，分为急性感染和慢性感染。

（1）急性感染：一般在术后3日至2周。感染后表现为局部肿胀，切口处发红，触之有波动感。预防及处理措施：术前应用抗生素；一旦感染，遵医嘱行细菌培养，局部及全身应用抗生素；切口处每日消毒；导线外露者，给予外科清创。

（2）慢性感染：多发生在数年后。表现为起搏器囊袋皮肤破溃后有脓性分泌物流出，脓液培养多无细菌感染。一旦感染，经内科治疗多无效，需取下起搏器，进行清创，同时全身抗感染治疗。

6. 血栓形成　原因：血管内皮损伤、血液高凝状态等。大多数患者无临床症状，部分患者出现静脉回流障碍症状。

7. 心脏压塞　主要由于手术中穿刺不当损伤心包引起。患者突发呼吸困难、烦躁、胸闷、心动过速、出汗、伴有升压药物不明显的血压下降等。应密切监测生命体征，严重者给予心包穿刺引流；出血较多者，给予静脉输血。

（五）出院指导

1. 自测脉搏　教会患者自测脉搏并记录。监测脉搏时要保持每日在同一身体状态下，如每日清晨醒来或者静坐15分钟后，避免情绪激动、饮用咖啡或剧烈运动后等因素影响。若出现脉搏低于设定频率的10%或者出现安装起搏器之前症状时应及时就诊。

2. 锻炼指导　置入起搏器1周后回院拆线，拆线后即可开始锻炼。早期可能会出现轻微切口疼痛，属于正常现象，应坚持锻炼，循序渐进，逐渐加大锻炼力度。最初1～3个月，避免患者剧烈重复甩手、大幅度外展上抬、肩部负重及从高处往下跳等动作。避免出现起搏器电极移位或影响起搏器功能。

3. 生活指导　生活规律，戒烟限酒，严禁暴饮暴食，加强锻炼，预防感染。穿衣不可过紧，女士勿穿胸罩，禁止患者背肩背包。保持起搏器囊袋处皮肤干燥清洁，洗澡时不要用力揉搓伤口。如果无严重的器质性心脏病或其他疾病，可正常工作和生活。

4. 环境指导

（1）指导患者远离高压磁场环境，如电视台发射站、雷达区、变电站、大型电机、电焊场所等。

（2）禁止使用身上通电仪器，如电浴盆、电针灸治疗、医用电治疗仪、磁力按摩仪等。

（3）看电视距离1m以上，健侧接听手机，避免收听半导体收音机，下雨打雷天避免外出。大多数家用电器是安全的，只要不漏电可以安心使用。

（4）机场安检时，提前向工作人员出示起搏器ID卡。

（5）其他原因就诊时应告知医师安装起搏器状态。影响起搏器功能或起搏器对检查有影响的有：磁共振、磁疗、电热疗法、电复律、体外电波碎石等。一旦接触某些环境或者使用某些电器出现胸闷、不适症状等，应立即离开现场或者停止使用此电器。

5. 起搏器保险卡　患者外出时应随身携带起搏器保险卡，卡片注明患者姓名、年龄、安装起搏器日期、类型和型号等，发生意外时可就近检查。

6.定期复查 安置起搏器早期起搏阈值不稳定，需要及时调整，定期到医院复查，复查时间为出院后1个月、3个月、6个月、1年，随后每年进行复查。电池耗竭前，增加复查频率，剩余1年、6个月、3个月、1个月时复查。此外，若有呼吸困难、胸痛、头晕、手足水肿、异常发热等症状，随时复查。

二、临时起搏器治疗及护理

临时心脏起搏是非永久性置入起搏器电极的一种起搏方法。起搏电极放置时间一般不超过4周，如仍需继续治疗则应置入永久起搏器。手术穿刺途径常用的有三种：颈内静脉、锁骨下静脉和股静脉，其中颈内静脉最为常用。

（一）适应证

1.治疗性起搏

（1）各种原因引起的房室传导阻滞、严重窦性心动过缓、窦性停搏伴阿-斯综合征发作或近乎晕厥者。

（2）急性心肌梗死出现二度Ⅱ型以上房室传导阻滞或严重的窦性心动过缓、窦性停搏伴有血流动力学改变者。

（3）各种原因引起Q-T间期延长，并发尖端扭转室速。

（4）原发性心室速动、心室颤动、心搏骤停。

（5）阵发性室上速、心房颤动、心房扑动需超速抑制治疗。

2.保护性起搏

（1）有慢性心脏传导系统功能障碍者进行大手术、妊娠分娩、心血管造影时。

（2）冠心病行冠状动脉造影术、经皮冠状动脉成形术或行球囊扩张瓣膜成形术。

（3）心率不稳定患者在安装永久起搏器或更换起搏器时。

（4）已用大量抑制心肌的抗心律失常药物，又需电除颤预防电击后心脏静止。

（5）心脏外科手术时预防性应用和治疗性应用。

3.诊断性起搏 主要用于临床电生理检查。

（二）术前指导

1.知识宣教 向患者及其家属介绍临时起搏原理、置入方法、术中不适、术前术后活动饮食等注意事项，解除患者心理顾虑。

2.完善检查 及时关注患者各种检验结果及心电图、心脏超声等检查结果。

3.皮肤准备 评估患者手术部位皮肤完整性，如有结痂、瘢痕、皮疹等异常及时通知医师；嘱患者术前清洁皮肤，胸部范围为上至下颌、下至肋缘、两侧至腋中线，双侧腹股沟范围为脐下至大腿上1/3。

4.病号服准备 嘱患者手术早晨贴身穿病号服（内只穿内裤，女士不穿内衣）并告知是为了更大范围暴露手术部位，便于消毒。

5.用物准备 告知患者术前准备尿垫、或者尿壶等。

6.药物准备 遵医嘱使用抗生素预防感染。

7.饮食指导 告知患者术前4小时禁食，具体手术时间听从医师安排。

8.活动指导 指导患者锻炼床上大小便，介绍诱导排尿方法。

9.留置针准备 术前给予患者左手静脉留置针。

10.心理护理 评估患者心理状态，分析患者有无焦虑情绪及焦虑原因，并有针对性地为其解答，消除顾虑。

（三）术后护理

1.观察生命体征 遵医嘱测量体温、血压等生命体征，给予12导联心电图，必要时遵医嘱给予持续心电血压监护，监测患者心率、心律及心电变化等。关注患者有无疼痛、胸闷、憋气等不适症状。告知患者，如有不适，及时通知医师。

2.手术部位护理 观察患者临时起搏器穿刺处有无出血、血肿，有无红、肿、热、痛等感染症状；观察术肢皮温、颜色、感觉有无异常；术肢足背动脉能否扪及等。嘱患者尽量避免用力咳嗽，咳嗽时注意用手按压伤口，防止电极脱位。

3.临时起搏器护理 查看临时起搏器放置位置是否妥当，导管固定是否稳妥，感知功能是否正常，起搏器与电极连接处是否松动等。

4.活动指导 嘱患者绝对卧床休息。手术部位若为股静脉，术肢髋关节和膝关节制动，避免关节屈伸和活动过度。手术部位若为颈内静脉或锁骨下静脉，术侧肩膀活动范围不超过轴线的15°，勿做扩胸或肩部伸展活动，颈部可小范围活动。避免增加腹压的动作。

5.饮食指导 嘱患者进食高维生素、高营养、易消化饮食；避免进食产气食品，如豆浆、牛奶、鸡蛋等；应少食多餐，保持大便通畅。

6.大小便护理 指导患者床上排尿、排便。如有排尿困难或尿潴留，进行诱导排尿或导尿；如有排便困难，指导进食清淡饮食，必要时遵医嘱给予药物缓泻或灌肠等措施。

7.静脉血栓预防 术侧下肢给予被动按摩，预防下肢血栓形成。

8.压疮预防 观察受压部位皮肤，给予皮肤护理，协助翻身，翻身后保持腰背部和髋部成一条直线；保持床单位整洁、干燥，必要时应用气垫床、保护贴等措施。

9.疼痛护理 对于长期卧床产生腰背部疼痛患者，适当给予按摩，分散其注意力，必要时遵医嘱给予镇静镇痛药物。

（姜 欣 黄 霞）

第三节 射频消融术及护理

射频消融术（radiofrequency catheter ablation，RFCA）是在应用心脏电生理技术进行心内标测定位的基础上，将导管电极放置于心律失常的病灶或异常传导路径区域，通过释放射频电流，使该区域的心肌损伤或坏死，以此阻断或消除心律失常的异常传导及起源点，达到根治心律失常目的的一种心脏导管介入治疗方法。射频消融术分为二维射频消融术和三维射频消融术。二维射频消融术采用传统的X线通过心血管的二维影像，三维射频消融术采用三维电解剖生理定位标测系统（CARTO）确定病灶部位。

一、适应证

1.预激综合征合并阵发性房颤和快速心室率心动过速。

2.无器质性心脏病证据的室速和阵发性室上速。

3.发作频繁、症状重、药物治疗无法控制的心肌梗死后发生的室速。

4.发作频繁、心室率不易控制的心房扑动。

5.发作频繁、症状明显的心房颤动。

6.不适当窦速合并心动过速心肌病。

二、术前护理

1.健康宣教　向患者和家属介绍手术相关知识（如目的、方法、过程和可能出现的并发症），消除患者紧张情绪，必要时手术前晚遵医嘱口服镇静药以保证患者充足的睡眠。

2.检查准备　指导患者完成术前的实验室检查（如血常规、尿常规、出凝血时间、血电解质、肝肾功能）、心脏彩超、12导联心电图检查等，必要时进行食道调搏、动态心电图等检查。

3.饮食准备　介入手术前6小时禁食、4小时禁饮。

4.皮肤准备　清洁皮肤，常规备皮，根据需要行双侧腹股沟及会阴部或锁骨下静脉穿刺区备皮。

5.活动指导　术前训练患者在床上进行咳嗽、排尿和排便，避免术后因卧位不习惯而引起排尿、排便困难，指导患者进行躯体平移，以便术后患者进行床上活动。

6.药物准备　术前遵医嘱停用抗心律失常药物，以消除药物对心肌细胞电生理特性的影响。

7.建立静脉通路　留置针静脉穿刺避免在术肢进行。

8.指导患者衣着舒适　摘掉活动性义齿，勿佩戴金属类饰品（如女性患者摘掉项链、胸罩等），术前排空膀胱。

三、术后护理

（一）观察伤口

术后卧床休息24小时，术侧肢体制动、避免弯曲。经静脉穿刺者肢体制动4～6小时；经股动脉穿刺者用加压器加压包扎者，术肢严格制动6～8小时。观察穿刺点有无出血，穿刺点周围有无血肿，敷料固定是否妥当。检查足背动脉搏动情况，比较双侧肢体的温度、颜色和运动功能等。

（二）心电监护

术后复查心电图，根据患者病情给予心电、血压、氧饱和度监测。注意观察患者心率、心律、呼吸、血压、脉搏、体温的变化及大小便情况。若患者再次出现心律失常或房室传导阻滞，应立即复查心电图，通知医师给予相应处理。

（三）饮食护理

术后饮食宜清淡、易消化，尽量避免服用奶制品、豆制品等，防止产气引起腹胀；不宜吃生冷食品以防引起腹痛、腹泻，注意营养和液体的补充。

（四）用药护理

心房颤动患者进行消融术后继续使用低分子肝素4天后改用华法林抗凝治疗，防止血栓形成。

（五）活动及大小便指导

患者由于长时间平卧体位的突然改变，易出现直立性低血压，应防止跌倒坠床事件的发生，解除加压包扎后，应指导患者逐渐增加活动量，起床、如厕时动作宜轻柔，勿用力；患者咳嗽、大笑、排便时应用手压迫穿刺部位，防止因腹内压增高导致穿刺部位出血。

（六）预防术后并发症

如穿刺相关并发症（出血或血肿、血栓栓塞等）、心脏压塞、血气胸和房室传导阻滞等。

1.出血或血肿　穿刺处局部加压包扎，沙袋压迫止血；密切观察穿刺处有无再出血情况及足背动脉搏动情况。

2.血栓栓塞　术后若患者动脉搏动减弱或消失，术侧肢体皮温下降、颜色苍白或疼痛应考虑患者可能出现血栓栓塞。术后遵医嘱给予口服华法林或皮下注射低分子肝素进行治疗，定期复查血管超声。

3.心脏压塞　术后严密观察患者，若出现胸闷、血压下降和心搏减弱等，应怀疑出现心脏压塞。协助医师进行床旁超声检查以明确诊断；必要时协助医师进行心包穿刺，保持引流通畅，观察引流液的颜色、量和性状。

4.血气胸　严密观察生命体征，观察患者是否出现胸闷、胸痛和呼吸困难。遵医嘱给予患者高流量吸氧，行床旁X线影像检查，必要时进行胸腔闭式引流。

5.房室传导阻滞　术后密切观察病情，必要时安装临时心脏起搏器。

四、健康教育

1.休息与运动　患者术后注意休息，适当运动，劳逸结合。

2.饮食指导　给予低盐、低脂、清淡、易消化饮食，忌浓茶咖啡，戒烟限酒。

3.用药指导　遵医嘱服用抗心律失常药物，指导患者按时服药，不能擅自减量和停药，注意观察药物的不良反应。

4.心理指导　指导患者保持情绪稳定，对待生活乐观、积极。

5.复诊须知　患者出院2周后心血管内科门诊复诊，复查心电图和心脏彩超等，如有不适，及时就诊。

（韩　舒　刘　翠）

第四节　心脏电复律及护理

心脏电复律（electric cardioversion）是在短时间内向心脏通以高压强电流，使心肌细胞瞬间除极，从而消除异位性快速性心律失常，使之转复为窦性心律的方法。除颤仪根据放电时间是否与R波同步分为非同步电除颤和同步电复律。非同步电除颤主要用于心室颤动，此时患者无意识、无心动周期、无QRS波，可在任何时间放电。同步电复律不同于电除颤，适用于除心室颤动以外的快速性心律失常，除颤仪电脉冲的释放受患者心电R波的控制，放电时需与R波同步，避开心肌的易损期，避免导致心室颤动。通常心房颤动进行同步电复律能量选择为100 ~ 200J，室性心动过速为100J，心房扑动和其他室上性心律失常为50 ~ 100J。

一、适应证

1.心室颤动和心室扑动是电除颤的绝对指征。

2.心房颤动和心房扑动伴血流动力学障碍者。

3.药物及其他方法治疗无效或有严重血流动力学障碍的阵发性室速、室速、预激综合征伴快速性心律失常者。

二、术前护理

1.心室颤动、心室扑动无须向家属交代，立即实行电除颤；向择期复律的患者和其家属介绍电复律的目的、过程、可能出现的不适和并发症，消除患者紧张情绪，取得其理解和配合。

2.指导患者完成必要的各种检查，如血常规、血凝常规、电解质、心电图和心脏彩超等，护士备齐所需用物如除颤仪、导电糊、抢救物品、麻醉药和心电图机。

3.遵医嘱给予患者心电、血压、氧饱和度监测，给予高流量面罩吸氧6 ~ 8L/min。

4.复律前遵医嘱停用洋地黄类药物24 ~ 48小时，服用改善心功能、纠正低血钾的药物；术前1 ~ 2日口服胺碘酮等抗心律失常药物，预防转复后复发；对心房颤动病程不清楚或超过48小时者，转复前口服华法林3周，复律后继续服用4周。

5.复律术当天晨禁食，排空膀胱；取下义齿、项链、首饰、手表等金属物品。

三、术后护理

1.患者卧床休息2小时以上，给予心电血压氧饱和度监测，观察患者意识、生命体征、胸部皮肤情况及四肢活动情况。

2.患者清醒后2小时进食，观察患者有无呛咳和恶心、呕吐出现。

3.复律成功后，遵医嘱继续服用胺碘酮等抗心律失常药物以维持患者窦性心律。

4.预防并发症，栓塞、急性肺水肿、低血压、皮肤灼伤等。

（1）栓塞：若发生栓塞应积极抗凝、溶栓治疗。

（2）急性肺水肿：常在术后1 ~ 3小时出现，发生后按肺水肿进行相应处理。

（3）低血压：术后持续心电、血压、氧饱和度监测，如果患者血压较低且影响重要脏器血流灌注，可给予升压药升高血压。

（4）皮肤灼伤：多为局部红斑或轻度肿胀，无须特殊处理。

四、健康教育

1.休息与运动 患者术后注意休息，适当运动，劳逸结合。

2.饮食指导 给予低盐、低脂、清淡、易消化饮食，忌浓茶咖啡，戒烟限酒。

3.用药指导 遵医嘱服用抗心律失常药物，指导患者按时服药，不能擅自减量和停药，注意观察药物的不良反应。

4.心理指导 指导患者保持情绪稳定，对待生活乐观积极。

5.复诊须知　患者出院2周后心血管内科门诊复诊，复查心电图和心脏彩超等，如有不适，及时就诊。

（韩　舒　卢晓虹）

第五节　先天性心脏病介入诊疗及护理

胚胎时期原始心脏发育过程中如果受到各种理化因素的影响，如宫腔内病毒感染、酗酒、早产、缺氧等，导致心脏发育出现缺陷或部分停顿，或者出生后应该闭合的通道未能闭合，造成血流动力学发生异常，形成先天性心脏病。临床中，房间隔缺损、室间隔缺损和动脉导管未闭是三种最常见的先天性心脏病。

一、房间隔缺损

房间隔缺损是指胚胎期心脏原始房间隔在发生、吸收和融合的过程中出现异常，造成左、右心房之间残留未闭的缺损。本病男女发病率1∶（1.5～3）。

（一）适应证

1.年龄≥2岁，体重≥10kg。

2.中央型房间隔缺损，且超声心动图检查满足以下条件，即缺损的最大径≤34mm，缺损边缘距离二尖瓣前根部，左心房后壁，上、下腔静脉入口，冠状动脉静脉窦口和肺静脉开口的距离≥5mm。

3.房间隔缺损外科手术后残余分流。

4.不合并必须外科手术的其他心脏畸形。

（二）术前护理

1.完善术前准备　护理人员应了解患者的基本病情，遵医嘱完善相关检验检查；三大常规、凝血、生化电解质、血型、感染筛查，心电图、超声心动图等。

2.心理护理　建立良好的护患关系、加强与患者及其家属沟通；向患者及其家属介绍手术的相关方法，以消除患者的不良情绪。对于入睡困难的患者，术前晚必要时给予镇静药。

3.术前训练　术前一日训练患者床上排便、排尿，以避免患者术后床上排便、排尿困难。

4.皮肤护理　协助患者清洁皮肤，遵医嘱给予备皮。

5.饮食护理　指导患者合理进食，指导患者术前适时禁食、禁水。

6.建立静脉通道　常规左侧肢体留置套管针，避免术侧留置。

7.手术当天指导　患者更换清洁衣物，取下饰品及活动义齿，排空膀胱；遵医嘱术前用药；护理人员准备患者病历，核对患者相关信息，将患者送到DSA导管室并与手术护理人员交接。

（三）术后护理

1.手术交接　与手术护理人员交接患者信息，患者姓名、住院号、病历、麻醉方式、手术名称、手术部位、术中情况、术后注意事项，并保持静脉通路通畅。

2.休息与活动　穿刺点压迫，穿刺侧下肢伸直制动6～12小时，并压迫穿刺点，根据穿刺动脉或静脉，压迫的时间不同。制动期间指导患者床上活动，避免下肢静脉血栓形成。制动解除后，患者下床活动时应嘱其床边取坐位休息无不适后再站立行走。

3. 饮食指导　患者术后嘱其进食温凉饮食，清淡、易消化食物，保持大便通畅，避免大便时用力。避免进食牛奶、豆浆、甜食、油腻等食物，以免腹胀。

4. 病情观察　术后遵医嘱床边心电图检查、使用心电监护，监测心率、心律、血压变化；监测患者的体温变化情况。观察患者术区的敷料情况，有无渗血、皮下有无皮下血肿等情况。观察术侧肢体的皮肤温度、色泽，双足背动脉搏动情况，以及患者有无感觉肢体麻木、疼痛情况。

5. 用药护理　遵医嘱用药，并告知药物的相关作用及可能的不良反应。

6. 并发症观察

（1）封堵器脱落：封堵器如脱落一般落在右心房，会导致出现右心功能不全的症状。观察患者有无胸闷、气促、胸痛等症状，若出现，及时汇报医师并配合处理。

（2）血栓栓塞：左心房封堵器表面形成血栓，可引起全身的血栓栓塞，如外周动脉栓塞等，密切观察患者是否有呼吸困难等症状，一旦发生应立即汇报医师。

（3）穿刺部位血肿和股动静脉瘘：一旦发现穿刺周围有包块及疼痛等症状应立即汇报医师，并协助医师处理。

7. 健康教育　术后3个月内避免剧烈运动，3个月后恢复正常运动。术后服用阿司匹林300mg/d，服用6个月。注意保暖，避免感冒，保持术区清洁干燥，防止感染。饮食宜清淡、易消化，保持大便通畅。

二、室间隔缺损

先天性室间隔缺损是由于胚胎期室间隔发育不良造成左、右心室间的异常交通，并在心室水平出现左向右分流的先天性心脏畸形。在先天性心脏病中发病率最高，约占25%。

（一）适应证

1. 年龄≥2岁，特殊情况下，年龄可放宽至几个月。

2. 膜周部室间隔缺损，缺损上缘距主动脉瓣及三尖瓣距离＞2mm，嵴内型室间隔缺损，残缘距肺动脉瓣距离＞3mm；肌部室间隔缺损，残缘距心尖距离＞5mm。

3. 肌部室间隔缺损。

4. 外科手术后残余分流。

5. 外伤性或急性心肌梗死后室间隔穿孔。

（二）术前护理

1. 完善化验检查　护理人员应先了解患者病情，遵医嘱完善必要的术前检验检查，如三大常规、出凝血时间、生化电解质、感染筛查，心电图、超声心动图等。

2. 心理护理　向患者及其家属介绍手术医师及麻醉方式、手术方式、术前注意事项，以消除患者的焦虑不安等不良情绪，避免使用医学术语。术前晚如患者入睡困难可以给予镇静药。

3. 饮食指导　嘱进食清淡、易消化饮食，并遵医嘱指导患者禁饮食时间。

4. 皮肤准备　嘱患者清洁皮肤，并遵医嘱给予相应区域备皮。评估患者皮肤的完整性。

5.建立静脉通路 患者左手常规留置套管针，避免术侧穿刺。

6.手术当天准备 术晨嘱患者更换清洁衣物，去除金属饰品，并取下活动性义齿，排空膀胱，遵医嘱用药。送患者至介入室并与手术护理人员交接患者及病历。

（三）术后护理

1.交接 与介入室的护理人员交接患者信息，患者姓名、住院号、病历、手术名称、麻醉方式、术中情况、手术部位、术区敷料、静脉通道情况。

2.生命体征测量 术后给予常规测量血压、床边心电图检查，并遵医嘱心电监护，监测心率、心律、血压变化情况。

3.休息与活动 术后穿刺侧肢体常规伸直制动6～12小时，并压迫穿刺点，静脉与动脉的穿刺点压迫时间不同。术侧肢体制动卧床期间，指导患者床上运动，防止下肢静脉血栓的形成。患者下床活动时，嘱患者无头晕等不适情况方可行走，避免因体位改变的直立性低血压引起患者不适。

4.病情观察 观察患者生命体征的变化、心律的变化；观察穿刺点有无渗血，术侧肢体足背动脉搏动情况，肢端皮肤温度、颜色等情况。

5.饮食指导 嘱患者进食清淡、营养丰富、易消化食物，避免干硬食物，保持大便通畅。卧床期间，避免进食豆浆、牛奶等产气食物。

6.用药护理 遵医嘱用药并观察不良反应，告知患者药物的相关作用。

7.术后并发症护理

（1）心律失常：术后早期易发生房室传导阻滞或束支传导阻滞，术后应严密观察患者的心律、心率的变化，若有不适症状，及时通知医师，对心率缓慢的患者做好放置临时起搏器的准备。

（2）封堵器脱落：密切观察患者生命体征的变化，若有异常及时通知医师，并做好相关准备。

（3）急性主动脉关闭不全：观察患者有无心前区不适及头部动脉搏动感，并观察患者血压的变化，有异常及时通知医师并协助处理。

（4）急性心肌梗死：术后密切观察，观察有无胸痛、腹痛等症状并及时检查心电图，若发现异常应及时汇报医师并协助处理。

（潘雅琦 刘媛媛）

第十五章

心血管系统常用药物

第一节 抗高血压药物

目前常用的抗高血压药物主要有6大类：利尿药、β受体阻滞药、钙拮抗药、血管紧张素转化酶抑制药（ACEI）、血管紧张素Ⅱ受体抑制药（ARB）、其他经典抗高血压药。

一、利尿药

根据作用部位和利尿效能不同可分为三类。

1.强效利尿药 袢利尿药，主要作用于髓袢升支粗段髓质部和皮质部，利尿作用强大。代表药物有呋塞米、托拉塞米、布美他尼等。

2.中效利尿药 噻嗪类利尿药，主要作用于远曲小管，又可分为噻嗪型和噻嗪样利尿药。噻嗪型药物包括氢氯噻嗪和苄氟噻嗪等。噻嗪样利尿药的化学结构不同于噻嗪类，包括氯噻酮、吲达帕胺和美托拉宗等，该药还作用于近曲小管。

3.低效利尿药 保钾利尿药，主要作用于远曲小管和集合管，包括氨苯蝶啶和阿米洛利，其作用不依赖醛固酮，利尿作用弱；螺内酯和依普利酮可与醛固酮受体结合，竞争性拮抗醛固酮的排钠保钾作用，称为醛固酮受体拮抗药。

（一）强效利尿药

呋塞米

【药理作用】

呋塞米的利尿作用迅速、强大而短暂。主要抑制分布在髓袢升支管腔膜侧的$Na^+-K^+-2Cl^-$共转运子，因而抑制NaCl的重吸收，降低肾的稀释和浓缩功能，排出大量近于等渗的尿液。扩张肾血管，降低肾血管阻力，使肾血流量尤其是肾皮质深部血流量增加，促进利尿。

【药动学】

呋塞米口服吸收迅速，生物利用度约为60%，食物影响其吸收。口服30分钟至1小时时出现利尿作用，2小时作用达到峰值，维持6～8小时，静脉注射后5分钟出现作用，30分钟作用达到高峰，维持2～3小时。血浆蛋白结合率约95%，大部分药物经近曲小管排至尿中，约12%经胆汁排泄，反复应用不易在体内蓄积，此药可通过胎盘，进入胎儿体内。

【常用剂型】

呋塞米片剂20mg，注射剂20mg/2ml，成人口服为每天1～2次，每次20～40mg，长期用药则利尿作用减弱，采用间歇停药2～4日，加用氢氯噻嗪，可增加利尿作用；静脉注射用量为成人每次20～40mg，必要时每天可给予120mg，静脉滴注每次200mg，总量每天不超过1g。

【适应证】

呋塞米主要用于各种水肿、高血压急症和急性左心衰竭、急性肺水肿、脑水肿、急慢性肾衰竭的治疗。

【不良反应及注意事项】

（1）水与电解质紊乱：长期服用可引起低血钾、低血钠、低氯碱血症，而引起恶心、呕吐、腹痛、腹泻、口渴、乏力、视物模糊、直立性低血压、肌肉酸痛、心律失常等。

（2）耳鸣、听力障碍：多见于大剂量静脉注射时；不宜与氨基糖苷类抗生素合用。

（3）偶见皮疹、瘙痒、白细胞减少、血小板减少。

（4）长期应用宜补充钾盐，孕妇禁用；严重肝肾功能不全、糖尿病、急性心肌梗死、室性心律失常、痛风患者及小儿慎用。

（5）呋塞米注射液因碱性强，不宜与酸性药物混合，静脉注射时宜用生理盐水稀释。

（6）呋塞米与抗高血压药合用时，后者应减量约50%，避免发生直立性低血压。

（二）中效利尿药

氢氯噻嗪

【药理作用】

抑制肾小管袢部上升支皮质部和远曲小管近端对 Na^+ 和 Cl^- 的重吸收，增加 Na^+、Cl^- 和水的排出。由于使远曲小管的钠负荷增高，增加远端小管和集合管的 Na^+-K^+ 交换，故也排泄 K^+；而且血容量的减少促进了醛固酮的分泌、钾的排泄。噻嗪类利尿药利尿作用中等，对尿液的浓缩过程没有影响。

【药动学】

氢氯噻嗪口服吸收60%～80%，口服后2小时起效，3～6小时达高峰，维持6～12小时，停药后仍可维持1周，降压作用缓慢而持久，大部分以原型经肾排出，半衰期2～15小时，平均为9小时。

【常用剂型】

氢氯噻嗪片剂10mg或25mg，口服为每天1～2次，每次25～50mg，应从小剂量开始应用，必要时缓慢增加。

【适应证】

氢氯噻嗪应用最广，单用或与其他抗高血压药如β受体阻滞药、钙离子拮抗药、血管紧张素转化酶抑制药等联合应用治疗各期高血压。黑色人种、肥胖、老年高血压患者对氢氯噻嗪的降压反应较好。

【不良反应及注意事项】

（1）电解质紊乱：可引起低血钾、低血镁及低氯碱血症、高尿酸及高钙血症等。长期服用应注意补钾。

（2）代谢性变化：与剂量有关，大剂量时可导致高血糖、高脂血症，还可致肾素及醛固酮的过度分泌。

（3）过敏反应：可致皮疹、发热、血小板减少性紫癜、中性粒细胞缺乏等。

（4）肝肾功能减退者、痛风、糖尿病患者慎用。

（5）现在推荐小剂量，如氢氯噻嗪每天剂量不超过25mg，以减少不良反应的发生；停用时应逐渐减量，避免引起Na^+、Cl^-及水的潴留。

（三）低效利尿药

保钾利尿药

【药理作用】

（1）氨苯蝶啶：直接抑制远曲小管和集合管的Na^+-K^+交换，发挥轻度的排Na^+保K^+的利尿作用。

（2）螺内酯：能竞争醛固酮受体，作用于远曲小管和集合管，阻断Na^+-K^+和Na^+-H^+交换，在排钠利尿的同时，使K^+的排泄减少。

【常用剂型】

保钾利尿药螺内酯片剂或胶囊剂20mg，每天3次，每次20～40mg；氨苯蝶啶片剂50mg，餐后每天3次，每次50～100mg。

【适应证】

螺内酯用于醛固酮增高的顽固性水肿、高血压、原发性醛固酮增多症及低钾血症的预防。氨苯蝶啶用于慢性顽固性水肿和痛风。

【不良反应及注意事项】

（1）不良反应少，偶有头痛、嗜睡、皮疹、多毛或消化道反应。

（2）肾功能不全和高血钾患者禁用。

（3）单用利尿作用弱，常与噻嗪类和呋塞米合用，可增强利尿作用并防止噻嗪类和呋塞米所致的低血钾和保钾利尿药所致的高血钾。

（4）螺内酯可增强抗高血压药的作用，与抗高血压药合用时，后者应减量50%以上，但不宜与血管紧张素转化酶抑制药、血管紧张素Ⅱ受体拮抗药合用。

（5）氨苯蝶啶可使血糖升高，与降血糖药合用时，后者剂量应适当加大。

二、β肾上腺素受体阻滞药

β肾上腺素受体阻滞药能够拮抗去甲肾上腺素能神经递质，减少交感神经纤维的神经传导，减少心排血量，使外周阻力降低，血压下降。

1.阻断β受体　阻断心脏$β_1$受体，使心肌收缩力减弱、心率减慢、心排血量减少，心肌耗氧量下降；阻断血管$β_2$受体，使外周血管阻力增加；阻断支气管平滑肌$β_2$受体，诱发或加重支气管哮喘发作。

2.内在拟交感活性　有些β受体阻滞药除阻断β受体外，尚对β受体有部分激动作用。

3.膜稳定作用　可降低细胞膜对离子的通透性，在常用剂量情况下，膜稳定作用与治疗效果的关系不大。

4.根据对受体的选择性，药物可分为：

（1）β_1、β_2受体阻滞药，如普萘洛尔。

（2）选择性β_1受体阻滞药，如阿替洛尔、美托洛尔、比索洛尔等。

（3）兼有α受体阻断作用的β受体阻断药，如拉贝洛尔。

（一）普萘洛尔

【药动学】

口服吸收完全，1小时血药浓度达高峰，半衰期为2.5～4.5小时。易通过血-脑屏障和胎盘，主要经肝代谢。因血浆中药物峰浓度相差可达20倍，用药方案应个体化，从小剂量开始，逐渐加大剂量。

【常用剂型】

片剂10mg，口服10～30mg/次，每天3次，从小剂量开始逐渐增加，最多可达每天80～100mg；注射剂5mg，静脉滴注为每次2.5～5mg，加入5%葡萄糖液100ml中稀释缓慢静脉滴注。

【适应证】

普萘洛尔用于各期高血压的治疗，可作为首选药单独应用，也可与其他抗高血压药联合应用，对肾素活性偏高者及心排血量偏高者疗效较好，对高血压伴有心绞痛、焦虑症、偏头痛等较为合适。

【不良反应及注意事项】

（1）乏力、恶心、呕吐、腹胀、皮疹、晕厥；可诱发心力衰竭和支气管痉挛。

（2）心功能不全、窦性心动过缓、严重房室传导阻滞、支气管哮喘、阻塞性肺气肿禁用。

（3）心肌梗死、低血压、肝功能不全者慎用。

（4）用量应从小剂量开始，根据反应调节用量。

（5）长期用药者应避免突然停药。

（二）美托洛尔

【药动学】

美托洛尔口服吸收好，服后1.5小时血药浓度达峰值，生物利用度为50%，体内分布广泛，可通过血-脑屏障和胎盘，主要经肝代谢，大部分以代谢产物及小量药物原型随尿排出。

【常用剂型】

片剂5mg、50mg、100mg；口服25～50mg/次，每天2～3次，最大剂量每天不宜超过300mg；注射剂50mg/5ml，开始时每次5mg，以每分钟1mg速度静脉推注，一般总量为10～15mg。

【适应证】

用于高血压、心绞痛、心律失常、甲状腺功能亢进等。静脉注射对室上性心律失常有效。也可用于心肌梗死的二级预防。

【不良反应及注意事项】

参见普萘洛尔。

（三）拉贝洛尔

【药动学】

拉贝洛尔胃肠道吸收好，首关消除显著，生物利用度为20% ~ 40%。个体间的生物利用度差异较大。口服后1 ~ 2小时血药浓度达峰值。主要由肝代谢，代谢物及少量药物原型经肾排泄。

【常用剂型】

片剂100mg、每次200mg；开始100mg/次，每天2 ~ 3次，如疗效不佳可增至每200mg，每天3 ~ 4次；中度高血压每天可增至1.2 ~ 2.4g，分3 ~ 4次口服。注射剂50 mg/5ml，每次静脉推注0.1 ~ 0.2g。

【适应证】

用于高血压、心绞痛的治疗。静脉注射可治疗嗜铬细胞瘤，手术时控制血压和心律失常。

【不良反应及注意事项】

参见普萘洛尔。

三、钙拮抗药

钙拮抗药从化学结构上可分为二氢吡啶类和非二氢吡啶类药物。前者作用于血管平滑肌上的L型钙通道，对血管平滑肌具有选择性，较少影响心肌，抗高血压药常用的有硝苯地平、尼群地平和尼卡地平等；非二氢吡啶类包括维拉帕米等，对心脏和血管都有作用。

（一）硝苯地平

【药理作用】

为二氢吡啶类钙通道阻断药，通过抑制Ca^{2+}从细胞外进入细胞内，使细胞内Ca^{2+}浓度降低而引起心血管功能的改变。对于血管，主要舒张小动脉平滑肌，总外周血管阻力下降而降低血压，对静脉平滑肌几乎无作用；由于周围血管扩张，可引起交感神经活性反射性增强而引起心率加快。

【药动学】

口服吸收良好，10分钟起效，1 ~ 2小时作用达到高峰，持续6 ~ 7小时，舌下含化10分钟起效。20分钟作用达到高峰。

【常用剂型】

片剂10mg，口服10 ~ 20mg/次，每天3次；缓释片10mg、20mg、30mg，口服10 ~ 30mg/次，每天1次。目前推荐使用缓释片，以减轻迅速降压造成的反射性交感活性增加。

【适应证】

用于各类型高血压的治疗，也可以用于治疗肺动脉高压，用于预防、治疗冠心病、心绞痛。

【不良反应及注意事项】

头痛、面部潮红、心悸、下肢及踝部水肿、眩晕、胃肠不适等。用药过程中注意血压变化。急性心肌梗死、心力衰竭者慎用。

（二）维拉帕米

【药理作用】

抑制心肌细胞和血管平滑肌细胞 Ca^{2+} 内流，减弱心肌收缩力和扩张周围血管及冠状动脉。

【药动学】

口服因肝脏首关代谢效应，生物利用度仅为10%～20%，静脉注射1～2分钟显效，10分钟达最大效应作用，持续15分钟。

【常用剂型】

片剂40mg，口服40～80mg/次，每天3次；缓释片240mg，240mg/次，每天一次；注射剂5mg，静脉注射5mg/次，隔15分钟可重复1～2次，如无效停用。

【适应证】

用于轻、中度高血压，尤其是高血压伴有快速性心律失常者。还用于肥厚性心肌病的治疗。该药物可以单独使用，也可与其他药物联合应用。

【不良反应及注意事项】

恶心、呕吐、便秘、头痛、头晕，静脉注射过量或过快可致心动过缓、血压下降、房室传导阻滞。禁用于窦房结疾病、心动过缓、房室传导阻滞、低血压、心力衰竭者。禁与β受体阻滞药合用。

（三）地尔硫䓬

【药理作用】

对血管及心脏的选择比为3∶1，选择性与维拉帕米相同。

【药动学】

口服吸收快、完全，30分钟血药浓度达高峰，生物利用度为40%～65%，半衰期3～4小时，70%～80%与血浆蛋白结合，在肝灭活后由粪便排出。

【常用剂型】

片剂30mg，30mg/次，每天3次；缓释胶囊90mg，90mg/次，每天1～2次。

【适应证】

用于冠心病、心绞痛、高血压、肺动脉高压、快速性心律失常。

【不良反应及注意事项】

头痛、疲劳、胃肠不适、踝部水肿、心动过缓、传导阻滞、血压降低等。禁用于病态窦房结综合征、房室传导阻滞、心力衰竭。注意缓释胶囊不要掰开口服或咀嚼。

四、血管紧张素转化酶抑制药

【药理作用】

血管紧张素转化酶抑制药（ACEI）降压作用通过抑制血管紧张素转化酶活性，使血管紧张素Ⅱ的生成减少，扩张血管；同时减少醛固酮的分泌，增加钠、水的排泄；

减少缓激肽的降解，使缓激肽增多；促进前列腺素的合成，增加扩血管效应；该药在降压的同时，不伴反射性心率加快，可逆转高血压引起的左心室肥大和改善急性心肌梗死时的心室重构，还能改善心力衰竭患者的心脏功能。临床常见药物有卡托普利、依那普利、贝那普利、福辛普利、喹那普利、培哚普利和西拉普利等。

【药动学】

卡托普利口服吸收快，15分钟生效，生物利用度为75%，食物能影响其吸收，因此宜在餐前1小时口服，给药后7小时血药浓度达峰值；依那普利与卡托普利降压机制相似，但抑制血管紧张素转化酶的作用较其强10倍，作用出现较缓慢，不受食物影响，口服后4~6小时作用达高峰，作用维持时间长，可达24小时以上。

【常用剂型】

卡托普利：片剂12.5mg，25mg。饭前1小时口服，每次25~50mg，每天2~3次，可根据病情调节，最大剂量不超过每天150mg；依那普利5~10mg/片，每次给药1次，首次剂量为5mg，可根据病情递增至10~20mg。

【适应证】

ACEI目前为抗高血压治疗一线药物之一，明显改善患者的生活质量且无耐受性。用于各型高血压，尤其是其他降压药无效的重度高血压。与噻嗪类利尿药合用可加强降压效果；也用于充血性心力衰竭、急性心肌梗死的治疗；连续用药疗效不会下降，停药不出现反跳现象。

【不良反应及注意事项】

（1）常见有皮疹、瘙痒、咳嗽、味觉障碍，个别有白细胞减少、蛋白尿。

（2）肾功能不全者注意检查血钾和血肌酐，过敏体质者禁用。

（3）严重肾功能减退、自身免疫性疾病患者及孕妇慎用。

（4）可增高血钾，故不宜与保钾利尿药合用，而与排钾利尿药合用可起协同作用，减少不良反应。

五、血管紧张素Ⅱ受体抑制药（ARB）

【药理作用】

选择性竞争性拮抗血管紧张素Ⅱ，阻断血管紧张素Ⅱ的血管收缩及分泌醛固酮效应，降低血管外周阻力，发挥降压作用，同时对肾功能起保护作用。该类药物口服后，完全由消化道吸收。

【药动学】

口服吸收迅速，服后1小时达血浓度高峰，半衰期2小时，生物利用度为33%。

【常用剂型】

常用的有氯沙坦、缬沙坦、厄贝沙坦和替米沙坦等。其中坎地沙坦作用最强大，应用剂量最小、维持时间最长、谷峰比值高，目前药效最优。坎地沙坦片剂50mg，口服每次50~150mg，每天1次，维持量每天50mg。

【适应证】

用于治疗各类型高血压、心力衰竭等。

【不良反应及注意事项】

该类药物没有转化酶抑制药的血管神经性水肿、咳嗽等不良反应。少数患者用药后可出现头痛、头晕、疲乏等。血容量不足、肾动脉狭窄、严重肾功能不全等慎用，妊娠期和哺乳期妇女禁用，应注意避免与补钾或保钾利尿药合用。

六、其他经典抗高血压药物

其他经典抗高血压药物包括中枢降压药（可乐定、甲基多巴等）、血管平滑肌扩张药（硝普钠）、神经节阻断药（樟磺咪芬、美卡拉明等）、α_1受体阻断药（哌唑嗪、特拉唑嗪）、去甲肾上腺能神经末梢阻滞药（利血平、胍乙啶）、钾通道开放药（米诺地尔、吡那地尔及尼可地尔等）等，这里主要介绍哌唑嗪和硝普钠。

（一）哌唑嗪

【药理作用】

选择性阻滞突触后膜α_1受体，使血管扩张、回心血量减少，外周血管阻力降低，血压下降，减轻心脏负荷，改善心功能。

【药动学】

口服吸收好，在肝中代谢，经胆汁排出。生物利用度为57%，服后30分钟生效，1～2小时血药浓度达高峰，半衰期为2～4小时，作用维持6～10小时。

【常用剂型】

哌唑嗪，片剂0.5mg、1mg、2mg、5mg，口服每次0.5mg，每天3次，首剂宜在睡前服用。

【适应证】

用于轻、中度原发性高血压和肾性高血压，也可用于心力衰竭的治疗。

【不良反应及注意事项】

（1）眩晕、疲乏、头痛，偶有口干、皮疹、关节炎、心悸。

（2）首次给药可有直立性低血压，故首剂应为0.5mg，睡前服用。

（3）严重心脏病、精神病患者慎用，孕妇、小儿及过敏者禁用。

（二）硝普钠

【药理作用】

硝普钠直接松弛小动脉和小静脉平滑肌，在血管平滑肌内代谢产生一氧化氮，一氧化氮具有强大的舒张血管平滑肌的作用。该药是一种速效和短时作用的扩张动脉和静脉药，属于非选择性血管扩张药，一般不降低冠状动脉血流、肾血流及肾小球滤过率。小动脉、小静脉扩张可降低心脏前后负荷，这些作用结果，也必然改善心肌能量代谢，恢复心脏功能。

【药动学】

硝普钠静脉滴注后5分钟起效，停药后药理作用维持2～15分钟，静脉滴注起效快，口服不吸收。连续使用或大剂量使用后，可导致甲状腺功能减退，特别是用于肝肾功能损害的患者，可引起硫氰化物浓度或血浆氰化物升高而中毒。

【常用剂型】

粉针剂50mg/支，静脉滴注25～50mg入5%葡萄糖溶液中缓慢静脉滴注，根据血压调整药量，每分钟滴速不超过3μg/kg。

【适应证】

用于高血压危象、高血压脑病、急性心肌梗死所致的心源性休克、急性左心衰竭、肺水肿等。

【不良反应及注意事项】

可有恶心、呕吐、精神不安、头痛等。因长期或大量输注可致血中硫氰化物蓄积，注射液应现用现配，配制时间超过4小时的溶液不宜使用。保存或使用均应避光。连续使用过程中应监测血中硫氰化物浓度。

（王　珺　冯培青）

第二节　抗心肌缺血药物

目前临床上常用的抗心肌缺血药物主要有硝酸酯类、β受体阻滞药、钙拮抗药等。

一、硝酸酯类

本类药物以硝酸甘油最为常用，另外还有硝酸异山梨酯、单硝酸异山梨酯等。

【药理作用】

硝酸甘油的基本作用是松弛平滑肌，改善体循环和冠状动脉循环；硝酸异山梨酯、单硝酸异山梨酯属于长效硝酸酯类，药理作用同硝酸甘油，较硝酸甘油弱，但较持久。

1.降低心肌耗氧量

（1）扩张静脉血管，降低心脏前负荷：主要舒张较大的静脉，增加静脉容量，减少回心血量，使心室舒张末压力及容量降低，从而降低心肌耗氧。

（2）舒张动脉血管，降低心脏后负荷：主要舒张较大的动脉，降低左心室的射血阻抗，使室壁肌张力下降，从而降低心肌耗氧量。

2.可直接扩张冠状动脉，增加缺血区的血流量，改善心肌供血。

3.抑制血小板聚集，有利于冠心病的治疗。

【药动学】

1.硝酸甘油舌下含化易经口腔黏膜吸收，且可避免口服首关效应的影响。含服后1分钟起效，持续10～45分钟；也可口腔喷雾、经皮、颊黏膜、静脉及冠状动脉内给药。

2.硝酸异山梨酯舌下含服2～5分钟起效，口服后30分钟显效，生物利用度为20%～30%，半衰期仅30分钟，常有峰形作用（浓度很快升高后又很快下降，头痛），持续2～4小时；静脉给药数分钟即起效，输注停止后作用很快消失。

3.单硝酸异山梨酯口服几乎无肝首关效应，生物利用度近100%，口服后15分钟起效，维持6～8小时。

【常用剂型】

硝酸酯类药物可分为快速起效制剂和中、长效制剂，可依照不同的临床需要选用不同的制剂和给药途径。

1.快速起效的制剂

（1）舌下制剂：硝酸甘油片剂0.3mg/片、0.5mg/片、0.6mg/片，舌下含服每次

0.3 ～ 0.5mg，特点是起效快，作用时间短，没有肝的首关代谢，主要用于缓解心绞痛发作及减轻左心衰竭、肺水肿症状，如硝酸甘油片、异山梨酯片等。

（2）静脉给药制剂：特点是起效快，作用恒定，易于调节剂量，没有肝的首关代谢。可用于不稳定型心绞痛、急性心肌梗死、急性心力衰竭及肺水肿等疾病的治疗，如欣康注射液、异舒吉（硝酸异山梨酯注射液）等。

2.中、长效制剂　主要应用于预防心绞痛的发作及冠心病的长期治疗。

硝酸异山梨酯又名消心痛，其作用机制与硝酸甘油相似，但作用较弱，起效较慢，作用维持时间较长，本品经肝代谢生成的2-单硝酸异山梨酯和5-单硝酸异山梨酯，半衰期长，口服没有肝的首关消除作用，生物利用度可达100%。有3种剂型：普通、缓释和控释剂型。普通制剂每天2次服药，缓释剂型每天1次服药，是较理想的口服药，如长效异乐定缓释胶囊、欣康片等。异乐定控释胶囊50mg/粒，每次50mg，每天1次；依姆多片剂20mg/片，口服每天2 ～ 3次，每次10 ～ 20mg。

【适应证】

1.硝酸甘油　能迅速缓解各类心绞痛的发作及治疗急性心肌梗死、心力衰竭、急性呼吸衰竭和肺动脉高压。心绞痛在发作前，如胸前区出现压迫、紧张、烧灼感、情绪激动等，应立即舌下含服硝酸甘油片防止发作；急性心肌梗死者多静脉给药。

2.硝酸异山梨酯和单硝酸异山梨酯　主要口服用于心绞痛的预防和心肌梗死后心力衰竭的长期治疗。

【不良反应及注意事项】

常见的不良反应多为扩张血管所引起，如面颊部皮肤发红、反射性心率加快、搏动性头痛等，有时亦可引起直立性低血压及晕厥。使用过程中应监测血压变化，连续用药2 ～ 3周可出现耐药性，停药1 ～ 2周消失；青光眼患者禁用。

硝酸甘油与降血压药、血管扩张药合用，可增强降压作用。与拟交感胺类合用，可减弱其抗心绞痛作用。

二、β受体阻滞药、钙拮抗药

详见第十五章第一节"抗高血压药物"的相关内容。

（崔　岩　刘　松）

第三节　抗心律失常药物

心律失常可分为快速性心律失常和缓慢性心律失常。抗心律失常药物主要作用于快速性心律失常，目的是终止快速性心律失常的发作及预防其再次发作。对缓慢性心律失常引起临床症状或引起血流动力学障碍时，常需要安装起搏器治疗，然而在多数情况下药物仍是首选的重要手段，常用异丙肾上腺素或阿托品治疗，而因其有血管活性作用，本章第六节另述，本节主要介绍快速性心律失常的治疗药物。

根据药物的主要作用通道和电生理特点，可分为四大类：Ⅰ类钠通道阻滞药、Ⅱ类β受体阻滞药、Ⅲ类延长动作电位时程药（钾通道阻滞药）、Ⅳ类钙通道阻滞药。另有其他类，如腺苷。

一、Ⅰ类抗心律失常药物

Ⅰ类为钠通道阻滞药，分为ⅠA、ⅠB、ⅠC三类。

（一）奎尼丁（ⅠA类）

【药理作用】

直接作用于心肌，中等阻滞钠通道，减慢Na^+内流，明显延长复极过程，且不同程度地阻滞K^+、Ca^{2+}的通透性。对室上性心律失常的疗效较好。

【药动学】

口服30分钟作用开始，1～3小时达最大作用，主要经肝代谢，由肾排泄。

【常用剂型】

片剂：0.2g。成人常用量：每日3～4次，一次0.2～0.3g。成人需先试服0.2g，观察2小时有无特异质及过敏反应。用于转复心房颤动或心房扑动，第1日0.2g，每2小时1次，连续5次；如无不良反应，第2日增至每次0.3g，第3日增至每次0.4g，每2小时1次，连续5次。每日总量不宜超过2.4g。恢复窦性心律后改为维持量，每日3～4次，一次0.2～0.3g。成人处方极量：每日3g（一般每日不宜超过2.4g），应分次给予。

【适应证】

奎尼丁为广谱抗心律失常药，主要适用于心房颤动或心房扑动，还适用于经电转复后的维持治疗及室性期前收缩的治疗。虽对房性期前收缩、阵发性室上性心动过速、预激综合征伴室上性心律失常、室性期前收缩、室性心动过速有效，并有转复心房颤动或心房扑动的作用，但由于不良反应较多，目前已少用。

【不良反应及注意事项】

本药治疗指数低，30%～40%的患者会发生不良反应。①心血管系统：该药有促心律失常作用，较多见于原有心脏病患者，也可发生室性期前收缩、室性心动过速及室颤。②胃肠道系统：最常见，包括腹泻、恶心、呕吐、痛性痉挛、食欲缺乏等。③金鸡纳反应：由于血浆奎尼丁水平过高可产生耳鸣、胃肠道障碍、心悸、惊厥、头痛及面红等，一般与剂量有关。④血液系统：可能会出现血小板减少、急性溶血性贫血、粒细胞减少、白细胞分类左移、中性粒细胞减少。每次给药前监测血压和Q-T间期。

禁用慎用：①对该药过敏者或曾应用该药引起血小板减少性紫癜者禁用。②没有起搏器保护的二度或三度房室传导阻滞、病态窦房结综合征患者禁用。

（二）利多卡因（ⅠB类）

【药理作用】

窄谱，仅对快速性室性心律失常有效，特别适用于急性心肌梗死及手术后患者。抑制Na^+内流，促进K^+外流，降低自律性，缩短动作电位时程和相对延长有效不应期，降低心室肌兴奋性，防止折返激动的发生。

【药动学】

静脉注射后45～90秒起效，作用时间维持10～20分钟，经肝代谢，由肾排泄。

【常用剂型】

针剂：400mg/20ml，静脉注射首次负荷剂量50～100mg，稀释后2～3分钟注完，可重复使用，维持量为1～4mg/min速度静脉滴注，1小时内最大用量300mg。

【适应证】

主要用于治疗快速性室性心律失常，尤其适用于开胸手术、强心苷中毒及急性心肌梗死患者。

【不良反应及注意事项】

多数与剂量及长时间应用有关。主要表现为中枢神经系统症状，在肝功能不良者静脉滴注过快可出现嗜睡、头痛、视物模糊、感觉异常、肌肉抽搐、癫痫状态、呼吸停止等。剂量过大时可引起血压降低、迟脉、窦性停搏。二、三度房室传导阻滞者禁用此药。

（三）普罗帕酮（心律平，ⅠC类）

【药理作用】

主要作用于快钠离子通道，抑制快Na^+内向电流，减慢心肌传导，延长动作电位时程和有效不应期。

【药动学】

静脉注射5分钟左右开始起效，可持续3～4小时，口服后2～3小时达血药浓度高峰，半衰期为3～4小时。血药浓度与剂量不成比例增高，透析不能排出。

【常用剂型】

片剂：50mg；针剂：70mg/20ml。口服治疗量，一日300～900mg，分4～6次服用。维持量一日300～600mg，分2～4次服用。静脉1.5～2mg/kg在10～20分钟静脉注射完，单次最大剂量不超过140mg。

【适应证】

多用于无器质性心脏病或心功能较好的患者，对室性、室上性心律失常有效，也用于心房颤动的终止和维持治疗。

【不良反应和注意事项】

不良反应较少，主要为口干、舌唇麻木，早期的不良反应还有头痛、头晕、心血管系统常见为室性心动过速、充血性心力衰竭加重，其后可出现胃肠道障碍如恶心、呕吐、味觉改变、便秘、胆汁淤积型黄疸等。有少数患者出现上述口干、头痛、眩晕、胃肠道不适等轻微反应，一般都在停药后或减量后症状消失。室内传导障碍加重，QRS波增宽，出现负性肌力作用，诱发或使原有心力衰竭加重。尚可引起粒细胞减少和红斑狼疮样症状。如出现窦房或房室传导高度阻滞时，可静脉注射乳酸钠、阿托品、异丙肾上腺素或间羟肾上腺素等解救。本药一般不与其他抗心律失常药物同用，避免发生心脏抑制。

二、Ⅱ类抗心律失常药

Ⅱ类抗心律失常药为β受体阻滞药，常用药物有美托洛尔、艾司洛尔、伊伐布雷定。

（一）美托洛尔（倍他乐克）

【药理作用】

阻滞β肾上腺素能受体，降低交感神经效应，减慢窦性心律，抑制自律性，也能减慢房室结传导。在器质性心脏病中，主要用于改善预后，可以减少病死率，减少猝死。对于非器质性心脏病的良性心律失常，有利于改善症状。

【药动学】

平片在服药后1～2小时达到最大的药物作用，快代谢型者的半衰期为3～4小时；慢代谢型者的半衰期可达7.55小时。在肝内代谢，经肾排泄。缓释片药物释放平稳，作用时间超过24小时。

【常用剂型】

普通片剂：25mg、50mg；缓释片47.5mg，95mg；针剂：5mg/支。起始剂量25mg bid，根据治疗反应或心律增减剂量，静脉注射一般以5mg稀释后缓慢静注（5分钟），必要时5分钟后重复。

【适应证】

用于治疗高血压、心绞痛、心肌梗死、肥厚型心肌病、主动脉夹层、心律失常、甲状腺功能亢进、心脏神经症等。

【不良反应及注意事项】

本药安全性耐受性较佳，常见的不良反应如下：①中枢神经系统：常见倦怠、眩晕、抑郁，其他有头痛、多梦、失眠等。偶见幻觉。②心血管系统：心率减慢、传导阻滞、血压降低、心力衰竭加重、外周血管痉挛导致的四肢冰冷或脉搏不能触及以上雷诺现象。③消化系统：上腹部不适、恶心、胃痛、便秘、腹泻等，但一般不严重，很少影响用药。④其他：皮肤瘙痒、气急、关节痛、腹膜后腔纤维变性、耳聋、眼痛等。慢性阻塞性肺疾病与支气管哮喘患者如需使用本品亦应谨慎，以小剂量为宜。

禁用慎用：①二度或三度房室传导阻滞、心源性休克、严重心动过缓（心率小于60次/分）、收缩期血压小于12kPa、心功能不全、病态窦房结综合征患者及孕妇禁用。②哮喘病、糖尿病及肝肾功能损害患者慎用。

（二）艾司洛尔（爱络）

【药理作用】

同美托洛尔。

【药动学】

超短效β1受体阻滞药，在体内代谢迅速，半衰期约2分钟，消除相半衰期约9分钟。经适当的负荷量，继以每分钟0.05～0.3mg/kg的剂量静脉滴注，5分钟内即可达到稳态血药浓度（如不用负荷量，则需30分钟达稳态血药浓度）。

【常用剂型】

针剂：0.2g/2ml；控制心房颤动、心房扑动时心室率：成人先静脉注射负荷量每分钟0.5mg/kg，约1分钟，随后静脉点滴维持量：自每分钟0.05mg/kg开始，4分钟后若疗效理想则继续维持，若疗效不佳可重复给予负荷量并将维持量以每分钟0.05mg/kg的幅度递增。

【适应证】

①用于心房颤动、心房扑动时控制心室率。②围术期高血压。③窦性心动过速。

【不良反应及注意事项】

大多数不良反应为轻度、一过性。常见的有：低血压、注射部位反应（包括炎症和不耐受）、恶心、眩晕、嗜睡、外周缺血、神志不清、头痛、易激惹、乏力、呕吐。少见与罕见的不良反应：抑郁、思维异常、焦虑、癫痫发作、味觉倒错、血栓性静脉炎等。

禁用慎用：①明显心动过缓（心率＜50次/分）、严重房室传导阻滞、心源性休克、心功能不全患者禁用。②哮喘、阻塞性支气管肺疾病患者慎用。高浓度给药（＞10mg/ml）会造成严重的静脉反应，包括血栓性静脉炎，故应尽量经大静脉给药。糖尿病患者应用时应小心，因该药可掩盖低血糖反应。用药期间需监测血压、心率、心功能变化。

三、Ⅲ类抗心律失常药物

此类药物基本为钾通道阻滞药，常用有胺碘酮和决奈达隆。

（一）胺碘酮（可达龙）

【药理作用】

降低窦房结、浦肯野纤维的自律性和传导性，明显延长动作电位时程和有效不应期，延长Q-T间期和QRS波。此外尚有非竞争性拮抗α、β肾上腺素能受体作用和扩张血管平滑肌作用，能扩张冠状动脉，增加冠脉血流，减少心肌耗氧。

【药动学】

口服吸收迟缓且不规则。半衰期为13～30天。口服后3～7小时血药浓度达峰值，4～5天作用开始，5～7天达最大作用，有时可在1～3周才出现，约1个月可达稳态血药浓度，停药后作用可持续8～10天，偶可持续45天。血液透析不能清除该药。

【常用剂型】

口服：成人常用量，治疗室上性心律失常，每日0.4～0.6g，分2～3次服，1～2周后根据需要逐渐改为每日0.2～0.4g维持，部分患者可减至0.2g，每周5天或更小剂量维持。片剂：0.2g；针剂：150mg/3ml。治疗严重室性心律失常，每日0.6～1.2g，分3次服，1～2周后根据需要逐渐改为每日0.2～0.4g维持。静脉滴注：负荷量按体重3mg/kg，然后以1～1.5mg/min维持，6小时后减至0.5～1mg/min，一日总量为1200mg。之后逐渐减量，静脉滴注胺碘酮最好不超过3～4天。

【适应证】

本药为广谱抗心律失常药，治疗心房扑动、心房颤动和室上性心动过速，尤其对于预激综合征效果更佳。

【不良反应及注意事项】

较其他抗心律失常药对心血管的不良反应要少。

（1）心血管系统：窦性心动过缓、窦性停搏或窦房阻滞、房室传导阻滞；偶有Q-T间期延长伴扭转性室性心动过速。静脉给药常出现低血压。

（2）甲状腺：少数患者会发生甲状腺功能亢进或者甲状腺功能减退。

（3）消化系统：便秘，少数人有恶心、呕吐、食欲缺乏等。

（4）眼部：服药3个月以上者在角膜中基底层下1/3有黄棕色色素沉着，与疗程及剂量有关，儿童发生较少。这种沉着物偶可影响视力，但无永久性损害，停药会可逐渐减轻。

（5）神经系统：不多见，与剂量及疗程有关，可出现震颤、共济失调、近端肌无力、锥体外体征，服药1年以上者可有周围神经病，经减药或停药后渐消退。

（6）皮肤：皮肤石板蓝样色素沉着，停药后经较长时间（1～2年）才渐退。其他过敏性皮疹，停药后消退较快。

（7）肝：肝炎或脂肪浸润，氨基转移酶增高，与疗程及剂量有关。

（8）呼吸系统：肺部不良反应多发生在长期大量服药者（一日0.8～1.2g）。主要产生过敏性肺炎、肺间质或肺泡纤维性肺炎，肺泡及间质有泡沫样巨噬细胞及Ⅱ型肺细胞增生，并有纤维化，小支气管腔闭塞。该药可增加华法林的抗凝作用，能使地高辛、奎尼丁等药物的血药浓度增加，加重其不良反应，与普罗帕酮、利多卡因等合用，可增加对心脏的不良反应。

（二）决奈达隆

【药理作用】

分子结构、作用机制与胺碘酮相似，均为钾离子通道阻滞药，但决奈达隆不含碘，亲脂性比胺碘酮弱，无甲状腺和肺的副作用。

【药动学】

半衰期较胺碘酮短。

【常用剂型】

片剂：400mg。一般400mg bid。

【适应证】

基本同胺碘酮。

【不良反应及注意事项】

2011年美国FDA警示，需注意其致肝损伤甚至肝衰竭的风险。未纳入医保。

四、Ⅳ类抗心律失常药物

Ⅳ类为钙通道阻滞药，主要药物是维拉帕米。

（一）维拉帕米（异搏定）

【药理作用】

阻断心肌慢钙通道。可减慢窦房结、房室结传导速度，降低窦房结、房室结自律性，延长浦肯野纤维的动作电位时程和有效不应期。对房室结折返性心动过速效果较好。此外，还有扩张冠状动脉和周围血管的作用。

【药动学】

口服30～45分钟血药浓度达峰，2小时后呈现作用，5小时作用最强。静脉注射后1～2分钟开始作用，10分钟达最大效应，作用持续15分钟。

【常用剂型】

片剂：40mg。注射剂：5mg/2ml。安全有效的剂量为每日不超过480mg。慢性心房颤动服用洋地黄治疗的患者，每日总量为240～320mg，分3次或4次口服。预防阵发性室上性心动过速（未服用洋地黄的患者）成人的每日总量为240～480mg，分1日3次或4次口服。注射开始用5mg静脉推注2～3分钟，如无效，10～30分钟再注射1次，静脉注射每日总量不超过50～100mg。

【适应证】

治疗室上性和房室折返性激动引起的心律失常效果好。

【不良反应及注意事项】

较常见的不良反应有便秘、眩晕、轻度、恶心、低血压、头痛、外周水肿、充血性心力衰竭、窦性心动过缓、一度、二度或三度房室传导阻滞、皮疹、乏力、心悸、转氨酶升高，伴或不伴碱性磷酸酶和胆红素的升高，这种升高有时是一过性的，甚至继续使用维拉帕米仍可消失。少见或罕见的不良反应有溢乳、牙龈增生、非梗阻性麻痹性肠梗阻等。速度不能过快，过快可引起血压降低、心动过缓及传导阻滞等不良反应。避免与β受体阻断药、胺碘酮、地高辛等药合用。

（二）地尔硫䓬（合贝爽、合心爽）

【药理作用】

阻断心肌慢钙通道。可减慢窦房结、房室结传导速度，降低窦房结、房室结自律性，延长浦肯野纤维的动作电位时程和有效不应期。此外还有扩张冠状动脉和周围血管的作用。

【药动学】

有较强的首过效应。单次口服本品30 ~ 120mg，30 ~ 60分钟后可在血浆中测出，2 ~ 3小时血药浓度达峰值，血浆清除半衰期3.5小时。

【常用剂型】

合贝爽粉针剂：10mg/支。10mg以5ml以上生理盐水稀释后约3分钟缓慢静脉推注。

【适应证】

静脉可用于终止室上性心动过速和控制心房颤动的心室率、减慢窦性心动过速。

【不良反应及注意事项】

较常见不良反应：水肿、头痛、恶心、眩晕、皮疹、无力等。其他少见与罕见的不良反应如下。

（1）心血管系统：房室传导阻滞、心动过缓、束支传导阻滞、充血性心力衰竭等。

（2）神经系统：多梦、遗忘、抑郁、失眠、感觉异常等。

（3）消化系统：厌食，便秘，腹泻，乳酸脱氢酶、谷草转氨酶、谷丙转氨酶轻度升高。

（4）皮肤：瘀点、光敏感、瘙痒、荨麻疹。

（5）其他：弱视、高血糖、高尿酸血症、耳鸣、骨关节痛、牙龈增生、紫癜、剥脱性皮炎等。该药有负性肌力作用，在心室功能受损的患者单用或与β受体阻滞药合用，应谨慎用药。注意监测心电图和血压。

五、其他抗心律失常药物（腺苷）

【药理作用】

一般用于室上速的急性发作的终止，对房室结、窦房结均有较强抑制作用。

【药动学】

半衰期极短，仅1.5 ~ 2秒。优势是起效快，无负性肌力作用。

【常用剂型】

针剂：6mg/2ml。交界性心动过速转复为窦性心律：成人首剂，快速一次静脉注射

3mg（2秒内）。二剂，如首剂不能在1～2分钟终止室上性心动过速，应快速一次静脉注射6mg。三剂，如二剂不能在1～2分钟终止室上性心动过速，应快速一次静脉注射12mg。不推荐再增加给药次数和剂量。

【适应证】

将交界性心动过速迅速转复为窦性心律，包括合并旁路的心动过速（预激综合征）。宽波形和窄波形心动过速的辅助诊断。

【不良反应及注意事项】

面部潮红，全身不适，气短，恶心，心动过缓，传导阻滞甚至心脏停搏等。一般仅持续几秒至1分钟，不需特殊处理。切忌稀释或加入液体中滴注，最好经中心静脉推注，速度要快。病态窦房结综合征和房室结功能不良者慎用。茶碱可拮抗其电生理特性。

（王　珺　姜松磊）

第四节　调血脂药物

血脂调节药物虽然种类很多，但目前尚无一种对各型高脂蛋白血症都有效的药物，且都有一定的不良反应。按其作用目前临床上常用调脂药物分为以下几类：羟甲基戊二酰辅酶A还原酶抑制剂（HMG-CoA还原酶抑制剂，他汀类）、苯氧芳酸及其衍生物（贝特类）、烟酸及其衍生物、胆固醇吸收抑制剂及中成药制剂。

一、HMG-CoA还原酶抑制剂，他汀类

他汀类是降低胆固醇最有效的降脂药物、兼降低三酰甘油。目前常用的他汀类药物是阿托伐他汀、瑞舒伐他汀、辛伐他汀、普伐他汀、氟伐他汀、洛伐他汀等。瑞舒伐他汀和阿托伐他汀是最有效的降低LDL-C的药物，其后按递减次序排列为辛伐他汀、洛伐他汀、普伐他汀和氟伐他汀。夜间内源性胆固醇合成增加，因此，他汀类药物主张晚上服用，但由于阿托伐他汀和瑞舒伐他汀半衰期长和更强的降LDL-C的作用使它们可以在一天中任何时间服用。

【药理作用】

主要通过竞争性抑制体内胆固醇合成过程中限速酶的活性，从而抑制胆固醇的合成，并通过增加肝脏表面的低密度脂蛋白（LDL）受体以增强LDL的摄取和分解代谢，而降低血浆胆固醇水平。目前研究显示，他汀类还具有稳定斑块、保护血管内皮细胞、抗炎症因子、预防新发心房颤动及肾脏保护作用等多效性。

【药动学】

给药后大多起效迅速，1～3小时达到血药浓度峰值，瑞舒伐他汀较慢，口服5小时后达峰值，被肝脏大量摄取，大多数他汀类药物的代谢与CYP450系统密切相关，可与多种其他药物如环孢素、华法林发生相互作用，除外普伐他汀、瑞舒伐他汀，大多以原形随粪便排出。

【常用剂型】

瑞舒伐他汀（可定）：片剂，10mg；起始剂量10mg qd，中国批准最大剂量20mg/d。

阿托伐他汀（立普妥、阿乐）：片剂，10mg、20mg；起始剂量10～20mg qd，最大剂量80mg/d。

氟伐他汀（来适可）：缓释，80mg；胶囊，40mg；起始剂量20～40mg qn，最大剂量80mg/d。

普伐他汀（美百乐镇、普拉固）：片剂，20mg、40mg；起始剂量10～20mg qn，最大剂量40mg/d。

辛伐他汀（舒降之）：片剂，20mg；起始剂量10～20mg qn，最大剂量80mg/d。

洛伐他汀（俊宁、洛特）：片剂，10mg、20mg；起始剂量10～20mg qn，最大剂量80mg/d。

【适应证】

经饮食控制和其他非药物治疗（如运动治疗、减轻体重）不能控制血脂异常的高胆固醇血症及以胆固醇升高为主的混合性高脂血症。

【不良反应及注意事项】

他汀类药物的不良反应不常见，头痛、肌肉痛和胃肠道症状（包括消化不良、胃肠胀气、便秘和腹痛）偶有发生。这些症状通常轻微，并随继续用药而消失，绝大多数患者都可以耐受。肝转氨酶升高多为一过性，一般不会对肝功能产生明显的不良影响。若有不良影响则多发生在用药后1～3个月，多与合并用药有关，如合用贝特类药物、抗生素、抗癌药等，同时与他汀类剂量有关。服药期间注意监测肝功能，轻度转氨酶升高（少于3倍正常上限）仍然可用。停止使用他汀类药物后，升高的转氨酶可以恢复正常，甚至在继续用药时转氨酶水平也可以自行恢复正常。严重但极少见的不良反应为肌病、肌痛、肌炎甚至横纹肌溶解和肾衰竭。当患者有肌肉疼痛、肌酸感或乏力（如肌痛）的症状，并出现血清肌酸激酶升高超过正常上限10倍时即可诊断为肌炎。易感因素：70岁以上老年人，肝、肾功能损害，药物合用（抗生素、环孢素、贝特类、烟酸等），并存疾病和外科手术可增加某些他汀性肌病的易感性。活动性肝病、孕妇、儿童及对本品过敏者禁用。

二、苯氧芳酸及其衍生物（贝特类）

常用的有吉非贝齐、非诺贝特、苯扎贝特等。

【药理作用】

对降低三酰甘油作用突出，兼降低胆固醇。贝特类能增加脂蛋白酯酶活性，抑制脂肪组织中三酰甘油的水解和降低肝对游离脂肪酸的摄取，减少肝三酰甘油的合成，并抑制肝脏极低密度脂蛋白的合成。

【药动学】

口服吸收迅速，接近完全，血药浓度峰值出现于口服后1～2小时；在肝内代谢，主要经肾脏排泄，以原型为主。

【常用剂型】

非诺贝特（力平之、利必非）：微粒化胶囊剂（力平之）200mg qd；缓释胶囊（利必非）：0.25g qd，餐中/餐后服。

苯扎贝特（史达平、阿贝他）：史达平缓释片400mg qn（餐中/餐后服）；阿贝他片200mg（200 ~ 400mg tid）。

吉非贝特（吉非罗齐、诺衡、维绛知）：胶囊剂0.3g；sig 0.3 ~ 0.6g bid 餐前30分钟服。

【适应证】

用于治疗高三酰甘油血症、高胆固醇血症、混合型高脂血症。

【不良反应及注意事项】

虽然常有胃肠道症状，但该类药物的耐受性通常良好。吉非贝齐引起1/3的患者出现胃肠道症状，非诺贝特引起2% ~ 4%的患者出现皮疹。当吉非贝齐与他汀类药物合用时他汀类药物的血浓度曲线下面积增加2 ~ 4倍，容易引起肌肉毒性。但尚未发现非诺贝特有此作用。

三、烟酸及其衍生物

常用的有烟酸和阿昔莫司。

【药理作用】

烟酸是维生素B族中的一种，能抑制游离脂肪酸从脂肪组织的释放，抑制极低密度脂蛋白的合成，降低血清中三酰甘油、胆固醇、低密度脂蛋白，升高高密度脂蛋白。主要降低三酰甘油，兼降低胆固醇。

【药动学】

口服吸收迅速而完全。烟酸口服后30 ~ 60分钟血药浓度达峰值，并广泛分布到各组织，如肝、肾、脂肪等，还可进入乳汁。半衰期45分钟。治疗量的烟酸仅少量以原型及代谢物从尿中排出，用量超过需要时，绝大部分经肾排出。阿昔莫司血药浓度在2小时内达到峰值，半衰期约为2小时。不与血浆蛋白结合，不被代谢，从尿中排出。

【常用剂型】

烟酸：片剂，50mg、100mg。缓释片：250mg，375mg，500mg，750mg，1000mg。注射剂：10mg/ml，50mg/ml，100mg/ml，20mg/2ml，100mg/2ml，50mg/5ml。注射用烟酸：25mg，50mg，100mg。用法用量：①口服普通片剂，成人开始一次100mg，一日3次，4 ~ 7日后可增至一次1000 ~ 2000mg，一日3次。②口服缓释片，成人第1 ~ 4周，一次500mg，一日1次；第5 ~ 8周，一次1000mg，一日1次；8周后，根据患者的疗效和耐受性逐渐增量，必要时可增至一日2000mg。维持剂量为一日1000 ~ 2000mg，睡前服用。不推荐日剂量超过2000mg，且女性患者的剂量应低于男性患者。

阿昔莫司（乐知苹、益平）：胶囊0.25g；sig 0.25g bid ~ tid，餐后服用。

【适应证】

用于多型高脂血症的辅助治疗，以三酰甘油升高为主的高脂血症。烟酸还用于防治烟酸缺乏病，如糙皮病等。

【不良反应及注意事项】

烟酸治疗的最大缺点是频繁出现的血管扩张导致的不良反应：颜面发红、皮肤瘙痒和头痛。进餐时服药可以减少上述症状。烟酸控释剂型推荐在睡前服用，因为这可以进一步减少颜面发红的不良反应。此类药物常见的不良反应还包括恶心、消化不良和活动性消化性溃疡，此外还会引起高尿酸血症。与烟酸有关的最严重的不良反应是肝损伤，在一些严重的病例，可能会伴随乏力、食欲缺乏、不适感和恶心。

四、胆固醇吸收抑制剂和中成药制剂

常用的包括依折麦布（胆固醇吸收抑制剂）和血脂康。

1.依折麦布

【药理作用】

作用于小肠细胞刷状缘，抑制胆固醇和植物固醇的吸收，降低低密度脂蛋白水平。可单独应用或与他汀类合用，对肝功能影响小。

【药动学】

口服后，药物迅速吸收，在4～12小时出现平均血浆峰浓度，主要由胆汁及肾脏排出，药物半衰期约为22小时。

【常用剂型】

片剂：10mg qd

【适应证】

原发性高胆固醇血症、植物甾醇血症。

【不良反应及注意事项】

不良反应：头痛、腹痛、腹泻等。与他汀类联合应用还可发生谷丙转氨酶、谷草转氨酶升高，肌痛。

禁用慎用：①对该药任何成分过敏者。②活动性肝病，或原因不明的血清转氨酶持续升高的患者。③使用环孢素期间应谨慎使用该药。对接受该药与环孢素联合治疗的患者，应监测环孢素浓度。

2.血脂康

【主要成分】

红曲等，含洛伐他汀。

【适应证】

可用于高脂血症及动脉粥样硬化引起的心脑血管疾病的辅助治疗。

【常用剂型】

胶囊剂：0.3g。2粒 bid，4～8周1个疗程，维持剂量2粒 qd。

【不良反应及注意事项】

轻微而短暂的胃肠道不适，如胃痛、腹胀、胃部灼热。偶可引起血清转氨酶和肌酸激酶的可逆性升高。罕见乏力、口干、头晕、头痛、肌痛、皮疹、胆囊疼痛、水肿、结膜充血和泌尿道刺激症状。用药期间定期检查血脂、转氨酶和肌酸激酶。有肝病史者注意监测肝功能。不推荐孕妇、乳母及儿童使用。

（王　珺　沃金善）

第五节　治疗心力衰竭药物

治疗心力衰竭主要药物有利尿剂、肾素–血管紧张素–醛固酮系统抑制药、扩血管

药物、β受体阻滞药和正性肌力药。前四种药物在之前章节已详述，此节主要介绍正性肌力药。

正性肌力药包括洋地黄类和非洋地黄类（儿茶酚胺类、磷酸二酯酶抑制药、钙增敏药等）。

一、洋地黄类正性肌力药

常用的有地高辛、毛花苷C（西地兰）。

（一）地高辛

【药理作用】

抑制心肌细胞膜上Na^+–K^+–ATP酶，使细胞内Na^+浓度升高，K^+浓度降低，Na^+与Ca^{2+}进行交换，使细胞内的Ca^{2+}浓度升高而使心肌收缩力增强。同时能减慢心率、抑制传导的作用。可改善心力衰竭患者的症状，提高生活质量，但不能改善远期生存率。

【药动学】

口服0.5 ~ 2小时起效，2 ~ 6小时作用达高峰；毒性消失需1 ~ 2天，作用完全消失需3 ~ 6天。静脉注射5 ~ 30分钟起效，1 ~ 4小时作用达高峰，持续作用6小时。主要以原型由肾排泄。

【常用剂型】

片剂：0.25mg。一般0.125 ~ 0.25mg qd，肾功能减退或年龄＞70岁者，0.125mg qd/qod。

【适应证】

适用于NYHA心功能分级Ⅱ ~ Ⅳ级心力衰竭患者，尤其伴有快速心室率的心房颤动患者。

【不良反应及注意事项】

不良反应常见：促心律失常作用，胃肠道症状如胃纳不佳或恶心、呕吐，视物模糊或色视（如黄视、绿视），中枢神经系统反应如精神抑郁或错乱、昏睡。出现上述症状提示可能为洋地黄中毒。洋地黄中毒时需立即停药。并视情况予以补钾、苯妥英钠解毒等。电复律禁用。不宜与酸、碱类配伍。

注意药物相互作用：①与两性霉素B、皮质激素或排钾利尿药如布美他尼、依他尼酸等同用时，可引起低血钾而致洋地黄中毒。②与抗心律失常药、钙盐注射剂、可卡因、泮库溴铵、萝芙木碱、琥珀胆碱或拟肾上腺素类药同用时，可因作用相加而导致心律失常。③与奎尼丁同用，可使该药血药浓度提高约1倍，两药合用时应酌减地高辛用量1/3 ~ 1/2。④与维拉帕米、地尔硫䓬、胺碘酮合用，由于降低肾及全身对地高辛的清除率而提高其血药浓度，可引起严重心动过缓。⑤吲哚美辛可减少该药的肾清除，使该药半衰期延长，有中毒危险，需监测血药浓度及心电图。⑥与肝素同用，由于该药可能部分抵消肝素的抗凝作用，需调整肝素用量。

（二）毛花苷C（西地兰）

【药理作用】

参见地高辛。

【药动学】

静脉注射后5 ~ 30分钟起效，1 ~ 2小时达高峰，作用维持时间短。具有起效快、排泄快、蓄积性小等特点。

【常用剂型】

针剂：0.4mg/2ml。全效量为1～1.2mg。首次剂量为0.4～0.6mg，视需要2～4小时后再给予0.2～0.4mg，用5%或25%葡萄糖注射剂稀释后缓慢注射。

【适应证】

用于急慢性心力衰竭、心房颤动和阵发性室上性心动过速。

【不良反应及注意事项】

参见地高辛。

二、非洋地黄类正性肌力药

非洋地黄类正性肌力药包括儿茶酚胺类、磷酸二酯酶抑制剂、钙增敏药等，其代表药物分别有多巴胺、多巴酚丁胺（参见本章第六节）及米力农、左西孟旦，此外还有重组人脑钠肽。

（一）米力农（鲁南力康、护坦）

【药理作用】

抑制磷酸二酯酶活性，具有增强心肌收缩力、扩张血管的作用。

【药动学】

静脉给药5～15分钟起生效，清除半衰期为2～3小时。

【常用剂型】

针剂：5mg/支。静脉注射：负荷量25～75μg/kg，5～10分钟缓慢静脉注射，以后每分钟0.25～1.0μg/kg维持。每日最大剂量不超过1.13mg/kg。

【适应证】

适用于对洋地黄、利尿药、血管扩张药治疗无效或效果欠佳的各种原因引起的急、慢性顽固性充血性心力衰竭。

【不良反应及注意事项】

少数人有头痛、室性心律失常、无力、血小板计数减少等。过量时可有低血压、心动过速。用药期间监测心率、心律、血压。血压过度降低时，应减慢滴速或停止输注。

（二）左西孟旦（悦文）

【药理作用】

新型正性肌力药，钙离子增敏剂。增强心肌收缩力，改善心脏泵血功能，不影响心率和心肌耗氧，扩张动静脉血管，以外周静脉为主，有效缓解症状的同时可改善预后降低死亡率。

【药动学】

其活性代谢产物半衰期长达75～80小时。

【常用剂型】

注射液：12.5mg/5ml。以5%葡萄糖液稀释，起始以6～12μg/kg负荷剂量静脉注射10分钟，而后以0.1μg/（kg·min）的剂量滴注。用药30～60分钟后，观察药物的疗效，滴注速度可调整为0.05～0.2μg/（kg·min）。建议进行6～24小时的输注。

【适应证】

适用于传统治疗（利尿药、血管紧张素转化酶抑制药和洋地黄类）疗效不佳，并且需要增加心肌收缩力的急性失代偿心力衰竭的短期治疗。

【不良反应及注意事项】

主要是头痛和低血压。大多数不良反应为疾病激发的或与本药过度的扩张血管作用有关，用药期间注意监测血压。

（三）重组人脑钠肽（新活素）

【药理作用】

人脑钠肽是人体分泌的一种内源性多肽，在发生心力衰竭后人体应激大量产生的一种补充代偿的机制。具有排钠利尿的作用，还可扩张动、静脉，降低心脏前后负荷，在无直接正性肌力作用情况下增加心排血量。本品为一种通过重组DNA技术用大肠埃希菌生产的无菌冻干制剂，与心室肌产生的内源性脑钠肽有相同的氨基酸序列。

【药动学】

本药人体药动学尚无系统的国内研究资料。

【常用剂型】

粉针剂：0.5g/支。首先以1.5μg/kg静脉冲击后，以0.0075μg/（kg·min）的速度连续静脉滴注。疗程一般3天，不超过7天。

【适应证】

本药适用于患有休息或轻微活动时呼吸困难的急性失代偿心力衰竭患者的静脉治疗。按NYHA分级大于Ⅱ级。不适用于慢性心力衰竭患者。

【不良反应及注意事项】

最常见的不良反应为低血压，其他不良反应多表现为头痛、恶心、室性心动速、血肌酐升高等。注意冷藏储存，用药期间监测血压。

（王　珺　王爱芝）

第六节　抗休克药物

休克的治疗应根据休克的不同病因和不同阶段采取相应的措施，除进行病因治疗、补充血容量、纠正血电解质和酸碱失衡以外，用血管活性药物调整血管阻力和改善微循环也是一项重要措施。按药物对血管的最后作用可分为血管收缩药和血管扩张药两大类。此类药物除肾上腺素能受体激动药/拮抗药、胆碱能受体阻断药、阿片类受体拮抗药外，一氧化氮合酶抑制剂、抗内毒素和抗炎症介质的药物、糖皮质激素、精氨酸加压素及某些中草药等也具有抗休克作用。

【抗休克药物的分类】

1.肾上腺素能受体激动药　根据不同受体亚型的选择性又可分为3类：①作用于或主要激动α受体为主的药物，如去甲肾上腺素、去氧肾上腺素、间羟胺等；②作用于或主要激动β受体药如异丙肾上腺素、多巴酚丁胺等；③α、β受体激动药如多巴胺、肾上腺素等。

2.肾上腺素能受体阻断药　主要为α受体阻断药如酚妥拉明等。

3.胆碱能受体阻断药　如阿托品和山莨菪碱等。

4.阿片类受体阻断药　如纳洛酮等。

5.其他类型　如糖皮质激素、精氨酸加压素、一氧化氮合酶抑制剂等。

一、多巴胺

【药理作用】

α、β受体激动药，其主要作用取决于用药剂量。小剂量［＜2μg/（kg·min）］：作用于多巴胺受体，扩张肾血管、肠系膜血管、脑血管及冠状动脉血管，尤其是肾脏入球小动脉的扩张，使肾血流量增多，明显提高肾小球滤过率，促进排钠，故有显著的利尿作用，减轻心脏的前负荷；中剂量［2～10μg/（kg·min）］：作用于β受体，增强心肌的收缩力，扩张冠状动脉，改善心肌减退的节段性室壁运动；大剂量［＞10μg/（kg·min）］：作用于α受体，增加外周阻力和心脏后负荷，主要是升压作用。

【药动学】

口服无效，静脉滴注后在体内分布广泛，不易通过血-脑脊液屏障。静脉注射5分钟内起效，持续5～10分钟，作用时间的长短与用量不相关。

【常用剂型】

针剂：20mg，2ml/支。

【适应证】

常用于各种休克，也适用于重症心力衰竭的短期治疗。

【不良反应及注意事项】

常见的有胸痛、呼吸困难、心悸、心律失常（尤其用大剂量）、全身软弱无力感；心跳缓慢、头痛、恶心、呕吐者少见。长期应用大剂量或小剂量用于外周血管病患者，出现的反应有手足疼痛或手足发凉；外周血管长时期收缩，可能导致局部坏死或坏疽；过量时可出现血压升高，此时应停药，必要时给予α受体阻滞药。

二、多巴酚丁胺

【药理作用】

直接激动心脏β受体，增强心肌收缩和增加搏出量，使心排血量增加。降低外周血管阻力，但一般保持收缩压和脉压不变。

【药动学】

口服无效，静脉注入1～2分钟起效，如缓慢滴注可延长到10分钟，一般静注后10分钟作用达高峰，持续数分钟。半衰期2分钟。

【常用剂型】

针剂：20mg，2ml/支。

【适应证】

用于器质性心脏病心肌收缩力下降引起的心力衰竭，包括心脏直视手术后所致的低排血量综合征，作为短期支持治疗。

【不良反应及注意事项】

可有心悸、恶心、头痛、胸痛、气短等不良反应。梗阻性肥厚型心肌病忌用。本品能加快房室传导、加速心室率，如须用本品，应先给予洋地黄类药。心肌梗死后，使用大量本品可能使心肌耗氧量增加而加重缺血。

三、肾上腺素（副肾）

【药理作用】

同时激动α、β受体，使心肌收缩力加强，心率加快，心肌耗氧量增加，使皮肤、黏膜及内脏小血管收缩，但冠状动脉血管和骨骼肌血管则扩张。

【药动学】

皮下注射因收缩局部血管而吸收缓慢，作用可维持1小时左右。肌内注射因扩张骨骼肌血管而吸收较为迅速，作用可维持10～30分钟。静脉注射立即生效，但作用仅维持数分钟。

【常用剂型】

针剂：1mg，1ml/支。心搏骤停：每次1mg iv，必要时3～5分钟后重复；过敏性休克：0.25～0.5mg ih或0.1～0.5mg iv，必要时5～10分钟可重复；支气管哮喘的急性发作：0.25～0.5mg ih。

【适应证】

用于溺水、麻醉、手术意外、药物中毒及心脏传导阻滞引起的心搏骤停；过敏性休克的首选；支气管哮喘的急性发作；局部止血；低血糖。

【不良反应及注意事项】

常见心悸、烦躁、焦虑、恐惧、震颤、出汗和皮肤苍白，停药后上述症状自行消失。剂量过大、皮下注射误入血管或静脉注射速度加快时，可引起血压骤升，甚至有诱发脑出血的危险。也可引起心律失常，甚至发展为室颤，严重者可致死。用药局部可出现水肿、充血及炎症。

四、去甲肾上腺素（正肾）

【药理作用】

对α受体有强大的激动作用，对β受体激动作用较弱，具有较强的心肌收缩力和收缩周围血管作用。

【药动学】

皮下注射后吸收差，且易发生局部组织坏死。临床上一般采用静脉滴注，静脉给药后起效迅速，停止滴注后作用时效维持1～2分钟。

【常用剂型】

针剂：2mg，1ml/支。治疗休克或低血压时以5%葡萄糖溶液或葡萄糖盐溶液稀释后静脉滴注，一般以8～12μg/min开始，根据血压调整，维持量一般为2～4μg/min；紧急时可用5～10mg静脉注射。需注意保持或补充血容量。

【适应证】

用于治疗急性心肌梗死、体外循环等引起的低血压。对血容量不足所致的休克、低血压或嗜铬细胞瘤切除术后的低血压，本药作为急救时补充血容量的辅助治疗，以使血压回升，暂时维持脑与冠状动脉灌注，直到补充血容量的治疗发生作用。用于椎管内阻滞时的低血压及心脏停搏复苏后的血压维持。

【不良反应及注意事项】

药液外漏可引起局部组织坏死。本品有强烈的血管收缩作用，可使重要脏器器官血流减少，肾血流锐减后尿量减少，组织供血不足导致缺氧和酸中毒；持久或大量使用时，可使回心血流量减少，外周血管阻力升高，心排血量减少，后果严重。应重视的反应包括静脉输注时沿静脉径路皮肤发白，注射局部皮肤破溃，皮肤发绀、发红，严重眩晕，上述反应虽属少见，但后果严重。个别患者因过敏而有皮疹、面部水肿。在缺氧、电解质平衡失调、器质性心脏病患者中或过量时，可出现心律失常；血压升高后可出现反射性心率减慢。以下反应如持续出现应注意：焦虑不安、眩晕、头痛、皮肤苍白、心悸、失眠等。过量时可出现严重头痛及高血压、心率缓慢、呕吐、抽搐。

五、间羟胺（阿拉明）

【药理作用】

α、β受体激动药，有增强心肌收缩力和收缩周围血管的作用。升压效果比去甲肾上腺素较弱，但较持久，在多巴胺不能维持血压时短时应用，可增加脑及冠状动脉的血流量。

【药动学】

肌内注射10分钟或皮下注射5～20分钟后血压升高，持续约1小时；静注1～2分钟起效，持续约20分钟。

【常用剂型】

针剂：10mg，1ml/支。静脉滴注常用10～40mg溶于GS/NS 100ml内静脉滴注或以静脉泵入，必要时增加剂量，紧急如重症休克时可用5～10mg稀释后缓慢静脉注射；极量每次100mg，0.2～0.4mg/min。肌内注射每次10～20mg，2次应用需至少间隔10分钟。

【适应证】

适用于各种休克及手术时的低血压及心肌梗死性休克。

【不良反应及注意事项】

心律失常，发生率随用量及患者的敏感性而异；升压反应过快过猛可致急性肺水肿、心律失常、心跳停顿；过量的表现为抽搐、严重高血压、严重心律失常，此时应立即停药观察，血压过高者可用5～10mg酚妥拉明静脉注射，必要时可重复；静脉给药时药液外溢，可引起局部血管严重收缩，导致组织坏死糜烂或红肿硬结形成脓肿；长期使用骤然停药时可能发生低血压。

六、异丙肾上腺素

【药理作用】

$β_1$、$β_2$受体激动药：扩张支气管、增快心率、增强心肌收缩力，增加心脏传导系统的传导速度，缩短窦房结的不应期。扩张外周血管，减轻心脏（左心为著）负荷，以纠正低排血量和血管严重收缩的休克状态。

【药动学】

静脉注射后，作用维持不到1小时。半衰期根据注射的快慢为1分钟至数分钟。

【常用剂型】

针剂：1mg，2ml/支。救治心搏骤停，心腔内注射0.5 ～ 1mg。三度房室传导阻滞，心率每分钟不及40次时，可以本品0.5 ～ 1mg加在5％葡萄糖注射剂200 ～ 300ml缓慢静脉滴注或静脉泵入。

【适应证】

治疗心源性或感染性休克、完全性房室传导阻滞、心搏骤停。

【不良反应及注意事项】

常见的不良反应：口咽发干、心悸不安；少见的不良反应：头晕、目眩、面潮红、恶心、心率增速、震颤、多汗、乏力等。与洋地黄类药物合用，可加剧心动过速，禁忌合用。钾盐（如氯化钾）可导致血钾增高，增加本药对心肌的兴奋作用，易引起心律失常，禁忌合用。

七、阿托品

【药理作用】

M胆碱能受体阻断药，对心脏的作用主要是加快心率，大剂量时可解除血管痉挛，舒张外周血管，改善微循环，抗休克。同类的山莨菪碱、东莨菪碱也具有类似的药理作用。

【药动学】

易透过生物膜，自胃肠道及其他黏膜吸收，也可经眼吸收，少量从皮肤吸收。口服单次剂量，1小时后达血药峰浓度。注射用药作用出现较快，肌内注射2mg，15 ～ 20分钟后即达血药峰浓度。吸收后广泛分布于全身组织，可透过血-脑脊液屏障，在0.5 ～ 1小时中枢神经系统达到较高浓度。也能通过胎盘进入胎儿循环。本药除对眼的作用持续72小时外，其他所有器官的作用维持约4小时。

【适应证】

缓慢性心律失常：用于治疗迷走神经兴奋所致的窦房传导阻滞、房室传导阻滞等；抗休克：对暴发性流行性脑脊髓膜炎、中毒性菌痢、中毒性肺炎等所致的感染性休克，可用大剂量阿托品治疗；心肺复苏；有机磷农药中毒。

【不良反应及注意事项】

本药具有多种药理作用，临床上应用其中一种作用时，其他的作用则成为不良反应。常见便秘、出汗减少（排汗受阻可致高热）、口鼻咽喉干燥、视物模糊、皮肤潮红、排尿困难（尤其是老年患者有发生急性尿潴留的危险）、胃肠动力低下、胃-食管返流。少见眼压升高、过敏性皮疹或疱疹。眼部用药后可出现皮肤黏膜干燥发热、面部潮红、心动过速、视物模糊、短暂的眼部烧灼感和刺痛、畏光、眼睑肿胀等；少数患者眼睑出现瘙痒、红肿、结膜充血等过敏反应。青光眼及前列腺肥大者、高热者禁用。下列情况应慎用：脑损害，尤其是儿童；心脏病，特别是心律失常、充血性心力衰竭、冠心病、二尖瓣狭窄等；反流性食管炎；溃疡性结肠炎，用量大时肠能动度降低，可导致麻痹性肠梗阻，并可诱发加重中毒性巨结肠症；前列腺肥大引起的尿路感染（膀胱张力降低）及尿路阻塞性疾病，可导致完全性尿潴留。

（王　珺　王梦媛）

第七节　抗血栓药物

抗血栓治疗是防治心血管疾病的重要措施，包括抗血小板药、抗凝药和溶栓药。前两类药物分别主要应用于预防动脉血栓和静脉血栓的形成，后一类用于血栓的溶解。

一、抗血小板药

抗血小板药又称血小板抑制药，即抑制血小板黏附、聚集及释放等功能的药物，是治疗冠心病的重要药物。目前临床上最常用的抗血小板药根据作用机制可分为：环氧合酶抑制药、腺苷二磷酸（ADP）受体拮抗药、血小板膜糖蛋白Ⅱb/Ⅲa拮抗药。常用代表药物如下。

（一）阿司匹林

【药理作用】

环氧合酶抑制药。小剂量（<0.5g/d）为抗血小板作用，100mg时抑制血小板作用最明显；中等剂量（0.5 ~ 3g/d）具有解热、镇痛作用；大剂量（>3g/d）为抗炎、抗风湿作用。

【药动学】

肠溶片在碱性环境中分解，而胃内不溶解。阿司匹林肠溶片相对普通片来说其吸收延迟3 ~ 6小时。

【常用剂型】

肠溶片剂100mg；普通片剂25mg。肠溶片应饭前用适量水送服。急性冠脉综合征首次负荷剂量300mg，嚼碎后服用以快速吸收。预防剂量每天100mg长期服用。

【适应证】

心脑血管疾病的一级、二级预防；外周动脉闭塞性病变；心房颤动；结直肠癌的预防。

【不良反应及注意事项】

不良反应：过敏反应，腹部不适、恶心、呕吐，上消化道出血，牙龈出血、鼻出血、皮肤出血点，诱发"阿司匹林哮喘"。

注意事项：①阿司匹林可增强华法林的抗凝血作用，合用有增加出血的危险，尤其是大剂量应用时。②乙醇、皮质类固醇及其他非甾体抗炎药会增加阿司匹林的胃肠道的出血危险性。③制酸剂通过改变胃内的pH会减弱肠溶性阿司匹林的效果。④阿司匹林可增加口服降血糖药及胰岛素的疗效。⑤有哮喘及其他过敏反应者，葡萄糖-6-磷酸脱氢酶缺陷者，痛风患者，心、肝、肾功能不全者，血小板减少者及其他出血倾向者应慎用。

（二）氯吡格雷（波立维、泰嘉）

【药理作用】

ADP受体拮抗剂。不可逆地抑制血小板聚集，且必须经过肝代谢、生物转化才能发挥作用，与*CYP2C19*基因多态性相关，所以有部分患者表现为氯吡格雷不起效。

【药动学】

口服单剂量氯吡格雷后2小时即可产生抗血小板作用，但达到稳态抑制作用是在

3～7小时，停药5日其抗血小板作用才消失。

【常用剂型】

片剂：波立维75mg，泰嘉25mg。首剂负荷剂量一般为300mg，冠状动脉支架植入术前300mg顿服，急诊PCI前最大剂量可用到600mg。常用剂量波立维75～150mg/d，泰嘉50～75mg/d。

【适应证】

急性冠状动脉综合征、缺血性脑卒中、外周动脉疾病等。

【不良反应及注意事项】

常见的不良反应为消化道出血、皮肤黏膜出血、中性粒细胞减少、腹痛、食欲缺乏、胃炎、便秘、皮疹等。偶见血小板减少性紫癜。行PCI的冠心病患者，如无高出血风险，一般服用75mg/d至少12个月。建议避免与奥美拉唑、埃索美拉唑联用。

（三）替格瑞洛（倍林达）

【药理作用】

新型ADP受体拮抗药。可逆性地抑制血小板聚集。不需经过肝代谢，不受体内代谢影响，起效更快、更强。

【药动学】

口服吸收快、起效快，半衰期为12小时，需每天服用2次。

【常用剂型】

片剂：90mg。首剂负荷180mg，随后90mg bid，PCI后至少服用1年。

【适应证】

急性冠状动脉综合征（不稳定型心绞痛、非ST段抬高心肌梗死或ST段抬高心肌梗死）患者，包括接受药物治疗和经皮冠状动脉介入治疗（PCI）的患者。

【不良反应及注意事项】

胸闷、呼吸困难、高尿酸血症、心动过缓的发生率较高，此外有抗血栓药物通过的各部位的出血风险或出血时间延长。应避免中断替格瑞洛片治疗。如果必须暂时停用替格瑞洛（如治疗出血或择期外科手术），则应尽快重新开始给予治疗。停用替格瑞洛将会增加心肌梗死、支架血栓和死亡的风险。在替格瑞洛治疗期间肌酐水平可能会升高，其发病机制目前仍不清楚。治疗1个月后需对肾功进行检查，之后则按照常规治疗需要而进行肾功检查，需要特别关注≥75岁的患者、中度/重度肾损害患者和接受ARB合并治疗的患者。

（四）替罗非班（欣维宁、艾卡特）

【药理作用】

血小板膜糖蛋白Ⅱb/Ⅲa受体拮抗药。抗血小板聚集药物中最强效的一类。

【药动学】

起效快，维持时间短，半衰期1～2小时，经肾排泄。

【常用剂型】

欣维宁注射液5mg：100ml/瓶，艾卡特注射液12.5mg：50ml/瓶。急性冠脉综合征保守药物治疗：起始30分钟滴速为0.4μg/（kg·min），继之以0.1μg/（kg·min）的静脉滴注速度维持48～72小时。急性冠状动脉综合征PCI：起始剂量10μg/（kg·min），3分钟左右推注完毕；0.15μg/（kg·min）的静脉滴注速度维持36小时。

【不良反应及注意事项】

常见不良反应有出血，如颅内出血、腹膜后出血和心包积液，其他尚有恶心、发热、头痛、皮疹或荨麻疹等。有活动性出血、血小板减少症、出血史和急性心包炎的患者禁用。用本品前1个月内有卒中史或有任何类型卒中发作者及其主要器官手术者或有严重外伤需手术治疗者，严重高血压及同时服用其他静脉用Ⅱb/Ⅲa受体拮抗药患者禁用。

二、抗凝药

抗凝药是一类干扰凝血因子、抑制凝血过程某些环节而阻止血液凝固的药物。不但用于治疗静脉血栓和肺栓塞，还能使许多心血管疾病患者，如急性冠脉综合征、心房颤动等避免动脉血栓栓塞事件。常用抗凝药：①间接凝血酶抑制剂：如肝素、低分子肝素等；②直接凝血酶抑制剂，如达比加群酯、利伐沙班和比伐卢定；③维生素K拮抗药：如华法林。

（一）（普通）肝素

【药理作用】

普通肝素为含有多种氨基葡聚糖苷的混合物，对凝血过程中的多个环节产生作用。主要通过激活抗凝血酶Ⅲ发挥作用。

【药动学】

本品口服不吸收，皮下、肌内或静脉注射吸收良好。静脉注射后其排泄取决于给药剂量。半衰期的长短与给药剂量相关。慢性肝肾功能不全及过度肥胖者，代谢排泄延迟，有蓄积可能。血浆内肝素浓度不受透析的影响。

【常用剂型】

肝素钠注射液12 500U/支。治疗急性冠状动脉综合征：①静脉内弹丸式注射5000U为起始剂量，其后500 ~ 1000U/h持续静脉点滴。②也可用5000U，生理盐水稀释后每6小时静脉注射1次，48小时后改为皮下注射；总量一般为20 000 ~ 40 000U/d。③深部皮下注射5000 ~ 7500U，q12h，共5 ~ 7天。注射部位以左下腹壁为宜。监测PT或APTT延长至正常值的1.5 ~ 2.5倍。

【适应证】

用于防治血栓形成或栓塞性疾病（如心肌梗死、血栓性静脉炎、肺栓塞等）；各种原因引起的弥散性血管内凝血（DIC）；也用于血液透析、体外循环、导管术、微血管手术等操作中及某些血液标本或器械的抗凝处理。

【不良反应及注意事项】

用药过量可致自发性出血。用药期间应测定凝血时间或活化部分凝血活素时间，发现自发性出血应立即停药。严重出血可静脉注射硫酸鱼精蛋白注射液以中和肝素钠，注射速度不超过20mg/分或在10分钟内注射50mg。偶有过敏反应。长期用药可致脱发和短暂的可逆性秃头症、骨质疏松、自发性骨折、短暂的血小板减少症。曾对肝素钠过敏、有出血倾向及凝血机制障碍者，患血小板减少症、血友病、消化性溃疡、严重肝肾功能不全、严重高血压、颅内出血、细菌性心内膜炎、活动性结核、先兆流产或产后、内脏肿瘤、外伤及手术后均禁用肝素钠。妊娠妇女仅在有明确适应证时，方可用肝素钠。肌内注射或皮下注射刺激性较大，应选用细针头注射。

（二）低分子肝素（齐征、克赛、法安明、速碧林）

【药理作用】

具有抗凝血酶Ⅲ依赖性抗Xa因子活性，能刺激内皮细胞释放组织因子凝血途径抑制物和纤溶酶原活化物。

【药动学】

皮下注射可迅速并完全吸收，达峰血药浓度时间为3小时，半衰期约3.5小时，主要经肝代谢，经尿排出，在老年患者中消除半衰期略延长。

【常用剂型】

注射液：5000U/支、4000U/支、4100U/支。每日1次用法：200U/kg，每日总量不可超过18 000U。每日2次用法：100U/kg，每日2次，该剂量适用于出血危险性较高的患者。

【适应证】

预防静脉血栓栓塞性疾病（预防静脉内血栓形成），特别是与骨科或普外手术有关的血栓形成。治疗已形成的深静脉血栓，伴或不伴有肺栓塞。治疗不稳定型心绞痛及非Q波心肌梗死，与阿司匹林同用。用于血液透析体外循环，防止血栓形成。

【不良反应及注意事项】

偶见轻微出血，血小板减少，过敏反应，注射部位轻度血肿和坏死。曾对本品过敏者，急性细菌性心内膜炎，血小板减少症，脑血管出血禁用。与非甾体抗炎药、水杨酸类药、口服抗凝药、影响血小板功能的药物和血浆增容剂等药物同时使用时，应密切观察。可注射鱼精蛋白中和本品作用。皮下注射同等剂量，抗凝血活性钙盐（速碧林）<钠盐（齐征/克赛/法安明），钙盐较少出现皮肤瘀斑，但其他出血症状无明显差异。

（三）磺达肝癸钠（安卓）

【药理作用】

是一种人工合成的、活化因子X选择性抑制剂。

【药动学】

皮下给药后，能迅速、完全地被吸收。抗栓作用呈剂量依赖性，主要经肾排泄，半衰期为17小时，每日仅需给药1次。

【常用剂型】

注射液2.5mg/支。用法：2.5mg qd。

【适应证】

急性冠状动脉综合征，预防进行下肢重大骨科手术如腕关节骨折、重大膝关节手术或髋关节置换术等患者静脉血栓栓塞事件的发生。

【不良反应及注意事项】

常见不良反应主要为出血，罕见有过敏反应、低钾血症、神经系统异常、低血压、呼吸困难、肝胆系统异常等。能增加出血风险的药物不应与磺达肝癸钠同时使用。老年、低体重、肾功能损害、严重肝功能损害者慎用。

（四）华法林

【药理作用】

竞争性拮抗维生素K，中效，同时有抗血小板和抗凝作用。

【药动学】

口服生物利用度＞90％，在3 ~ 9小时达血浆峰浓度，存在肝肠循环。抗凝作用容易受到饮食影响。主要经CYP450系统代谢。

【常用剂型】

片剂：2.5mg。起始剂量2.5mg qd，尽可能晚上服用，根据INR目标值2 ~ 3调整用量。

【适应证】

预防及治疗深静脉血栓及肺栓塞，预防心肌梗死后血栓栓塞并发症（卒中或体循环栓塞），预防心房颤动、心瓣膜疾病或人工瓣膜置换术后引起的血栓栓塞并发症（卒中或体循环栓塞）。

【不良反应及注意事项】

偶见不良反应有恶心、呕吐、腹泻、瘙痒性皮疹，过敏反应及皮肤坏死。大量口服甚至出现双侧乳房坏死，微血管病或溶血性贫血及大范围皮肤坏疽；药物过量易致各种出血。早期表现有瘀斑、紫癜、牙龈出血、鼻出血、伤口出血经久不愈，月经量过多等。出血可发生在任何部位，特别是泌尿道和消化道。

禁用慎用：①妊娠。②出血倾向（威勒布兰德病、血友病、血小板减少及血小板功能病）。③严重肝功能不全及肝硬化。④未经治疗或不能控制的高血压。⑤最近颅内出血或倾向于颅内出血，如脑动脉瘤。

本品与很多药物有相互作用：①本品肝代谢受肝药酶诱导剂和抑制剂影响（如抗癫痫或抗肺结核药物、胺碘酮）。②本品可从已与血清蛋白结合中被置换出，因此与蛋白结合率高的药物合用时应监测INR。③与抗血小板药物（阿司匹林、氯吡格雷等）合用，可能导致严重出血并发症。④大剂量青霉素、红霉素及一些头孢类直接降低维生素K依赖凝血因子的合成，会增加本品作用。⑤饮食中大量供应维生素K会降低本品作用。

三、溶栓药（纤溶药物）

溶栓治疗常用于快速开通血栓性阻塞的动脉血管，特别是导致急性心肌梗死的冠状动脉。

目前临床上应用较多的溶栓药物主要包括：阿替普酶、瑞替普酶、替奈普酶、链激酶和尿激酶。

（一）尿激酶

【药理作用】

可直接使纤维蛋白溶酶原转变为纤维蛋白溶酶，因而可溶解血栓。它对新鲜血栓效果较好，属第一代溶栓药，对纤维蛋白不具有选择性，可致全身纤溶状态。

【药动学】

静脉给予后经肝快速清除，血浆半衰期＜20分钟。少量药物经胆汁和尿液排出。肝硬化等肝功能受损患者半衰期延长。

【常用剂型】

注射剂：1万、10万、50万U/支。避光保存。用法：150万U+10ml生理盐水溶解，再加入100ml 5% ~ 10% 葡萄糖溶液中，30分钟内静脉滴入。

【适应证】

主要用于血栓栓塞性疾病的溶栓治疗，包括急性广泛性肺栓塞、心肌梗死、急性期脑血管栓塞、视网膜动脉栓塞和人工心脏瓣膜手术后预防血栓形成等。溶栓的疗效均需后继的肝素抗凝加以维持。

【不良反应及注意事项】

最常见的不良反应是出血倾向，以注射或穿刺局部血肿最为常见，其次为组织内出血，多轻微，严重者可致脑出血。如发现有出血倾向，应立即停药，并给予抗纤维蛋白溶酶药。严重肝功能障碍、低纤维蛋白原血症及出血性体质者禁用。用于冠状动脉再通溶栓时，常伴随血管再通后出现房性或室性心律失常，需严密进行心电监护。

（二）链激酶

【药理作用】【适应证】

参见尿激酶。

【常用剂型】

冻干粉针剂：10万、15万、20万U/支。用法：150万U+10ml生理盐水溶解，再加入100ml 5% ~ 10% 葡萄糖溶液中，60分钟内静脉滴入。

【不良反应及注意事项】

参见尿激酶。链激酶还具有抗原性，可出现发热、过敏反应。静脉注射前可输入糖皮质激素如地塞米松2 ~ 4mg预防。

（三）阿替普酶（重组人组织纤维蛋白溶酶原激活剂，rt-PA，爱通立）

【药理作用】

第三代溶栓药，纤维蛋白选择性纤溶酶原激活剂，主要作用是消化局部纤维蛋白凝块。一般溶栓再通率可达60% ~ 80%。

【药动学】

可从血液循环中迅速清除，主要经肝代谢，分布相半衰期是4 ~ 5分钟。消除相半衰期约为40分钟。

【常用剂型】

注射剂：20mg，50mg/支。ST段抬高型急性心肌梗死：15mg静脉推注，其后30分钟内静脉滴注30mg，剩余35mg在60分钟内静脉滴注，最大剂量达100mg。

【适应证】

急性心肌梗死，血流不稳定的急性大面积肺栓塞，急性缺血性脑卒中。

【不良反应及注意事项】

常见不良反应是出血，导致血细胞比容和（或）血红蛋白下降。少见的是再灌注后心律失常，可能危及生命并需要常规抗心律失常治疗。罕见颅内出血。本品不可用于有高危出血倾向者。配制的溶液可用灭菌生理盐水（0.9%）按15倍稀释，但不能继续使用注射用水或用糖类注射液如葡萄糖做进一步稀释。

（王　珺　赵　青）

第十六章

心血管疾病的预防

一、概念

一级预防亦称为病因预防，是疾病尚未发生针对病因或者危险因素采取的，可降低有害暴露水平，增强个体对抗有害暴露，以预防疾病（或伤害）或延缓疾病。

二、危险因素

随着生活环境和生活方式的转变，疾病谱在世界范围发生了巨大的变化。心血管疾病的流行趋势不断加剧，尤其导致的全球死亡比例从20世纪初的1/10发展到21世纪的2/5，跃居全球首位死因，如不及时控制，到2020年因心血管疾病死亡率将再增加50%，形势非常严峻。

1.危险因素 是指基于流行病学证据得出的威胁健康的一些因素。它的存在可能促使疾病的发生，去除之后可能减缓甚至阻止疾病的发生。在引起心血管疾病发生的危险因素中，包括可控因素与不可控因素，还有其他的一些新的因素，如代谢综合征、空气污染等。

2.不可控因素 包括年龄、性别、种族、家族史等，年龄因素引起冠心病的发病的机制不甚清楚，年龄是冠心病发病中不能或不易改变的危险因素。冠心病多见于40岁以上的中、老年人，49岁后进展更快，近年来发病年龄有年轻化趋势。

3.可控因素 分为生理危险因素和行为危险因素。生理危险因素包括高血脂、高血压、糖尿病、肥胖等；行为危险因素包括吸烟、高盐饮食、缺乏运动锻炼等。

因此，早期识别心血管疾病危险因素，在疾病发生的早期病理诊断对其进行有效控制，才能延缓或阻止心血管疾病的蔓延。

（赵 倩 李 荣）

三、不可控危险因素

所谓心血管疾病的不可控危险因素是指不因个人而改变的因素，如年龄、性别、种族和家族史等，但这种不可控因素是相对的，早期预防是可以推迟或者避免心血管疾病发生的。

（一）年龄

年龄是发生心血管疾病的一个重要危险因素，具体机制尚不清楚，越来越多的证据表明心血管结构和功能的变化是正常衰老过程的表现，且老年人暴露于吸烟、高血压、糖尿病、血脂异常等危险因素下的时间更长，这些变化使老年人更容易发生心血管疾病。

近年来，越来越多的证据表明，心血管疾病发病呈年轻化趋势。一般认为，动脉粥样硬化是长时间逐渐形成的，年龄越大，各种引发冠心病（CHD）的危险因素作用时间就越长，发生CHD的危险因素就越多。年龄是心血管疾病发病中不能或不易改变的危险因素。

预防心血管疾病应该从儿童开始，主要预防措施是改善生活方式，包括清淡、低热量饮食，多运动、不吸烟、少喝酒、保持轻松健康的心态。

（二）性别

心血管疾病确实有性别差异，近年来研究表示，男性的心血管疾病的发病率比女性要高，女性与男性相比常在更高的年龄发生心血管疾病，致死性的心肌梗死率更常见。心血管疾病随着年龄增长而逐渐弱化，停经和雌激素降低是造成这一现象的主要原因。

（三）家族史

研究表明，当一级亲属有早发现的心血管疾病时，该个体患心血管疾病的危险性增加。若某人一级亲属当中有人在较低的年龄段（＜55岁）即患上心血管疾病时，那么此人患心血管疾病的概率会大大增加。

遗传因素是内在原因，它只有和其他的因素结合才激发心血管疾病。所以，有遗传倾向的家庭成员要共同改变不良的生活习惯，定期检查血压、血脂、血糖，及时发现、及早控制。

四、可控因素

随着人们生活水平的提高，人民生活方式和饮食方式的各方面的改变，如高热量、高脂肪的摄入，生活和工作节奏的改变等。心血管的发生率和死亡率均在逐渐增高，积极认识并干预危险因素，将有效减少心血管疾病的发生。在心血管疾病发病的危险因素中，高血脂、高血压、高血糖、肥胖、吸烟等均属于不健康的饮食或生活习惯所引起的，因而是可以预防的。

（一）高血压

高血压是我国人群发生心血管疾病的首要危险因素。血压水平与心血管病发病和死亡密切相关。国外Framingham心脏研究36年的随访结果显示，在男性和女性中，高血压均可使冠心病、卒中、外周动脉疾病、心力衰竭和总的心血管事件发生的危险因素增加2～4倍，在多危险因素的干预试验中，结果显示，收缩压和舒张压升高与冠心病11.6%的病死率直接相关。在全球61个人群的前瞻性观察荟萃分析中，显示血压从115/75mmHg到185/115mmHg，收缩压每升高20mmHg或舒张压每升高10mmHg，心、脑血管并发症发生的风险增加1倍。

血压升高对血管壁的剪切应力增加，导致内皮细胞受损，加之高血压状态的血管痉挛收缩引起内皮的缺血、缺氧，更加重了内皮功能的损害。从而对动脉粥样硬化起促进作用。

1.心血管风险分层评估　多年来，降压一直是心血管疾病治疗的不变的主题，降压达标是预防心血管疾病最重要的评价指标。临床证据表明收缩压下降10～20mmHg或舒张压下降5～6 mmHg，3～5年可使脑卒中减少38%，冠心病减少16%，心脑血管死亡率事件减少20%，心力衰竭减少50%，高危患者获益更明显。高血压及血压水平是影响心血管事件发生和预后的独立危险因素，但并非唯一决定因素。因此，高血压的诊治和治疗不能只根据血压的水平，必须对患者进行心血管风险评估和分层。心血管风险分层根据血压水平、心血管危险因素、靶器官损害、伴临床疾病分为低危、中危、高危和很高危四个层次。具体分层见表16-1。

表16-1　高血压患者心血管风险水平分层（中国高血压防治指南2010）

其他危险因素和病史	血压		
	1级高血压	2级高血压	3级高血压
无	低危	中危	高危
1～2个其他危险因素	中危	中危	很高危
≥3个危险因素，或靶器官损害	高危	高危	很高危
伴并发症	很高危	很高危	很高危

（1）低危组：改变生活方式，持续数月后，若血压未得到控制，则开始药物治疗。

（2）中危组：改变生活方式，持续数周后，若血压未得到控制，则开始药物治疗。

（3）高危组：改变生活方式加药物治疗。

（4）极高危：改变生活方式加立即药物治疗。

2.降压目标　目前一般主张血压控制目标值为140/90mmHg。对于老年收缩期高血压患者，收缩压控制在150mmHg以下，如果能够耐受可降至140mmHg以下。糖尿病、慢性肾脏病、心力衰竭或病情稳定的冠心病合并高血压患者，血压控制目标值<130/80mmHg。尽早降血压以控制到上述目标血压水平，越快越好。大多数高血压患者，应根据病情在数周至数月内把血压降至目标水平。

3.用药指导

（1）高血压患者应长期用药，待血压控制至理想水平后，应继续服用维持量，以保持血压相对稳定。

（2）告知患者有关降压药的名称、剂量、用法、作用及不良反应，并提供书面材料；嘱患者遵医嘱按时服用，如漏服应在下一次服药之前及时补服。

（3）不可擅自突然停药，经治疗血压得到满意控制后，逐渐减少剂量。

4.病情监测　教会患者及其家属家庭监测血压方法，并在就诊的时候出示检测记录，作为医师调整药物的依据。指导患者定期随访，以便有效地控制血压，并根据降压效果和药物的不良反应及时调整治疗方案，患者应遵医嘱随访。高危者，至少每个月随诊1次。

5.运动　根据患者的年龄和血压水平选择适宜的运动方式，对中老年人包括有氧、伸展及增强肌力的三类运动，包括步行、慢跑、游泳等。常用的运动强度指标为运动时最大的心率达到170减去年龄。注意劳逸结合、运动强度、时间，频率以不出现不适为宜，避免剧烈运动。典型的运动计划包括三个阶段：5～10分钟的热身运动；20～30分钟的有氧运动；放松阶段，逐渐减少用力，约5分钟。

6.饮食

（1）限制钠盐的摄入，每天的食盐的摄入量不超过6g，增加钾盐的摄入。减少钠盐调味品的使用量及含钠高的加工食品。

（2）控制热量的摄入，控制体重，补充适量蛋白质，多吃蔬菜，增加粗纤维食物摄入。

（二）血脂异常

血脂异常是我国心血管疾病发病的重要危险因素。大量研究已证实血清TC和LDL-C升高是冠心病最重要的危险因素之一，HDL-C的降低在冠心病发病过程中的作用同样重要。降脂是心血管疾病一级预防的重中之重。

1.血脂异常预防　健康人群应普及血脂异常的健康教育，提倡均衡饮食，增加体力活动，预防肥胖，避免不良反应。对于45岁以上及有高血压、高血脂家族史的高危人群应定期监测血脂水平，以早发现、早治疗。

2.控制血脂　对于血脂异常的患者应强化生活方式干预和降脂治疗。降脂治疗首选他汀类药物，并坚持治疗，使血脂保持在适当水平，以减少血脂对心血管的损害。降脂药物开始前及治疗后4～8周需复查血脂和肝功能、肌酸激酶。如血脂达标且肝功能、肌酸激酶正常，之后每6～12个月复查1次。

3.改变生活方式　戒烟限酒，控制总热量，控制体重，提倡低胆固醇、低脂饮食，增加纤维素的摄入。坚持体育运动。

（三）糖尿病

糖尿病是冠心病的独立危险因素。高血糖直接引起血管内皮损伤，内皮损伤后修复减慢而胶原组织暴露时间延长，易于血小板黏附和聚集，使内皮源性血管舒张因子产生减少和活性降低，高血糖、高氧化物及血脂异常可造成血管内皮功能不良。导致动脉壁易损性增加，促进管壁炎症反应加剧，易于动脉粥样硬化的发生和发展。

糖尿病患者中心血管疾病的发病率较非糖尿病患者高出数倍，且病变进展迅速。糖尿病患者多伴有高三酰甘油血症或高胆固醇血症，心血管疾病的发病率明显增高。糖尿病患者还常有第Ⅷ凝血因子增高及血小板功能增加，加速动脉粥样硬化血栓形成。近年来的研究表明，胰岛素抵抗与动脉粥样硬化有密切的关系。

大量研究证明，心血管损害在糖调节受损阶段糖耐量异常或空腹血糖受损时已经发生。因此，应对血糖的干预提前到糖尿病的诊断之前。对于已是糖尿病的患者应有效控制血糖，以降低心血管事件的发生率。

1.糖尿病患者的降糖目标为空腹血糖<6mmol/L，糖化血红蛋白≤6.5%；在没有低血糖发生的情况下，糖化血红蛋白的目标要尽可能控制在接近6%。

2.与降压、降脂相比在降糖的同时也要注意多重危险因素的综合干预。

3.血糖监测

（1）年龄＜45岁者，有如下危险因素：肥胖、2型糖尿病患者的一级亲属、有巨大儿（出生体重≥4kg）生产史或妊娠糖尿病史、高血压（血压≥140/90mmHg）、HDL-C≤0.91mmol/L及TG≥2.75mmol/L，有糖调节受损史应该进行口服葡糖糖耐量试验（OGTT）筛查，如果筛查试验正常，3年后重复检查。

（2）年龄≥45岁者，特别是超重者应定期进行口服OGTT检测，若筛查结果正常，3年后重复检查。糖耐量降低应首先进行强化生活方式干预，包括平衡膳食、适量体育运动，若不能改善应更根据医嘱使用降血糖治疗，并监测血糖变化。

（四）吸烟

吸烟是心血管疾病的重要的致病因素之一，也是理论上完全可以控制的因素。Interheart研究指出，吸烟是当前全球范围心肌梗死的第二大危险因素，是年轻人心肌梗死最重要危险因素，与老年人相比，年轻吸烟者心肌梗死危险进一步增加400%。

吸烟者较不吸烟者冠心病的发病率和病死率增高2～6倍，且与每日吸烟的支数成正比。吸烟者血中碳氧血红蛋白浓度可达10%～20%，动脉壁内氧合不足，前列环素释放减少，血小板黏附、聚集于动脉壁。此外，吸烟还可使血清胆固醇含量增高，患动脉粥样硬化概率增高。另外，烟草所含尼古丁可直接作用于冠状动脉和心肌，引起动脉痉挛和心肌受损。同时，吸烟可使交感神经末梢释放去甲肾上腺素增加，使血压增高，同时可以通过氧化应激损害一氧化氮介导的血管舒张引起血压增高。

研究表明，不吸烟者的高血压等心血管疾病的患病率要低于吸烟的人群。而戒烟所花费用远远低于心血管疾病药物治疗的费用，因此戒烟是最经济的干预措施。

（五）肥胖

生活水平的提高，使高糖、高脂、高热量食品逐渐占据饮食金字塔底层，超重和肥胖人数显著增加。世界卫生组织将超重定义为体重指数（body mass index，BMI）＞25kg/m^2，超过30kg/m^{2}即为肥胖；而基于人种差异，国内指标分别为24kg/m^{2}和28kg/m^2。2010年国际肥胖研究协会报告显示，全球超重近10亿，每年至少有260万患者死于肥胖及相关疾病。

从本质上说，肥胖是由于能量代谢紊乱导致的脂肪堆积。超额的体重不但增加了心、肺等脏器负担，更易造成全身各系统功能紊乱。

肥胖可以通过直接或间接两种途径影响循环系统，直接作用主要来自脂肪组织局部堆积产生的压迫及炎症反应。心脏脂肪堆积使心肌细胞比例减少，收缩功能减退，而胸壁及腹部堆积的脂肪则进一步限制胸廓扩张及横膈行动，降低心脏的舒张功能。除了直接影响，循环系统更多的是受肥胖并发症的间接影响，包括代谢紊乱导致的高血压、高脂血症、血管受损后引起的动脉粥样硬化等心血管疾病。

因此，应向患者说明肥胖对于健康的危害，并使患者了解肥胖与心血管疾病的密切关系，减少热量的摄入及限制烟酒，控制体重。

（赵　倩　柳文娟）

第十七章

心血管内科常用化验与检查

第一节　内科常用化验

一、尿液标本采集

（一）尿液标本采集的意义

尿液是血液经过肾小球滤过、肾小管和集合管重吸收、分泌所产生的终末代谢产物，尿液的组成成分及含量变化反映机体的代谢状况，并受机体各系统功能状态的影响。尿液标本采集的意义：

1.协助泌尿系统疾病的诊断和治疗监测。

2.协助其他系统的诊断。

3.安全用药监测。

（二）收集与保存指导

尿液标本的正确收集、留取、保存和尿量的准确记录，对保证检验结果的可靠性十分重要。成年女性应避免月经期，防止阴道分泌物混入。用清洁干燥容器留取标本，避免污染。

1.尿常规　理想的尿常规化验标本是留取晨尿（指清晨起床、未进早餐和做运动之前第一次排出的尿液）于干燥清洁容器内，取10ml送检，尿常规标本留取后应在2小时内检查完毕。

2.24小时尿　采集的当天（如早晨7：00）排空膀胱，弃去尿液，此后开始收集各次排出的尿液，第一次排尿后，向容器内加入防腐剂，直至次日（如早晨7：00）排空膀胱中的尿液并收集入容器，充分混匀，测量尿总量，根据不同的检验目的留取10～50ml尿液送检。

对于不能立即送检的标本，可置于2～8℃冰箱保存，不宜超过6小时。冷藏时，磷酸盐、尿酸盐等易析出结晶，可干扰有形成分镜检。保存时间太久，尿液中某些成分，也可自然分解、变质等。

二、粪便标本的采集

（一）粪便标本采集的意义

1.了解消化道有无炎症、梗阻、出血、寄生虫感染等。

2.粪便隐血可作为消化道恶性肿瘤的诊断筛查试验。

3.了解肠道菌群分布是否合理，检查有无致病菌以协助诊断肠道传染病。

（二）标本采集的注意事项

1.常规检查　用干燥清洁容器留取新鲜标本，选取异常成分的粪便，如含有黏液、脓、血等成分的标本；外观无异常的粪便须从表面、深处及粪端多处取样。粪便标本应避免混有尿液、消毒剂及污水等杂物。

2.隐血试验　采用化学法隐血试验者，应于检查前3日禁食肉类、动物血、含铁剂药物及维生素C，否则容易出现假阳性或假阴性。

3.培养粪标本采集　排大便前用消毒液冲洗肛门，用无菌棉签取粪便中央处置于无菌容器内立即送检。如患者无便意，可用无菌棉签蘸取等渗盐水，由肛门插入6～7cm，轻轻转动棉签取出粪便少许，插入培养试管中送检。

4.寄生虫检查标本　对于某些寄生虫及虫卵的初筛检测，应采取三检三送，因为有许多肠道原虫和某些蠕虫卵都有周期性排出现象。从粪便中检测阿米巴滋养体等寄生虫，应在收集标本后的30分钟内送检，并注意保温。

标本采集后1小时内送至检验科，严禁用吸水性材料（如尿不湿、卫生纸）留取。

三、痰液标本采集

（一）痰液标本采集的意义

痰液是肺泡、支气管和气管所产生的分泌物。正常人痰液很少，只有当呼吸道黏膜和肺泡受刺激时，分泌物增多，可有痰液咳出。在病理状态下，痰中可出现各种病原生物、肿瘤细胞及血细胞等，因此，检查痰液可协助某些呼吸道疾病的诊断。

（二）收集及保存指导

1.痰常规标本：留痰前应先漱口，然后用力咳出气管深部第1～2口痰液，置于无菌容器，应在1小时内送检，以防细胞自溶。

2.痰培养标本：清晨先用复方硼砂含漱液（朵贝液），然后清水漱口，深吸气，用力咳出5～6口，定量5ml左右痰于培养皿中，及时送检。

3.无痰或少痰患者，给予化痰药物或应用雾化吸入法来稀释痰液，使患者易于咳出；昏迷患者可用负压吸引法在清理口腔后吸取；幼儿痰液留取困难时，用消毒棉拭刺激喉部引起咳嗽反射，用棉拭刮取标本；采用纤维支气管镜直接从病灶处采集标本质量最佳。

四、胸腔积液、腹水标本

胸腔积液、腹水标本经胸腔穿刺术或腹腔穿刺术采集，常规检查和细胞学检查留取2ml于EDTA-K$_2$抗凝试管；化学检查留取2ml于肝素抗凝试管，厌氧菌培养留取1ml，结核杆菌检查留取10ml。另外，留取1份不加抗凝剂的标本，用于观察积液的凝固性。积液极易出现细菌破坏、凝块、细胞变性和自溶等，所以留取标本后应及时送检，不能及时送检的标本可加入适量乙醇以固定细胞成分。

五、常见血液标本采集

（一）血液标本采集的意义

1.血液检验标本分为全血、血浆、血清及血培养等。全血标本主要应用于临床血液学检查，如血细胞计数和分类、形态学检查等；血浆标本主要用于化学成分测定和凝血项目检测；血清标本主要用于化学和免疫学的检测；血培养标本适用于全血微生物检测。

2.按照采血部位的不同，血液标本可分为静脉血、动脉血和毛细血管血3种。绝大多数血细胞计数、血细胞形态学、临床化学、免疫学、血液寄生虫学和病原微生物学检验等采用静脉血；血气分析、乳酸和丙酮酸测定等，需要采集动脉血；毛细血管血主要应用于各种微量法检查或大规模普查等。

3.静脉血是最常用的实验室检查标本，真空采血法是最好的静脉采集技术。

（二）采集血液标本的注意事项

1.根据检验项目，选择相应的试管，计算血量。

2.采血前进食：人在进食后食物中的物质会影响血液的各项指标，所以建议采血前最好不要进食。空腹项目应空腹8小时以上，血清脂质或脂蛋白测定应空腹12 ~ 14小时采集血液标本。

3.当血液标本需要血清时，切忌将血泡沫注入，还需要注意的是同一只试管中不能注入2次抽取的血液，以防溶血。

4.应避免在输液或输血同侧采血。

5.有抗凝剂的采血管要充分混匀，上下颠倒混匀5 ~ 10次。

6.严格注血顺序：血培养–枸橼酸钠抗凝管（蓝色）–血清管（红色）–肝素抗凝管（绿色）–EDTA抗凝管（紫色）–血糖管（灰色）。

7.采血量：见表17-1。

表17-1 各种血液标本采血量

真空采血管/采血管类型	临床用途	标本类型	采血量（ml）
EDTA抗凝管（紫色）	血常规试验	全血	2.0
枸橼酸钠抗凝管（蓝色1：9）	凝血试验	血浆	2.7/1.8
血清管（红色）	生化/血清学试验	血清	3 ~ 5
枸橼酸钠抗凝管（黑色1：4）	红细胞沉降率	全血	1.6
血气分析专用管	血气分析	动脉全血	1.0 ~ 2.0

8.标本采集后应尽快送检，以免代谢或酶失活等影响检验结果。

（三）生化全套常用检验项目及临床意义

1.血糖 正常人空腹血糖（FBG）为3.9 ~ 6.1mmol/L（葡萄糖氧化酶法）。

（1）FBG低于3.9mmol/L时为血糖降低，当FBG低于2.8mmol/L时称为低血糖症。

临床表现：患者出现交感神经兴奋的表现，如心慌、出汗、面色苍白等，严重者可以出现心绞痛、心律失常、休克等，中枢神经系统症状包括头晕、言语不清、意识障碍甚至昏迷等。老年人及部分患者在多次低血糖发作后出现无警觉性低血糖，患者无心慌、出汗、视物模糊等先兆，直接进入昏迷状态，持续时间长（一般认为＞6小时），且伴有严重的低血糖可导致中枢神经系统的损害，甚至不可逆。

（2）FBG≥7.0mmol/L为糖尿病；糖尿病酮症酸中毒（DKA）时，血糖多为16.7～33.3mmol/L，有时可达55.5mmol/L以上；糖尿病高渗状态常高至33.3mmol/L以上，一般为33.3～66.6mmol/L。

临床表现：DKA表现为多数患者在发生意识障碍之前感到疲乏、四肢无力等症状加重。随后出现食欲缺乏、恶心、呕吐，常伴嗜睡、呼吸有烂苹果味，随病情的加重，出现严重失水、尿量减少、皮肤弹性差等循环衰竭的症状。

2.血钾　参考值：3.5～5.5mmol/L。

（1）血钾降低：血清钾低于3.5mmol/L时称为低钾血症，血钾≤2.5mmol/L为重度低钾血症。

临床表现：腹胀、恶心、呕吐、乏力、嗜睡，肌肉无力及瘫痪，脉搏缓而弱，心电图T波低平，出现U波，心律失常。

（2）血钾增高：血清钾超过5.5mmol/L时称为高钾血症。

临床表现：极度倦怠，肌肉无力，腱反射消失，动作迟缓，嗜睡等。心音低钝、心率减慢、室性期前收缩、房室传导阻滞、心室纤颤或心脏停搏。

3.血钙　参考值：总钙2.25～2.58mmol/L；离子钙1.10～1.34mmol/L。

（1）血钙降低：当血清总钙低于2.25mmol/L称为低钙血症。

临床表现：肌痉挛、指/趾麻木、癫痫发作甚至呼吸暂停；骨折、病理性骨折、骨骼畸形等；心律失常、心功能不全、心搏骤停。

（2）血钙增高：当血清总钙高于2.58mmol/L称为高钙血症，当血清钙浓度超过3.5mmol/L时所出现的极度消耗、代谢性疾病和胃肠道症状，称为高钙危象。

临床表现：食欲缺乏、恶心、呕吐；多尿、烦渴、多饮；情绪低沉、记忆力减退、注意力不集中、失眠和表情淡漠等；心脏传导阻滞、血压轻度增高、易发生洋地黄中毒。

4.血钠　参考值：135～145mmol/L。

（1）血钠降低：当血清钠低于135mmol/L时称为低钠血症。

临床表现：头痛、烦躁不安、昏睡、抽搐、肌肉痛性痉挛、癫痫发作、脑疝、神经精神症状、可逆性共济失调、昏迷和颅内压升高等症状，严重者可出现脑幕疝、呼吸停止甚至死亡。

（2）血钠增高：当血清钠超过145mmol/L时称为高钠血症。

临床表现：早期口渴、软弱无力、恶心、呕吐、尿量减少和体温升高，有失水体征。晚期出现脑细胞失水的表现，如精神淡漠、嗜睡、烦躁、易激惹、抽搐和癫痫样发作和昏迷，体征有肌张力增高和反射亢进等，严重者引起死亡。

5.总胆固醇（TC）

（1）参考值：2.9～5.62mmol/L。

（2）临床意义：血清TC水平受年龄、性别、家族、遗传、饮食、精神等多种因素影响，且男性高于女性，脑力劳动者高于体力劳动者，因此很难有一个统一的标准。根据胆固醇水平高低及引起心、脑血管疾病的危险性，将胆固醇分为合适水平、边缘水平和升高（或降低）即危险水平。作为诊断指标，TC既不特异也不灵敏，只能作为某些疾病，特别是动脉粥样硬化的危险因素。因此，TC常作为动脉粥样硬化的预防、发病预测、疗效观察的参考指标。TC的临床意义见表17-2。

表17-2 TC变化的临床意义

TC	临床意义
增高	①动脉粥样硬化所致的心、脑血管疾病
	②各种高脂蛋白血症、甲状腺功能减退、肾病综合征、糖尿病、胆汁淤积性黄疸等
	③长期吸烟、饮酒、精神紧张和血液浓缩等
	④应用某些药物，如糖皮质激素、环孢素、阿司匹林、口服避孕药等
降低	①甲状腺功能亢进症
	②严重的肝脏疾病，如肝硬化和急性重型肝炎
	③贫血、营养不良和恶性肿瘤等
	④应用某些药，如雌激素、钙拮抗药等

6.三酰甘油

（1）参考值：0.30 ~ 1.92mmol/L。

（2）临床意义：受生活习惯、饮食和年龄的影响，三酰甘油增高多见于冠心病、原发性高脂血症、肥胖症、糖尿病、痛风、甲状旁腺功能减退症、肾病综合征、高脂饮食等；三酰甘油降低多见于低β-脂蛋白血症，严重的肝病、甲状腺功能亢进、肾上腺皮质功能减退症等。

7.高密度脂蛋白（HDL）

（1）参考值：0.80 ~ 2.35mmol/L。

（2）临床意义：有利于外周组织清除胆固醇，从而防止动脉粥样硬化的发生，HDL增高常见于肝病、体力劳动透支、饮酒、服用避孕药、降脂药等，HDL降低常见于动脉粥样硬化、急性感染、糖尿病、慢性肾衰竭、甲状腺功能亢进症、缺乏体育锻炼、服用噻嗪类利尿药等及高糖饮食等。

8.低密度脂蛋白（LDL）

（1）参考值：1.90 ~ 3.12mmol/L。

（2）临床意义：LDL是富含胆固醇的脂蛋白，能将胆固醇从肝带到身体细胞中，病理性增高见于高脂蛋白血症、急性心肌梗死、冠心病、糖尿病等，非病理性增高见于饮食摄入过多脂肪、吸烟饮酒、剧烈运动、超重和肥胖等；降低见于无β-脂蛋白血症、甲状腺功能亢进、肝硬化、低盐饮食和运动等。

（四）心肌损伤的部分生化检验

心肌损伤时的生物化学指标变化较多，心肌损伤的生物化学指标见表17-3。

表17-3 心肌损伤的生物化学指标

意义	生物化学指标
最早出现	肌红蛋白、CK亚型、糖化磷酸化酶同工酶BB、心脏脂肪酸结合蛋白（FABP）
特异性高	cTnI、cTnT、CK-MB、CK亚型
广泛诊断价值	cTnI、cTnT、乳酸脱氢酶、肌球蛋白轻链和重链
风险划分	cTnI、cTnT、CK-MB
再灌注标准	肌红蛋白、cTnI、cTnT、CK亚型
2～4天后再梗死的标准物	CK-MB

1.肌酸激酶（CK）

（1）参考值：男性80～200U/L，女性60～200U/L。

（2）临床意义：CK水平受性别、年龄、种族、生理状态的影响。CK增高见于急性心肌梗死（AMI），在AMI发病6～10小时时CK水平即明显增高，其峰值在12小时，3～4天恢复正常。如果在AMI的病程中CK再次升高，提示再次发生心肌梗死。因此，CK为早期诊断AMI的灵敏指标之一。CK增高还见于心肌炎、肌肉疾病、溶栓治疗等。

2.肌酸激酶同工酶（CK-MB）

（1）参考值：0～17U/L。

（2）临床意义：AMI中，血清中CK-MB对AMI的灵敏度明显高于CK，其阳性检出率约为100%，且具有高度特异性。其灵敏度为17%～62%，特异性为92%～100%。CK-MB一般在发病后4小时内增高，16～24小时达高峰值，3～4天恢复正常，被认为是诊断AMI的金标准。CK-MB高峰时间的出现与预后有一定的关系。CK-MB增高还见于其他心肌或肌肉损伤，如心绞痛、心房颤动、起搏器安装术后及肌营养不良等。

3.心肌肌钙蛋白T（cTnT）

（1）参考值：0～0.01ng/ml。

（2）临床意义：cTnT是目前诊断AMI的高特异性和高敏感性的确诊标志物，也可应用肌钙蛋白预测急性冠状动脉综合征患者的危险层次。AMI发病后2～4小时的cTnT即升高，24～48小时达峰值，其峰值可为参考值的30～40倍，恢复正常需10～14天。其特异性明显高于CK-MB。

4心肌肌钙蛋白I（cTnI）

（1）参考值：<0.2μg/L。

（2）临床意义：诊断AMI，cTnI对诊断AMI与cTnT无显著特异性。与cTnT比较，cTnI具有较低的初始灵敏度和较高的特异性。AMI发病后2～4小时，cTnI即升高，14～20小时达峰值，7～10天恢复正常。

（五）血常规常用检验项目及临床意义

1.白细胞计数

（1）参考值：（4～10）×10^9/L。

（2）临床意义

1）低限危急值：≤0.5×10^9/L，表现为头晕、乏力、食欲缺乏、发热。

2）高限危急值：≥100×10⁹/L，表现为脑梗死、成人呼吸窘迫综合征、流行肿瘤细胞溶解等。

2.血小板计数（PLT）

（1）参考值"（100～300）×10⁹/L"。

（2）临床意义

1）PLT低于100×10⁹/L称为血小板减少症。

2）PLT高于400×10⁹/L称为血小板增多症。

3.血红蛋白

（1）参考值：成年男性120～160g/L，女性110～150g/L。

（2）临床意义

1）低限危急值：<45g/L，应考虑输血。

2）高限危急值：≥200g/L，表现为血液黏稠度增高，阻力增大，血压增高引起高血压、血栓性疾病。

4.脑钠肽（BNP）

（1）参考值：0～100pg/ml。

（2）临床意义：为心力衰竭定量标志物，BNP在100～400pg/ml时可由肺部疾病、右心衰、肺栓塞等引起，BNP＞400pg/ml提示患者存在心力衰竭的可能性达95%。

（六）血凝化验常用检验项目及临床意义

1.凝血酶原时间（PT）

（1）参考值：12～14秒。

（2）临床意义

1）PT延长见于先天性。

2）凝血因子缺乏、获得性凝血因子缺乏和使用肝素等。

3）PT缩短见于DIC早期、心肌梗死、妇女口服避孕药、血栓栓塞性疾病及高凝状态等。

2.PT比值（PT-INR）

（1）参考值：0.8～1.2。

（2）临床意义：用于口服抗凝剂的检测，WHO规定用华法林时INR允许范围为：预防静脉血栓2.0～3.0，活动性静脉血栓（反复发生的静脉血栓、肺栓塞及其预防）2.0～4.0，预防动脉血栓和栓塞包括心脏瓣膜（机械瓣）的手术3.0～4.5。

3.D-二聚体

（1）参考值：<0～250μg/L。

（2）临床意义：D-二聚体测定正常是排除深静脉血栓（DVT）和肺血栓栓塞症的重要试验，测定值增高也是诊断DIC和观察溶血血栓治疗的有用试验。凡是有血块形成的出血，本试验检测值均可增高，故特异性低、敏感度高；但在陈旧性血块存在时，本试验又可呈阴性。

（七）血栓弹力图

1.各项检测意义

（1）高岭土检测：评估凝血全貌，判断凝血状态；指导成分输血；区分原发和继发纤溶亢进；判断促凝和抗凝等药物的疗效；筛选血栓高风险的患者。

肝素酶对比检测：评估肝素、低分子肝素及类肝素药物疗效。

（2）血小板图检测：测定单独或联合使用阿司匹林、氯吡格雷、GPⅡb/Ⅲa受体拮抗剂药物的疗效；评估使用抗血小板药物后的出血原因；服用抗血小板药物的患者手术前、手术中出血的风险评估。

2.心内科血栓弹力图的用途

（1）判断患者的基础凝血情况及凝血系统异常在整个缺血事件中的地位。

（2）监测PCI抗血小板药物联合应用的效果。

（3）诊断各个抗血小板药物对患者血小板抑制率的百分比，指导用药。

（4）判断PCI中、后低分子肝素的作用和代谢情况。

（5）确定PCI后患者的个性化血小板治疗方案，减少再次缺血事件的发生。

（6）在定期随访中诊断患者抗血小板药物使用的效果，防止出血。

（7）判断纤维蛋白原的活性。

（8）监测华法林、比伐卢定等凝血相关药物的应用效果。

3.采血和血样保存注意事项

（1）采血时最好一次采血，无须空腹，采血时建议先蓝管后绿管。

（2）采血后，尽量2小时内进行测试，放置时间太长易过多激活血小板，造成结果偏低。

（3）不能及时测试的血样，放4℃冰箱保存，但不建议提前采血。

（4）尽量避免在采血或运输过程中剧烈晃动血样。

（5）如果测AA和ADP这两种途径药物的话，建议在服药7天以后检测。

（张　蕊　程　聪）

第二节　内科常用检查

一、心电图检查

心电图（electrocardiography，ECG）是心脏电生理活动的客观指标。普通心电图在临床上的应用非常广泛，是一种简单、快速的检查方法。

（一）心电图导联

心电图的电路连接方法称为心电图导联。常规12导联心电图包括肢体导联Ⅰ、Ⅱ、Ⅲ、单极加压肢体导联aVR、aVL、aVF及胸导联。

1.标准肢导联　属双极导联，只能描记两电极间的电位差。三者构成艾因托文（氏）三角。导联Ⅰ是左臂（正极，LA）和右臂（RA）之间的电位差；导联Ⅱ是左腿（正极，LL）与右臂（RA）之间的电位差；导联三是左腿（正极，LL）与左臂（LA）之间的电位差。

2.加压单极肢导联

（1）加压单极右上肢导联（aVR）：正极（红色）位于右臂，负极是左臂电极（黄色）与左腿电极（蓝色）的合成。

（2）加压单极左上肢导联（aVL）：正极（黄色）位于左臂，负极是右臂电极（红色）与左腿电极（蓝色）的合成。

（3）加压单极左下肢导联（aVF）：正极（蓝色）位于左腿，负极是右臂电极（红色）与左臂电极（黄色）的合成。

3.胸导联　这些导联以肢体电极作为负极，亦是单极导联。胸导联电极位置：V_1导联：胸骨右缘第4肋间；V_2导联：胸骨左缘第4肋间；V_3导联：V_2与V_4两点连线的中点；V_4导联：左锁骨中线与第5肋间交点处；V_5导联：左腋前线与V_4同一水平处；V_6导联：左腋中线与V_4同一水平处。

当某些情况下如怀疑心脏右心室或后壁心肌梗死时，需做18导联心电图。在12导联心电图的基础上增加：V_3R ～ V_5R其电极位置相当于V_3 ～ V_5在右胸相对应部位；V_7：左腋后线与V_4同一水平；V_8：左肩胛线与V_4同一水平；V_9：左脊柱旁线与V_4同一水平。

（二）心电图各波段的组成与命名

1.心率和心律　正常为窦性，频率范围为60 ～ 100次/分。

2.P波代表心房除极时的电位变化　时长一般＜0.12秒，形态呈钝圆形，可有轻度切迹，Ⅰ、Ⅱ、aVF、V_4 ～ V_6导联直立，aVR导联倒置，其他导联可直立、双向或倒置。电压＜0.25mV。

3.P-R间期　从P波的起点至QRS波群的起点，代表自心房开始除极至心室开始除极的时间，心率在正常范围时，P-R间期为0.12 ～ 0.20秒。P-R间期可以很好地评估房室结的功能。

4.QRS波　代表全部心室肌除极的电位变化，时长＜0.12秒，多数在0.06 ～ 0.10秒。由于左右心室的肌肉组织比心房发达，所以QRS波群比P波的振幅高出很多。

5.J点　是QRS波群结束和ST段的开始的位置。J点用于ST段抬高或者压低的参照点。

6.ST段　自QRS波群的终点至T波起点间的线段，代表心室缓慢复极过程。它位于等电位线上，可有轻度偏移。正常情况下，ST段压低一般不超过0.05mV；ST段抬高在V_1 ～ V_2抬高不超过0.3mV，V_3不超过0.5mV，在V_4 ～ V_6导联及肢体导联不超过0.1mV。

7.T波　代表快速心室复极时的电位改变，方向大多与QRS波群的主波方向一致，振幅大于同导联R波的1/10。

8.Q-T间期　从QRS波群的起点至T波终点，代表心室肌除极和复极全过程所需的时间。Q-T间期长短与心率的快慢密切相关，心率越快,Q-T间期越短；反之则越长。

9.U波　并不能经常看到，振幅很低，跟随T波后出现。

（三）操作方法和注意事项

详见第十八章第一节。

二、动态心电图

（一）定义

动态心电图又称Holter监测，是用一种随身携带的记录器连续监测人体在自然生活状态下24小时或更长时间的心电图，借助计算机进行回放、处理、分析及打印系统记录的心电图。

（二）临床意义

发现并记录在通常短暂心电图时不易发现且在日常生活中发生的心电图改变，尤其对短暂性、一过性、阵发性心律失常、ST-T的检获。

（三）检查前的准备及配合

1.患者佩戴记录仪后，日常起居应与佩戴前一样，适量活动。

2.指导患者避免大量出汗引起电极片脱落，如不慎脱落，应及时重新更换电极片。

3.检查时不接触高磁场，不做X线、CT、磁共振等放射科检查。

4.不刻意增加运动量，不私自打开记录仪，记录24小时后需由动态心电图室医技人员取下记录仪及电极。

三、运动试验

（一）定义

运动试验是通过运动增加心脏的负荷，使心肌耗氧量增加，当负荷达到一定量时，冠状动脉狭窄患者的心肌供血不能相应增加，从而诱发静息状态下未表现出来的心血管系统的异常，并通过心电图检查结果显示出来，目前常用活动平板和踏车运动试验。

（二）临床意义

辅助诊断冠心病，判定冠状动脉病变严重程度及预后，评价心功能。

（三）检查前的准备及配合

1.试验前2小时禁食及烟酒，可饮水。

2.指导患者停用某些扩血管药物（尤其是β受体阻滞药），测量记录运动前的心电图和血压。

3.运动中出现任何不适如心绞痛，应立即停止运动，酌情用药。

四、心脏超声

（一）定义

心脏超声又称超声心动图，是大部分心血管疾病的首选检查方法，在诊断冠心病、心脏瓣膜病、心肌病、先天性心脏病、心包疾病及大血管疾病等方面有重要价值。

（二）临床意义

作为一项无创检查，能综合分析心脏各结构的位置形态、活动与血流特点，从而获得心血管疾病的解剖、生理、病理及血流动力学资料，便于心脏病的诊断。

（三）检查前的准备及配合

1.检查者需了解患者的心肺功能、药物过敏史、既往麻醉镇静药物使用史等。

2.普通心超检查不用空腹，经食管超声需要空腹。

3.检查过程中要充分暴露检查部位，取左侧卧位，常规心脏超声需10分钟左右，疑难患者所需时间更长。

五、动态血压监测

（一）定义

动态血压监测是一种采用间接无创性测量方法连续24小时，按设定的时间间隔进行跟踪测量和记录血压的便携式血压监测方法。

（二）临床意义

动态血压监测可提供谷峰比值等常规血压测量方法无法取得的资料，利于排除"白大衣高血压"，所反映的血压水平及昼夜趋势变化与心、脑、肾靶器官损害程度之间具有较好的相关性，可评价高血压患者的预后。

（三）检查前的准备及配合

1.检查期间可正常日常活动，但避免剧烈运动，避免接近高磁场，随时注意袖带的位置，避免袖带脱落等。

2.检查期间做好记录盒的保护，不得自行打开，不得同时洗澡、游泳等。

3.监测过程需要记录生活日志，对于正确分析血压有重要意义。

六、冠状动脉CT血管造影检查

（一）定义

冠状动脉CT血管造影（CTA）是一种安全无创的冠状动脉检查，此种方法是将造影剂通过肘静脉以3～5ml/s的速度注入患者体内，利用人工智能软件控制造影剂跟踪技术及心电门控，对冠状动脉及其分支和心脏室壁运动等进行清晰显示；对冠状动脉粥样硬化进行钙化积分扫描，能快速准确诊断心脏血管病变，为心血管疾病诊断和治疗方案的选择提供了重要依据，也可作为冠心病早期预测和诊断的无创性检查方法之一。

（二）临床意义

CTA不仅可以显示冠状动脉管腔狭窄，还可显示冠状动脉管壁的改变，有助于发现早期的及未引起管腔狭窄的粥样硬化；可评价斑块成分，提示斑块稳定性；对冠状动脉旁路移植及置入支架术后复查有帮助。

（三）检查前的准备及配合

1.避免剧烈运动、稳定情绪，避免心率加快，心率（＞70次/分）过快影响CT成像。

2.检查前6小时需禁食，检查前5分钟遵医嘱舌下含服硝酸甘油0.5mg，以利于充分扩张冠状动脉，必要时服用美托洛尔控制心率。

3.对于糖尿病患者需在检查前、后停服二甲双胍48小时。

4.甲状腺功能亢进、碘对比过敏者禁止做增强CT。

5.指导患者在扫描中屏气10秒，闭口保持胸腹部不动。

6.嘱患者检查后多饮水1500～2000ml，以促进体内造影剂的排出。

7.观察患者有无过敏反应，若患者出现面色潮红、打喷嚏、荨麻疹等，及时通知医师，遵医嘱协助处理。重度过敏反应者，应做好抢救准备。

七、经食管心脏起搏术

（一）定义

经食管心脏起搏术（TEAP）是经食管电极对心脏进行心外起搏，主要用于测定窦房结功能及诊断和鉴别诊断室上性心动过速（SVT），包括经食管心房调搏和经食管心室调搏。

（二）临床意义

TEAP属于无创性临床心电生理检查项目，可检测和评价某些心律失常，如心房颤动、病态窦房结综合征和预激综合征等，亦可作为非药源性治疗室上性心动过速的有效手段，为射频消融术提供了参考。

（三）检查前的准备及配合

1.检查前2天停止使用心脏活性药物及抗心律失常药物。

2.检查当日禁用咖啡饮料或油脂食物，检查前禁食4小时。

3.检查前应详细询问病史，有无食管炎、食管癌、食管静脉曲张、严重心律失常、重度高血压等，避免因此造成食管穿孔、出血等不良后果。

八、心脏影像学检查

（一）常规X线检查

二尖瓣型心脏常见于二尖瓣狭窄；主动脉型心脏常见于高血压、主动脉瓣关闭不全；普通增大型心脏常见于全心衰竭、心肌病、心包积液。

（二）CT检查

超高速CT和多排螺旋CT对冠心病的诊断和心肌桥的发现具有重要价值。

（三）MRI检查

MRI对心肌病、心包疾病、主动脉瘤、主动脉夹层及大动脉炎的诊断具有较大价值。

（四）超声心动图

超声心动图包括M型超声心动图、二维超声心动图、彩色多普勒血流显像、经食管超声心动图、冠状动脉内超声等。可用于了解心脏结构、心内或大血管内血流方向和速度、心瓣膜的形态和活动度、瓣口面积、心室收缩和舒张功能、左心房血栓、粥样硬化斑块的性质等情况。

（五）放射性核素检查

目前临床上应用较多的是心肌灌注显像和正电子发射体层显像（PET），主要用于评价心肌缺血的范围和严重程度，运动或药物负荷可提高诊断的敏感性。

九、心导管术和血管造影

经外周血管，采用经皮穿刺技术，在X线透视下，将特制的导管送入右心或左心系统或分支血管内，测量不同部位的压力、血氧饱和度，测定心功能，记录心内局部电活动或注射造影剂显示心脏和血管图像，可获得准确的诊断资料。

（曹丽华　马纪蕾）

第十八章

心血管内科常用护理操作技术

第一节　心电图机使用技术

（一）做心电图的目的

1.记录心脏搏动的电位变化，以判断心脏的状态。

2.用于心律失常、心肌梗死、心绞痛等心脏疾病的诊断。

3.用于电解质紊乱、药物不良反应的判断。

4.体格检查、健康保健等。

（二）心电图使用技术操作

项目	技术操作要求
仪表	仪表、着装符合护士礼仪规范
操作前准备	1.洗手，戴口罩
	2.核对医嘱单、执行单
	3.备齐用物，用物放置合理、有效，依次检查所备物品及仪器安全有效
	治疗车上层：执行单、心电图装置一套、治疗碗内备生理盐水、棉球
	治疗车下层：弯盘、速干手消毒剂、医疗垃圾袋、生活垃圾袋
评估	1.备齐用物携至床旁，核对患者，询问患者床号和姓名，查看床头牌、手腕带与执行单是否一致
	2.了解患者病情、意识状态、配合程度，向患者解释操作目的、方法及如何配合
	3.评估患者局部皮肤情况是否完整，有无破损，放置电极部位有无污垢
	4.评估患者1小时内有无剧烈活动、情绪激动、沐浴、吸烟等
	5.评估环境安静、清洁、温度适宜，床旁有隔帘遮挡，附近无电磁干扰情况
	6.与患者沟通时要语言规范、态度和蔼

续　表

项目	技术操作要求
操作过程	1.协助患者取舒适体位，一般取平卧位
	2.协助患者摘掉手表及金属佩戴物品
	3.接好心电图机电源线
	4.暴露患者双侧手腕部及双侧脚踝部，在连接电极的皮肤上涂生理盐水
	5.连接肢体导联线
操作过程	RA：右上肢（红）　　LA：左上肢（黄）
	LL：左下肢（绿）　　RL：右下肢（黑）
	6.暴露胸前皮肤，在连接电极的皮肤上涂生理盐水，连接吸球
	V_1：胸骨右缘第4肋间　　　V_2：胸骨左缘第4肋间
	V_3：V_2与V_4连接中点　　　V_4：左锁骨中线第5肋间
	V_5：左腋前线与V_4平行　　V_6：左腋中线与V_4平行处
	7.打开工作开关，按下抗干扰键（Emg/Hum）
	8.调节使热笔居中
	9.按Start键，走笔、按动1mV键，打标准电压
	10.按Check，查看振幅，符合要求，即按动导联选择，按顺序记录各导联心电图，每个导联记录完整波形3～4个
	11.作图完毕，核实标准电压，各开关与旋钮恢复原位，关掉电源，整理导联线
	12.手消毒
	13.再次核对，签名
	14.询问患者感受
操作后	1.协助患者穿衣盖被，整理床单位，爱护体贴患者
	2.按顺序标记各导联，写好患者姓名、性别、年龄、日期及记录时间具体到分钟并做好粘贴
	3.导联线放置、心电图机充电方法正确
评价	1.操作规范、熟练
	2.熟悉心电图各波、段、间期的意义、时间、波形（方向）、振幅
	3.操作时间：2分钟

（三）心电图机使用注意事项及常见故障处理

1.心电图机使用注意事项

（1）检查时患者保持情绪平稳，不可以讲话，且应保持固定姿态，以免影响检查。

（2）诊床的宽度应大于80cm，以免患者肢体紧张而引起肌电干扰，如果诊床的一侧靠墙，则必须确定墙内无电源线穿行。

（3）患者勿佩戴金属性物品，如手表、拉链、皮带扣、纽扣等。

（4）如果放置电极部位的皮肤有污垢或毛发过多，应先给予清洁皮肤或剃除毛发，保持患者身上干爽，因为潮湿易导致干扰。

（5）寒冷季节应注意保暖，室内温度不低于18℃，避免腹肌颤抖造成肌电干扰。

（6）检查前应先脱掉丝袜、裤袜等可能引起导电不良的衣物。

（7）检查前1小时内勿做剧烈运动禁止吸烟，喝咖啡、浓茶等刺激性饮料。

2.电极的安置

（1）为患者做12导联心电图时，若女性患者乳房下垂应托起乳房，将V_3、V_4、V_5的电极安置在乳房下的胸壁上，而不应该安置在乳房上。

（2）描记V_7、V_8、V_9导联的心电图时，电极安放时必须取仰卧位，而不应该在侧卧位时描记心电图。

（3）在使用同步12导联采集的心电图机时，不要将接左右下肢的电极都放在一侧下肢来描记心电图，由于该类心电图机都装有右下肢反驱动电路，能有效地抑制交流电干扰，将接左右下肢的电极都放在一侧下肢等于取消了该功能，从而降低了抗交流电干扰的性能。

3.描记心电图注意事项

（1）先用方波定标，如果是自动采集的心电图机，则仪器自动定标；如果是热笔式心电图机，则需要手动描记1mV的定标方波，以便观察心电图机的各导联同步性、灵敏度、阻尼和热笔温度是否适当，每次变换增益后都要再描记一次定标方波。

（2）按照心电图机的使用说明进行操作，常规心电图应该包括肢体导联Ⅰ、Ⅱ、Ⅲ、aVR、aVL、aVF和胸前导联V_1、V_2、V_3、V_4、V_5和V_6共12个导联，并且按标准依次排列。

（3）怀疑或有急性心肌梗死的患者首次做常规心电图检查时，除做出常规12导联外，必须加做V_3R、V_4R、V_5R、V_7、V_8和V_9，并在胸壁各导联部位用色笔等在皮肤上做标记，使电极定位准确以便以后动态比较。

（4）怀疑有右位心或右心室梗死时，应分别加做上肢反接后的肢体导联和V_3R、V_4R、V_5R导联。发现有心律失常时加做长Ⅱ或V_1导联。

（5）无论使用哪一种心电图机，应该尽量不使用交流电滤波或肌电滤波，以避免心电图波形失真。

4.心电图机常见故障及处理

临床工作中，心电图机出现故障的主要常见原因有两个方面：操作不当和仪器故障及仪器老化。常见故障如下。

（1）通电后电源指示灯不亮。常见原因：电源线接头及电源插头接触不良或损坏；仪器出现损坏。针对原因排除故障。

（2）描笔心电信号正常，纸速正常，但记录不出心电波形。常见原因：热笔温度低；描笔加热电阻丝烧断；记录纸接触不良。针对原因排除故障。

（3）交流电干扰。常见原因：地线接地不当；周围环境电磁波影响；操作不规范或患者自身因素影响。针对原因排除故障。

（4）基线漂移。可能原因：患者肢体移动、姿势不当、肌肉震颤、呼吸急促、精神紧张或躁动不安；心电图波幅饱和等；电极与皮肤接触不良；导联线插头接触不良或导联线过度牵拉。

针对原因排除故障：其中滤波采用滤波器（notched filter）来消除50/60Hz电源的噪声信号；纠正基线漂移，因主要由呼吸运动或电极皮肤界面的阻抗造成，可在检查时让患者平稳呼吸，认真处理皮肤，让皮肤呈湿润状态，选用优质电极；针对心电图波幅饱和情况，应将心电图机标准电压调至0.5mV即可。

5.心电图机的维护　心电图机应定期进行维护和保养，以延长各个部件的寿命，具体要求如下。

（1）心电图机应避免高温、日晒、受潮、尘土或撞击，用毕盖好防尘罩。

（2）导联线的芯线容易折断损坏，特别是靠近两端的接头处，使用时切忌用力牵拉或扭曲，收藏时应盘成直径较大的圆环或直接悬挂放置，避免过度扭曲或锐角折叠。

（3）交流、直流两用的心电图机，应按说明及时充电，以延长电池使用寿命。

（4）由相关部门定期检测心电图机的性能。

（于晓燕　陈秀娟）

第二节　心电监护使用技术

（一）心电监护的目的

监测患者心率、心律、血压、血氧饱和度及呼吸的变化，提供病情信息。

（二）心电监护使用技术操作

项目	技术操作要求
仪表	仪表、着装符合护士礼仪规范
操作前准备	1.洗手，戴口罩
	2.核对医嘱单、执行单
	3.备齐用物，用物放置合理、有序，依次检查所备物品及仪器，保证安全有效
	治疗车上层：执行单、心电监护仪（包括电源线、导联线、血压监测导线及袖带、血氧饱和度导线及探头）、治疗碗2个（分别放置干纱布1～2块、电极片3～5个）
	治疗车下层：弯盘、电插板、速干手消毒液、医疗垃圾袋、生活垃圾袋
评估	1.备齐用物携至床旁，核对患者，询问患者姓名，查看床头牌、手腕带与执行单是否一致
	2.了解患者意识状态、合作情况及心理反应，向患者解释操作目的、方法，询问患者是否大小便
	3.评估患者胸前皮肤有无皮疹、伤口、破溃，是否安装心脏起搏器，去除金属饰物、眼镜、义齿等
	4.评估患者体重及静脉通路情况，便于转律前用药
	5.环境安静、温度适宜，无电磁波干扰，床旁有隔帘遮挡，保护患者的隐私
	6.与患者沟通时语言规范、态度和蔼
操作过程　监护	1.协助患者取舒适体位
	2.接电源线，打开电源开关
	3.选择电极片粘贴位置，纱布清洁局部皮肤
	4.将电极片与导联线连接
	5.再次核对患者

项目	技术操作要求
	6.将电极片粘贴在患者相应皮肤部位
	三导联位置（RA：右锁骨中点下缘；LA：左锁骨中点下缘；V：左腋前线第6肋间）五导联位置（RA：右锁骨中点下缘；LA：左锁骨中点下缘；RL：右锁骨中线剑突水平处；LL：左锁骨中线剑突水平处；V：胸骨左缘第4肋间）
	7.电极片与皮肤表面接触良好，导联线固定牢固，为患者系好衣扣
	8.将血压计袖带平整无折地缠于上臂中部；松紧以放入一手指为宜，注意避免在输液侧肢体测量，下缘距肘窝处2～3cm（袖带上的动脉符号对准动脉血管）
	9.将血氧饱和度探头光源处对准患者指甲，夹在指头上，接触良好，松紧适宜，勿夹在测血压侧肢体
	10.调整心电参数
	（1）选择适当导联（P波显示良好，主波方向向上）
	（2）调整心电图波形大小，振幅＞0.5mV
	（3）调整心率报警上下限，根据病情调整选择报警范围，一般为患者心率的±20%
	11.调整血压参数
	（1）设定手动或自动模式，自动模式选择测量间隔时间
	（2）调整血压报警上下限，一般为患者基础血压的±20%
	12.调整血氧饱和度的报警低限，一般设定为90%
	13.调整呼吸报警上下限，一般高限设定为30次/分，低限设定为8次/分
	14.确定心电监护各项报警处于开启状态，调整报警音量
	15.观察心电监护运行情况
	16.手消毒
	17.再次核对患者，签名
	18.询问患者感受并交代注意事项
停监护	1.核对患者，向患者解释操作目的
	2.遮挡患者，注意保暖
	3.关机
	4.将电极片与导联线分离
	5.将患者电极片取下置于弯盘内，并将弯盘置于治疗车下层
	6.用纱布擦净皮肤，观察皮肤情况，协助患者穿衣
	7.取下袖带及血氧探头
	8.拔除电源线
操作后	1.协助患者取舒适卧位，整理床单位
	2.操作规范熟练，方法正确，安全
	3.正确处理物品，洗手，记录并执行签字
评价	1.动作轻巧、准确，操作方法规范
	2.熟悉机器性能、常见故障及其排除方法
	3.操作时间：3分钟

（三）心电监护使用技术及常见故障处理

1.心电监护使用注意事项

（1）护士应密切观察心率、心律波形，发现异常及时报告医师。

（2）护士要及时处理心电干扰和电极脱落。

（3）告知患者变换体位时，要妥善保护导联线，对于躁动的患者，要固定好电极和导联线，避免电极脱位和导联线打折，必要时给予患者适当约束。

（4）告知患者不要自行更换电极片的位置，如有痒感等不适及时告知医务人员，定期观察患者粘贴电极片处的皮肤有无发红、破损等，定期更换电极片和电极片位置。

（5）告知患者测量血压和血氧饱和度时手臂不能乱动。

（6）正确设定报警极限，不能关闭报警，为减少因监护仪报警引起的噪声，应尽量调低报警音量，监护仪显示屏上暂时不需监护的项目应及时在屏幕菜单上关闭，以消除不必要的报警音，从而为患者创造安全舒适的环境，并且减少患者不必要的恐慌心理。

2.心电监护常见故障及处理

（1）无心电波形：具体表现为接上导联线，显示屏上显示电极脱落。处理时应首先检查导联模式，如果五导联只用了三导联的接法，则无波形；检查心电导联与人体接触的胸导联连接是否断路；若排除心电电缆故障，可能原因为模块与插座板上的ECG槽接触不好，或心电板、心电板主控连接线、主控板故障，如果心电测量模块与主机通信有问题，需与厂家联系。

（2）心电波形不规范：具体表现为心电波形杂乱，心电波形太大，无法看到整幅波形，或者心电波形干扰大，波形不规则。

处理方法是将心电幅度调到合适值，可观察到整幅波形；波形杂乱可能来自信号输入端的干扰，如果患者运动，电极片失效，心电导联线老化，或是患者皮肤油渍汗迹过多，电极片与患者接触不良，应用酒精或者生理盐水擦拭皮肤，更换新电极片，心电信号可恢复正常；如果由于心电板屏蔽不好，此时应更换配件。

（3）血压启动，但测不出血压值：常见原因是气体管路有漏气现象或压力传感器故障。首先检查血压袖带是否漏气，采用替代法，更换一个新的袖带；然后检查血压延长管与机器的接口处是否漏气，重点检查密封圈；如果外围的附件没有问题，则故障可能出在血压板上，重点检查血压板上的放气阀。

（4）血氧饱和度显示"探头脱落"：检查手指探头是否有红色指示灯闪烁，检查延长线和插座等部位是否接触不良，血氧探头太紧或太松，患者手臂是否乱动或被异物压住。采用替代法用完后将氧探头接到主机上测量是否正常。

（5）报警显示导联脱落：更换电极片，做好电极放置部位皮肤的清洁，因为皮肤是不良导体，因此要获得电极和皮肤的良好接触，必要时先用酒精去除皮肤上的油脂汗迹；检查各连接处是否连接良好，必要时请专业人员维修。

3.心电监护仪的维护

（1）监护仪工作时应保持室温在20～35℃，湿度在50%～80%。

（2）监护仪应放于固定位置，保持通风，避免阳光直射。勿频繁开关仪器，因为在仪器开关的瞬间会产生很大的电流对机器造成冲击，影响机器的寿命。

（3）每月对设备进行检修，检查设备和配件是否完整、清洁，有无物理损坏；检查电缆和电线是否有物理损坏，确认是否有间断性故障。各班次应保持监护仪各模块、探测器、电缆线等配件清洁无灰尘。

（4）仪器应注意防潮，避免水进入机壳，不要让任何液体停留于设备表面。血氧传感器不能浸泡在消毒液中，可以用酒精棉球或软布擦拭其外表、发光管和接收器件，对传感器和导联线要轻拿轻放，保护传感器及导联线不被尖锐的物体损伤。严禁拉拽扭折导线，导联线不用时应以打圈的形式收起。严禁野蛮拔插导线，应仔细对准定位槽，避免导联线插头内的插针变形或折断损坏。

（于晓燕　房　芳）

第三节　除颤仪使用技术

除颤仪又称电复律机，可产生较强的能量可控的脉冲电流，在瞬间经胸壁或直接通过心脏，使全部或大部分心肌细胞同时除极，造成心脏短暂的电活动停止，然后由心脏自律性最高的窦房结发放冲动，控制心脏节律。根据脉冲发放与R波关系可分为非同步电除颤和同步电复律。

一、非同步电除颤

（一）电除颤适应证

1. 心室颤动与心室扑动。

2. 无脉性室性心动过速或影响血流动力学的室性心动过速。

（二）电除颤技术操作

项目	技术操作要求
仪表	仪表、着装符合护士礼仪规范，戴手表
操作前准备	1. 物品准备：除颤仪纱布5块、弯盘、导电糊或盐水纱布2块
	2. 检查除颤仪（除颤仪完好备用状态的检查方法：打开机器，调至5J，充电，放电后旋钮回位），检查除颤仪电量充足，电极板完好
评估	1. 评估现场环境安全
	2. 发现患者病情变化，心电监护示：心室颤动波
	3. 判断患者反应：轻拍患者肩部，大声呼叫患者姓名
	4. 如判断患者无反应，立即启动急救反应系统并获取AED或除颤仪
	5. 同时判断呼吸和颈动脉搏动：注视或观测胸部运动。使用近侧2个或3个手指找到气管，将手指滑到气管和颈侧肌肉之间的沟内，感触脉搏。同时判断时间为5～10秒
	6. 如无呼吸或呼吸异常，触摸不到颈动脉搏动，记录抢救时间
	7. 立即去枕平卧硬板床，解衣领、松腰带，双上肢位于患者躯体两侧，口述：由他人进行徒手心肺复苏

项目	技术操作要求
操作过程	1.将用物携至床旁，开启除颤仪
	2.去除患者身上金属物质，电极片避开除颤部位，检查有无心脏起搏器及通信设施干扰，将患者左臂外展，用纱布擦干患者除颤部位皮肤
	3.取出电极板，将除颤电极板均匀涂抹导电糊或垫4 ~ 6层生理盐水浸湿的纱布
	4.确认除颤仪模式为"非同步模式"（机器默认为"非同步模式"，除颤仪器板上SYNC按钮未按下，指示灯未亮）
	5.选择能量，一般成年人单向波电击除颤选择360J，双向波选择200J
	6.安放电极板："STERNUM"电极板放置于胸骨右缘第2肋间（心底部），"APEX"电极板放置于左腋中线第5、6肋（心尖部），两电极板之间距离不应小于10cm
	7.将电极板贴紧胸壁，压力适当
	8.充电：按除颤仪器板或电极板上的Charge（充电）按钮，充电完毕发出提示音
	9.再次观察心电示波是心室纤颤波
	10.口述：请旁人离开，并确认所有人已离开
	11.放电：双手拇指同时按压2个电极板上的放电按钮，电击除颤
	12.放电后立即进行5个循环的CPR
	13.再次观察心电示波，如恢复窦性心律，口述：除颤成功，记录时间；若仍为心室颤动波，准备再次除颤
	14.擦净患者身上的导电糊，观察局部皮肤有无灼伤，协助患者穿衣
	15.安慰清醒患者
	16.电量旋钮回位，关闭除颤仪，擦净电极板导电糊，充电备用
操作后	1.协助患者取舒适体位，整理床单位
	2.整理用物，清洁、消毒除颤仪备用
	3.洗手，记录并做好交接班
评价	1.操作动作迅速、手法熟练，有效抢救成功
	2.患者皮肤完整，无烧伤；床单位整洁
	3.操作时间：3分钟

（三）电除颤技术注意事项及常见故障处理

1.电除颤使用注意事项

（1）如心室颤动为细颤，除颤前可遵医嘱给予肾上腺素，使之转为粗颤再进行电除颤。

（2）电击时，避免医务人员接触患者，监护电极、床体等，避免触电。

（3）除颤时应避开伤口部位，避开内置起搏器至少10cm，前后位电除颤时，"STERNUM"电极板放置于左肩胛骨下区，"APEX"电极板放置于左腋中线第5、6肋（心尖部）。

2.除颤仪常见故障及处理

（1）除颤仪不能充电：原因可能为充电座损坏，损坏原因是使用质量不合格的电池，另外就是电池的维护不到位造成电池本身过早损坏。

（2）除颤仪不能除颤：原因可能为主板检测电路被冲击损坏或除颤手柄导线损坏，也有导线插头部分因高压击穿造成除颤板烧焦的情况，应剪断烧糊部分重新连接，处理好除颤板放电烧糊部分，喷上绝缘漆。

（3）监视器只显示一条直线，无心电图显示：原因是电极与人体接触不良、脱落或监视器本身电路故障等。如果既无心电图显示，又无法记录心电图波形，故障多出在信号运算电路之前或由人为操作引起，或记录器本身也可能有故障；若无心电图显示但能记录心电图波形，则多为显示器电路故障，且是非人为操作故障，需由工程技术人员设法解决。

3. 除颤仪的维护

（1）使用科室要认真执行设备的交接班工作，并做好记录工作。每班应进行下列检查：电源线是否有破损，导联线、电极板是否完好，各种附件是否齐全，确定有充足的记录纸（必要时及时更换，并确认安装正确）、电极膏或除颤垫供下一次使用。

（2）每日运行一次机内自检程序和一次除颤充放电检测。仪器通过交流电/电池供电能正常开机；自检后，将打印一份除颤充放电检测报告，请将该报告粘贴到设备使用登记本上以备案；如果自检未通过，应及时通知责任工程师进行处理。使用完毕后，务必将电源开关设定在"OFF"状态，以确保除颤仪自动释放存储能量。

（3）每日进行一次机器外表的清洁。外表面的清洁，可以用90%的乙醇、中性肥皂水清洗软布擦拭，但应防止液体流入机内。每次使用后，为彻底去除极板上的电极膏、保持电极板清洁，应用软布清洁显示屏及仪器外表。清洁所有的电极板和线盒，清点并保管好全部附件，做好使用记录。

（4）除颤仪设备不用时，要及时充电，保证备电充足，一旦发现设备不能正常充电，应立即通知责任工程师解决。

（5）将除颤仪应固定位置并由专人管理。

二、同步电复律

（一）电复律原理

同步电复律是利用除颤仪的同步装置，自动检索QRS波群，利用患者心电中的R波来触发电流脉冲，使电流刺激在心动周期心室的绝对不应期（即R波下降支或R波开始后30毫秒以内），即放电电流与心电图的R波同步，从而避免在心室易损期放电诱发室性心动过速或心室颤动。

（二）适应证

1. 心房颤动是电复律最常见的适应证，指南推荐除颤能量可选择120～200J。

2. 心房扑动电复律转复常用能量为50～100J。

3. 室上性心动过速指南推荐初始能量选择50～100J，无效时可逐渐增加。

4. 室性心动过速常用能量为100～200J。

（三）电复律操作技术

项目	技术操作要求
仪表	仪表、着装符合护士礼仪规范，戴手表
操作前准备	1.物品准备：除颤仪、心电图机、纱布5块、弯盘、导电糊或盐水纱布2块
	2.检查除颤仪（除颤仪完好备用状态的检查方法：打开机器，调至5J，充电，放电后旋钮回位），检查除颤仪电量充足，电极板完好
	3.备好急救药品：如异丙肾上腺素、阿托品、多巴胺、抗心律失常药等
	4.备好急救物品：如吸氧用物、抢救车、简易呼吸囊、开放静脉通路用物
评估	1.备齐用物携至床旁，核对患者，询问患者姓名，查看床头牌、手腕带与执行单是否一致
	2.了解患者意识状态、合作情况及心理反应，向患者解释操作目的、方法，询问患者是否大小便
	3.评估患者胸前皮肤有无皮疹、伤口、破溃，是否安装心脏起搏器，去除金属饰物、眼镜、义齿等
	4.评估患者体重及静脉通路情况，便于转律前用药
	5.评估患者睡眠、禁食情况
	6.评估患者心率、心律、血压、血氧饱和度情况
	7.评估患者术前检查、检验完善情况及用药情况
	8.环境安静、温度适宜，无电磁波干扰，床旁有隔帘遮挡，保护患者的隐私
	9.与患者沟通时语言规范、态度和蔼
操作过程	1.协助患者取仰卧位于硬板床上，暴露胸前皮肤
	2.开放静脉通路，遵医嘱给予患者吸氧2 ~ 4L/min，必要时给予面罩吸氧，遵医嘱做心电图
	3.去除患者身上金属物质，连接除颤仪上的心电监护导联线，电极片避开除颤部位，选择QRS波群主波方向向上、R波明显的导联
	4.遵医嘱给予患者缓慢静脉推注地西泮或丙泊酚，同时让患者数数直至患者进入朦胧状态达到睫毛反射开始消失的程度
	5.取出电极板，将除颤电极板均匀涂抹导电糊或垫4 ~ 6层生理盐水浸湿的纱布
	6.按下同步按钮，启动同步模式
	7.遵医嘱选择能量
	8.安放电极板："STERNUM"电极板放置于胸骨右缘第2肋间（心底部），"APEX"电极板放置于左腋中线第5、6肋（心尖部），两电极板之间距离不应小于10cm
	9.将电极板贴紧胸壁，压力适当
	10.充电：按除颤仪仪器板或电极板上的Charge（充电）按钮，充电完毕发出提示音
	11.口述："请旁人离开"，并确认所有人已离开
	12.放电：双手拇指同时按压两个电极板上的放电按钮
	13.判断转复是否成功，如不成功，再重复以上步骤，每次逐渐增加电击能量
	14.转律成功，擦净患者身上的导电糊，观察局部皮肤有无灼伤，协助患者穿衣
	15.电量旋钮回位，关闭除颤仪，擦净电极板导电糊，充电备用
	16.记录心电图

项目	技术操作要求
操作后	1. 遵医嘱给予患者心电监护，密切观察患者心率、心律、血压、血氧饱和度、呼吸及神志改变直至患者苏醒
	2. 患者清醒后2小时内避免进食，清醒后观察患者四肢活动情况
	3. 做好护理记录，包括复律前后患者的意识、生命体征、心律、电流强度及复律过程
	4. 做好用物处理，消毒处理除颤仪，充电备用

（四）电复律注意事项

1. 电复律前要对患者做好充分的评估，包括患者的化验、检查、用药、心理、睡眠、饮食等，要求患者复律前1天晚上保证充足的睡眠，必要时遵医嘱应用镇静药，转复晨禁食。

2. 电复律时一定要将除颤仪监护连接在患者身上，每次同步电复律都要设置为同步模式，因为大多数除颤仪自动默认为非同步模式。

3. 电复律时，除颤仪需识别R波才放电，因此要选择QRS波群主波方向向上、R波明显的导联，操作者要等除颤仪完全放电后再将电极板移开。

（卢晓虹　姜松磊）

第四节　单人徒手心肺复苏技术

（一）心肺复苏的目的

当患者呼吸、心跳停止时，立即进行人工呼吸和胸外按压，以维持呼吸和循环功能。

（二）单人徒手心肺复苏技术

项目	技术操作要求
仪表	仪表、着装符合护士礼仪规范，戴手表
操作前准备	物品准备：胸外按压板、便携面罩、纱布2块、弯盘、听诊器、血压计、手电筒，依次检查所有物品保证备用状态
评估	1. 评估环境：确保现场安全
	2. 判断患者反应：轻拍患者肩部，大声呼叫患者"您还好吗？"
	3. 如判断患者无反应时，立即启动急救反应系统并获取AED/除颤仪
	4. 判断呼吸及颈动脉搏动（同时）：注视或观测胸部运动，检查呼吸是否缺失或异常；使用近侧2个或3个手指找到气管，将手指滑到气管和颈侧肌肉之间的沟内，感触脉搏；同时判断5～10秒
	5. 如无呼吸或呼吸异常，并没有明确感触到脉搏，立即记录时间，行胸外心脏按压

项目		技术操作要求
操作过程	胸外按压	1.抢救者位于患者一侧
		2.去枕，确保患者仰卧在坚固的平坦的表面上（如为软床，背部垫按压板）
		3.解开患者衣服，暴露胸部，松解腰带
		4.定位：将一只手的掌根放在患者胸骨下半部上（双乳头连线中点）。另一只手的掌根置于第一只手上，双手掌根重叠，手指不触及胸壁。手臂与胸骨垂直，使肩、肘、腕关节成一直线
		5.深度：两肘伸直，快速、用力按压，按压深度为5～6cm，按压同时观察面色
		6.回弹：每次按压后确保胸壁完全回弹，但手掌不离开胸壁
		7.频率：以100～120次/分的平稳方式按压，按压和放松时间相等，尽量将按压中断时间停止在10秒以内（30次/18秒）
		8.复苏方法：胸外按压与人工呼吸比例为按压∶通气=30∶2
	开放气道	1.检查并取下义齿
		2.将患者头偏向一侧，用纱布裹以救护者右手示指或示指、中指，清除口鼻腔分泌物（评估无分泌物时可不做此步骤）
		3.将患者头部置于中立位
		4.开放气道
		方法一：仰头提颏法
		抢救者一手小鱼际置于患者前额，用力向后压使其头部后仰，另一手示指、中指置于患者的下颌骨下方，提起下颌，将颏部向前上抬起
		方法二：推举下颌法（疑有颈椎损伤者）
		抢救者双手置患者头部两侧，双肘置于患者仰卧的平面上，双手示指、中指、环指放在患者下颌角下方，提起下颌，使下颌前移，如果双唇紧闭，用拇指推开下唇，使嘴张开
	口对面罩人工呼吸	1.以患者鼻梁作参照，把面罩放于患者面部
		2.用靠近患者头顶的手，将拇指和示指放在面罩的边缘，将另一只手的拇指放在面罩下缘，用力按住面罩的边缘，使面罩密封于面部，其余手指放在下颌骨缘，进行提颏，开放气道
		3.深吸一口气，口对防护面罩吹气，使胸部隆起，吹气同时观察胸部有无起伏
		4.每次吹气时间为1秒
		5.吹气完毕，抢救者头抬起，换气
		6.注意观察胸部复原情况
		7.连续吹气2次，取下面罩
	判断	1.反复操作5个循环后再次同时判断颈动脉搏动及呼吸5～10秒。如颈动脉搏动及自主呼吸恢复，口述：复苏成功，记录时间（时间具体到分钟）
		2.观察并口述：瞳孔缩小，角膜湿润，口唇、面色、皮肤、甲床色泽转红润，测上肢收缩压在60mmHg以上，观察病情变化，进行进一步生命支持
		3.口述：如未恢复，继续以上操作5个循环后再判断；复苏团队到达后，每2分钟交换角色1次；AED/除颤仪到达根据心律除颤

项目	技术操作要求
操作后	1.安置患者：垫枕，整理衣裤，取合适卧位
	2.整理用物
	3.洗手、记录
评价	1.动作迅速，操作熟练，急救意识强
	2.定位准确、手法正确，抢救有效
	3.爱伤观念
	4.操作时间：150秒

（三）心肺复苏的注意事项

1.人工呼吸时送气量不宜过大，以免引起患者胃部胀气。

2.胸外按压时要确保足够的频率及深度，尽可能不中断胸外按压。每次胸外按压后要让胸廓充分的回弹，以保证心脏得到充分的血液回流。

3.胸外按压时肩、肘、腕在一条直线上，并与患者身体长轴垂直。按压时，手掌掌根不能离开胸壁。

（四）心肺复苏的有效指征

1.能触及大动脉搏动。

2.自主呼吸恢复。

3.扩大的瞳孔缩小，角膜湿润。

4.颜面、口唇、甲床色泽转红润。

5.上肢收缩压在60mmHg以上。

（于晓燕　赵洪贞）

第十九章

心血管内科常见急危重症急救配合

第一节　心搏骤停的抢救与配合护理

心搏骤停（cardiac arrest，CA）：目前比较公认的定义或概念是：任何患者因心脏病或者非心脏病的其他原因，在未能预计的时间内，突然发生停止排血，称为心搏骤停。心搏骤停并不表示死亡。大量临床实践证实，及时有效的复苏，就有可能使患者恢复自主的循环和呼吸功能，中枢神经系统功能也可能逐步恢复甚至不留任何后遗症。

心脏骤停后1分钟时间内，心肺复苏成功率可达90%，每延长1分钟施救，成活率就下降10%。心搏骤停10秒内，意识丧失；60秒内，呼吸暂停止；3分钟内，开始出现脑水肿；6分钟内，开始出现脑细胞死亡；8分钟，脑死亡，所以对于心脏骤停后的黄金8分钟是抢救的关键。

一、病因

绝大多数心脏性猝死发生在有器质性心脏病的患者。西方国家的心脏性猝死中约有80%由冠心病及其并发症引起，这些患者中约有75%有心肌梗死病史。各种心肌病引起的心脏性猝死占5%～15%，是冠心病易患病年龄前心脏性猝死的主要原因。

二、临床表现

心脏骤停的临床过程可分为4个时期：前驱期、终末事件期、心脏骤停期与生物学死亡。

前驱期：许多患者在心脏骤停前数天或数周甚至数月，可出现胸痛、气促、心悸、疲乏无力等非特异性症状。但这些症状并非心脏骤停所特有，仅仅提示有发生猝死的危险，而不能预测猝死发生。有时亦可无前驱期表现，瞬时发生心脏骤停。

终末事件期：是指心脏骤停前急性血管变化期，通常持续＜1小时。由于猝死的原因不同，终末事件期的临床表现也各异。典型的表现包括长时间的剧烈胸痛，心悸，呼吸困难，突发眩晕等。

心脏骤停期：由于心脏骤停后脑血流量急剧减少，突然的意识丧失为该期的特征，如不干预，数分钟内迅速进入死亡，自发逆转者罕见。心搏骤停症状体征的出现依次为心音消失；大动脉搏动扪不到；血压测不到；意识丧失伴或不伴局部或全身性抽搐；呼吸断续，呈叹息样或短促痉挛性，随呼吸停止；瞳孔散大，对光反射消失；皮肤苍白或发绀；大小便失禁。

生物学死亡：从心脏骤停期至发生生物学死亡时间的长短取决于停搏原因及心搏骤停复苏开始的时间及现场是否实施有效的心肺复苏。因为心脏骤停发生后，4～6分钟大脑即开始不可逆脑损害，随后过渡到生物学死亡。心搏骤停发生后尽早实施规范化的心肺复苏和尽早除颤，是避免发生生物学死亡的关键。

三、治疗要点

心脏骤停的生存率很低，抢救成功的关键是尽早进行心肺复苏和尽早进行复律治疗。心搏骤停患者的生存链如图19-1。

高质量的心肺复苏对于心脏骤停患者的救治至关重要，主要包括基础的生命支持（图19-2）和高级心血管生命支持。2015年美国心脏学会指南强调先进行胸外按

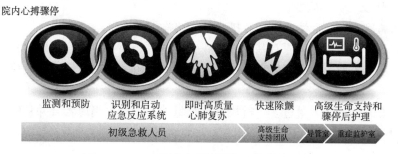

图19-1　2015版院内心搏骤停患者的生存链

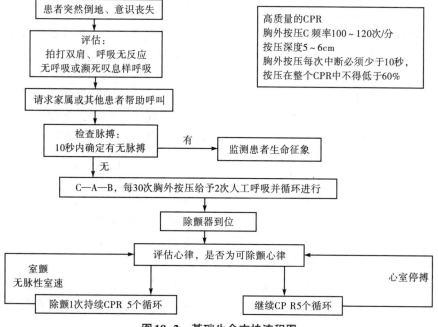

图19-2　基础生命支持流程图

压（C），再行保持气道通畅（A）和人工呼吸（B）的操作，即心肺复苏的程序是CAB。

（胡　建　柳文娟）

第二节　急性左心衰的急救与配合

急性心力衰竭（AHF）是指心脏功能因各种急性病变而引起心排血量急剧降低，导致组织灌注不足，不能满足全身氧代谢需求的临床综合征。急性心力衰竭是临床常见急症之一，其中以左心衰最为常见，多表现为肺水肿。

一、病因

1.冠状动脉病变　冠状动脉粥样硬化、冠状动脉阻塞所致的心肌梗死及冠状动脉痉挛等。

2.心脏瓣膜疾病　以风湿性心脏病为常见，受累瓣膜以二尖瓣为多见，其次是主动脉瓣、肺动脉及三尖瓣病变。

3.心肌病因　如病毒性心脏病、扩张型心肌病等。

4.严重心律失常　如果原有基础心脏病变，严重心律失常就容易导致心力衰竭。

5.高血压　各种原因引起的高血压，因周围血管阻力增加可使心脏负荷增加，导致左心衰竭。

6.输血输液过量　入量过多、过快可导致急性左心衰。当患者合并基础心脏病、肺疾病或肾衰竭，则更容易发生。

二、临床表现

1.症状　发病急骤，患者突然出现严重的呼吸困难、端坐呼吸、烦躁不安，呼吸频率增快常达30～40次/分，咳嗽，咳白色泡沫痰，严重时可出现粉红色泡沫痰，并可出现恐惧和濒死感。

2.体征　患者脉搏增快，可呈交替脉；开始肺部可无啰音或仅有哮鸣音，继而发展为双肺布满湿啰音和哮鸣音；心尖部第一心音减弱、增快，同时舒张期第三心音奔马律，肺动脉瓣第二心音亢进。胸部X线片显示：早期间质水肿时，上肺静脉充盈、肺门血管影模糊、小叶间隔增厚；肺水肿时表现为蝶形肺门；严重肺水肿时为弥漫满肺的大片阴影。

三、治疗

急性左心衰时缺氧和严重呼吸困难是致命的威胁，必须尽快缓解。

1.救治准备　建立静脉通道，心电监护及经皮血氧饱和度的监测。

2.体位　患者应取坐位或半卧位，两腿下垂，以减少静脉回流。

3.吸氧　立即给予高流量鼻导管吸氧，严重者给予无创呼吸机持续加压（CPAP）或双水平正压气道给氧，增加肺泡内压，这样既可增加气体交换，又可对抗组织液向肺泡内渗透。

4.镇静　严重的急性心力衰竭特别是伴有焦虑和呼吸困难的患者，应早期给予吗啡应用。吗啡可以引起静脉扩张和微弱的动脉扩张并减慢心率。吗啡3～5mg静脉注射，必要时可重复给药。

5.药物治疗　遵医嘱应用利尿药、扩血管药物、正性肌力药物、支气管解痉药物等。

急性左心衰患者急救与配合流程如图19-3。

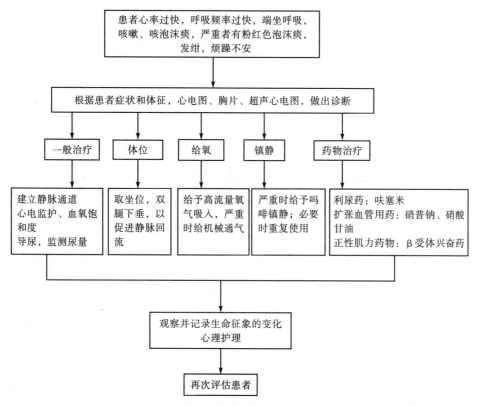

图19-3　急性左心衰患者急救与配合流程图

（胡　建　张小芳）

第三节　高血压急症的急救与配合

高血压危象（hypertensive crisis）：未经治疗或治疗不当的高血压患者在某种因素刺激下会发生血压升高突然、严重的增高，伴或不伴靶器官急性损害称为高血压危象，包括高血压急症（hypertensive emergency）和高血压亚急症（hypertensive urgency）。高血压急症的特点是血压严重升高达180/120mmHg，并伴有进行性靶器官功能不全的表现，如高血压脑病、颅内出血、急性心肌梗死、主动脉夹层等。高血压亚急症：指血压明显升高但不伴有严重的临床症状及靶器官进行性损伤。患者可有明显的血压升高但不伴严重的临床症状等。血压升高的程度不是区别高血压急症和亚急症的标准，区别两者的唯一标准是有无新近发生的急性进行性靶器官损害。

一、病因

绝大多数发生在既往高血压控制不当或既往高血压史不明的患者。高血压患者中约有1%发生高血压危象（表19-1）。

表19-1　高血压危象的原因

未控制的原发性高血压
急性脑血管疾病
肾疾病
内分泌疾病
嗜铬细胞瘤
主动脉缩窄
药物诱发的高血压

二、临床表现

在高血压急症造成的靶器官损害中，最常见于中枢神经系统，脑梗死见于24%的患者，高血压脑病占16%，急性心肌梗死或不稳定型心绞痛占12%，主动脉夹层占2%。其他靶器官损害还包括视网膜病变和肾功能不全。

1.高血压脑病：严重头痛、恶心、呕吐、视觉障碍、精神错乱及局部或全身无力。

2.急性肾功能不全：少尿、血尿、尿素氮和肌酐升高等。

3.视网膜病变：急性高血压患者有视物模糊、怕光或复视等症状。

4.急性冠状动脉综合征：动脉粥样硬化斑块受到高切应力的作用，使斑块容易发生破裂、溃疡或腐蚀，容易导致不稳定型心绞痛和心肌梗死。

5.主动脉夹层：是高血压危象最致命的并发症，严重增高的血压将血管内膜撕裂。

6.急性左侧心力衰竭和肺水肿。

三、治疗与护理配合

对于血压突然严重升高的患者，治疗前应对其认真评估，临床症状比血压升高本身更重要。高血压急症主要的治疗目的是逆转靶器官损害，具体如图19-4。

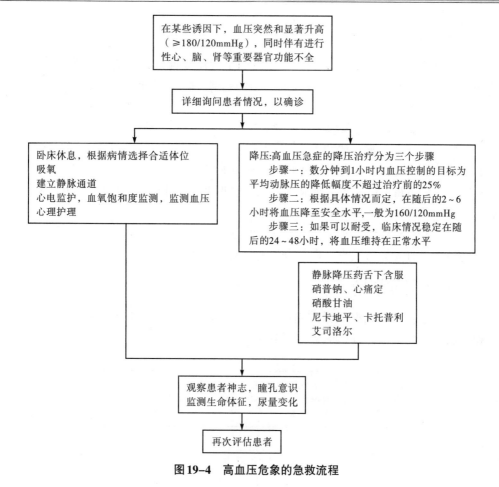

图19-4　高血压危象的急救流程

（胡　建　唐晓燕）

第四节　交感电风暴的处理及配合

交感电风暴（electrical storm，EM）是指24小时内发生≥3次的室性心动过速和（或）心室颤动，引起严重血流动力学障碍而需要立即电复律或电除颤等治疗的急性危重性症候群，也被称为交感电风暴、室性心律失常风暴。

一、病因

交感电风暴可见于器质性心脏病，也见于非器质性心脏病与ICD置入后的患者，但器质性心脏病是交感电风暴最常见的原因。

1.器质性心脏病　急性冠状动脉综合征，心肌病，瓣膜性心脏病，先天性心脏病；其中以急性冠状动脉综合征的交感电风暴发生率最高。

2.非器质性心脏病　指原发性离子通道病等遗传性心律失常，包括长QT综合征、短QT综合征等。

3.ICD置入后　交感电风暴是ICD置入者较为常见的并发症，发生率一般为10%～20%。

二、临床表现

交感电风暴可发生于任何时间，在短时间呈现反复性发作，需及时药物干预或多次电复律，反复发作的时间间隔有逐渐缩短的趋势。常突然起病，病情凶险，急剧恶化，其主要临床表现如下。

1.发作性晕厥　是交感风暴的特征性表现，也可表现为黑矇、意识障碍、胸痛、呼吸困难、发绀，甚至心脏停搏和猝死。

2.交感兴奋性增加的表现　如高血压、呼吸加快、心率加快等。

3.相关原发病相应的表现　如胸痛、劳力性呼吸困难和体液潴留等；电解质紊乱、颅脑损伤等症状。

4.可有相应的原发的心脏病变的体征　如心脏增大、心律失常等，无器质性心脏病变患者的各项检查无异常发现，但部分患者可有猝死家族史。

三、治疗与护理配合

消除病因是防治交感电风暴的基础，包括急诊PCI/CABG/溶栓等恢复心肌再灌注、电复律及联合药物治疗。具体流程如图19-5。

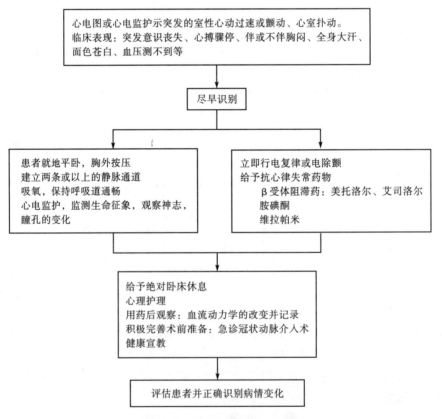

图19-5　交感电风暴急救流程

（胡　建　崔　岩）

第五节　阿斯综合征的急救与配合

阿斯综合征（Adams-Stokes syndrome，ASS）是指突然发作的、严重的、致命性的缓慢性和快速性心律失常，引起心排血量在短时间内锐减，产生严重脑缺血、神志丧失和晕厥等症状。

一、病因

1.心律失常

（1）缓慢性心律失常：完全性或高度房室传导阻滞、窦性停搏、窦性静止等。此外，由于迷走神经神经兴奋所致的反射性心动过缓亦可引起。

（2）快速性心律失常：快-慢综合征、心房扑动伴1∶1传导、突然发作的室上性（伴或不伴预激综合征）或室性心动过速、心室颤动。

（3）长QT综合征。

（4）继发于心肌缺血的各种心律失常。

2.心脏排血受阻

（1）主动脉瓣狭窄：高度瓣膜狭窄时，心排血量维持在较低水平，运动或激动时，由于周围血管扩张，排血量不能适应组织的需要，导致心肌和脑缺血缺氧。

（2）肥厚性梗阻型心肌病：心脏收缩时，肥厚的心肌使流出狭窄而妨碍心室射血。运动或刺激时交感神经兴奋、心脏收缩加强、梗阻加重，引起脑缺血甚至晕厥。

（3）原发性肺动脉高压、肺栓塞。

3.心肌病变和先天性心脏病

二、临床表现

患者可轻为头晕，重至意识丧失，常并发抽搐。通常突然发作，心搏骤停数秒及可引起晕厥、意识丧失、脉搏和心音消失、面色苍白或灰暗。心脏停搏5~15秒及以上可伴有癫痫发作样抽搐。如果短暂发作可自然恢复，否则即刻进入持续昏迷状态，出现喘息样呼吸困难、全身发绀，随后呼吸停止、瞳孔扩大。超过3~5分钟可造成死亡。如果持续时间过久，即使抢救成功亦遗留不同程度的神经系统损伤和神志障碍。

三、治疗与抢救配合

发现阿斯综合征发作，需要立即心肺复苏抢救治疗，以迅速恢复心、脑功能，挽救生命。具体流程如图19-6。

临床护理人员应掌握阿斯综合征发作的易发因素，提高对阿斯综合识别能力，及时进行抢救。

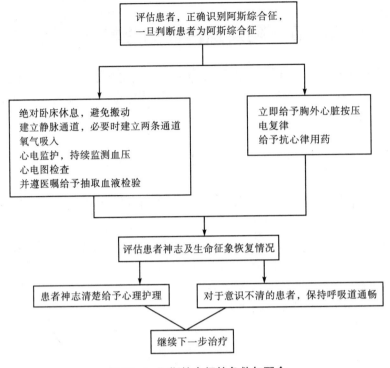

图19-6　阿斯综合征的急救与配合

（胡　建　纪　阳）

第六节　急性ST段抬高型心肌梗死的急救与配合

急性ST段抬高型心肌梗死（ST-segment elevation myocardial infarction，STEMI）是指急性心肌缺血坏死，大多数是在冠状动脉病变的基础上，发生冠状动脉血供急剧减少或中断，使相应的心肌严重、持久而稳定的急性缺血所致。通常原因为在冠状动脉不稳定斑块破裂、糜烂基础上继发血栓形成，导致冠状动脉血管持续、完全封闭。

本病既往在欧美常见，美国35 ～ 84岁的人群中年发病率男性为71%，女性为22%，每年约有150万人发生急性心肌梗死，45万人再次发生心肌梗死。在我国本病虽不如欧美人多，但近年来的数据表明其发病率也在逐年升高。

一、病因

STEMI的基本病因是冠状动脉粥样硬化，造成一支或几支管腔狭窄和心肌供氧不足，而侧支循环未建立。在此基础上，一旦供血急剧减少或中断，使心肌严重而持久的急性缺血达20 ～ 30分钟及以上，即可发生急性心肌梗死。

二、临床表现

与梗死的面积大小、部位、冠状动脉侧支循环情况密切相关。

（一）先兆

50% ~ 81.2%的患者在发生心肌梗死之前数日有乏力、胸部不适，活动时心悸、气急、烦躁，心绞痛等前驱症状，其中以新发生的心绞痛（初发型心绞痛）或原有心绞痛加重（恶化型）最为突出。心绞痛较以往发作频繁，程度较以往加重，持续较久，硝酸甘油疗效差，诱发因素不明显。同时心电图显示ST段抬高或压低，T波倒置或增高。

（二）症状

1.疼痛　是最先出现的症状，多发生在凌晨，疼痛的部位和性质与心绞痛相同，但诱因不明显，且发生安静时，程度较重，持续时间较长，可达数小时或更长，休息和含有硝酸甘油患者的症状不能缓解。患者常有烦躁不安、出汗、恐惧、胸闷或有濒死感。少数患者无疼痛，一开始表现为休克或急性心力衰竭。

2.全身症状　有发热、心动过速、白细胞增高和红细胞沉降率增快等，由坏死物质被吸收所致。

3.胃肠道症状　剧烈疼痛时常伴有频繁的恶心、呕吐和上腹部胀痛。

4.心律失常　见于75% ~ 95%的患者，常发生在起病的1 ~ 2天，而以24小时内最多见。

5.低血压和休克

6.心力衰竭　多发生在左心衰，在疾病发生的最初几天内常见，或在疼痛、休克好转阶段出现，由于心肌梗死后心脏收缩减弱或不协调（表19-2）。

表19-2　急性心肌梗死后心力衰竭的Killip分级

分级	表现
Ⅰ级	无明显心功能损害
Ⅱ级	轻、中度心力力衰竭主要表现为肺底啰音、第三心音及X线胸片上肺淤血
Ⅲ级	重度心力衰竭，啰音≥50%的肺野
Ⅳ级	心源性休克

三、治疗与配合

对于STEMI，强调及早发现、及早住院治疗，并加强住院前的就地处置。治疗的原则是尽快恢复心肌的血液灌流，以挽救濒死的心肌，防止梗死扩大或缩小心肌缺血范围，保护和维持心脏功能，及时处理严重的心律失常、泵衰竭及各种并发症，防止猝死，使患者不但能度过急性期，且康复后还能保持尽可能多的有功能的心肌。具体流程见图19-7。

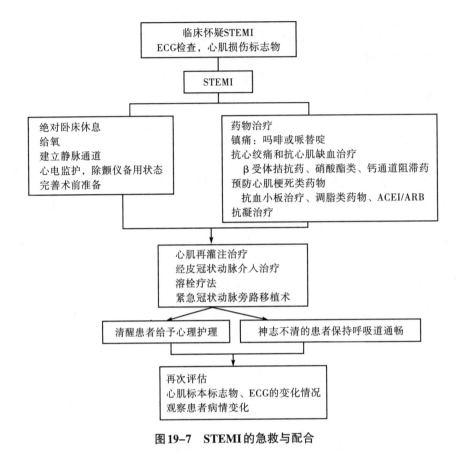

图19-7 STEMI 的急救与配合

（胡　建　卢晓虹）

第七节　心源性休克的急救与配合

心源性休克是由于心脏排血功能衰竭，不能维持其最低限度的心排血量，导致血压下降，重要脏器和组织供血严重不足，引起全身性微循环功能障碍，从而出现一系列以缺血、缺氧、代谢障碍及重要脏器损害为特征的病理生理过程。心源性休克的首要原因是急性心肌梗死。尽管有创循环监测和再灌注治疗的广泛应用，心源性休克的病死率仍然相当高，超过50%。急性心肌梗死合并心源性休克的发生率为7% ~ 10%，是心肌梗死患者住院期间死亡的最常见原因。但是新近的研究资料表明，再灌注的治疗可使急性心肌梗死合并心源性休克的患者的短期和长期的生存率提高。

心源性休克是由于心功能不全而导致周围脏器低灌注状态，包括①血流动力学异常，收缩压<90mmHg，心脏指数≤2.2L/（min·m²），且肺的毛细血管楔压≥15mmHg。②周围组织低灌注状态：四肢湿冷、尿量少（<30ml/h）、神志改变。

一、病因

由心泵功能障碍引起的心排血量障碍所致。主要包括：心肌疾病（心肌梗死，肥厚型心肌病），心律失常（心房颤动/心房扑动，心室颤动、室性心动过速）和机械性异常（室间隔缺损，重度主动脉瓣狭窄）。

心肌梗死患者发生心源性休克的主要危险因素包括高龄、糖尿病、前壁心肌梗死、低的左心室射血分数等，这些流行病学的危险因素显示，受累心肌越多，发生心源性休克的可能性越大。

二、临床表现

心源性休克的临床表现是突发性的并且具有显著特征。多数心源性休克可持续数小时，在住院期间任意时间点突然发生，但是大约有10%的心源性休克发生在入院时。心源性休克通常伴有心肌缺血、全身低灌注和肺淤血的临床表现，但严重的心源性休克患者可能没有肺淤血的临床表现。

三、治疗与护理配合

心源性休克的治疗包括病因治疗，稳定血流动力学，保护重要脏器功能，维持内环境稳定，防治心律失常，改善心肌代谢及综合支持治疗。具体流程见图19-8。

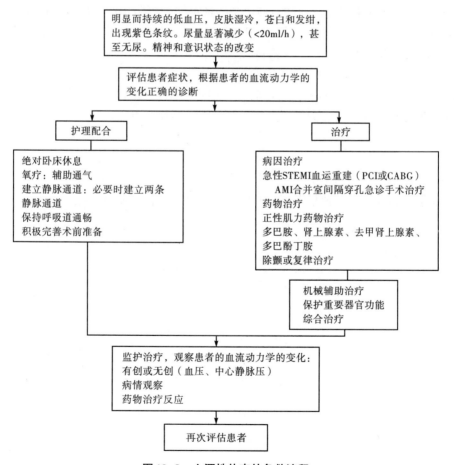

图19-8　心源性休克的急救流程

（胡　建　卢晓虹）

第八节　非ST段抬高急性冠状动脉综合征的急救与配合

急性冠状动脉综合征是在冠状动脉粥样斑块破裂的基础上，继发完全或者不完全的闭塞性血栓形成的一组临床综合征。急性冠状动脉综合征包括不稳定型心绞痛（UA）、非ST段抬高型心肌梗死（NSTEMI）与ST段抬高型心肌梗死（STEMI）。

2014年AHA/ACC发布了更新版的非ST段抬高型急性冠状动脉综合征患者管理指南，将UA和NSTEMI患者合并考虑即NSTE-ACS，强调UA和NSTEMI之间的连贯性。

一、病因

NSTE-ACS病理特征是心肌供氧和需氧的平衡失调，不稳定粥样硬化斑块破裂或糜烂基础上血小板聚集、并发血栓形成、冠状动脉痉挛收缩，微血管栓塞导致急性或亚急性心肌供氧的减少或缺血加重。

二、临床表现

NSTE-ACS胸部不适部位及性质与典型的稳定型心绞痛相似，但通常程度更重、持续时间更长，胸痛在休息也可发生。NSTE-ACS临床表现一般具有以下三个特征之一。

（1）静息或夜间发生心绞痛，常持续20分钟以上。

（2）新近发生心绞痛且程度严重。

（3）近期心绞痛逐渐加重，发作时可有出汗、恶心、呕吐、心悸或呼吸困难等表现；而原来可有缓解心绞痛的措施此时变得无效或不完全有效。

三、治疗与配合

NSTE-ACS患者的诊治需要多学科包括院前急救、急诊科、心内科、心外科、检验科和影像学等的合作。应及早发现，及早住院。具体流程见图19-9。

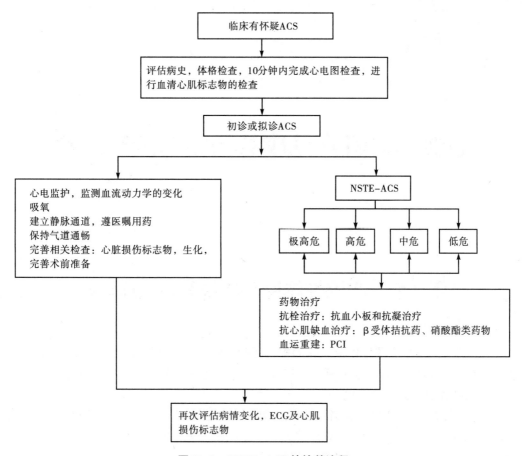

图19-9　NSTE-ACS的抢救流程

（胡　建　柳文娟）

第二十章

心血管内科常见应急预案与处理流程

第一节　心源性休克应急预案与处理流程

（一）应急预案

1. 患者一旦发生心源性休克，立即报告医师，将患者安置于监护室内，遵医嘱给予患者心电血压监护，密切监测神志、呼吸、心率、血压、尿量的变化，注意观察皮肤颜色、温度和血气分析的变化。

2. 绝对卧床休息，协助患者取去枕平卧位或仰卧中凹位（头部抬高20°～30°，下肢抬高15°～20°），如有呕吐，应将头部偏向一侧；休克早期患者多处于兴奋烦躁状态，应加床档，防止意外伤害的发生。

3. 保持气道通畅，遵医嘱给予持续鼻导管或面罩高流量吸氧4～6L/min。必要时行气管插管进行人工机械通气。

4. 迅速建立两条以上静脉通路，建议使用静脉留置针，以便抢救用药、血流动力学监测，备齐抢救药品和器械。

5. 遵医嘱应用药物治疗，并观察用药反应。

（1）镇静：遵医嘱立即使用吗啡5～10mg皮下注射或哌替啶50～100mg肌内注射，安慰患者，消除紧张恐惧情绪。

（2）补充血容量：首选5%低分子右旋糖酐250～500ml静脉滴注，无效后可用5%葡萄糖氯化钠或乳酸钠林格液等。补液必须在血流动力学监测下进行。

（3）血管收缩药：常用药物有肾上腺素、去甲肾上腺素、间羟胺、多巴胺和多巴酚丁胺注射液。低血压时，肾上腺素可以升高血压和心脏指数；多巴胺2～4μg/（kg·min）对肾和内脏血管有扩张作用，可引起肾血流量增加，适用于明显的心动过速和末梢循环阻力低下的休克患者。

（4）正性肌力药物：常用药物有洋地黄类、多巴酚丁胺注射液、磷酸二酯酶抑制剂（氨力农或米力农），能增加心脏泵血功能，主要用于急性心肌梗死导致的心源性休克。

（5）纠正水、电解质和酸碱平衡失调：特别是低钾血症和低镁血症，往往引起心律失常，应及时补充钾和镁，并注意监测电解质。

6.注意保暖，准确记录尿量，如出现尿少、尿闭、尿素氮急剧升高，表示进入肾衰竭期。

7.病因治疗：经初步急症处理后，应积极治疗病因和处理诱因。

8.心理护理：观察患者情绪变化，安慰和鼓励患者，稳定患者情绪，树立患者战胜疾病的信心，主动配合治疗和护理。

（二）处理流程

处理流程见图20-1。

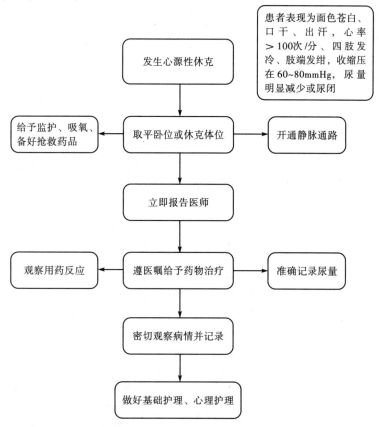

图20-1　心源性休克患者急救处理流程

（崔伟宁　崔　岩）

第二节　高血压急症应急预案与处理流程

（一）应急预案

1.绝对卧床，保持患者安静，立即置患者于平卧位，将床头抬高30°，有呕吐时头偏向一侧，同时立即报告医师，并准备好抢救车。

2.保持呼吸道通畅，给予吸氧，持续心电血压监护，必要时备好吸痰用物，注意防止患者坠床。

3.建立静脉通路，遵医嘱准确用药，给予降压、利尿、镇静等药物。积极进行控制性降压，使用微量泵严格控制用药速度，避免血压骤降，降压幅度视临床情况而定。一般情况，初始阶段（数分钟到1小时内）血压控制的目标为平均动脉压的降低幅度不超过治疗水平的25%；在随后的2～6小时将血压降至安全正常水平，一般在160/100mmHg左右，注意观察药物不良反应。

4.严密观察患者意识、瞳孔、呼吸、血压、心率、血氧饱和度的变化，若出现异常，及时报告医师，并做好护理记录。

5.病情好转后，做好基础护理。

6.做好患者及家属的心理护理。

7.记录抢救过程。

（二）处理流程

处理流程见图20-2。

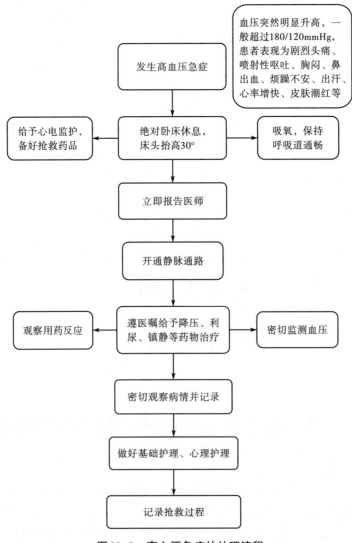

图20-2　高血压急症的处理流程

（崔伟宁　魏丽丽）

第三节　急性左心衰应急预案与处理流程

（一）应急预案

1.必须就地、就近立即组织抢救，切忌观望等待或未经救治的运送，以免延误抢救时机。

2.患者体位：将患者安置于端坐位，双腿下垂休息，必要时四肢轮扎，以减少回心血量，增加肺容量和肺活量，保持病室安静，防止患者精神紧张、焦虑。

3.给氧：给予患者高流量吸氧，一般用面罩吸氧，使血氧饱和度尽快升高到95%以上。可给予20%～30%的乙醇湿化氧气吸入，降低泡沫表面张力而使之破裂，以利于改善肺顺应性和肺泡通气。严重缺氧者，可采用面罩正压供氧或气道双相正压通气供氧，氧浓度以40%～60%为宜。必要时，应采用气管内插管和机械通气。

4.立即报告医师，遵医嘱给予患者心电监护，密切监测患者意识、心率、血压、呼吸、氧饱和度变化，备好急救药品。

5.遵医嘱快速、准确给予各种治疗药物。

（1）吗啡：具有镇静作用，可减轻患者的躁动和焦虑，减少心肌耗氧量；急性肺水肿如伴有颅内出血、意识障碍、休克、慢性阻塞性肺疾病或支气管哮喘时忌用吗啡。

（2）呋塞米：具有扩张静脉和快速利尿的作用，可以降低心脏前负荷。

（3）血管扩张药：如硝普钠、硝酸酯类药物等，静脉使用应注意减慢滴速。

（4）洋地黄制剂：常用的有地高辛、毒毛花苷K等可增加心肌收缩力，注意药物不良反应。

（5）氨茶碱：具有明显的扩张支气管作用，可改善呼吸困难。

（6）肾上腺皮质激素：如地塞米松、氢化可的松等，具有解除支气管痉挛、降低毛细血管通透性、利尿等作用。

6.严密观察患者病情变化及药物的不良反应，做好记录。

7.病因治疗：经初步急症处理后，应积极治疗病因和处理诱因。

8.做好基础护理和心理护理：观察患者情绪变化，安慰和鼓励患者，缓解其紧张情绪。

（二）处理流程

处理流程见图20-3。

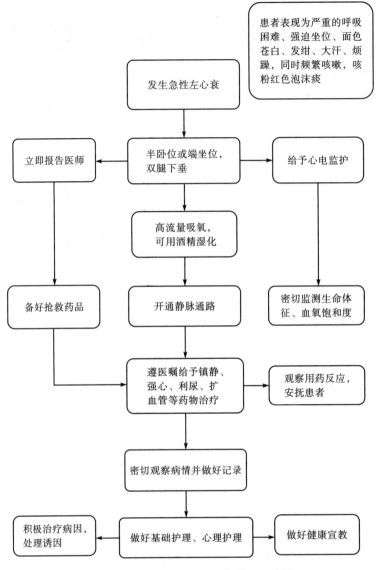

图20-3 急性左心衰患者急救处理流程

（崔伟宁 卢晓虹）

第四节 直立性低血压应急预案与处理流程

（一）应急预案

1.立即协助患者取平卧位或取头低足高位，避免改变体位和搬动，立即通知医师。

2.立即给予心电监护，测量血压，监测生命体征，必要时吸氧。

3.建立两条静脉通路，遵医嘱补液。

4.遵医嘱使用血管活性药物，如去甲肾上腺素、多巴胺等药物。

5.观察患者的用药反应，遵医嘱调整药物用量。

6.严密观察患者血压的动态变化。

7.协助医师寻找低血压发生的原因，并对症处理。

8.病情好转后，做好患者的基础护理、心理护理。

（二）护理流程

处理流程见图20-4。

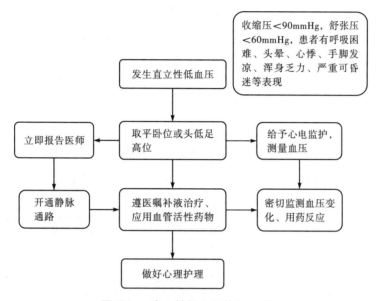

图20-4 直立性低血压的处理流程

（崔伟宁 黄 霞）

第五节 肺栓塞应急预案与处理流程

（一）应急预案

1.绝对卧床，避免用手按揉患处，避免大幅度的动作，翻身时动作要轻柔，以防止血栓脱落栓塞其他部位，病室保持安静。

2.立即通知医师，备齐抢救用物。

3.立即给予吸氧，调节氧流量为4～6L/min，保持呼吸道通畅。对有低氧血症的患者，采用经鼻导管或面罩吸氧，吸入氧气浓度应以氧分压≥8.0kPa（60mmHg）为宜。当合并严重的呼吸衰竭时，可经鼻/面罩无创性机械通气或经气管插管行机械通气，避免做气管切开，以免在抗凝血或溶栓过程中局部大量出血。

4.应进行重症监护，密切监测呼吸、心率、血压、心电图及动脉血气等变化。

5.建立静脉通路，遵医嘱用药。对于出现右心功能不全但血压正常者，可予多巴胺或多巴酚丁胺，如血压下降，则增大剂量或使用去甲肾上腺素等血管加压药。剧烈胸痛者给予镇痛药、镇静药，但必须慎用，尤其是巴比妥酸盐类制剂。严重胸痛时可用吗啡，但休克时禁用。

6.遵医嘱给予溶栓治疗，并监测患者凝血功能。

7.患者应用抗凝、溶栓药物期间，注意观察患者有无出血倾向，如牙龈出血、鼻出血、血尿等。

8.必要时可行手术治疗。

（二）处理流程

处理流程见图20-5。

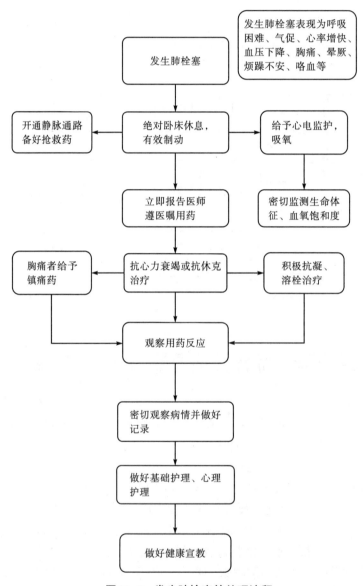

图20-5　发生肺栓塞的处理流程

（崔伟宁　谭　珂）

第六节 "危急值"报告应急预案与处理流程

（一）应急预案

1.医技科室工作人员发现"危急值"情况时，检验（查）者首先要确认仪器、设备和检查过程是否正常，操作是否正确；查对检验（查）标本是否有错；检验（查）项目质控、定标、试剂是否正确；仪器传输是否有误；查对患者是否有错；并做好检验（查）项目复查。

2.医技科室工作人员在确认检验（查）过程各环节无异常的情况下，应立即电话通知临床科室人员"危急值"项目和结果，不得瞒报、漏报或延迟报告，并在检验（查）"危急值"报告登记本上逐项做好"危急值"报告登记，包括检验（查）日期、患者姓名、住院号、病床号、检验（查）项目、检验（查）结果、复查结果、报告时间和临床联系人姓名。

3.临床科室只限医护人员能够接收有关"危急值"报告的电话，防止非医护人员接收或出现因找人而延误救治和处理时机的现象发生。

4.临床科室医护人员对接听的口头或电话通知的"危急值"或其他重要的检验（查）结果，接听者必须规范、完整地记录被检验（查）者姓名、结果、报告者姓名、接收时间等，确认后报告医师。

5.临床医师接到"危急值"界限值的报告后应及时识别，若与临床症状不符，应关注标本的留取情况，如有需要，应重新留取标本进行复查。若与临床症状相符，应在6小时内采取相应措施进行救治，必要时及时报告上级医师、科室负责人和医务部，"危急值"报告处置情况应在病程记录本中体现。

6.科室应定期检查和总结"危急值"报告工作，重点是追踪了解危重患者救治的变化，或是否由于有了"危急值"报告而有所改善，提出"危急值"报告持续改进的具体措施，对"危急值"报告制度运作情况进行评价，通过"危急值"报告制度的落实，不断提高医疗质量，保障医疗安全。

（二）处理流程

处理流程见图20-6。

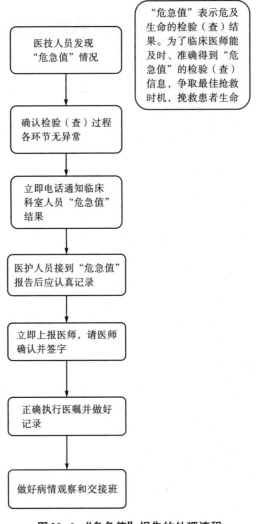

"危急值"表示危及生命的检验（查）结果。为了临床医师能及时、准确得到"危急值"的检验（查）信息，争取最佳抢救时机，挽救患者生命

医技人员发现
"危急值"情况

确认检验（查）过程各环节无异常

立即电话通知临床科室人员"危急值"结果

医护人员接到"危急值"报告后应认真记录

立即上报医师，请医师确认并签字

正确执行医嘱并做好记录

做好病情观察和交接班

图20-6 "危急值"报告的处理流程

（崔伟宁 姜松磊）

第二十一章

心血管内科患者安全管理

第一节　患者安全目标

患者安全是医院工作的重中之重，也是衡量医院医疗、服务的金标准。设立患者安全目标是倡导推动患者安全活动最有效的方式之一。中国医师协会患者安全目标（2017版）如下：

目标一　正确识别患者身份
目标二　强化手术安全核查
目标三　确保安全用药
目标四　减少医院相关感染
目标五　落实临床"危急值"管理制度
目标六　加强医务人员有效沟通
目标七　防范与减少意外伤害
目标八　鼓励患者参与患者安全
目标九　主动报告患者安全事件
目标十　加强医学装备及信息系统安全管理

一、目标一：正确识别患者身份

1.严格执行查对制度，确保对正确的患者实施正确的操作和治疗。患者由至少两种标识认定，如姓名、病案号、出生日期等，但不包括患者的床号或房间号。不得采用PDA条码扫描等信息识别技术作为唯一识别方法。

2.在输血时采用双人核对来识别患者的身份。

3.对手术、传染病、药物过敏、精神病、意识障碍、语言障碍等高危患者应有身份识别标识（如腕带、床头卡、指纹等）。

二、目标二：强化手术安全核查

1.择期手术须在完成各项术前检查与评估工作后，方可下达手术医嘱。

2.由实施手术的医师标记手术部位，标记时应该在患者清醒的情况下进行。规范手术部位识别制度与工作流程。

3.建立手术安全核查及手术风险评估的制度和流程，切实落实世界卫生组织手术安全核对表，并提供必需的保障与有效的监管措施。

4.围术期预防性抗菌物选择与使用符合规范。

三、目标三：确保安全用药

1.规范药品管理程序，对高浓度电解质、易混淆（听似、看似）药品有严格的储存、识别与使用的要求。

2.严格执行肿瘤化疗药品、放射性药品、麻醉药品、精神药品、医疗用毒性药品及药品类易制毒化学品等高危药品的使用与管理规范。

3.规范临床用药医嘱的开具、审核、查对、执行制度及流程。

4.制订并执行药物重整制度及流程。

四、目标四：减少医院相关感染

1.落实手卫生规范，为执行手卫生提供必需的保障和有效的监管措施。

2.医护人员在临床操作过程中应严格遵循无菌操作规范，确保临床操作的安全性。

3.有预防多重耐药菌感染的措施和抗菌药物合理应用规范，尽可能降低医院相关感染的风险。

4.使用合格的无菌医疗器械。有创操作的环境消毒应遵循医院感染控制的基本要求。

5.落实医院感染监测指标体系并持续改进。

6.严格执行各种废弃物的处理流程。

五、目标五：落实临床"危急值"管理制度

1.明确临床"危急值"报告制度，规范并落实操作流程。

2.根据医院实际情况，明确"危急值"报告项目与范围，如临床检验至少应包括血糖、血钾、血钙、血气、血小板计数、白细胞计数、凝血酶原时间、活化部分凝血活酶时间等及其他涉及患者生命体征变化需要即刻干预的指标。

3.定期监测评估"危急值"报告执行情况。

六、目标六：加强医务人员有效沟通

1.合理配置人力资源，关注医务人员的劳动强度，确保诊疗安全。

2.建立规范化信息沟通交接程序，并建立相关监管制度，确保交接程序的正确执行。

3.确保沟通过程中信息的正确性、完整性与及时性。

4.规范并严格执行重要检验（查）结果和诊断过程的口头、电话和书面交接流程。

5.强调跨专业协作，为医务人员提供多种沟通方式和渠道，提升团队合作能力，倡导多学科诊疗模式。

七、目标七：防范与减少意外伤害

1.加强高风险人群管理，制订重大医疗风险应急预案。

2.评估有跌倒坠床、压力性损伤等风险的高危患者，采取有效措施防止意外伤害的发生。

3.落实跌倒坠床、压力性损伤等意外事件报告制度，处理预案与工作流程。

4.加强对患者及家属关于跌倒坠床、压力性损伤等的健康教育。

八、目标八：鼓励患者参与患者安全

1.加强医务人员与患者及家属的有效沟通。

2.为患者提供多种参与医疗护理过程的方式与途径。

3.为医务人员和患者提供相关培训，鼓励患者参与医疗过程。

4.注重保护患者隐私。

九、目标九：主动报告患者安全事件

1.管理人员重视患者安全，定期听取患者安全工作汇报，采取有效措施，着力改善患者安全。

2.建立医院安全事件报告平台，提供有效、便捷的报告途径，鼓励医务人员全员参与，自愿、主动报告患者安全事件、近似错误和安全隐患，同时医院应制订强制性报告事项。

3.对报告的安全事件进行收集、归类、分析、反馈。对严重事件有根本原因分析和改进措施，落实并反馈结果。

4.建立医疗风险评估体系，采用系统脆弱性分析工具，针对医院存在的薄弱环节，主动采取积极的防范措施。

5.加强患者安全教育与培训，倡导从错误中学习，构建患者安全文化。

6.加强对医务人员暴力伤害的防范。

十、目标十：加强医学装备及信息系统安全管理

1.建立医学装备安全管理与监管制度，遵从安全操作使用流程，加强对装备警报的管理。完善医学装备维护和故障的及时上报、维修流程。

2.建立医学装备安全使用的培训制度，为医务人员提供相关培训，确保设备仪器操作的正确性和安全性。

3.规范临床实验室的安全管理制度，完善标本采集、检测、报告的安全操作流程，建立相关监管制度，确保临床实验室及标本的安全。

4.落实HIS系统安全管理与监管制度。

（尤娟娟　崔　岩）

第二节　压力性损伤的评估要点及防范措施

一、压力性损伤的定义

1.压力性损伤　位于骨隆突处、医疗或其他器械下的皮肤和（或）软组织的局部损伤。可表现为完整皮肤或开放性溃疡，可能会伴疼痛感。损伤是由于强烈和（或）长期存在的压力或压力联合剪切力导致。软组织对压力和剪切力的耐受性可能会受到微环境、营养、灌注、合并症及皮肤情况的影响。

美国国家压力性损伤咨询委员会（National Pressure Ulcer Advisory Panel，NPUAP）于2016年4月13日公布了一项术语更改：之前的"压力性溃疡"更改为"压力性损伤"，并且更新了压力性损伤的分期系统。在它公布的压力性损伤分期系统中，"压力性损伤"替代了"压力性溃疡"。这一更改更加准确地描述了完整或溃疡皮肤处的压力性损伤。在之前的分期系统中，1期和可疑深部组织损伤期用来描述完整的受损皮肤，其余分期描述开放性损伤皮肤。由于所有的分期都将损伤纳入了"压力性溃疡"的范畴，这导致了一些混淆。除了术语的改变，新的分期系统中，阿拉伯数字替代了罗马数字，"可疑深部组织损伤"名称中去除了"可疑"二字，另外还增加了"医疗器械相关性压力性损伤"及"黏膜压力性损伤"两个定义。

2.医疗器械相关性压力性损伤　该概念描述了损伤的原因。医疗器械相关性压力性损伤，是指由于使用用于诊断或治疗的医疗器械而导致的压力性损伤，损伤部位形状与医疗器械形状一致。这一类损伤可以根据压力性损伤分期系统进行分期。

3.黏膜压力性损伤　由于使用医疗器械导致相应部位黏膜出现的压力性损伤。由于这些损伤组织的解剖特点，这一类损伤无法进行分期。

二、压力性损伤的分期

1期：指压不变白的红斑，皮肤完整。

局部皮肤完好，出现压之不变白的红斑，深色皮肤区域可能表现不同；指压不变白或者感觉、皮温、硬度的改变可能比观察到皮肤改变更先出现。颜色改变不包括紫色或栗色变化，因此这些颜色变化提示可能存在深部组织损伤。

2期：部分皮层缺失，真皮层暴露。

部分皮层缺失伴随真皮层暴露。伤口床有活性、呈粉色或红色、湿润，也可表现为完整的或破损的浆液性水疱。脂肪及深部组织未暴露，无肉芽组织、腐肉、焦痂。该期损伤往往是由于骨盆皮肤微环境破坏和受到剪切力，以及足跟受到的剪切力导致。该分期不能用于描述潮湿相关性皮肤损伤，如失禁性皮炎、擦烂性皮炎、医疗黏胶相关性皮肤损伤或者创伤伤口（皮肤撕脱伤、烧伤、擦伤）。

3期：全皮层皮肤缺失。

全皮层皮肤缺失，常常可见脂肪、肉芽组织和边缘内卷，可有腐肉和（或）焦痂。不同解剖位置的组织损伤的深度存在差异；脂肪丰富的区域会发展成深部伤口。可能会出现潜行或窦道。无筋膜、肌肉、肌腱、韧带、软骨和（或）骨暴露。如果腐肉或焦痂掩盖组织缺损的深度，则为不可分期压力性损伤。

4期：全层皮肤和组织缺失。

全层皮肤和组织缺失，可见或可直接触及筋膜、肌肉、肌腱、韧带、软骨或骨头，可见腐肉和（或）焦痂。常常会出现边缘内卷，窦道和（或）潜行。不同解剖位置的组织损伤的深度存在差异。如果腐肉或焦痂掩盖组织缺损的深度，则为不可分期压力性损伤。

不可分期：全层皮肤和组织缺失，损伤程度被掩盖。

全层皮肤和组织缺失，由于被腐肉和（或）焦痂掩盖，不能确认组织缺失的程度。只有去除足够的腐肉和（或）焦痂，才能判断损伤处于3期还是4期。缺血四肢或足跟的稳定型焦痂（如干燥、紧密黏附、完整无红斑和波动感）不应去除。

深部组织损伤：皮肤呈持续的非苍白性深红色、栗色或紫色。

完整或破损的皮肤出现局部持续的非苍白性深红色、栗色或紫色，或表皮分离呈现深色的伤口床或充血水疱。疼痛和温度变化通常先于颜色改变出现。深色皮肤的褪色表现可能不同。这种损伤是由于强烈和（或）长期的压力和剪切力作用于骨骼和肌肉交界面而导致。该期伤口可迅速发展暴露组织缺失的实际程度，也可能溶解而不出现组织缺失。如果可见坏死组织、皮下组织、肉芽组织、筋膜、肌肉或其他深层结构，说明这是全皮层的压力性损伤（不可分期、3期或4期）。该分期不可用于描述血管、创伤、神经性伤口或皮肤病。

三、压力性损伤的评估

（一）高危人群

压力性损伤发生的高危人群包括：

1.神经系统疾病患者，如昏迷、瘫痪者，其自主活动能力丧失及感觉障碍，长期卧床导致身体局部组织长期受压。

2.老年患者。

3.肥胖患者，过重的机体使承重部位压力增加。

4.身体衰弱、营养不良患者，受压处缺乏肌肉、脂肪组织保护。

5.水肿患者，水肿降低皮肤抵抗力。

6.疼痛患者，为避免疼痛而处于强迫体位，机体活动减少。

7.使用矫形器械患者，如石膏固定、牵引及应用夹板患者。

8.大、小便失禁患者，皮肤经常受到污物、潮湿的刺激。

9.发热患者，体温升高致排汗增多，汗液可刺激皮肤。

10.使用镇静药患者，自主活动减少。

（二）危险因素评估工具

护士可通过评分方式对患者发生压力性损伤的危险因素进行定性和定量的综合分析，由此判断其发生压力性损伤的危险程度。其目的在于筛查压力性损伤发生的高危人群，并根据评估结果制订并采取有效的预防措施，减少或消除压力性损伤发生的危险因素，从而降低压力性损伤预防护理工作的盲目性和被动性，提高压力性损伤预防工作的有效性和护理质量。常用的危险因素评估表包括 Braden 危险因素评估表、Norton

压力性损伤风险评估量表等。应用危险因素评估表时需根据患者的具体情况进行动态评估，并及时修正措施，实施重点预防。

1.Braden危险因素评估表（表21-1）

（1）Braden危险因素评估表是目前国内外用来预防压力性损伤发生的较为常用的方法之一，对压力性损伤高危人群具有较好的预测效果，且评估简便、易行。Braden危险因素评估表的评估内容包括感觉、潮湿、活动力、移动力、营养及摩擦力和剪切力6个部分。总分值范围为6～23分，分值越少，提示发生压力性损伤的危险性越高。评分≤16分，为高危患者，提示患者有发生压力性损伤的危险，建议采取预防措施。

（2）首次评估：入院2小时内，当患者有高危情况或病情变化时；评估频次：＞16分入院时评估一次，10～16分每天评估一次，≤9分班班评估。

表21-1　Braden危险因素评估表

项目/分值	1	2	3	4
感觉：对压力相关不适的感受能力	完全受限	大部分受限	轻度受限	未受损
潮湿：皮肤暴露于潮湿环境的程度	持续潮湿	经常潮湿	有时潮湿	很少潮湿
活动力：身体活动程度	限制卧床	局限于轮椅	偶尔行走	经常行走
移动力：改变和控制体位的能力	完全受限	严重受限	轻度受限	未受限
营养：日常食物摄取状态	重度营养摄入不足	营养摄入不足	营养摄入适当	营养摄入良好
摩擦力和剪切力	有问题	有潜在问题	无明显问题	—

2.Norton压力性损伤风险评估量表（表21-2）　Norton压力性损伤风险评估量表特别适用于老年患者的评估。Norton压力性损伤风险评估量表评估5个方面的压力性损伤危险因素：身体状况、精神状态、活动能力、灵活程度及失禁情况。总分值范围为5～20分，分值越少，表明发生压力性损伤的危险性越高。评分≤14分，提示易发生压力性损伤。由于此评估表缺乏营养状态的评估，故临床使用时需补充相关内容。

表21-2　Norton危险因素评估量表

身体状况		精神状态		活动能力		灵活程度		失禁情况	
良好	4	思维敏捷	4	可以走动	4	行动自如	4	无失禁	4
一般	3	无动于衷	3	需协助	3	轻微受限	3	偶有失禁	3
不好	2	不合逻辑	2	坐轮椅	2	非常受限	2	经常失禁	2
极差	1	昏迷	1	卧床	1	不能活动	1	二便失禁	1

四、压力性损伤的预防和处理

绝大多数压力性损伤是可以预防的，但某些患者由于高危的自身条件使压力性损伤在所难免，如严重负氮平衡的恶病质患者，因软组织过度消耗失去了保护作用，损伤后自身修复亦困难，难以预防压力性损伤的发生。另外，因某些疾病限制翻身，也难以预防压力性损伤的发生。因此，并非所有的压力性损伤均可预防。但是，精心、科学的护理可将压力性损伤的发生率降到最低程度。为此，要求护士在工作中做到"六勤"，即勤观察、勤翻身、勤按摩、勤擦洗、勤整理及勤更换。交接班时，护士应严格、细致地交接患者的局部皮肤情况和护理措施的执行情况。

综合、动态、客观、有效地评估压力性损伤发生的高危人群、危险因素及易患部位对压力性损伤的预防起到积极作用，尤其对压力性损伤高危人群采取针对性的护理措施是有效预防压力性损伤发生的关键。

（一）预防措施

压力性损伤预防的关键在于加强管理，消除危险因素。

1.评估　积极评估是预防压力性损伤的关键。

应尽早使用评估工具对患者进行识别和评估，评估内容包括压力性损伤发生的危险因素（如患者病情、意识状态、营养状况、肢体活动能力、自理能力、排泄情况及合作程度等）和易患部位。

2.避免局部组织长期受压

（1）经常变换卧位，间歇性解除局部组织承受的压力。经常翻身是长期卧床患者最简单而有效解除压力的方法，可使骨隆突部位轮流承受身体重量，从而减少对组织的压力。翻身的时间间隔视患者病情及局部受压处皮肤状况而定，一般至少每2小时翻身一次，必要时每30分钟翻身一次。翻身时需注意掌握翻身技巧，并根据人体力学原理，合理摆放体位以减轻局部压力。变换体位的同时，应视受压部位的皮肤情况，适当给予按摩。建立床头翻身记录卡，记录翻身时间、卧位变化及皮肤情况。可使用电动翻转床协助患者变换多种体位。长期坐轮椅的患者应至少每1小时更换姿势一次，或至少每15分钟改变重力支撑点，以缓解坐骨结节处压力。

（2）保护骨隆突处和支持身体空隙处。协助患者变换卧位后，可采用软枕或表面支撑性产品垫于身体空隙处，使支持面积加大，压力分散并受力均匀，从而减少骨隆突处所承受的压力，保护骨隆突处皮肤。临床上可供选择的表面支撑性产品包括泡沫垫、凝胶垫、水垫及羊皮垫等，可用于减少或舒缓局部压力。

（3）正确使用石膏、绷带及夹板固定。对使用石膏、绷带、夹板或牵引器等固定的患者，应随时观察局部皮肤状况及肢端血供情况，如指（趾）甲颜色、温度的变化，多观察患者的反应，适当调节松紧。衬垫应平整、柔软，如发现石膏绷带过紧或凹凸不平，应立即通知医师，及时予以调整。

（4）应用减压敷料。根据患者的实际情况，选择减压敷料于压力性损伤好发部位给予局部减压，如可选择泡沫类敷料，裁剪后固定于骨隆突处。

（5）应用减压床垫。护士应根据患者的具体情况及减压床垫的适用范围，及时恰当地应用气垫床、水床等全身减压设备以分散压力，预防压力性损伤发生。尤其对于难处理的疼痛或由翻身引起疼痛的患者可使用减压床垫以降低局部压力。但应指出的是，尽管采用全身或局部减压装置，仍须经常为患者更换卧位。因为即使较小的压力，如果压迫时间过长，也可阻碍局部血液循环，导致组织损伤。

3.避免或减少摩擦力和剪切力的作用

（1）为避免剪切力的产生，患者需采取有效体位，半卧位时，床头可抬高≤30°，为防止身体下滑可在足底部放置软垫，并屈髋30°，于腘窝下垫软枕。

（2）长期坐轮椅的患者，应保持正确坐姿，尽量坐直并紧靠椅背，必要时垫软枕，两膝关节屈曲90°，双足平放于踏板，可适当给予约束，防止身体下滑。

（3）为避免摩擦力的形成而损伤患者皮肤，在协助患者翻身或搬运患者时，应使用有效翻身技巧，将患者身体抬离床面，避免拖、拉、拽等动作。

（4）使用便器时，便器不应有损坏，使用时应协助患者抬高臀部，不可硬塞、硬拉，必要时在便器边缘垫以软纸、布垫或撒滑石粉，防止擦伤皮肤。

（5）保持床单和被褥清洁、平整、无碎屑，避免皮肤与床单、衣服皱褶、碎屑产生摩擦而损伤皮肤。

4.保护患者皮肤，避免局部不良刺激

（1）保持患者皮肤和床单的清洁干燥、避免不良刺激是预防压力性损伤的重要措施。

（2）加强基础护理，根据需要用温水或中性溶液清洗患者皮肤。避免使用肥皂或含乙醇的清洁用品，以免引起皮肤干燥或残留碱性残余物而刺激皮肤。擦洗动作应轻柔，不可用力过度，防止损伤皮肤。

（3）皮肤干燥者可适当使用润肤品以保持皮肤湿润，对皮肤易出汗的部位如腋窝、腘窝及腹股沟等，应及时擦干汗液。

（4）对大、小便失禁者，应及时擦洗皮肤和更换床单、衣物，并根据患者皮肤情况采取隔离防护措施，如局部使用皮肤保护剂、水胶体类敷料或伤口保护膜等，以保护局部皮肤使其免受刺激。

5.促进皮肤血液循环

（1）对长期卧床患者，应每日进行主动或被动的全范围关节运动练习，以维持关节活动性和肌肉张力，促进肢体血液循环，减少压力性损伤发生。

（2）患者变换体位后，对局部受压部位进行适当按摩，改善该部位血液循环，预防压力性损伤发生。

（3）对于因受压而出现反应性充血的皮肤组织则不主张按摩，因为此时软组织已受到损伤，实施按摩可造成深部组织损伤。

6.改善机体营养状况

（1）营养不良既是导致压力性损伤发生的原因之一，也是直接影响压力性损伤进展和愈合的因素。合理膳食是改善患者营养状况、促进创面愈合的重要措施。

（2）在病情允许的情况下，给予压力性损伤高危人群高热量、高蛋白及高维生素饮食，保证正氮平衡，增强机体抵抗力和组织修复能力，并促进创面愈合。维生素C及锌对伤口愈合具有重要作用，对于易发生压力性损伤的患者应适当给予补充。

（3）水肿患者应限制水和盐的摄入，脱水患者应及时补充水和电解质。

7.鼓励患者活动　尽可能避免给患者使用约束带和应用镇静药。在病情许可的情况下，协助患者进行主动或被动肢体功能练习，鼓励患者尽早离床活动，预防压力性损伤发生。

8.实施健康教育　指导患者和家属了解自身皮肤状态及压力性损伤的危害，掌握预防压力性损伤的知识和技能，如营养知识、减压装置的选择、翻身技巧及皮肤清洁技巧等，从而鼓励患者及家属有效参与或独立采取预防压力性损伤的措施。

9.认真交接班　每班检查受压部位，根据病情做好压疮的预防。

（二）处理措施

1.1期和2期　悬空受压处，避免再度受压，可使用水胶体敷料或泡沫敷料，如有水疱可酌情穿破。

2.3期和4期　压力性损伤的深度取决于其解剖位置，如鼻、耳、枕部、足踝部因缺乏皮下组织，可能表现为表浅溃疡。此期压力性溃疡可深及肌肉和（或）筋膜、肌腱、关节囊，严重时可导致骨髓炎。注意保护创面，促进上皮生长。创面有感染者，按外科换药法处理创面，保持引流通畅，可取创面分泌物送检，做细菌培养加药敏，控制感染，加强支持治疗，促进创面愈合。可采用自溶性、机械性或手术等清除坏死组织，然后使用促进肉芽组织的敷料，保持创面湿性环境，加快愈合。

3.不可分期和深部组织损伤　需要彻底清除坏死组织或焦痂，暴露出创面基底可帮助确定其实际深度和分期。清创前通常渗液较少，甚至干燥，痂下感染时可出现溢脓、恶臭。踝部或足跟的稳定的焦痂（干燥、黏附牢固、完整且无发红或波动），相当于机体自然的（或生物的）屏障，不应去除。局部清创后根据创面情况决定敷料的种类。

五、压力性损伤的上报

1.一旦出现压力性损伤高危患者，责任护士应及时对患者进行全身皮肤状况全面评估，立即向护士长汇报，并将评估结果向患者及家属讲解清楚，告知患者根据压疮危险评估表其得分处于哪一种危险状态，估计患者在住院期间可能会发生不可避免的压疮，让患者及家属在压疮评估表上签字，以减少医疗纠纷的发生。

2.护士长在24小时内亲自查看患者，组织护士根据患者的具体情况制订详细周密的护理计划。

3.护理部或医院压疮管理委员会成员在48小时内对科室上报的每位压疮高危患者进行现场查房和指导，并做好记录，修正护理计划，以全面提高患者的护理质量，确保患者生命安全。

4.责任护士根据护理计划，积极采取有效的护理干预措施，从而将压疮的发生率降低到最低限度。

5.如科室出现压疮或有外带压疮者，由责任护士告知科室护士长，护士长连同科室联络员24小时内共同讨论并制订相应护理计划，填写"压疮上报表"，科室护士长或联络员观察跟踪并护理记录伤口情况。

6.遇到疑难病例，在本科室范围内无法解决，应及时申请会诊。由科室护士长告知护理部，由护理部组织伤口（压疮）、造口专业护理委员会成员及相关科室人员进行会诊，提出相应护理措施并填写会诊记录，本科室护士长或联络员跟踪、随访转归情况并记录。

（尤娟娟　姜松磊）

第三节　跌倒与坠床的评估观察要点与防范措施

一、跌倒的定义

1.跌倒是指住院患者在医疗机构任何场所，未预见性地倒于地面或倒于比初始位置更低的地方，可伴有或不伴有外伤。如患者从较低的床上滚落到地面上也应视为跌倒。

2.跌倒对患者造成的影响，根据美国护理质量指标国家数据库（National Database of Nursing Quality Indicators，NDNQI）做出的分级定义如下。

（1）无：跌倒对患者没有造成任何伤害。

（2）严重度1级（轻度伤害）：跌倒虽然造成伤害，但不需或仅需稍微的处理或观察，如捏伤、擦伤、挫伤、不需要缝合的皮肤小撕裂伤。

（3）严重度2级（中度伤害）：需要冰敷、包扎、缝合、夹板固定等医疗或护理处置与观察。

（4）严重度3级（重度伤害）：需医疗处置或会诊，如骨折、意识丧失、精神或身体状态改变等。

（5）死亡：患者因跌倒导致的持续性损伤而最终致死。

3.住院患者跌倒造成的伤害，不仅给患者身体和精神上带来痛苦，也可能给医院整体利益带来损失，因此要预防和减少跌倒事件的发生，提高住院患者的安全性。

二、跌倒与坠床的评估

跌倒重在预防，进行患者跌倒坠床危险性评估，根据评估高危因素采取预防措施可防范与减少跌倒坠床事件的发生，保障患者诊疗过程安全，减少意外发生。

1.评估患者的跌倒史、疾病诊断、步行是否需要帮助、静脉输液、步态/移动、精神状态、认知状态等。具体内容见Morse跌倒危险因素评估量表（表21-3）。

2.首次评估在患者入院2小时内完成，如遇急症手术等高危情况，术后及时完成评估。

3.再次评估

（1）高危风险患者（≥45分）：需每日白班进行再评估。

（2）无风险及低风险患者（<45分）：每周进行一次再评估。

4.有以下情况需再次评估

（1）发生病情变化，如手术、分娩、疼痛、意识、活动、自我照护能力改变时。

（2）使用影响意识、活动、易导致跌倒的药物时。

（3）发生跌倒事件后。

（4）转病区后。

（5）高危检查治疗后。

（6）自动列出高风险患者解除后需进行再次评估。

5.自动列为高风险患者包括中深度镇静及手术后（局部麻醉除外）的麻醉过程及复苏后6小时、步态不稳、肢体无力、重度贫血、视物不清、意识障碍、头晕、眩晕、精神状态差者。

表21-3　Morse跌倒危险因素评估量表

项目	评分标准（分）	MFS分值
近3个月有无跌倒	无：0	
	有：25	
多于一个疾病诊断	无：0	
	有：15	
步行是否需要帮助	不需要、卧床休息、护士辅助：0	
	拐杖、助行器、手杖：15	
	依扶家具而行：30	
静脉输液	否：0	
	是：20	
步态/移动	正常、卧床不能移动：0	
	虚弱无力：10	
	功能障碍：20	
精神状态	自主行为能力：0	
	无控制能力：15	
认知状态	量力而行：0	
	高估自己能力，忘记自己受限：15	
自动列为高风险患者	否：0	
	是：45	
		总得分

危险程度	MFS评分（分）	干预措施
无风险	0～24	基础护理
低风险	25～44	跌倒标准预防性干预
高风险	45或以上	跌倒高风险预防性干预

三、跌倒坠床的防范措施

（一）标准预防性干预

1.向患者和家属提供跌倒预防宣教，评估并记录患者和家属对宣教的接受情况。

2.保持病区地面清洁干燥，告知卫生间防滑措施，鼓励使用卫生间扶手。

3.提供足够的照明，夜间开地灯，及时清除病房、床旁、通道及卫生间的障碍。

4.教会患者及家属使用床头灯及呼叫器，床头高度合适，日常用品放于易取处。

5.患者活动的时候有人陪伴，指导患者渐进坐起、渐进下床的方法。

6.穿舒适的鞋子及衣裤，为患者提供步态技巧指导。

7.应用平车、轮椅时使用护栏及安全带，固定病床、轮椅、担架床和坐便椅。

（二）高风险预防性干预

1.执行基础护理及跌倒标准预防性干预措施。

2.在床头做明显标记。

3.尽量将患者安置在距离护士站较近的病房，加强对患者的夜间巡视。

4.通知医师患者的高危情况，如有必要则进行针对性的处理。

5.将两侧床档全部抬起，在患者下床活动需要协助时要呼叫求助。

6.如患者存在神志障碍，必要时限制患者活动，适当约束，家属参与照护。

7.加强营养，协助患者排尿、排便。

四、发生跌倒坠床的处理措施

1.护士应及时赶到现场并通知医师，迅速查看全身状况和局部受伤情况，初步判断有无危及生命的症状、骨折或肌肉、韧带损伤等情况。本着患者安全第一的原则，与医师一起迅速采取救助措施。

2.加强巡视至病情稳定。巡视中严密观察患者病情及心理情况，发现变化，及时向医师汇报并协助处理。

3.及时、准确记录病情及应急处理过程，认真做好交接班。

4.责任护士按照不良事件上报流程及要求及时填写"患者跌倒坠床不良事件上报表"上报护士长，护士长进行逐级上报。报告内容包括：跌倒坠床发生的时间、地点、伤害程度、引起跌倒坠床的危险因素、事件处理经过及具体建议等。

5.护士长组织科室人员对跌倒坠床事件认真讨论，分析原因，提出改进措施并落实。

6.科主任、护士长要定期对员工，包括新入职的员工进行预防跌倒坠床的培训，医护人员要及时对患者及家属进行预防跌倒坠床的宣传教育。

7.相关职能部门定期对导致患者跌倒坠床的因素进行分析，提出改进意见，并报医院质量与安全管理委员会批准后由相关部门执行。

发生跌倒坠床处理流程如图21-1。

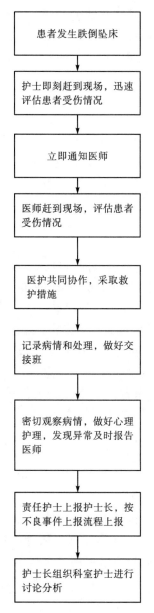

图21-1　发生跌倒坠床处理流程

（柳文娟　魏丽丽）

第四节　非计划性拔管的评估与防范

一、非计划性拔管的定义

非计划性拔管（unplanned extubation，UEX）是指患者有意造成或任何意外所致的拔管，即非医护人员计划内的拔管，又称意外拔管。非计划性拔管通常包含以下情况：①未经医护人员同意，患者自行拔除的导管；②各种原因导致的导管滑脱；③因导管质量问题或导管阻塞等原因提前拔除的导管。心内科患者留置管路多，如果发生非计划性拔管，将造成患者机体组织损伤，使其住院日延长，花费增加，甚至危及患者生命。

二、非计划性拔管的预防

1.加强宣教和沟通　通过与患者沟通交流，了解患者的感受并对其进行宣教，从患者的角度了解可能存在的拔管因素并及早预防拔管。向患者解释置管的目的，说明配合治疗的重要性，及时听取患者主诉，给予患者生活护理，提高患者舒适度，必要时安排家属床旁安慰，以增强患者的信心。对于气管插管不能开口说话的患者，可使用手势、制作图画示意牌、画板写字等技巧，及时了解以满足患者的心理及生理需要。

2.有效约束　对躁动患者及有拔管倾向患者应派专人加强看护及巡视，并进行适当有效的肢体约束。约束前应告知家属，取得家属理解和同意后予以保护性约束。约束带松紧度以能伸进1～2指为宜，应每小时观察约束带松紧程度，观察肢体末端血供情况，如皮肤颜色、温度等，防止因约束过紧影响肢端血液循环。

3.镇静　遵医嘱合理使用镇静药，使患者处于浅睡眠状态是防止非计划性拔管发生的重要手段之一。使用镇静药时要注意观察患者有无呼吸抑制用、低血压、心率减慢等并发症，护士应密切观察患者的心率、血压、呼吸、血氧饱和度。应根据镇静评分评估镇静深度，遵医嘱调节镇静药的用量，如镇静过浅。患者易发生非计划性拔管。

4.妥善固定导管　应妥善固定各类管，防止患者活动时脱出或患者误拔。对于有创植入性导管需用缝线固定。不同导管应选择适宜的固定方式，如气管插管患者采用双胶布固定法联合系带固定法，有条件时也可应用气管插管固定器，发现胶布被口腔分泌物浸湿立即重新更换，呼吸机管道连接气管导管后要有一定的移动度，避免患者头部大幅度活动时将导管拔出。对于鼻胃管、尿管及各种引流管可选用3M弹力胶布固定，选择不同的固定方法；如鼻胃管可用"人"字形或"工"字形固定，尿管应固定在大腿内侧，可选用"高举平台"法固定，其他引流管可根据位置采用不同的固定方法。

5.标识醒目清晰　各种导管应悬挂或粘贴醒目的不同颜色的标识，以提醒护士注意，如尿管用黄色标识贴，胃管用绿色标识贴等。有刻度的导管应在标识贴上标明刻度，没刻度的用记号笔做个标记或测量外露长度。及时发现管道有无脱出。

6.规范护理操作　在进行医疗护理操作时严格遵守操作规程，在翻身、搬运时，应先进行评估，避免意外拔管。在各种护理、治疗操作处置、检查时动作要轻柔，应有专人妥善保护导管，操作完毕均要将管道固定牢靠后才可离开。

7.加强巡视　对于高风险带导管的患者，责任护士应每30～60分钟巡视一次，观察导管固定是否妥善、是否通畅，引流液的颜色、性状、量是否正常，并做好记录。

8.严格交接班　严格按交接班制度与流程交接患者，每班护士交接班时应注意检查管道的插管深度和导管的固定状况，对烦躁或意识不清的患者应特别关注。

9.加强培训 组织全科室各级护理人员进行相关培训，提高护理人员防范意识和能力。对于年资较低的护士，要加强培训，提高其对非计划性拔管危害的理解及应急处理能力。

（卢晓虹 张 艳）

第五节 护理纠纷的防范与处理

随着社会的进步和时代的迅速发展，人民物质生活水平不断提高，国家法律逐渐健全，法制观念和自我保护意识不断增强，患者对医疗保健需求越来越高，对护理的要求也日益剧增。随着《医疗事故处理条例》的颁布与实施，医疗纠纷越来越多地引起了人们的关注和重视。患者对于护理人员的护理质量和护理安全有更高层次的要求。护理质量的好坏直接影响患者的康复，同时护理质量的提升有利于临床医师对疾病做出及时正确的疾病判断和准确有效的治疗决策，而低劣的护理质量可导致护患纠纷和医患纠纷。

一、护理纠纷的概念

所谓护理纠纷就是医疗机构及其护理人员与患者或其家属就护理过程和护理结果产生的争议。护理纠纷不一定是护理服务质量或护理技术缺陷，可能是患方对护理技术不了解，也可能是护理人员服务态度所引发的患方的抱怨和投诉。

二、护理纠纷发生的原因

（一）服务态度的问题

随着社会的进步，护理模式也不断地发生调整和变化，人们对于医疗过程的参与度也日益增高，因此患者对于服务质量也有了更高的要求，这就形成了"以患者为中心"的新型护理模式。临床护理过程中，护理人员扮演多重角色，这就需要护理人员有良好的服务理念。实际工作中，护理人员在工作过程中，工作程序化、机械化，不能针对患者及家属的不同个性做出适时的调整，因此服务态度和技巧问题是引起护理纠纷的主要原因之一。

（二）工作责任心问题

责任心在护理工作中尤为重要，一个称职的护士应该有较强的责任心。临床护理工作过程中，没有严格执行查对制度，巡视病房不及时，观察病情不仔细，工作态度散漫、无紧迫感，违反操作规程，容易发生护理差错引起护理纠纷。因此工作责任心也是引起护理纠纷的原因之一。

（三）专业知识和技术问题

"以患者为中心"的新型的整体护理模式对护理质量，以及护理人员知识和技术都提出了更高的要求。护理人员不能局限于有限的护理知识和技术水平，更应结合本科室特点不断更新补充护理知识并提高自身专业技能水平，如缺乏对新技术的掌握和新仪器的使用不佳等，容易引起护理纠纷。

（四）医疗费用的问题

随着医疗服务价格公示，使医疗服务收费透明，患者对医疗收费问题的关注程度也逐渐提高。同时，新技术不断引入和一些新药的使用，使医疗费用的增长和患者的承受力形成矛盾。因此患者对医疗服务收费问题有了更高的关注。

（五）患者期望过高

随着社会的发展，医学的进步，社会节奏的加快，以及各种医学资讯的传播，患者对疾病本身及诊疗的认识出现了误区。患者对于医疗及护理的期望值过高，若患者及家属对治疗不满意就容易引起纠纷。

三、护理纠纷的防范措施

（一）注意服务态度和服务技巧

护理工作繁忙，部分护理人员缺乏人文关怀、语言生硬、技巧缺乏等是引起护理纠纷的原因，因此对待患者我们应该始终保持诚信、尊重、同情、耐心的工作作风，倾听技巧在护理工作中尤为重要，是心理护理的关键技巧。护理人员专心倾听患者的主诉，不仅可以减轻患者的心理负担、焦虑的情绪，而且有利于良好护患关系的形成与发展。

（二）有较强的责任心

护理是一门实践性很强的学科，但其琐碎性也是护理工作的一大特点，这要求护理人员具备很强的责任心，以确保每项护理工作的准确性，护理人员在护理工作中，应严格执行三查八对，并将被动的工作态度转变为积极热情的工作态度，加强人文关怀性的护理，做到优质服务，以提高患者对护理人员的认可度。

（三）提高专业技术，严格执行操作规程

扎实的理论基础和娴熟的护理技术是取得患者认可的基础。护理人员应不断地学习专业知识，提高操作水平，才能更好地服务患者。

（四）加强沟通

加强与患者的沟通，并告知患者相关疾病知识及疾病过程，提高患者对疾病的认知，使患者及家属积极配合治疗并对疾病有正确的认识。

预防护理纠纷的发生，从自身做起，提高自身的素质修养及专业技能，建立良好的护患关系，将护理纠纷降低到最低限度。

四、护理纠纷的处理

护理纠纷的护理流程如图21-2。

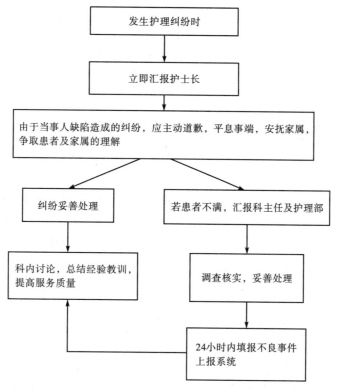

图21-2　护理纠纷的处理流程

（柳文娟　崔　岩）

第六节　护理不良事件的预防与处理

一、护理不良事件的定义

护理不良事件是指在诊疗护理过程中任何可能影响患者的诊疗结果、增加患者的痛苦和负担并可能引起护理纠纷或事故的事件。不良事件分为不可预防性不良事件和可预防性不良事件。不可预防性不良事件是指正确的护理行为造成的不可预防的损伤。例如，护理人员在严格执行操作规程的情况下，患者发生过敏性休克。可预防性不良事件是指护理过程中由于未能防范的差错或设备故障造成的损伤。

二、不良事件的类型

1.治疗性的不良事件　如医嘱执行错误、给药错误、输液错误、输血错误、输液液体渗出、输液输血不良反应、手术不良事件等。

2.皮肤护理不良事件　如院内压疮、医源性皮肤损伤、约束损伤等。

3.意外不良事件　如跌倒坠床、烧伤、烫伤、咽入异物、患者出走、自杀、伤人等。

4.医患沟通不良事件　如护患争吵、投诉、暴力事件等。

5.管道护理不良事件　含管道滑脱、患者自拔等。

6.医疗设备器械事件　如医疗设备故障、仪器故障、器械不符合要求等。

7.公共设施事件　包括医院建筑毁损、病房设施故障、蓄意破坏、有害物质泄露。

8.不良辅助诊查、患者转运事件　含身份识别错误、标本丢失、检查或运送中或后病情突变或出现意外。

三、护理不良事件所造成的后果

根据事件造成的后果，将护理不良事件的伤害分为：

1.无伤害　事件发生在患者身上，没有造成任何的伤害。

2.轻度伤害　事件虽然造成伤害但不需或仅需稍微的处理或观察，如擦伤、皮肤小撕裂伤。

3.中度伤害　需额外的照护、评估或观察，但仅需要简单的处理，如缝合、夹板固定、冰敷、抽血检查、包扎或止血治疗。

4.重度伤害　除需要额外的照护、评估或观察外，还需要住院或延长住院时间或会诊等特别处理。

5.极重度伤害　造成患者永久残障或永久功能障碍。

四、护理不良事件的等级划分

护理不良事件按事件的严重程度分为4个等级（中国医院协会分类）：警告事件、不良后果事件、未造成后果事件和隐患事件。

Ⅰ级事件（警告事件）：非预期的死亡，或是非疾病自然进展过程中造成永久性丧失。

Ⅱ级事件（不良后果事件）：在疾病医疗过程中是因诊疗活动而非疾病本身造成的患者机体与功能损害。

Ⅲ级事件（未造成后果事件）：虽然发生了错误事实，但未给患者造成机体与功能任何损害。

Ⅳ级事件（隐患事件）：由于及时发现错误，未形成事实。

五、护理不良事件发生的主要原因

1.未严格执行查对制度　因不认真执行各种查对制度而在实际护理工作中出现的不良事件仍占较高比例。具体表现在用药查对不严，只喊床号、不喊姓名，只看药品包装、不看药名，查药名看字头、不看字尾，对药品剂量查对不严，致使给患者输错液体或发错口服药。对用法查对不严，对浓度查对不严等，在临床上极易引起不良后果。

2.不严格执行医嘱　表现在盲目地执行错误的医嘱，违反口头医嘱的规定，未能及时发现患者用药剂量的更改而对患者造成影响。对医嘱执行的时间不严格，包括未服药到口或给药时间拖后或提前2小时，错服、漏服、多服药，甚至擅自用药。有的漏做药物过敏试验，或做过敏试验后未及时观察结果又重做者，抢救时执行医嘱不及时等。

3.未严格执行护理规章制度和违反护理技术操作流程　由于低年资护士较多，工作经验不足，对一些专科知识、基本常识、操作规程掌握不牢固，工作流程不熟悉。造成病情观察不仔细，护理措施不到位；卧床患者翻身不及时造成压疮；违反手术安全查对制度，造成器械、纱布遗忘在手术切口中；违反护理操作规程，让家属给患者鼻饲造成窒息；静脉注射药液外渗引起局部组织坏死；各种检查、手术因漏做皮肤准备或备皮划伤多处而影响手术及检查者；给患者热敷造成烫伤或冷敷造成冻伤等。

4.未严格执行护理分级制度　没有严格按照分级护理制度对患者观察和巡视，没有认真落实患者交接班制度，健康教育宣教不到位，对有可能发生的不良后果无预见性，如未向患者反复强调潜在的安全隐患（跌倒坠床）。

5.药品管理混乱　表现在药品混放，毒麻药与一般药品混放，注射药与口服药混放，内用药与外用药混放，药品瓶签与内装药品不符，药品过期，需冷藏药品未放冰箱保存，特别是高浓度药品未有标识和单独放置等管理失误引起护理不良事件发生。

6.护理人员对患者的评估能力不足　未对压疮高危因素患者评估，造成患者压疮。未对跌倒坠床高危因素患者评估及采取预防措施，造成患者跌倒坠床。

7.护士不严于职守，责任心不强　年轻护士缺乏护理经验表现在值夜班睡觉，离岗，不及时巡视病房，对患者不负责，工作时思想不集中，而造成严重后果；另外，护士由于年轻、经验不足，对有些药物在不同途径的治疗目的和效果不了解，对发生的病情变化不能及时判断和反应，出现一些不应发生的错误。

8.护士消极倦怠心理极易引起护理不良事件发生　由于护理工作平凡琐碎，技术与服务要求高，精神高度紧张，思想压力大，易引起护士的消极倦怠心理，表现出思想不集中、工作缺乏热情、对待患者冷漠，极易引起患者投诉。

9.护理人员安全防范意识差　缺乏护理安全相关知识，对新上岗人员的培训、对本学科疾病的护理常规培训不到位，护士由于经验不足，对有些药物在不同途径的治疗目的和效果不了解，对发生的病情变化不能及时判断和反应，应急能力差，出现一些不应发生的错误。

不良事件的发生是复杂多因素作用的结果，包括的因素有人、环境、仪器设备及工作流程和管理体系，这些综合因素造成了不良事件的发生。

六、护理不良事件的预防措施

1.严格执行护理三查八对制度和医嘱执行制度。严格执行护理分级制度，密切观察病情变化，对老、幼、昏迷患者按需要加防护栏，躁动患者应用安全约束带防止坠床，精神异常和有自杀倾向患者应密切观察动态，防止因护理人员疏忽大意而发生意外。

2.严格执行护理规章制度，按照护理技术操作流程进行各项护理操作。

3.加强各种药品管理，注射药与口服药、内用药与外用药分开放置，药品瓶签与内装药品相符，药品定时检查，使用时做好时间标记，远期先用，及时调整确保无过期，毒剧麻药专柜上锁，专用账册，严格交接班，做到账物相符。

4.定时检查各种急救药品、物品，急救设备，严格交接班，保证功能良好齐全，使抢救顺利进行。

5.各项护理评估和护理措施实施到位，健康教育达到预期效果，防止烫伤、冻伤和压疮的发生，降低护理风险。

6.严格执行消毒隔离制度，防止因护理操作造成医源性感染。

7.定期检查科室的用电、用氧情况，做好防火、防盗宣传，氧气应有"烟火勿近"等警示标识，保证患者安全。

8.严格执行护理不良事件报告制度，护士在工作中出现不良事件，应立即通知医师和护士长，并逐级上报，讨论后制订整改措施，防止类似事件再次发生。

9.提高护士综合素质，包括医德、专业、技术、身体和心理等各方面素质，是做好护理工作的保证。

10.学习相关护理法规，了解护理工作中潜在的法律问题，如自我护理的指导失误、疏忽大意、侵权行为、渎职护理文件等。了解患者和自己的权利，有据可依，有法可循。

11.护理人员积极调整心态，合理安排作息时间，减轻紧张和焦虑，提高承受各种压力的能力，以积极乐观的心态做好护理工作。护士在医学发展和促进疾病康复中起着重要的作用，护士面对的是生命的延续和生存的质量，因此，保证护理安全、预防护理不良事件的发生应成为每一个护士自觉行为，护士应不断加强护理理论学习，善于观察分析和总结护理经验，消除护理不良事件的隐患，全面提高护士整体素质，促进人类健康事业的发展。

七、护理不良事件的上报和处理

1.Ⅰ级和Ⅱ级事件属于强制性报告范畴。

2.Ⅲ、Ⅳ级事件报告具有自愿性、保密性、非处罚性和公开性的特性。

（1）自愿性：医院各科室、部门和个人有自愿参与的权利，提供信息报告是报告人的自愿行为，保证信息的可靠性。

（2）保密性：该制度对报告人及报告中涉及的其他人和部门的信息完全保密。报告人可通过网络直报和电话等多种形式具名或匿名报告，医院对报告人严格保密。

（3）非处罚性：本制度不具有处罚权，报告内容不作为对报告人或他人违章处罚的依据，也不作为对所涉及人员和部门处罚的依据，不涉及人员的晋升、评比、奖罚。

（4）公开性：医疗安全信息在院内医疗相关部门公开和公示。通过申请向自愿参加的科室开放，分享医疗安全信息及其分析结果，用于医院和科室的质量持续改进。公开的内容仅限于事件的本身信息，不需经认定和鉴定，不涉及报告人和被报告人的个人信息。

护理不良事件上报流程如图21-3。

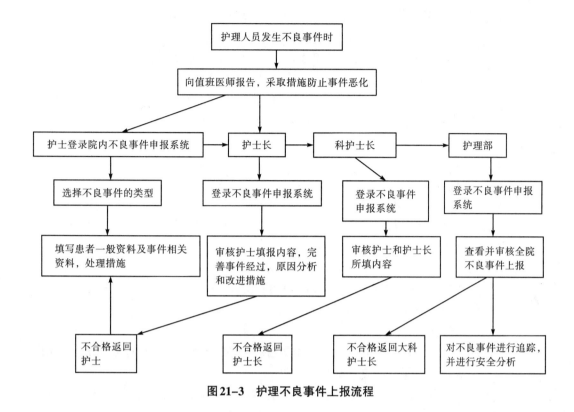

图21-3　护理不良事件上报流程

（柳文娟　魏丽丽）

第七节　高危药品的管理与应用

高危药品管理是医院药事管理的重要内容。高危药品从供应部门至使用单位到最后用于患者要经过很多环节，管理稍有不慎就会造成安全事故。因此，必须对此类药品实行有别于一般药品的高危管理方式。

一、高危药品的定义

1995 ~ 1996年：美国医疗安全协会（ISMP）调研最有可能给患者带来伤害的药物，结果表明多数致死或严重差错是由少数特定药物引起的，首次提出高危药品的概念。我国是由北京协和医院药剂科李大魁教授首次提出"高危药品"概念，但具体的定义尚未统一。

高危药品是指药理作用显著而迅速，易危害人体的药品，其本身毒性大，不良反应严重，或因使用不当极易发生严重后果甚至危及生命的药品。其包括高浓度电解质制剂、肌肉松弛药及细胞毒化药品等。

二、高危药品的范围

高危药品的范围不是一成不变的，根据药品不良反应情况调整，美国医疗安全协会（ISMP）最先确定的前五位高危药品分别是：胰岛素，镇静药或麻醉药，注射用氯化钾，静脉用抗凝药（肝素），高浓度的氯化钠（10%氯化钠）；美国医疗安全协会在2008年重新修订了高危药品目录。2012年，中国药物学会医院药学专业委员会参照美国2008年ISMP公布的19类及13种高危药品目录并结合我国的临床的实际情况，制定了《高危药品分级管理策略及推荐目录》，将高危药品分为A、B、C三个等级（表21-4）。医院根据《高危药品分级管理策略及推荐目录》制定了本院的高危药品的目录，具体如下。

1.高浓度电解质制剂

（1）10%氯化钾注射液。

（2）10%氯化钠注射液。

（3）25%硫酸镁注射液。

2.肌肉松弛药

（1）短效（5 ~ 10分钟）氯化琥珀胆碱。

（2）中效（20 ~ 30分钟）维库溴铵、阿曲库铵。

（3）长效（45 ~ 100分钟）哌库溴铵。

3.细胞毒化药物

（1）作用于DNA化学结构的药物：环磷酰胺、卡铂、顺铂、丝裂霉素、奥沙利铂、吡柔比星、表柔比星、柔红霉素、异环磷酰胺。

（2）影响核酸合成的药物：阿糖胞苷、甲氨蝶呤、羟基脲、吉西他滨、卡培他滨。

（3）作用于核酸转录的药物：放线菌素D、平阳霉素。

（4）作用于DNA复制的拓扑异构酶I抑制剂：伊立替康。

（5）作用于微管蛋白合成的药物：长春新碱、高三尖杉酯碱、依托泊苷、长春地辛、长春瑞滨、多西他赛、紫杉醇。

4.胰岛素制剂　普通胰岛素、诺和灵R、优泌林R、诺和灵30R、诺和灵N、优必林N、诺和锐、诺和锐30、优泌乐、优泌乐25、来得时、长秀霖、诺和平、优泌乐50。

5.其他类药物　肾上腺素、去甲肾上腺素、异丙肾上腺素、丙泊酚、利多卡因、胺碘酮、地高辛、毛花苷C、米力农、凝血酶粉剂、肝素、低分子肝素、50%葡萄糖、硝普钠、注射用水（500ml）。

三、高危药品的管理

对于高危药品的管理各医疗机构可以参照《高危药品分级管理策略及推荐目录》制定符合本医疗机构的高危药品的目录和管理办法，内容只能扩充不能减少，管理级别只能升高不能降低。

（一）推荐高危药品管理的专用标识

该标识（图21-4）用于医疗机构的高危药品的管理，以提醒院内医护人员正确处理高危药品。

（二）高危药品分级管理的策略

高危药品的管理采用"金字塔式"的分级管理模式（图21-5，表21-4）。

图21-4　高危药品的专用标识

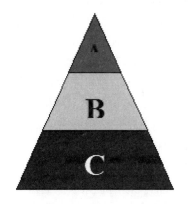

图21-5　高危药品"金字塔式"管理模式图

表21-4　高危药品分级管理各级别的管理特点

分级	说　明
A级	是高危药品分类的最高级别，是指使用频率高，一旦用药错误，患者的伤害风险最高的药品，须重点管理和监护，如胰岛素、10%氯化钾、地高辛
B级	使用频率高，一旦用药错误，会给患者造成严重的伤害，伤害的风险等级较A级低，如抗血栓药物、肠外营养
C级	使用频率较高，一旦用错药，会给患者造成伤害，伤害的风险等级较B级低，如口服降糖药物

（三）高危药品的储存与保管

1.药品调剂室高危药品需设置专门的存放药架，不得与其他药品混合存放。护理单元备用的高危药品如有条件应专柜放置，且有统一的警示标志。

2.高危药品存放药架（药柜）应标识醒目，设置全院统一的警示标志。同时在信息系统中对所有高危药品加专用标识，用以提示药品使用各环节的工作人员加强核对。

3.高危药品实行专人管理。各药品调剂科负责人负责本部门高危药品的管理，指定专人负责上架及高危药品的养护、清点等工作。护理单元护士长作为本单元高危药品管理的第一责任人，同时指定专门人员负责本单元高危药品的管理，保证用药安全；护理单元备用的高危药品实行每日核对、严格交接班制度，由治疗护士或指定护士负责。

4.各调剂室、护理单元需加强高危药品的效期管理，严格按照药品说明书进行储存、保养，做到"先进先出""近效期先用"，确保药品质量。

（四）高危药品的调剂与使用

1.主诊医师在高危药品使用前要进行充分安全性论证，有确切适应证时才能使用，开立医嘱时应注意HIS系统提示信息，严格掌握并核对医嘱剂量。

2.高危药品的调剂实行双人复核制度，并做到"四查十对"，确保调剂准确无误。

3.护理单元需严格限定使用人员资格，实习护士、进修护士、试用期护士、助理护士、有执业资格的新入院3个月以内的护士、有执业资格的新入院3个月以上但不具备独立值班能力的护士不得独立进行该类药品的配制与使用。

4.护理人员进行该类药品的配制与使用时，须严格执行查对制度，并且行双人复核，确保配制与使用准确无误。

（五）高危药品的监管

1.护理单元原则上不存放高危药品（抢救药除外），如确有需要，可提出申请，报药学部备案，定位存放，严格管理。

2.调剂室、护理单元需定期排查与高危药品外观相似、发音相似的药品，并采取相应的防范措施。

3.临床药师定期与临床医护人员沟通，重点加强高危药品的不良反应监测，并定期汇总，及时反馈给临床医护人员。

4.药学部定期对高危药品目录进行更新，并将新引进高危药品信息及时告知相关科室和护理单元。

5.护理部、药学部定期对各护理单元的高危药品管理及使用情况进行督导检查，检查结果与护理质量分数挂钩。各护理单元对检查中发现的问题及时分析、反馈、整改。

（柳文娟　姜松磊）

第二十二章

心血管内科护患沟通技巧

毋庸置疑，沟通是一门艺术。所谓"良言一句暖三冬，恶语伤人六月寒"，积极有效的沟通好似一扇大门，其背后蕴藏着无穷的智慧和力量。在心血管内科护理工作中，护士需要和患者进行有效的沟通。通过和患者的沟通，护士可以取得患者的信任，可以较全面地获取患者的信息，为患者制订合适的护理计划以满足患者的需求，提高患者的满意度。因此，有效沟通是改善护患关系不可缺少的环节，是心血管内科护士必须掌握的技巧之一。

第一节　沟通基础理论

沟通的研究最早在美国始于20世纪三四十年代，而后又从美国传至欧洲和日本。20世纪70年代，沟通科学开始传入中国大陆，最早的名称是修辞学，被限定为演讲的艺术。事实上，生活在世间的每个人都需要与他人和外界沟通，有效的沟通会给我们带来成功和快乐，帮助我们保持和改善人与人之间的关系，而拥有了沟通的能力会将我们的人生装扮出别样的风采。

一、护患沟通相关概念

（一）沟通的概念

沟通原意是指挖沟使两水相通。现代意义上的沟通译自英文"communication"，意指信息的传播、交流等。沟通从一般意义上讲，是指信息发送者凭借一定渠道，将信息发送给既定对象，并寻求反馈以达到相互理解的过程。它可以是通信工具之间的信息交流，也可以是人与机器之间的信息交流，还可以是人与人之间的信息交流。

（二）沟通的构成要素

人际沟通的构成要素包括沟通发生的背景、信息发出者和接受者、信息、信息传递的途径、反馈。

1.沟通发生的背景　主要指沟通发生的情境，它是影响沟通过程的重要因素。在沟通过程中，背景可以提供许多信息，也可以改变或强化语词、非语词本身的意义。所以，在不同的沟通背景下，即使是完全相同的沟通信息，也有可能获得截然不同的沟通效果。

2.信息发出者和接受者

（1）信息发出者主要指拥有信息并试图进行沟通的人。沟通的过程通常由他们发动，沟通的对象和沟通的目的通常也由他们决定。一般来说，信息发出者的权威性和经验、可值得信赖的特征、吸引力等都会影响整个沟通过程。例如，我们通常更愿意相信有关领域的专家传递的信息，也更愿意相信具有公正品质的信息传递者所传递的信息。而且，当信息发出者具有外表吸引力的时候，我们也倾向于听从于他们。

（2）信息接受者在接受信息时总是带有自己的经验、情感、观念。所以，信息发出者发出的信息是否能够产生影响，还取决于接受者是否注意、知觉这些信息，是否将这些信息进行编码和转译，并储存在自己的知识系统中。

3.信息　主要指信息发出者试图传递给信息接受者的观念和情感，它们必须被转化为各种可以被别人觉察的信号，这些信号包括语词的和非语词的。语词信号既可以是声音的，也可以是形象（文字）的，运用语词进行沟通时，沟通的双方必须具有共同的理解经验。非语词信号包括身段姿态、表情动作、语调等。

4.信息传递的途径　主要指沟通信息的传送方式。面对面的沟通与大众传播各有自己的特点。面对面的沟通除了具有词语或非词语本身的信号以外，沟通者的心理状态信息、背景信息及及时的反馈信息等，都容易使沟通双方的情绪被感染，从而发生较好的沟通效果。我们接受的信息绝大多数都是通过视听途径获得的，所以日常发生的沟通也主要是视听沟通。

5.反馈　沟通过程是一个相互作用的过程，沟通双方不断地将自己对接收到的信息的反应提供给对方，使对方了解自己所发送的信息引起的作用，了解对方是否接受信息，是否理解信息，从而根据对方的反应调整自己的信息发送过程，以便达到预期的沟通目的。

（三）沟通的特征

沟通的意义是不言而喻的。如果没有沟通，团队的成员就无法了解相互的工作进度；没有沟通，工作协作就不可能，所有沟通都会或多或少地影响到一个团队的工作效率。在医疗实践过程中，医务人员要通过和患者间的有效沟通来协助患者达到康复的目标，如果一名护士能有效地与患者进行沟通，让患者知道自己面临的问题，并且明确医护人员将怎样处理问题，患者通常都是会很好配合的。因此，医务人员应对沟通有更深层次的认识。一般而言，沟通具有如下特征：

1.互动性　沟通是有来有往的、相互流动的，而非单一方向的行为表现。沟通不仅传递信息内容，也包括判断信息的意义，是人与人之间发生相互联系的最主要的形式。在医疗过程中，医务人员和患者之间通过不断的互动来协助患者完成康复的目标。

2.过程性　沟通也是一个过程，并非只有通过语言才能进行，即使信息发送者一言不发，同样可以通过他的服饰、仪表、眼神、表情或动作等行为进行信息的传递。

3.协调性　有效的沟通可以起到良好的协调作用，使人与人之间的关系更为融洽。小到个人之间、大到国家之间的问题都离不开沟通。在医院，医患、护患之间的纠纷等，通过沟通会使问题得到协调、化解，从而使大事化小，小事化了。

4.创造性　我们在相互交流沟通过程中，会形成对对方的心理感受，从而创造出新的交往或互动关系。

5.管理性　组织管理学家巴纳德认为沟通是一个组织的成员联系在一起，以实现共同目标的手段。例如，企业对员工的管理、学校对学生的管理、医院对患者的管理等，都离不开有效的沟通，沟通渗透在管理的各个方面。

二、沟通的形式

沟通是护士在护理工作中与周围人进行的信息传递和交流，它具有一般人际沟通的特点，同时又具有其专业特殊性。护患沟通有多种分类方法。

（一）根据信息载体不同进行分类

根据信息载体不同，沟通分为语言沟通与非语言沟通。

1.语言沟通　使用语言、文字或符号进行的沟通称为语言沟通，语言沟通又可细分为口头沟通和书面沟通。

书面沟通是以文字及符号为信息载体的沟通交流方式，一般比较正式，具有标准性和权威性。书面沟通在护理工作中占有十分重要的地位，应用于护理工作中的各个环节，如交班报告、护理记录、体温单、健康教育手册等。临床护理记录即以文字、图表等形式记录患者住院期间的病情动态、护理措施、药物治疗效果及反应等，它不仅是对患者进行正确诊疗、护理的依据，同时也是重要的法律文书。

口头沟通是指采用口头语言的形式进行的沟通，包括听话、说话、交谈和演讲。口头沟通具有亲切、反馈快、灵活性和双向性等特点。护理工作中的床头交接班、收集病史、健康宣教等多通过口头沟通完成。近年来，随着电子技术的发展，电子沟通也成为一种常见的语言沟通形式，如通过电话、广播、电视、电子邮件等进行的沟通，具有方便、快捷等优点，医院中普遍使用的网络化医嘱处理系统，极大地提高了护理工作的效率和质量。

2.非语言沟通　实际上，在日常交流中，人们在进行沟通时有60%～70%是非语言沟通方式。有学者认为，通常情况下，非语言沟通方式比语言沟通方式更有效，至少是和语言沟通方式具有相同的效果。非语言沟通是进行护患交谈的重要手段，护士应举止亲切、优美、大方、轻稳、敏捷。非语言沟通的表现方式主要包括表情、眼神、体态、手势、时间、空间等。

（1）表情：面部表情是沟通双方判断对方态度、情感的主要线索。在护患沟通的过程中，护理人员面部表情的合理使用可以有效改善护患关系，如微笑，它是人际沟通的"绿卡"，能给予患者很大的抚慰。但也不能过于盲目，如患者伤心、难过时，护理人员的微笑，则会引起患者的反感。因此，只有护理人员的面部表情与患者的情绪一致，才能构建长期和谐的护患关系。

（2）眼神：俗话说"眼睛是心灵的窗户"。不同的眼神可以传达不同的信息。护患之间的眼神交流，可以产生很多积极的效应。通过眼神的交流，护理人员可以了解患者的情绪状态，同时也可以将自己的积极情绪传递给患者。眼神可以使"恐慌变得镇定；孤独变得温暖；沮丧变得振奋；自卑变得自信"。

（3）体态：是指身体的外观、姿势和步态。护患沟通时，护理人员的衣着应整齐，体态须端正，给患者以亲切感，传递正向积极的信息。

（4）手势：可以进行语言辅助和医疗操作。行语言辅助时，护理人员的动作要注意轻柔、得体，严禁夸张的手部动作；行医疗操作时，护理人员的动作要镇定、准确、敏捷，给患者以安全感和信任感。

（5）时间：护患沟通的时间要适宜且及时。例如，入院宣教须在患者入院时及时进行；治疗前或手术前宣教须在医疗操作之前进行；出院宣教则要在患者出院之前及时宣教。不适宜的沟通时间会阻碍护患沟通的进行。

（6）空间：护患沟通时应选择合理的沟通距离。美国人类学家爱德华将人际沟通距离分为四类。①亲密距离：适用于孩子、情侣和家人之间，适宜距离为8 ~ 30cm。②个人距离：适用于朋友之间，适宜距离为30 ~ 90cm。③社交距离：常用于正式社交活动、外交会议，适宜距离为200cm以上。④公共距离：指公共场所人与人之间的距离，适宜距离为100 ~ 200cm。护患沟通中，护理人员应根据患者的不同而选择适当距离，避免不恰当的距离给患者带来心理压力。

（二）根据沟通目的不同进行分类

根据沟通目的不同，沟通分为工具性沟通和情感性沟通。

1.**工具性沟通**　主要是将沟通作为一种有形的工具，用于告知患者有关疾病和治疗的信息及提供与患者身心有关的医疗和护理，也就是用于信息交换和提供操作性或干预性的治疗和护理。所以，工具性沟通也可以称为指导性沟通。

2.**情感性沟通**　主要指建立信任关系所需要的沟通，以促进工具性沟通的效果。情感性沟通包括语言上的情感性沟通和非语言上的情感性沟通，如使用热情、温暖的语言给患者以尊重、理解、接纳、安慰、支持、信任和鼓励，和患者交谈时面带微笑、目视患者、点头或身体前倾表示关注与倾听等。事实上，情感性沟通在执行护理操作过程中并不是必需的，但是这种沟通行为的确能够促使护患之间的沟通更和谐，沟通氛围更融洽，沟通效果更好。

（三）根据沟通双方在医院环境中的关系和角色不同进行分类

根据沟通双方在医院环境中的关系和角色不同，沟通分为护患沟通、医护沟通、护际沟通。

1.**护患沟通**　从狭义上讲是指护士与患者之间的沟通；从广义上讲是指护理人员与患者、患者家属和亲友之间的沟通，它是护士与患者及家属之间的信息交流及相互作用的过程。由于护理人员和患者之间的特殊专业关系，护理沟通具有很强的专业性和目的性。其专业性体现为护患之间是一种帮助者与被帮助者的关系，护士在沟通中处于主导地位，双方沟通的内容是属于护理专业范畴内的专业性内容。护患沟通的特定目的在于护理人员与患者建立良好的护患关系，从而为患者的健康服务，满足患者的需要。

2.**医护沟通**　泛指医疗卫生服务团队成员与护士之间的沟通，包括护士与医师的沟通，以及与诊断性检查、辅助性治疗或后勤保障部门的团队成员进行配合、协调和沟通。护士在工作中既要遵医嘱准确及时地完成各种治疗和护理工作，又要体现出护理专业工作的独立性和自主性；在与其他医务工作者沟通时，要以诚相待，互尊互学，彼此理解和尊重他人的专业特点，主动配合工作。

3.**护际沟通**　是指护理人员之间的交往和沟通。护士群体内部成员之间的沟通要以相互理解、尊重、友爱、帮助、协作为前提。护理实践中，各班护士通过沟通互相传递患者的最新病情、治疗和护理方案，保证对患者的整体护理。护理人员之间通过交流经验和体会还可以达到提高护理队伍整体技术和学术水平的目的。

三、影响有效沟通的因素

在护患沟通的过程中影响双方有效沟通的因素很多，既受环境或情境的影响，也受信息发出者和接收者的影响，还和信息的种类和沟通技巧有关。本文将从以下三个方面进行介绍。

（一）护理人员方面的因素

护理人员是沟通中最重要的因素之一，其工作态度直接影响护患沟通的效果。如果护理人员在工作中缺乏主动性和责任感将会使患者接受治疗和护理的积极性降低，阻碍了患者的康复。反之，积极热情的护士能和患者建立良好的护患关系，创建融洽的医疗氛围，同时高超的业务水平和良好的医德可以增强患者战胜疾病的信心。因此，护理人员在工作中不仅要精神饱满、态度和蔼、举止稳重，还要通过不断学习以提高自身业务技能和综合素质，才能进行有效的护患沟通，建立良好的护患关系。

（二）患者方面的因素

紧张的医疗环境会使患者对医院或医护人员产生较大的质疑，主要有以下几个方面的原因：①就医难、看病难的体会，痛苦的就医体验使得患者对医院存在不满心理；②各种昂贵的检查、化验和药品使得患者不堪重负，金钱的大量投入并不一定得到满意的治疗效果；③对医学知识一知半解，再加上受互联网和媒体中不实报道的影响，患者在就医过程中有敌对心理。

患者在年龄、文化程度、职业等方面存在显著差异，这就要求护士在沟通之前对患者的信息充分了解，针对不同患者的不同特点有针对性地进行沟通。充分调动患者的积极性，使其参与到治疗过程中，增加护患之间的信任感，才能有利于患者在融洽的护患关系中接受治疗和护理。

（三）其他因素

1.生理因素　当患者处于胸闷、疼痛等不适时会影响有效的沟通。此外，失语和聋哑等也会引起沟通困难。

2.情绪因素　如果沟通双方或一方情绪不稳定会影响沟通的过程和结果，如焦虑、愤怒、悲痛等。

3.社会因素　沟通双方的社会背景，如宗教信仰、民族、社会阶层等情况会导致双方的价值观和生活习惯不同，也是影响沟通的因素。

（刘玉兰　韩　舒）

第二节　护患沟通基本原则和技巧

一、护患沟通的基本原则

护患沟通不同于普通人的沟通，其目的在于提高诊疗的准确性，是医护人员和患者成为促进合作的伙伴关系，并有助于疾病的治疗和康复。有效的医患沟通应遵循以下原则。

（一）平等与尊重原则

人与人之间的平等关系是人际交往关系中的一个重要原则。大多数人都有平等的需要，虽然人与人之间社会地位、经济状况、外貌美丑等客观条件有区别，但是人格应该是平等的。如果人际关系中没有平等，就失去了沟通的基础。护患之间的平等关系要求医务人员在道德意识和法律意识上都要树立平等意识，然后再在工作和学习的过程中内化到心中，进而转化为自己的行动。

将平等原则贯彻到护患沟通中，其主要表现为尊重患者，就是要承认对方有表达心中意念的权利，无论什么人都有其存在的价值，无论他以何种方式表达，他的想法都值得重视。只有尊重患者，一视同仁，不卑不亢，平等对待，才能建立平等的护患沟通基础。

（二）理解与宽容原则

理解就是指沟通双方互相了解，能够换位思考，并且能够谅解对方的一种美德。人与人交往时，难免会产生矛盾和分歧，在这个时候最需要的是相互宽容和理解。医务人员要真正去理解患者，首先就必须要对患者具有同情心。患者在疾病中的种种心理是复杂而多变的，只有理解了患者的心理，才能在沟通中保持对患者的同情心，做出对患者有利的决策并且与其进行有效的沟通。

在理解患者的基础上，就要学会去宽容对待患者的种种行为。宽容是人与人相处中一种重要的美德，它指的是允许别人自由行动或判断；耐心而毫无偏见地容忍与自己的观点或公认的观点不一致的意见。当患者的意见与医务人员相反，或者当患者的行为与医务人员预期的相反时，医务人员要理解患者的心态，以宽容的态度去处理问题，适时选择更为合适的沟通方式与患者进行沟通，切勿以简单粗暴的方式进行处理，因其往往是产生医患矛盾的根源。

（三）依法与知情同意原则

护患关系首先是一种法律关系，所以护理人员在与患者沟通时，必须要有法律意识，遵守现行的法律法规，明确自己在医疗过程中的权利和义务，同时也要明确和尊重患者的权利和义务，双方在法律层面上进行沟通和交流。

值得注意的是，护患沟通中知情权和选择权是患者的基本权利。护患沟通中的知情同意原则是现代医疗实践中十分强调的伦理原则，它是保障患者权益的重要原则，也是护患沟通中必须遵循的具体方式和必要程序。

（四）目标明确和区分对象原则

护患沟通作为一种特殊形式的沟通，具有明确的目的性，就是通过沟通来解决医疗实践中存在的问题和促进行业健康发展。护患沟通具体目标：医学事实和医学知识的沟通；协调护患关系，化解医患矛盾；解决理念冲突，把真实、合理的理念或思想灌输给患者或家属。

在明确护患沟通目的的前提下，在具体的护患沟通情景中应贯彻区分对象原则，即具体问题具体分析，区分每一位患者。根据患者的性别、年龄、疾病因素、个体因素等，医务人员应该适当采取不同的沟通方式和技巧。总之，由于患者来自纷繁复杂的社会，医务人员面对的是各式各样的患者，这种现实要求医务人员在交流沟通中，善于因人而异、区别对待，这不仅是新医学模式的要求，也是新时期对患者实行人文关怀的需要。

二、护患沟通的技巧

（一）建立信任关系

1.**热情**　是一种感觉。主要通过非语言的行为来表达和传递，主动表现出对患者感兴趣和关心患者。表达热情的目的是让患者放松，能够表达自己的真实想法和感受。热情的特点：热情洋溢、发自内心；真诚地关心患者，对患者感兴趣。

2.**真诚**　是一种信念。真诚是指沟通者在沟通过程中是一个真实的人，将真正的自己呈献给患者，会诚实地向患者表达自己的思想和感受，发自内心地想帮助患者。真诚的特点：表里如一，真心地想帮助患者；与患者相处时，表达自己真正的想法和对问题的看法。

3.**信心与果断**　是一种思维和行为方式。其目的是给患者传递一种专业和可信赖的感觉。信心与果断的特点：知己知彼，百战不殆；该说的话说，不该说的话不说。在一般的护患关系中，信心和果断意味着护士能够主动利用机会接触患者，与患者建立信任关系。

4.**个人方式**　是个人为人处事的风格。个人方式的特点：扬长避短，给人留下一个"好护士"的专业形象。每一个护士会形成自己与患者交往的独特的方式和能力，也就是说护士会以自己独特的方式体现自己的沟通风格。在与患者的个性化沟通时，护士必须学会如何把沟通技巧和特征与自己的个性有机地结合起来，并且要体现护理工作的专业性。

（二）主动地倾听

倾听是一个复杂的过程，包含接收、感知和解释所听到的话。主动倾听的最终目的是更好地沟通，并以一种合适的方式对患者做出反应。主动倾听的行为包含的要素：身体前倾和保持目光交流，以表现出对患者感兴趣。在临床护理环境中，护士在倾听患者时需要保持放松的姿势，既要靠近患者便于交谈，又要保持适当的距离以使彼此感到舒服和自然。这样，很明显给患者传递了一种信息：护士愿意和自己交谈，并理解自己。总之，倾听是护士与患者共同参与的交流过程，是在护理实践中建立有效的护患关系必要的和基本的过程。

（三）治疗性沟通

治疗性沟通是心理学常用的一种治疗工具，它是一种沟通技巧，目的是帮助患者应对与适应不能改变的环境和现状，克服心理上的障碍，以及学会如何有效地与人相处。当护士认识到主动与患者沟通对患者的病情有积极治疗作用时，她们就会积极关注患者面对的困难。当患者切实感受到护士的关怀时，会向护士倾诉他们的处境和内心感受，并愿意接受护士的建议和帮助。因此，治疗性的沟通对于促进患者的康复具有积极的作用。

（四）同理心

同理心是指护士能够进入并了解对方的内心世界，并将了解的内容传达给对方的一种能力，也称为"共情"。同理心已经是现代护理理念中很重要的一种理念，是护士必须具备的一种照顾患者的沟通能力。在临床护理工作中，护士面对忍受着疾病带来痛苦的患者，应感同身受地理解对方，积极为患者解除身体和心理的痛苦。同感心的表达，能够使患者的需要得到满足，有助于他们开始决定理解自己和改变现在的处境。护士也能不断丰富自己的沟通经验，感受到自己对患者是有帮助的，从而体会到自身的专业价值。

（五）禁止有阻断沟通的行为

阻断沟通的行为是指在沟通过程中，在护士的语言和非语言沟通行为方面存在着一系列试图阻断患者正在交流的话题，从而妨碍有效沟通的一系列行为现象。常见的语言上阻断沟通行为：通过保持沉默而忽略患者的问题；不直接回答患者的问题，而是转交给其他医务人员；改变谈话的主题；讲一些敷衍塞责的话想办法脱身等。非语言上的阻断沟通行为：对患者的谈话内容表现出冷漠、没有反应，或者反应不正确等，交谈时出现注意力不集中、东张西望、不时地看手表等。

（韩　舒　马素梅）

第三节　与特殊患者沟通的技巧

心血管内科护理工作中，会遇到各种各样的患者，不同患者的年龄、文化程度、经济基础、社会地位和所患疾病不同，其心理需求和心理反应不同。护士应掌握沟通技巧，灵活地与特殊患者进行沟通。

（一）愤怒的患者

面对愤怒的患者，护士千万不能以愤怒回报，不要失去耐心，被患者的过激言辞或行为激怒。应先证实患者是否在生气或愤怒，保持冷静来安抚患者，安慰患者："您先别生气，我相信会有好的解决方法的。"或"生气不利于您身体的康复。"待对方心平气和后，再讨论问题所在；其次应用倾听技巧，对患者所遇到的困难和问题及时做出理解性的反应，尽量让患者表达和发泄焦虑或不满，分析患者生气的原因，消除其中的误会，采取有效的解决措施，尽量满足患者合理的需求。

（二）不合作的患者

遇到不合作的患者时，切忌一味地指责患者或表示不满，可找个悠闲的时间与其交谈，如治疗少的下午或患者情绪稳定时，以增加对患者的了解，根据患者的具体情况可采取不同的方法。如患者是直爽的人，不妨开门见山："为什么你不想做CT呢？"患者会顺着话题说下去，也就可以找到症结所在，妥善解决。如果患者是沉静、敏感的人，护士注意察言观色，谈话时点到为止。

（三）冷漠的患者

遇到冷漠的患者，首先不要急着下结论是患者对我们不尊重或有意和我们作对，而是要看看患者是不是有以下几种情况。

1.患者心不在焉，急着做别的事情，所以忽略了我们的存在。此时，护士可以说："您先忙，我等会再来！"也可以看看患者是否需要我们帮助他解决当前所忙的问题。

2.对医务人员的言行有意见，虽然没有说出来，但放在心里。此时，护士如果有所察觉，应该反省，主动关心、帮助患者，使患者感受到护士的责任心和爱心，冰释前嫌。

3.患者病情恶化时，会情绪低落，沉默寡言，对护士的各种关心表现出冷漠。此时护士应同情、体贴患者，为患者做好各项治疗和护理，操作尽可能集中，动作要轻柔。

（四）危重的患者

当患者病情危重或处于危重状态时，护士应尽量缩短护患沟通的时间。提问以封闭式问题为好，或更多地使用非语言的方式来进行沟通。此外，要注意做好患者家属的沟通和心理护理，多关心、安慰患者家属。对意识障碍的患者，护士可以触摸患者，反复与患者交谈，以观察患者的反应。

（五）哭泣的患者

患者哭泣表明悲伤，也是发泄愤怒的一种方式。护士应首先了解患者哭泣的原因，可通过与其家属的沟通获得。当患者哭泣时，不要强行阻止，可给予一定的时间和空间让其独处、发泄和沉默。等患者停止哭泣时，鼓励患者说出哭泣的原因，护士应耐心倾听，安慰患者并对患者的诉说及时给予回应，使患者调整悲哀心理，恢复平静。

（韩　舒　马　蕙）

第四节　常用沟通模式

在临床工作中，许多护士缺乏沟通能力，导致他们对待患者或医师的某些需求无所适从。因此，临床护士迅速提高沟通能力成为影响护理质量的一个重要因素。常用的沟通模式为CICARE沟通模式和SBAR沟通模式。CICARE沟通模式主要用于护士和患者之间的沟通；SBAR沟通模式主要用于护士和护士、医师之间的沟通。

一、CICARE沟通模式

CICARE沟通模式，即接触（Connect）、介绍（Introduce）、沟通（Communicate）、询问（Ask）、回答（Respond）、离开（Exit）的英文首字母缩写，是美国医疗机构首次使用的一种以流程为导向的沟通方式，指导护士在提供护理和治疗服务时，通过循序渐进、环环相扣的6个步骤与患者沟通，将护理人文知识应用到沟通中。

（一）CICARE沟通模式的内涵

CICARE沟通模式应用于护患沟通中，为护理人员和患者沟通提供了标准化流程。沟通的使用时间主要是护士在患者住院期间，如出入院处置、巡视病房、各项护理操作、接送介入患者等。

1.C：Connect with people by calling them on their proper name or the name they prefer（ Mr., Ms.）.

－与人见面时恰如其分地称呼对方的名字或以对方喜欢的称谓称呼（先生，女士等）。

注意事项：在与患者接触时不可随意的用替代性的称呼，更不能直呼患者姓名或用床号作为称呼；一般应用对方喜欢的称谓，并辅以手势和适当的语气；常用的称呼有先生、女士、老师、官职、辈分等。

2.I：Introduce yourself and your role.

–自我介绍，介绍你在患者治疗中的角色。

注意事项：进行自我介绍，介绍自己在患者治疗中的角色，仪表应端庄，表情要微笑、自信，眼神要平静、柔和。

3.C：Communicate what you are going to do，how long it will take，and how it will impact the patient.

–告诉患者你将做什么，需要多长时间，对他（她）有何影响。

注意事项：和患者进行沟通时，告知患者你要做的事情、所需时间和做的步骤；在沟通时体现专业性；内容简明并通俗易懂。

4.A：Ask permission before entering a room，examining a patient or undertaking an activity.

–进入患者房间前，为患者查体前或为患者做某个诊疗项目前先征得其同意。

注意事项：询问患者有无疑问，如患者需要什么、担心什么；注意保护患者的隐私，不要涉及患者的敏感问题；评估沟通的效果，注意观察患者的反应、表情动作等。

5.R：Respond to patient's questions or requests promptly，anticipate patient needs.

–了解患者的需求，并对患者所提出的问题和要求给予恰当的反馈。

注意事项：理解并判断患者的信息，重点分析患者想解决的问题；回答患者问题时要实事求是并有耐心。

6.E：Exit courteously with an explanation of what will come next.

–向患者解释下一步安排，并礼貌地离开。

注意事项：得到患者允许后有礼貌地离开；并告诉患者下一次接触的时间或安排。

（二）CICARE沟通模式的案例

1.一位胃癌晚期并发肠梗阻患者的标准化沟通

场景：一位胃癌晚期并发肠梗阻的患者在0：40出现上腹部疼痛，值班护士与其进行沟通。

案例：

C　护士：吴老师，您好！

I　护士：我是今晚的值班护士，今晚由我负责您的护理工作。

C　护士：吴老师，我刚刚巡视病房到您的房间，看到您不能入睡，请问您有什么需要帮助的吗？

患者：护士，我肚子痛。

A　护士：哦，吴老师，那您和我说一下，按照护士教给您的疼痛评估法，您的疼痛有几分呢？

患者：差不多有8分了。

R　护士：好的，吴老师，您的情况我知道了，我来看一下您的具体情况（护士触诊患者腹部，听诊患者的肠鸣音）。

E　护士：吴老师，您先不要着急，您的腹部膨隆，没听到肠鸣音，您的大便情况怎么样？恶心吗？

患者：我已经3天没解大便了，有点恶心，但是没吐。

护士：好的，我马上向值班医师汇报您的情况，看看如何进行处理。

2.一位拒绝水合氯醛灌肠患儿家属的标准化沟通

场景：1床王××10个月，诊断先天性心脏病，为行心脏彩超检查，需用水合氯醛灌肠镇静，但患儿家长拒绝用药并拒绝灌肠，责任护士为其进行指导。

案例：

C　护士（微笑）：王宝宝家长，您好！

I　护士（微笑）：我是您孩子的责任护士，我叫××，今天由我负责宝宝的各项护理工作。

C　护士（微笑）：宝宝一会儿要去门诊做心脏彩超，检查前需要用水合氯醛灌肠镇静，我先查看一下孩子肛周的皮肤情况，可以吗？

患儿家长：我不想给孩子用镇静药，也不想给孩子灌肠。

A　护士（关切）：为什么呀？

患儿家长（面带焦虑）：孩子这么小就用镇静药，会不会有副作用？万一对脑子不好怎么办，再说为什么要灌肠啊，灌肠会不会很疼、很不舒服？

R　护士（耐心）：宝宝妈，我给您解释一下，首先做心脏彩超需要孩子安静配合，宝宝年龄小，检查时可能会哭闹不合作，有可能会影响检查结果，像宝宝这么大的孩子在心脏彩超检查前一般都要用镇静药的，目的是让孩子进入睡眠状态，能更好地配合检查。水合氯醛是一种较安全的镇静药，我们会根据孩子的体重使用最小剂量，不会影响孩子的脑部发育；水合氯醛倒是可以口服，但它的口感不好、辛辣刺激，咱宝宝年龄太小，口服的话孩子反而会哭闹，可能会发生呛咳，灌肠相对更安全些，并且我们选择粗细适中的灌肠管，使用前用液状石蜡润滑灌肠管，这样宝宝就不会感到疼痛。我操作的时候一定很轻柔，尽量减轻宝宝的不适，请您放心。

患儿家长（点头）：原来是这样，听你一说我才明白，这样我也放心了。

护士：我看一下宝宝的肛周皮肤情况吧？（护士查看王宝宝的肛周皮肤）皮肤完整没有破损，也适合灌肠。

E　护士（微笑）：宝宝妈没有疑问了吧，那我回去把需要用的物品准备好，马上过来给宝宝灌肠，请您稍等。患儿家长微笑答应。护士离开病房。

二、SBAR沟通模式

SBAR沟通模式是现状（Situation）、背景（Background）、评估（Assessment）和建议（Recommendation）四个部分的英文首字母缩写，是一种以证据为基础的、标准的沟通方式。曾被用于美国海军核潜艇和航空业，在紧急情况下保证了信息的准确传递，也是世界卫生组织所提出的标准化沟通模式。

（一）SBAR沟通模式的内涵

SBAR沟通模式在国内的应用主要于医护沟通、晨会医护交班、ICU与病房之间的患者转交接及护理交接班，该模式帮助医护人员梳理患者信息、理清思路，避免条理不清、重点不突出或者遗漏，规范沟通方式，以达到有效沟通的目的。

1.S：Situation（现状）　包括患者的床号和姓名、患者的问题。

2.B：Background（背景）　包括患者既往史、问题的依据及分析。

3.A：Assessment（评估） 包括患者的异常反应、异常报告值、患者的心理状态、对问题的评估、观察要点。

4.R：Recommendation（建议） 包括已采取的护理措施、对问题处理的建议。

（二）SBAR沟通模式的案例

1.一位房颤行射频消融术后患者的SBAR沟通

S ×床××患者，女性，64岁。心率为136次/分，血压为98/60mmHg，呼吸为28次/分，血氧饱和度为96%，患者主诉胸闷、气促、心悸。

B 患者持续性房颤2年，4小时前行房颤射频消融术，术后生命体征：心率75次/分，血压为128/70mmHg，呼吸为18次/分，血氧饱和度为98%。术后神志清楚，呼吸平稳，无胸闷不适主诉。

A 听诊心律失常，心音低钝、双肺呼吸音清，视诊颈静脉怒张，我认为患者存在心脏压塞可能。

R 您看是否联系床旁心脏彩超、胸部X线检查？在您来之前我已建立静脉通路、做好输血准备。我还需要做什么？

2.一位腰部剧烈疼痛的肾结石患者的SBAR沟通

S 医师，3床××患者，入院诊断为左肾结石，刚才突然腰部剧烈疼痛。

B 患者既往有冠心病、糖尿病史。

A 现在神志清楚，体温为37.8℃，心率为100次/分，呼吸为22次/分，血压为147/95mmHg，左侧腰部绞痛，疼痛评分8分。

R 我认为患者可能是结石导致急性疼痛发作，已经安慰患者，您看是否可以给予解痉、镇痛药物治疗？

（韩 舒 刘 翠）

第五节　护理语言表达范本

一、入院接待时

1.语言方式　安慰性语言。

2.语言要求　态度真诚、热情达意。

3.语言表达范本

• 您好！我是您所在病区的护理人员，我叫××。在您住院期间，我将为您提供优质的护理服务，协助您接受相关检查，帮助您解答健康和疾病相关问题。

• 您好！我是您的责任护士，我叫××。请允许我先为您介绍病房的环境和医院的制度，若有什么需要，您可以随时提出，我们会尽量解决，希望您能积极配合我们的工作。

• 您不用紧张，我们会根据您的情况与您共同制订一套合适的护理方案。您有任何问题可直接找我，我很乐意为您服务。

• 请您相信，我们的医师一定会竭尽所能医治您的疾病；家属也请放心，我们会细心周到地照顾患者，也会尽心且热心地为您提供便利和服务。

- 对不起，现在暂时没有空床，请您先睡一下加床，等有了空床，我们会尽快让您转到正式床位的。

二、日常交往时

1. 语言方式 礼貌性语言。
2. 语言要求 表情自然、有礼有节。
3. 语言表达范本

- 您好，有什么需要我帮忙的吗？
- 对不起，我们的治疗工作妨碍您休息了。
- 请您稍等一下，我帮您查一下。
- 为避免耽误治疗，请您按时服药，我来帮您倒水。
- 请您把东西尽可能放在柜子里，整洁的环境有利于您的健康。
- 不客气，这是我们应该做的。
- 好了，谢谢您的配合！

三、交流沟通前

1. 语言方式 问候性语言。
2. 语言要求 关爱贴切、掌握分寸。
3. 语言表达范本

- 早上好！您今天看起来精神不错！昨晚睡得好吗？
- 今天的菜合您的胃口吗？
- 这些天气温较低，注意多穿些衣服，小心感冒。
- 今天您下床活动好吗？
- 我看您似乎有些担忧，您愿意和我谈谈吗？
- 今天天气很好，又有儿子陪着，您心情不错吧，早饭吃了些什么？

四、护理查房时

1. 语言方式 保护性语言。
2. 语言要求 掌握技巧、灵活应变，注意方式、严谨稳妥。
3. 语言表达范本

- 这个检查的结果需要比较长的时间才能出来，请您耐心等待报告，我们会第一时间告诉您结果，医师也会来给您解释的。
- 今天我们请您配合我们进行护理查房，这种疾病是常见病，现代医疗护理手段可以解决您的健康问题，我们共同交流探讨，以增加对这种疾病的认识。
- 您好！今天我们进行教学查房，进行病案讨论，可能会对您的病情做一个举例说明。为了增加与您疾病相关的知识，您可以提一些防治疾病的问题，我们可以一起探讨。

五、病情反复时

1.语言方式　鼓励性语言。

2.语言要求　传递爱心、分寸适宜。

3.语言表达范本

• 请您不要紧张焦虑，您的总体病情已经向康复的方向发展了，出现这种情况只是暂时的，只要您积极地配合治疗护理，很快会康复的。

• 请您不要担心，我们正在做进一步检查，等结果出来，我们立即向您报告。

• 这几天您的病情虽然有点不稳定，但医师已进行讨论，制订出新的治疗方案，只要您配合，相信在我们的共同努力下，您会一天天好起来的。

• 您看，12床的患者和您的情况一样，他现在恢复得很好，您也会好起来的，您要有信心。

• 疾病恢复需要一段时间，不要因为没有进展就沮丧，我们将为您采取进一步措施。

• 您不要着急，虽然您的疾病恢复并不顺利，但我们护理人员不会放弃。目前，医师正在寻找病因，我们一起努力，希望您自己也要有信心。

• 不要担心，放松心情，您的病情总体而言还是在向好的方向发展，病情略有反复是正常现象，只要您积极配合我们，您会好起来的。

• 您要有战胜疾病的信心，相信医师，更应相信自己，病魔并不可怕，可怕的是您轻言放弃，相信在我们的精心治疗和护理下，您会恢复健康的。

• 不要着急，疾病的恢复是需要一个过程的，您看您比入院时已经好多了，要注意休息，配合治疗。

• 最近您的病情出现了反复，但心情不能随病情而变化，请保持积极向上、开朗乐观的精神状态，这对身体的恢复是很关键的！

• 战胜疾病需要信心，更需要毅力，相信自己会恢复健康的。

六、病情好转时

1.语言方式　激励性语言。

2.语言要求　针对个性、善于肯定。

3.语言表达范本

• 真为您高兴，您的病情正在好转，这是由于您的积极配合，今后我们要继续共同努力，这样您很快就能出院。

• 您的精神比昨天好多了，要尽早活动，争取尽早拔除身上的管子，早日康复！

• 您真有毅力，继续努力，您会好得更快！

• 您做得很棒，就这样坚持下去，要对自己有信心。

• 很高兴看到您逐渐康复，您最近看上去很有精神，胃口不错吧，比入院时好很多呢。

• 您恢复得比较快，这与您的自信有关，很多患者的情况和您差不多，但是没您恢复得好。

七、治疗检查前

1.语言方式　解释性语言。

2.语言要求　语言明确、言简意赅。

3.语言表达范本

- 检查是为了早日明确诊断，不要紧张，请好好配合，很快就顺利完成了。
- 明天您要做空腹B超检查，由于检查的需要，您今晚20：00时后必须禁食禁水，谢谢配合。
- 今天医师重新调整了您的用药，请放心。
- 请您放心，我们的用物都是经过消毒灭菌的。

八、治疗检查后

1.语言方式　致谢性语言。

2.语言要求　言而由衷，发自真诚，把握分寸，道明缘由。

3.语言表达范本

- 检查（或注射等）已结束，您配合得很好，谢谢您！您现在感觉怎么样？如有不适立即告诉我们，我会随时来看您的。
- 针已经打好了（血已经抽好了），您配合得相当好。若有何不适，请及时告诉我们。

九、操作失误时

1.语言方式　致歉性语言。

2.语言要求　及时、坦率、诚意。

3.语言表达范本

- 对不起，给您增加痛苦了，请您千万见谅！
- 请原谅，允许我再为您另选一处注射好吗？您若不满意，我帮您请另外一位护士完成您的治疗工作，好吗？
- 真抱歉，由于我的操作失误，让您产生不必要的痛苦，真是对不起了。

十、情绪激动时

1.语言方式　劝导性语言。

2.语言要求　同感、理解、合情合理。

3.语言表达范本

- 请您不要生气，有什么不满意的地方请指出，我们将尽快为您解决。
- 对，我们能理解您的心情，我知道您……我们先坐下，慢慢地谈好吗？
- 您先别生气，您要知道，生气是拿别人的错误来惩罚自己，岂不是得不偿失吗？激动情绪对您的疾病不利。
- 您这样的情绪状态会对病情带来负面影响，我建议您首先为自己的健康想想，先平静一下好吗？我们会尽力帮助您的！

• 既来之，则安之，情绪激动不利于您疾病的康复，为了您的健康，请您慢慢说。如果是因为我们的工作做得不好，给您带来了麻烦，请您及时提出，我们一定改正。

• 我们能体会您的心情，您情绪这么激动对疾病康复会造成影响，什么事都可以商量解决，您先平静下来好吗？

十一、健康教育时

1.语言方式　指导性语言。

2.语言要求　通俗易懂、利其操作。

3.语言表达范本

• 您好，三分治，七分养，防病甚于治病，回家后要注意保养身体！

• 我为您介绍一下目前疾病的治疗措施、服药目的、注意事项等，以及一些保持健康的常识和方法。

• 合理的生活方式有助于您的身体健康，请您尽量照我说的去做，可以吗？

• 您的病情稳定了，出院后要注意休息，医师开的药要按时吃，多吃些新鲜的蔬菜、水果，注意劳逸结合、适当运动，别忘了门诊随访。

• 疾病的发生，不仅是一个器官的异常，往往是由多种因素造成，所以平时要注意预防，保持心情愉快，养成良好的生活习惯。

• 平时外出时注意别忘了备好急救药盒，以备不时之需，出现如下情况……请您务必及时就诊。

十二、患者出院时

1.语言方式　祝福性语言。

2.语言要求　选准时机、明确内容、掌握艺术。

3.语言表达范本

• 请走好，回家后注意休息、饮食营养的调整，愿您从今以后拥有健康和平安。

• 非常高兴您出院了，回去后还是得多当心身体，注意保养！

• 祝贺您顺利出院，请多保重！

（刘玉兰　韩　舒）

第二十三章

心血管内科患者心理护理

心血管内科疾病病因复杂，有些疾病起病急骤，疾病的治疗和转归与护理工作关系密切。护理质量的提高，护理人员除了给患者做好精心的基础护理外，还需要了解和掌握患者的心理需要，消除患者不良的心理问题，才能取得患者的信任。因此，护理人员必须全面掌握心血管内科患者不同的心理特点，才能更好地做好临床护理工作，提高护理服务质量。

第一节　心血管内科患者心理特点

一、恐惧和焦虑

心血管内科住院患者易产生恐惧和焦虑的心理，"可能有两方面的原因"，一方面，患者自身缺乏与疾病相关的知识和介入手术的知识；另一方面，多年的生活规律在患者住院后被打乱，饮食、睡眠和排泄等发生变化。因此，患者对自己的病情没有正确的认识，对自身治疗用药或介入手术知识缺乏了解，会对自己的身体情况抱有消极的态度，慢慢产生一种心理负担。这种心理负担会影响患者疾病的康复和护理过程，医护人员需要消除患者的恐惧与焦虑的心理，这就要求医护人员在日常的治疗和护理中对患者有意识地进行疾病相关知识介绍和介入手术健康教育，消除患者的紧张情绪，缓解患者的焦虑心理。

二、失眠

心内科患者由于自身疾病的折磨、居住环境的改变及药物治疗的影响可出现不同程度的失眠等症状。有研究表明，大约有64%的心内科患者均伴有失眠的症状。失眠不仅能引起心跳和血压的变化，还能使身体多个器官的血流量增加，更容易导致各种心血管疾病的发生或使原有的病情加重。护理人员尽量为患者创造良好的睡眠环境，巡视病房时动作轻柔，治疗和护理尽量安排在白天进行，利尿药物避免晚上应用。必要时遵医嘱为患者应用镇静催眠药物。

三、孤独感

远离亲人和熟悉的居住环境是患者产生孤独感的主要原因，患者离开熟悉的家庭环境和工作单位来到医院，面对陌生人和陌生的环境，可以交谈的人很少，医师只在查房时和患者说几句话，护士也是在打针送药或做相关治疗时询问患者，因此患者很容易产生孤独感。长期住院的患者由于感到医院生活无聊，有的夜间不易入睡，烦躁不安，甚至有的起来踱步，有的多次按床头铃借故与值班人员说几句话。因此，在患者入院时，详细耐心地为患者做好入院指导使他们尽快熟悉环境，并结识病友是至关重要的；应当允许亲友在探视时间进行探视，晚上安排家属进行陪护；医护人员应当理解患者孤单寂寞的心情，耐心安慰患者，减少患者的孤独感。

四、抑郁

抑郁的患者多年龄相对较大，患病时间长且病情复杂，这类患者对于自身疾病态度消极，对治疗效果不抱希望。除此之外，高额的医药费用、病情的不稳定都会使患者出现抑郁等心理问题，甚至有时候会出现轻生等极为消极的念头，严重影响了其治疗效果。护理人员应及时觉察患者的抑郁倾向，为其提供细致的个性化护理，多抽时间和患者聊天，动员患者家属、朋友和同事来医院探视，缓解患者的抑郁情绪。

五、多疑

心内科的患者不同于其他的患者，他们的疾病往往和心脏有关，所以容易让患者感觉自己病情危重，随时有离开的可能；部分老年患者听力及视力下降，和医护人员存在沟通障碍，患者容易对护理人员的言语或表情产生猜忌，担心医护人员是否会挂错吊瓶、发错药。患者的多疑心理常造成患者夜不能寐、睡眠状态欠佳，甚至严重失眠，降低患者的生活质量，影响康复。

（刘玉兰　韩　舒）

第二节　心血管内科患者常见心理问题的识别和干预措施

一、常见心理问题的识别

多数心血管疾病患者的心理问题容易被忽视，这样既造成患者的过度检查和无针对性治疗，又会严重影响患者疾病的预后和生活质量。心血管疾病患者经过心内科专科治疗效果不明显，特别是一些患者的主观感受与检查结果不相符时，应在排除其他躯体疾病之后考虑心理问题，进行鉴别诊断。患者心理问题常见的临床表现有情感症状和躯体症状。情感症状：悲伤、淡漠、担心害怕、易激动、罪恶感、自杀意念、疲劳、精力减退、丧失兴趣、失眠、紧张和惊恐。躯体症状：①心血管系统，表现为胸闷、憋气、胸痛、气急、头晕、恶心。②急性心脏病症状，表现为急性发作的强烈的惊恐感、濒死感，伴有呼吸困难、心悸、胸闷、气急、出汗、发抖、尿频、尿急等。

③求医行为，表现为反复主诉其症状，反复求医。

二、干预措施

（一）心理护理

如果患者长期处于一种情绪激动或精神紧张的状态中，就会使血液中儿茶酚胺等物质含量增高，导致心率加速，增加心肌收缩力和耗氧量，容易引发心绞痛甚至心肌梗死。自患者入院始，医护人员需要对患者的心理进行评估，根据其年龄、病情情况、文化程度的不同给予针对性的心理护理。对于存在心理问题倾向的患者，多关心患者，要适当地安慰、鼓励患者，在与其交谈的过程中语言保持真诚并亲切，同时医护人员需要对患者做好全面的健康教育，让患者对自己的病情有一个正确的认识。消除患者负面的心理，保持乐观积极的心态。

（二）基础护理

护理人员要做好患者的基础护理，从细微之处关心、体贴患者，经常帮助患者进食、饮水和翻身等。让患者能够感受到护理人员的细心，减少患者身体的病痛。另外，还需要帮助患者整理好床铺，帮助患者更换床单、被罩等，让其生理和心理得到满足，缩短护患距离。

（三）环境需要

医护人员需要为患者创造一个良好的住院治疗环境，这是患者住院期间的基本需求。医院安排专职人员定期打扫房间，调整好病房的温度和湿度。夜晚医护人员交谈时声音要低，治疗和护理尽量集中在病情较轻的患者和危重患者要分开安置，存在心理问题的患者尽量将其安排在单间进行治疗，与患者多多进行沟通，夜间护理人员多巡视患者，了解患者的心理活动及其精神需求，收集有用的信息，个体化地采取针对性护理方法。住院期间帮助患者养成良好的生活习惯，以减轻其心理负担，增强患者对生活的乐趣和信心。

（四）睡眠护理

睡眠问题也是困扰心内科患者的主要问题，尤其是老年高血压患者常有睡眠障碍，当患者睡眠质量不高的时候，常会引起患者的血压波动，引起患者的治疗效果，降低患者的生活质量。而导致患者睡眠障碍的因素多来源于周围休息的环境及其不良的情绪影响，应给患者创造一个安静舒适的休息环境，并针对性地进行有效的心理沟通及健康宣教，使患者养成良好的睡眠习惯。

（五）活动指导

对于心血管病的患者，当病情缓解后，可指导患者根据医师的嘱咐进行适度的活动，活动量应以不会引起其并发症为度，根据个人的喜好选择适合的运动方式。运动应该遵循循序渐进的原则，如冠心病的患者能长期坚持适宜的体育活动，不但能使冠状动脉扩张，提高心肌缺氧的耐受力，而且还能降低患者体内的血脂，提高其心血管功能，使患者获得身心的健康。此外，指导老年患者养成早睡早起、作息规范的好习惯，才能保证充足的睡眠和良好的睡眠质量，保证患者白天的精神饱满和情绪愉快，有利于患者疾病的康复和心理的健康。

（刘玉兰　韩　舒）

第三节　护士心理健康与保健

一、护士的职业心理素质

护士的职业心理素质是指护士职业群体从事护理工作时综合心理能力的表现及稳定的心理特征，是做好护理工作的心理基础。优秀护士的心理素质主要包括以下内容：

（一）智力方面

1.敏锐的观察力　观察患者的病情及其心理活动是护士工作的重要内容。护士必须具备敏锐的观察力，善于通过视、听、触、嗅等感知患者病情的变化，掌握患者的心理状态，洞悉患者的需要，以提高医疗诊断、治疗及护理的效果。

2.良好的注意力　在临床工作中护士要时常面对患者病情的千变万化，这就要求护士具有良好的注意力。护士的注意力需要有良好的指向性和集中性，在千头万绪的工作中，具有甄别、排除无关信息干扰的能力，确保患者的医疗安全。同时，护士集中注意力，力求做到眼观六路、耳听八方，把工作内容尽收眼底，做到心中有数。

3.准确的记忆力　护理工作的对象是人，护士的各项护理操作，如执行医嘱、注射药物、测量生命体征等都要做到准确无误；而且护士面对的患者数量多，护理计划需要随时调整，这些都需要护士具备良好的记忆力，以避免护理差错事故的发生。

4.独立思维的能力　护理是提供健康服务的职业，其工作的目标之一是促进健康，这就需要护士在工作中具备解决问题的思维能力。在面对患者不断变化的病情时，护士必须具备独立思考的能力，能做出准确的判断、采取正确有效的措施。

（二）情绪方面

无论服务对象情况如何，都要求护士始终以良好的情绪状态，为患者营造良好的情绪氛围。这就要求护士具备良好的情绪调节与自控能力，护士积极的情绪能调节环境氛围，唤起患者治病的信心；而护士不良情绪，如烦躁、焦虑、抑郁等，容易导致护理差错事故的发生，影响患者的情绪状态，使患者感到不愉快。

（三）人际关系方面

良好的人际沟通能力是护士必须具备的能力之一。护理工作性质决定了护士与患者密切接触，护士始终处于护患关系的中心，护士是连接各种复杂人际关系的纽带，这些均需要护士具备出色的人际沟通能力。

（四）道德行为方面

护理工作时刻和生命打交道，因此要求护士在工作中把患者利益放在首位，热爱护理职业，忠于职守，有高度的责任心与爱心，能够做到无私奉献、乐于助人的价值观。同时，护士必须自觉遵守执业守则、严格执行三查七对等护理操作制度，拥有慎独精神。

（五）适应能力方面

护士应具备健全的社会适应能力。护理工作要求护士每天都要面对纷繁复杂的环境，所以必须学会适应环境、灵活应对。伴随经济迅速发展，人们日益增高的健康需求，护士必须具备健全的社会适应性，努力提高自身的知识水平与技能，适应新形势下对护士的要求。

（六）人格特征方面

护士需具备较适宜的气质和性格特征。一般来说，具有多血质、黏液质及各种混合型、稳定外向型和稳定内向型性格的人，具有谨慎、深思、节制、平静、随和、活泼、健谈、开朗等特征，适合从事护理职业。

二、护士常见的应激源

大量研究表明，护理是一项高应激职业，应激对护士的影响有其积极的一面，如适度的应激能引起护士适度的情绪唤起、注意力的集中和思维的活化等，这些反应可以帮助护士做出准确判断和决定，从而有效地做出应对；但若应激过高，超过护士的应对能力，将会损害护士的身心健康，也会影响护理工作质量。护士作为一种特殊的职业，引起他们出现身心紧张的因素很多。护士常见的应激源包括以下几个方面。

（一）组织管理方面

随着人们需求的不断提高，护士的角色范围不断扩大，护理组织模式也在不断变化。我国目前的管理模式还不能满足护士角色范围扩大的要求，这些因素导致护士应激的产生，如护理组织结构中人员缺编、护理组织激励机制不完善等，这些都是来自组织管理方面的应激源。

（二）工作环境方面

护士的工作对象主要是患者，每天置身于病痛和疾病中，时刻面对和感受患者的痛苦，为救治患者处于紧张和繁忙的环境中，护士身体心理都承受巨大压力。

（三）工作的不确定性和责任方面

护士对患者的健康和生命承担了重大责任，其职业性质决定了护理工作责任大、风险性高、不确定因素多，需要随时应对患者的病情做出反应。同时，还要满足患者的各种合理要求，尊重患者的各种权利，避免医疗差错事故的发生，这些也是护士应激产生的原因。

（四）人际关系方面

护理工作中，人际关系主要包括护患关系、护护关系，护士与其他医务人员的关系等。随着社会的发展，人们的健康需求越来越高，如一些患者及家属认为自己是最急、最重、最需要得到护士的照顾，而护士要为许多患者服务，当患者需要护士而护士未做出及时回应时，这些都会导致护患冲突。现实工作中，由于各种原因，有时会出现医务人员中间不配合、相互推卸责任、相互埋怨等现象，这些矛盾和冲突都会影响护士的心理健康状况。

（五）价值感方面

受传统思想影响，导致目前护士的社会地位不高，学习深造机会少、晋升困难、自身发展受到限制等。另外，护士在工作中能力不能得到体现，缺乏与工作付出相对应的社会认可、薪酬等方面的回报，这些因素均降低了护士的职业价值感，对护士心理健康产生负面影响。

（六）社会支持方面

我国目前处于高速发展阶段，人们对诊疗护理工作的需求也在快速增长，在现实生活中存在着一些医疗技术服务水平不能满足患者日益增长的健康需求的现象，部分患者对这种现象缺乏理解，容易出现医患冲突，导致医护人员心理失衡，应激程度的增加。另外，激烈的竞争、知识的更新及患者日益增长的需求需要护士不断学习新知识、新技术，这将影响她们家庭责任的承担和完成，如得不到家人的支持和理解，将会导致家庭生活与工作冲突。

三、护士心理健康保健

护士心理健康是发展人类健康事业、提高人们生活质量的先决条件。积极维护和调节护士的身心健康是社会及护理管理者需要解决的关键问题。对护士心理健康的维护和保健可以从个人层面和组织层面两方面综合考虑。

（一）个人层面

1.了解自身职业应激状况，学会自我评估护士　应学习职业应激的相关知识，学会对职业应激的自我评估，努力化解应激源。

2.保持良好的身体健康，提高应对策略　良好的身体健康和强健的体魄是面对生活中应激及职业倦怠的基础和保障，护士可以通过常规的运动锻炼、保持合理的饮食与营养状况、保证充足的睡眠，以提高应对应激的能力。

3.建立良好的人际关系　人与人之间的交往是维持心理健康的重要条件。良好的人际关系是缓解应激的有效途径，理解、赏识、友善、关怀将会成为个体心理积极健康、愉快向上的动力。所以，护士在工作生活中应与他人建立良好的人际关系，学会与人交往的方法和技巧。

（二）组织层面

1.加强护士社会支持系统的构建　社会支持不但能对应激状态下的个体提供保护，而且对维持良好的情绪体验具有重要意义。社会支持包括来自上级领导的认同和鼓励，也包括来自家庭和朋友的支持。首先，加强护理组织机构对护士的支持；其次，保持护士家庭和谐；再次，加强护士外部的社会支持，提高全社会对护士群体的认同、理解和尊重，建立健全的各项法律法规，为护士提供良好的待遇，这些对促进护士心理健康，缓解护士的职业应激，促进护理事业健康发展具有重要意义。

2.合理配备人力资源、明确护士工作的责任　研究表明，护士的工作责任感是影响职业应激的因素之一。所以，相关部门应明确界定护士的工作职责，配备符合标准的人力资源，保证护士合理的工作负荷，为护士提供足够的物质供应和设备及良好的工作环境，以提高护士的心理健康水平。

3.提高护士职业素质　人力资源管理部门可以运用合理的测评手段、工具对护理求职者进行全方位的职业测评，确保选拔的人员具有较为优秀的护士职业素质。同时，管理部门应强化护士职业意识，加强理论知识和专业技能的培养，提高护士的职业素质。

4.设置机构和场所管理部门　可设置供护士消除身心紧张的场所，让护士有机会宣泄情绪、交流情感。开设专门的心理咨询室，有针对性地对于应激症状明显、影响工作的护士进行心理咨询和辅导，并对护士建立心理档案，进行定期的心理评估和咨询，以保证护理群体心理健康。

（刘玉兰　韩　舒）

第二十四章

护理职业素养和人文关怀

由于科技的发展、人民生活水平的提高及对健康的重视，护士的角色及功能范围不断扩大及延伸，对护士素质的要求也越来越高。要求护士受过专业教育，取得职业资格，并在执行护理活动时有一定的专业知识及技能，遵守护理伦理道德的规范要求，为服务对象提供高质量的护理服务。同时随着护理专业的不断发展，护士所扮演的角色越来越多，专业护士的角色范围也在不断地扩展，护士不再仅仅是护理者，更是决策者、计划者、沟通管理及协调者、促进康复者、代言人及保护者、研究者及著作者、教育者及咨询者和权威者。

第一节 护理职业精神和职业道德

人类社会出现分工以后，人们一旦开始社会生活，便将终身或较长时期地从事某一职业，并以此作为自己获得生存资料的主要来源。所谓职业，就是指人们在社会生活中所从事的专门业务和所承担的一定的职责。

一、职业精神和职业道德

职业精神是与人们的职业活动紧密联系、具有自身职业特征的精神。职业精神着重反映一定职业的特殊利益和要求，它不是在普遍的社会实践中产生的，而是在特定的职业实践基础上形成的，它鲜明地表现为某一职业特有的精神传统和从业者特定的心理和素质。

职业道德是道德的一个特殊领域，是一般社会道德在职业生活中的具体表现。所谓职业道德，是所有从业人员在社会职业活动中应该遵循的行为准则，涵盖了从业人员与服务对象、职业与从业人员、职业与职业之间的关系。任何一种职业活动必然会发生职业内部或职业之间的各种联系。为了正确处理和挑战这种职业关系，每一个从业人员必须拥有职业所特有的道德意识，遵循职业所特有的行为准则和规范，即必须遵循职业道德。职业道德和价值准则永远是从业人员所必须具备的素质，是其干好本职工作的首要条件。

职业道德是重要的社会精神力量，对社会的发展、物质文明和精神文明建设具有极为重要的作用。人们崇高的道德品质的形成主要靠在职业生活实践中学习和锻炼。职业道德教育是造就有理想、有道德、有文化、有纪律的一代新人的具体而有效的途径。良好的职业道德能帮助人们充分认识自己的社会责任，从而热爱本职、忠于职守、积极工作，自觉为社会主义现代化建设多做贡献。促使人们紧密协作、互相服务，推动社会主义精神文明建设。

二、护理职业精神和职业道德

南丁格尔，护理职业创始人，被称为"克里米亚的天使"，又称"提灯天使"。她生于一个名门富有之家，她不顾父母反对，毅然选择了当护士，毕生致力于护理的改革与发展，取得举世瞩目的辉煌成就。"南丁格尔"也成为护士精神的代名词。"5·12"国际护士节设立在南丁格尔的生日这一天，就是为了纪念这位近代护理事业的创始人。1860年，她创建了世界上第一所正规的护士学校，随后，又创办了助产士及经济贫困的医院护士学校，被人们誉为现代护理教育的奠基人。南丁格尔进行护理工作训练的重要意义将护理工作提高到"专门职业"的地位。1912年设立的以弗洛伦斯·南丁格尔的名字命名的南丁格尔奖章是国际护理界的最高荣誉奖。

护理道德是社会一般道德在护理实践领域的特殊体现，是护士在护理领域内处理各种道德关系的职业意识和行为规范，是护理领域中各种道德关系的反映，是为了促进护士更好地为人类健康服务，是依靠社会舆论、内心信念和传统习俗来维持，通过自觉遵守而发挥作用的。国际护理学会指定的《护士守则》规定："护理的需要是全人类性的。护理从本质上说就是尊重人的生命、尊重人的尊严和尊重人的权利。"首先，护理需要是全人类性的，护理工作应该面向全人类，其本身无国界、无阶级性。因此，护士应该具备为全人类服务的道德观念。其次，尊重人的生命、尊重人的尊严和尊重人的权利这一护理本质体现着护理的人道主义，是护理道德原则的重要内容，始终贯穿于护理道德之中。护士应对人的生命、人的尊严和人的权利给予尊重，"不论国籍、种族、主义、肤色、年龄、政治或社会地位，一律不受限制"。

护士在处理与服务对象、与同行、与社会关系时都要遵循具体的行为规范。护士也需要这种规范来指导并约束自己的行为。同时，护理道德的各种规范都十分明确和具体，渗透到护理规章制度和操作规程之中，具有较强的可操作性。

三、护理职业行为规范

1.热爱本职、忠于职守，对工作负责，对患者热忱。

2.满足患者生理、心理、安全、求和、爱美的需要，使之处于最佳心理状态。

3.尊重患者权利，平等待人，做患者利益的忠实维护者。

4.审慎守密，不泄露医疗秘密和患者的隐私。

5.求实进取，对技术精益求精。

6.对同事以诚相待，互敬互让，通力合作。

7.举止端庄，文明礼貌，遵纪守章，助人为乐。

8.廉洁奉公，不接受患者馈赠，不言过其实，不弄虚作假。

9.爱护公物，勤俭节约。

10.以奉献为本，自尊自爱，自信自强。

四、护理职业素质

护理工作是一种脑力与体力并举，与人的健康及生命密切相关的工作。由于护理工作的独特性，从事护理专业需要具备独特的职业素养。护理人员经常面临各种危机、突发及多变的情况；涉及护理人员与服务对象、家属、医师、其他护理人员等复杂的人际关系等，护理工作的这些特点决定了护理是一个具有高强度压力的专业，这就要求护理人员必须具有以下基本素质。

1.有端庄的仪表及表率作用　要求仪表端庄整洁、表情自然、面带微笑、和蔼可亲、以开朗的态度对待服务对象及家属。

2.有专业责任　心做事认真负责，一丝不苟，敢于承担责任。

3.有解决问题的能力　面对服务对象的具体问题，能当机立断，果断地做出决策，采取适当的措施，及时解决各种服务对象问题及临床问题。

4.有敏锐的洞察力　能主动洞察服务对象的病情变化，了解服务对象的各种问题。能明确判断服务对象问题的轻重缓急，并及时处理。

5.有同理心　能体贴同情服务对象，理解服务对象，并根据服务对象的具体情况实施恰当的、科学的心理护理。在服务对象需要时，能及时提供护理，尊重服务对象的人格、尊严及权力。

6.有扎实的理论知识及操作技能　有足够的能力及知识去实施各种护理措施。

7.有良好的沟通、咨询及教育能力　能随时将服务对象的病情进展及治疗情况与有关人员沟通。对服务对象的问题耐心倾听，给予适当的答复，并能在各种适当的场合实施正式或非正式的服务对象教育。

8.有主动性及进取心　能不断地学习及进取，有志在护理专业领域中不断地创新及开拓，随时以最好的方式护理服务对象。

9.有独立学习的能力　在遇到具体的护理疑难问题时，能主动查阅有关资料，或请教有关专家以解决问题。

10.有自我反省及完善能力　随时了解自己的优势及缺点，不断地完善自己的知识及技能。

11.有科研能力　实施护理科研，解决临床问题，为护理专业的发展贡献力量。

12.有相关法律意识　了解与自身工作密切相关的各种法律规范，正确认识自己在护理工作中应享有的权利及承担的义务，以法律的手段有效维护服务对象及自身的权利，避免法律纠纷的发生，提高护理服务质量。

（刘　芳　魏丽丽）

第二节　护理职业礼仪

职业礼仪是在人际交往中，以一定的、约定俗成的程序、方式来表现的律己、敬人的过程，涉及穿着、交往、沟通、情商等方面。从个人修养的角度来看，礼仪可以说是一个人内在修养和素质的外在表现；从交际的角度来看，礼仪可以说是人际交往中适用的一种艺术，一种交际方式或交际方法，人际交往中约定俗成的示人以尊重、友好的习惯做法；从传播的角度来看，礼仪可以说是在人际交往中进行相互沟通的技巧。

护士的职业素养还要具有从事护理专业所需要的特殊性质方面的要求。护士的礼仪可从护士的个体形象、容貌、服饰、言谈、举止、姿势、礼节等各方面展现出来。

一、容貌服饰美

护士应该淡妆上岗，化妆是为了彰显相貌的优点、遮掩相貌的瑕疵。由于职业的关系，护士应该有一种"清水出芙蓉"的效果。恰当的表情也是护士容貌美的一个组成部分。一般来说，护士提供的微笑服务是要发自内心的。使自己的笑容自然真诚，可以想一些高兴的事，让眼睛流露出更诚挚的笑意。服饰方面，女士须衣帽整洁、头发不宜过肩，前面漏发3～5cm，不过眉，后面的长发可用发网套住。男士须短发，清洁、整齐，不要太新潮，每天刮胡须。穿衣方面，自己的里衣不可露于护士服外，衣服平整洁净，选择适合自己大小的型号。鞋子建议穿白色坡跟软底鞋，并始终保持鞋面的清洁。饰物是一种点缀。但是作为护士，工作时要求不佩戴各种张扬的饰物，如手链、戒指、耳环等。护士上岗时要佩戴胸卡，并要注意保持整洁、干净。钟表常佩于护士胸前。总之，护士的着装应力求简洁、端庄。

二、行为举止美

1.站立姿势　一个训练有素的护士在街上行走，应该有一种单凭背影走姿就能在人海中大致推断出你是护士职业的效果。女性正确的站姿应抬头、挺胸、收腹、提臀、夹腿、双肩外展，两臂自然下垂，两腿并拢，两脚呈"V""丁"字形。双手交叉于腹部，右手四指在上，示指交叉于左手手心，双手中指重，并拢双手，不可过高或过低。这是规范站立姿势，主要用于比较正规的场合，平时可采用自然站姿，即在规范站姿的基础上双手自然垂于身体两侧。男性正确的站姿应抬头、挺胸、收腹、提臀、脚与肩同宽。

2.端坐姿势　护士坐在椅子上，应左进右出，走到座位前面距凳子5～10cm，然后右足撤半步，稍微侧头，顺余光，抬手从腰间往后下顺理护士服下摆，缓缓落座，臀部占椅面2/3～3/4。双腿并拢，正中放置或稍移双足向一侧倾斜。与人交谈时身体略前倾。

3.行走姿势　在站立姿势的基础上，抬头、挺胸、肩放松、眼平视，双臂下垂，自然前后摆动30°左右，双足落地在一条直线，步幅均匀。要求抬足有力，柔步无声。

4.下蹲姿势　要求侧身蹲下，先后移一侧足半步，双手顺理护士服下摆，缓慢下蹲，挺胸收腹，调整中心。注意不面对他人蹲下，也不背对他人蹲下。

5.双手持盘　关节为90°屈曲，自然贴近躯干，距胸骨柄前方3～5cm，用双手拇指和示指掌住盘的两侧，其余三指分开托于盘的底部，原则上要求双手不能触及盘的内缘。用肘部、肩部侧身开门，或可用后背开门。

6.推车行进　双手扶把，躯干略前倾，入病室先停车，用手开门，后推车入室。

7.手持病历夹　左手持本放在侧胸上部1/3处，右手自然摆动或托本的右下角。

总之，基本的要求就是挺拔、自然、优雅、美观。

三、礼节美

礼节方面应遵循互尊、自律、真诚守信、谦和宽容、规范适度五大原则。

1.语言方面 要运用准确规范的语言，语音清晰准确，声调优美，通俗易懂，语法正确，符合逻辑；选择恰当的谈话内容；善于引导患者谈话；注意文明礼貌，平等、尊重、热情、耐心等；真诚交谈。运用语言艺术得体正确地表意不是一日之功，它要求行为人能科学地进行语言的文字编排，用适度的语速、适宜的语调向对方传递信息。

2.电话礼仪 ①选择合理通话的时间；②打电话前列出一张"清单"，通话时条理清晰，内容应简练；③电话铃响后尽快接听，铃不过三；④拨打电话若铃响三声无人接听时再行挂断；⑤正确拨号，万一拨错应表示歉意；⑥通话时先自报家门，适当问候，声音要柔和适中，语速语气语调轻松适度；⑦打邀请电话要委婉给对方选择机会；⑧认真倾听对方谈话，不随意打断，对于未能确认的内容可以复述加以确认，必要时进行记录，不可一边接听电话，一边与另外的人员谈论；⑨如果接听后，自己不是受话人，应负责代为传呼或转达内容；⑩由发起人先行结束谈话；⑪挂线时请用手指先行按压通话按键（音叉），后将听筒放下。

古语有言，腹有诗书气自华。护理职业礼仪不仅体现于外在，更渗透于内在、融于自身，体现于护士的职业素质中。工作时注意自己的仪态，不仅是自我尊重和尊重他人的表现，也能反映出员工的工作态度和精神风貌。

（刘 芳 黄 霞）

第三节 人文关怀护理

Watson 在《护理：关怀的哲学和科学》中首次使用了"人文关怀"这一概念，揭示了护理人文关怀的本质。人文护理是指具备良好人文素质的护理人员对护理对象进行的具有人文关怀的护理，其本质为以人为本，以患者为中心，表现为对人的生存意义与价值、权利与需求、人格与尊严的关注，是从生理、心理、社会及精神层面对人的整体护理。海德格尔从哲学意义上认为关怀包括普通关怀和专业关怀，专业关怀是具有帮助性的、支持性的、关怀性的专业行为，以满足服务对象的需要，从而改善人类的生存条件或生活条件，以利于人类社会的生存及发展。Benner 等指出关怀是人际活动，护理关怀是护士与患者之间共同努力以达到人际之间协调，护士通过认识患者的独特性，运用各种护理行为帮助他们应对各种压力源，提高应对能力。美国学者Leininger 博士提出没有关怀就没有护理，护理本质就是关怀。随着医学模式的转变，医疗体制的改革，2010年卫生部推行的"优质护理服务的示范工程"，将人文护理提高到了新的高度，人文关怀式的护理已成为现代医学文明和现代化医院的一个重要标志。

一、护理服务中的人文关怀

（一）关怀性的入院护理服务

1.患者入院时，护理人员应该热情礼貌，立即询问患者，如"您好，我是×××，您哪里不舒服？"护理人员在患者进入病区时能够立即询问患者，对于初次住院的患者，可以减少患者的陌生感和焦虑不安的情绪。

2.患者入院后，先让患者在床位上休息后，护理人员应亲切地向患者介绍病区环境、医院的相关制度，并介绍同室病友。介绍环境及同室病友，可以促使患者融入这个暂时的新集体，减少可能有的陌生感和孤独感。

3.患者入院后，护理人员应该向患者积极主动地介绍自己，并告知患者他自己的医师及他自己的护理人员；当患者知道哪位是他的医师和护理人员时，会有归属感和安全感。护理人员应该有，这是我的患者这种意识。

（二）关怀性沟通

1.避免医学术语。护理人员和患者沟通的时，应避免使用医学术语，应使用患者听得懂的简单易懂的语言，如介绍患者的相关疾病，应简单易懂。

2.和患者进行交流时应面带微笑，并语气亲切，说话时应看着患者。微笑，表示充满自信和真诚，更容易让患者接受，缩短护患之间心理距离；应以热情友好的目光关注患者，交流时应注视说话者，保持目光接触。

3.给予患者时间发问。临床工作中，护理人员常忙于执行医嘱和治疗，往往不等对方说完话就转身离开，会给患者带来不友好、不耐烦的错觉。

4.接受患者的咨询，耐心解答问题，并认真听取患者的倾诉，护理人员不应该表现出不耐烦的表情或语气。患者由于对于疾病的相关知识不甚了解，住院期间可能会有很多不懂的知识向护理人员咨询，护理人员应友好地耐心解答，并鼓励患者说出心中的感受。

（三）同理心

1.用语言和行为让患者知道你在他接受治疗和检查时的感受。如泌尿外科，输尿管结石给患者带来的疼痛，作为护理人员如果你刚好也有体会，你就会告诉患者"我知道这种感受，真的很疼"。

2.要相信患者的主观感受。患者主诉疼痛的时候，作为护理人员我们应该相信患者不是因为矫情，而是真的很疼。在临床工作中，尤其是值夜班的时候，患者主诉疼痛的时候，作为护理人员的我们有时候会觉得患者矫情，可能我们经常会说"哪里有这么疼，别人怎么没有这么疼？"

3.给患者提供舒适与安静的环境。探视时间时，同室病友的家属会比较多，而有的患者需要休息，作为护理人员应该主动劝导访客和同室的其他病友降低音量，给准备休息的患者提供一个安静舒适的环境。

（四）身体上的关怀行为

1.促进患者舒适，主动协助不能自行翻身的患者翻身，并主动及时更换患者的脏的床单、被服等。

2.注意患者的安全，如协助术后的患者上下床，协助没有家属的患者如厕，并告知注意事项。

3.主动巡视，如患者在输液的过程中，护理人员应该巡视病房，观察患者的注射部位及滴数，告诉患者药液的相关作用，主动更换患者的输液。应尽量做到患者未按呼叫器之前，问题已被解决或及时发现并得到解决。

4.立即回应呼叫器，当患者按呼叫器的时候，护理人员在非抢救的时候应立即回应。在临床工作中经常会遇见，呼叫器响了很久也没有见到护理人员，尤其是当疾病发作的时候，患者见不到医护人员会焦虑不安，无形中加重患者的病情，也会造成对医护人员的不信任感。

5.护理技术正确，护理技术应正确不会引起患者不舒适或者伤害到患者。

6.给药时，护理人员应该主动告知患者药物的作用及可能的不良反应。如口服药，应该协助患者服用，并告诉患者药物的相关作用及服药的注意事项。

7.教导并示范正确的自我照顾技术，如有效咳痰、热敷、压住伤口、翻身等。

（五）尊重

1.正确的称呼方式　正确的称呼患者，如患者是位老师，应其为某老师，使其有种被尊重的感觉。避免称呼患者为病号，这种极不尊重的称呼。

2.注意遮挡患者的隐私　给患者治疗或检查时，应随时维护患者的隐私。

3.尊重宗教信仰，对于患者的隐私及病情给予保密　如对于有患者姓名及病情相关信息的纸张不应随意丢弃。

4.敲门　进入患者病房时应敲门，得到回到后方可入内。

（六）真诚

1.患者可以感受到的陌生的真诚　护理人员不应该机械地执行医嘱或进行护理工作。对于每一位入院的患者，护理人员对于他们来说都是陌生的，护理人员应具有同情心。即使非治疗和护理时间，也应该经常看望患者，询问患者有什么需求，或做相关的健康教育。

2.守诺　答应患者的事情，应该守诺，即使做不到，也要解释为什么。如患者让你帮忙找医师，结果等了一天没有看到医师，作为护理人员，你应该及早告诉患者，医师由于手术或者外出等，而不是让患者无谓的等待。

3.鼓励　在患者必要的时候给予鼓励，如患者得知自己的病情严重，情绪比较低落的时候，作为护理人员应该告诉患者"加油，我们一起努力！"以提高患者的自信心。

4.关心患者的睡眠及进食、排泄情况　不失时机地向患者进行健康宣教。

在我们的护理工作中，缺的不是好的服务态度和精湛的技术，而是在某种程度上的人文精神。

二、人文关怀发展受限的原因

目前，国内很多医院均在开展人文关怀性的护理工作，也取得了不错的成绩，但和国外及我国台湾及我国香港地区还存在很大的差距，究其原因，从以下几个原因分析。

1.护理人员在培养的过程中，重视程度不够，护理教育专业的设置不合理；在教育过程中，更多地强调医学知识，人文社科等学科设置不合理。

2.护士进入临床实习阶段后，缺乏对人文护理的认识，而临床带教老师也没有意识到道德、品行和作风对护生的影响，部分带教老师缺乏人文护理知识，更偏重对专业知识和护理技能的传授与学习。

3.在临床工作中，护理人员片面地认为服务态度好就是人文关怀，人文护理而是专业知识与人文社会科学知识的综合。在临床实践过程，部分护理人员由于缺乏人文知识，无法与患者有效沟通与交流，甚至一些年轻护士不敢与患者进行交流。

4.管理层对人文护理的内涵认识不足，片面地强调服务态度和热情程度，没有充分认识到向患者提供人文护理的前提是护士应具备良好的人文素质，而人文素质又包括人文知识和人文精神，对医疗硬环境的重视高于对提供人文护理的人的重视。

5.营造关怀的环境与氛围不够，医院缺乏培养人文关怀的氛围，好的氛围更利于关怀能力的培养和形成。

人文精神的培养应引起医学院校及医院管理层的高度重视，将人文精神培养贯穿于护理学习、临床实习、护理工作各阶段，通过完整统一培养，使护理人员牢固树立"以人为本"的护理理念，对患者投入情感和关爱，把患者解除痛苦视为自豪和幸福，把护理服务视为快乐源泉，做个有温度的护理人员。

（刘　芳　卢晓虹）

第四节　护理伦理与卫生法律法规

随着社会的进步和护理学科的发展，护理工作中涉及的伦理和法律问题越来越受到重视。在护士执业生涯中，良好的职业道德和法律修养是天使的两只翅膀，共同保证并促进天使翱翔在人类理性的天空。每一位护士不仅应拥有良好的职业道德，而且应知法、守法，能用法律为护理专业保驾护航。林肯曾说："法律是显露的道德，道德是隐藏的法律。两者共同规范人类行为，维护社会的繁荣和稳定。"护士掌握护理法律与伦理相关知识，对调节护士与他人、护士与社会之间的关系，保护护患双方的合法利益，提高护理服务质量，促进护理学科的发展都具有重要的意义。

护士集人类心灵美、行为善、双手巧、仪态柔于一体，通过护理工作得到充分展现，因而被人们称为白衣天使。然而护士在履行保护生命、减轻病痛、促进康复的神圣职责时，如果道德良知和法律观念有章不循、有法不依、有令不行、有禁不止，就会违背护士的职责，侵犯患者的权益，甚至触犯法律，成为夺命的恶魔。

一、护士的资格问题

申请护士执业注册，应当具备下列条件：

1.具有完全民事行为能力。

2.在中等职业学校、高等学校完成国务院教育主管部门和国务院卫生主管部门规定的普通全日制3年以上的护理、助产专业课程学习，包括在教学、综合医院完成8个月以上护理临床实习，并取得相应学历证书。

3.通过国务院卫生主管部门组织的护士执业资格考试。

4.符合国务院卫生主管部门规定的健康标准。

5.护士执业注册申请，应当自通过护士执业资格考试之日起3年内提出；逾期提出申请的，还应当在符合国务院卫生主管部门规定条件的医疗卫生机构接受3个月临床护理培训并考核合格。

申请护士执业注册的，应当向拟执业地省、自治区、直辖市人民政府卫生主管部门提出申请。收到申请的卫生主管部门应当自收到申请之日起20个工作日内做出决定，对具备规定条件的，准予注册，并发给护士执业证书；对不具备规定条件的，不予注册，并书面说明理由。护士执业注册有效期为5年。护士在执业活动中造成医疗事故的，依照医疗事故处理的有关规定承担法律责任。

护士在其执业注册有效期内变更执业地点的，应当向拟执业地省、自治区、直辖市人民政府卫生主管部门报告。收到报告的卫生主管部门应当自收到报告之日起7个工作日内为其办理变更手续。护士跨省、自治区、直辖市变更执业地点的，收到报告的卫生主管部门还应当向其原执业地省、自治区、直辖市人民政府卫生主管部门通报。

护士执业注册有效期届满需要继续执业的，应当在护士执业注册有效期届满前30日向执业地省、自治区、直辖市人民政府卫生主管部门申请延续注册。收到申请的卫生主管部门对具备规定条件的，准予延续，延续执业注册有效期为5年；对不具备规定条件的，不予延续，并书面说明理由。

护士在执业活动中有下列情形之一的，由县级以上地方人民政府卫生主管部门依据职责分工责令改正，给予警告；情节严重的，暂停其6个月以上1年以下执业活动，直至由原发证部门吊销其护士执业证书：

1.发现患者病情危急未立即通知医师的。

2.发现医嘱违反法律、法规、规章或者诊疗技术规范的规定，未提出或者报告的。

3.泄露患者隐私的。

4.发生自然灾害、公共卫生事件等严重威胁公众生命健康的突发事件，不服从安排参加医疗救护的。

护士被吊销执业证书的，自执业证书被吊销之日起2年内不得申请执业注册。

二、护士的权利与义务

（一）护士的权利

护士的权利是在护理执业中应享有的权利和应获得的利益。护士明确自身的权利，依法执业，对促进护理工作顺利开展具有重要意义。

1.人格尊严和人身安全不受侵犯的权利。护士依法执业过程中，人格尊严和人身安全受到法律保护，任何单位和个人不得侵犯。对扰乱医疗秩序，阻碍护士依法开展执业活动，侮辱、威胁、殴打护士或有其他侵犯护士合法权益的行为，依照《治安管理处罚条例》的规定由公安机关给予处罚；构成犯罪的，依法追究其刑事责任。

2.安全执业的权利。护士执业过程中有获得与其所从事的护理工作相适应的卫生防护、医疗保健服务的权利。从事直接接触有毒有害物质、有感染传染病危险工作的护士，有依照有关法律、行政法规的规定接受职业健康监护的权利；患职业病的，有依照有关法律、行政法规的规定获得赔偿的权利。

3.获取专业技术职称和学习、培训的权利。护士有按照国家有关规定获得与本人业务能力和学术水平相应的专业技术职务、职称的权利；有参加专业培训、从事学术研究和交流、参加行业协会和专业学术团体的权利。

4.获得履行职责相关的权利。护士有获得疾病诊疗、护理相关信息的权利和其他与履行护理职责相关的权利，可以对医疗卫生机构和卫生主管部门的工作提出意见和建议。

5.获得表彰、奖励的权利。国务院有关部门对在护理工作中做出杰出贡献的护士，应当授予全国卫生系统先进工作者荣誉称号或者颁发奖章，受到表彰、奖励的护士应当享受省部级劳动模范、先进工作者待遇。对在艰苦边远地区工作，或者从事直接接触有毒有害物质、有感染传染病危险工作的护士，所在医疗卫生机构应当按照国家有关规定给予津贴。

6.经济待遇权。在执业过程中，护士享有按照国家有关规定获取工资报酬、享受福利待遇、参加社会保险的权利。任何单位、个人不得克扣护士工资，降低或取消护士的福利待遇。

（二）护士的义务

护士的义务是指在护理工作中，护士对患者、对社会应尽的执业要求，包括对患者的法律和道德的责任。护士履行义务的目的在于维持和促进患者的生命与健康。

1.遵守法律、法规、规章和诊疗护理规范的义务。这是护士从事护理工作的根本原则，即合法性原则；也是护士必须向医疗卫生机构、患者、社会履行的基本义务之一。

2.向患者解释和说明的义务。在护理活动中，护士应将患者的病情、诊疗护理措施、医疗费用和预后等情况如实告诉患者，及时回答患者的疑问和咨询。

3.正确执行医嘱的义务。当医嘱准确无误时，应及时正确执行；当发现医嘱违反法律、法规、规章或者诊疗技术规范规定的，护士应当及时向开具医嘱的医师提出；必要时，应当向该医师所在科室的负责人或者医疗卫生机构负责医疗服务管理的人员报告。

4.及时救治患者的义务。护士在执业活动中，发现患者病情危急，应当立即通知医师；在紧急情况下为抢救垂危者生命，应当先行实施必要的紧急救护。

5.尊重和保护患者隐私的义务。护士应当尊重、关心、爱护患者，保护患者的隐私。未经患者同意，护士不得复印或转发患者病历，不得将患者的个人信息泄露给治疗护理无关的其他人员。

6.参与突发公共卫生事件救护的义务。护士有义务参与公共卫生和疾病预防控制工作。发生自然灾害、公共卫生事件等严重威胁公众生命健康的突发事件，护士应当服从县级以上人民政府卫生主管部门或者所在医疗卫生机构的安排，参加医疗救护。

7.如实记录和妥善保管病历的义务。

三、护士的法律责任

由于行为人违反卫生法律法规的性质和社会危害程度不同，护理违法行为可分为民事违法、刑事违法和行政违法三种。其所承担的法律责任也有所不同，分别是民事责任、刑事责任和行政责任。

1.民事责任　民事违法是指护士违反卫生法律规范，侵害了公民、法人和其他组织的合法权益，应当承担相应的法律责任的行为。

（1）侵权行为。构成侵权民事责任必须具备：①损害事实存在；②行为人有过错；③行为的违法性；④行为人的过错与损害事实之间有直接的因果关系。护士与患者的接触比其他医务人员更为密切，因此应注意防止侵权行为的发生。《侵权责任法》第

58条规定，患者有损害，因下列情形之一的，推定医疗机构有过错：①违反法律、行政法规、规章及其他有关诊疗规范的规定；②隐匿或者拒绝提供与纠纷有关的病历资料；③伪造、篡改或者销毁病历资料。《侵权责任法》第60条规定，患者有损害，因下列情形之一的，医疗机构不承担赔偿责任：①患者或者其近亲属不配合医疗机构进行符合诊疗规范的诊疗；②医务人员在抢救生命垂危的患者等紧急情况下已经尽到合理诊疗义务；③限于当时的医疗水平难以诊疗；④当事人故意造成损害的；⑤他人造成损害的。

（2）违约行为。违约行为是指根据医疗服务合同的约定，护士没有履行或没有完全正确地履行合同约定的义务所应当承担法律责任的行为，如违反医疗服务合同中有关护理等级的约定、时间的约定或承诺，造成患者权利受到损害的行为。根据《民法通则》规定承担民事责任的方式主要有：停止侵害；排除妨碍；消除危险；返还财产；恢复原状；修理、重作、更换；赔偿损失；支付违约金；消除影响、恢复名誉；赔礼道歉。

（3）医疗过失。医疗事故的构成要件：行为必须发生在医疗活动中；责任主体是医疗机构及其医务人员；医疗机构及其医务人员主观上有过失；医疗事故须有符合规定的损害程度；医疗过失行为和医疗损害之间存在因果关系。

2.刑事责任　刑事违法也称犯罪，是指行为人触犯刑事法律依法应受到刑事处罚的行为。

（1）医疗事故罪。医疗事故罪是医务人员在诊疗护理工作中，由于违反规章制度和诊疗操作常规，严重不负责，造成就诊人员死亡或严重损害就诊人身体健康的行为。

（2）渎职罪。其性质等同于严重责任性医疗事故。常见的渎职现象：病情观察不及时、不仔细，未能及时发现病情变化，使患者失去抢救时机；对意识障碍、昏迷、老年人和小儿等未采取必要的安全防护措施，发生外伤、坠床等严重意外伤害；未执行查对制度造成严重治疗差错；护理措施选择或实施不当造成严重不良后果；擅自离岗，延误患者抢救，造成不良后果；隐瞒错误，不报告，不及时采取补救措施，后果严重；交接班不仔细，遗漏重要医嘱和危重患者的特殊处理，造成严重后果。

（3）故意伤害罪。故意伤害罪是指达到刑事责任年龄并具备刑事责任能力的自然人，故意非法伤害他人身体并达到一定严重程度的行为。

3.行政责任　行政违法行为是指护士违反医疗行政管理法规，依法应当追究行政责任的行为。行政违法尚未构成犯罪，应承担具有惩戒或制裁性的法律后果，主要包括行政处罚和行政处分两种形式。卫生行政处罚的种类主要有：警告；罚款；没收违法所得、没收非法财物；责令停产停业；暂扣或吊销许可证、暂扣或者吊销执照等。行政处分主要有：警告、记过、记大过、降级、撤职、开除等。

（刘　芳　姜松磊）

主要参考文献

丁淑贞.2015.实用临床护理应急预案与流程.北京：中国协和医科大学出版社.

丁炎明，郑一梅.2016.心内科护理工作指南.北京：人民卫生出版社.

董运凤.2012.有效护患沟通在创造和谐医患关系中的应用研究.现代预防医学，39（24）：6425-6426.

冯佳，俞申妹.2013.流程化沟通方式在提高护理服务质量中的作用.中华护理杂志，48（8）：696-698.

府伟灵，等.2015.临床生物化学检验.北京：人民卫生出版社.

高玉芳，魏丽丽，修红.2017.临床实用护理技术及常见并发症处理.2版.北京：科学出版社.

葛均波，徐永健.2015.内科学.8版.北京：人民卫生出版社.

侯应龙，霍勇，Sunny Po.2012.心脏内科新概念.北京：人民军医出版社.

护理敏感质量指标实用手册（2016版）

黄行芝，刘义兰，杨春.2009.关怀护理学.北京：人民军医出版社.

黄霞，魏丽丽，等.2013.心内科疾病预防与健康教育.北京：军事医学科学出版社.

黄霞，魏丽丽，胡建，等.2013.心血管疾病预防与健康教育.北京：人民军医出版社.

霍勇.2014.美国2014NSTE-ACS患者管理指南解读.

姜小鹰.2012.护理伦理学.北京：人民卫生出版社.

蒋正尧，谢俊霞.2010.人体生理学.2版.北京：科学出版社.

寇颖秋，李白雨.2008.浅谈与特殊患者沟通的技巧.中国现代医药应用，2（24）：201-202.

李海燕，李幅英.2015.心血管介入标准化护理管理手册.北京：人民军医出版社.

李小寒，尚少梅.2012.基础护理学.5版.北京：人民卫生出版社.

李小妹.2013.护理学导论.北京：人民卫生出版社.

林辛霞，许素芃，刘晓为，等.2012.护理不良事件的分类及分级报告.护理研究，26.

刘成玉，等.2015.临床检验基础.北京：人民卫生出版社.

刘凤.2009.浅谈特殊患者护理时的沟通技巧.青海医药杂志，39（7）：53-54.

刘娟.2016.先天性心脏病介入治疗的护理体会.中国现代药物应用，10（2）：220-221.

龙艳芳，李映烂，郭艳红.2011.我国不良事件报告现况调查及分析.中国护理管理，11.

马金凤，刘淑贤，赵艳萍.2008.护理纠纷的原因防范及对策.齐齐哈尔医学院学报，29（17）：2158-2160.

全国卫生专业技术资格考试专家委员会.2010.心电学技术.北京：人民卫生出版社.

万学红，卢雪峰.2013.诊断学.北京：人民卫生出版社.

席明霞，邓长辉.2015.护理风险防范应急预案与处理流程.北京：科学技术文献出版社.

徐世珍.2016.护理纠纷的成因及防范措施.医疗装备，29.

杨丽华，宋南，修红.2016.门诊患者健康教育手册.北京：人民卫生出版社.

杨艳杰.2012.护理心理学.3版.北京：人民卫生出版社.

杨跃进，华伟.2012.阜外心血管内科手册.北京：人民卫生出版社.

尤黎明，吴瑛.2010.内科护理学.4版.北京：人民卫生出版社.

尤黎明，吴瑛.2012.内科护理学.5版.北京：人民卫生出版社.

尤荣开.2011.常见危重综合征救治.北京：人民军医出版社.

游桂英，方进博.2015.心血管内科护理手册.2版.北京：科学出版社.

赵爱平，袁晓玲.2011.护患沟通指导.北京：科学出版社.

中国医师协会心血管内科分会先心工作委员会.2011.常见先天性心脏病介入治疗中国专家共识之房间隔缺损治疗.介入放射学杂志，20（1）：3-9.

周晋，尹梅.2014.医患沟通.北京：人民卫生出版社.

Susan E.Howlett.2011.年龄对心血管疾病的影响.中国心血管杂志.

附录一

分级护理制度

为加强医院临床护理工作，规范临床分级护理及护理服务内涵，保证护理质量，保障患者安全，特制定分级护理制度。分级护理是指患者在住院期间，医护人员根据患者病情和生活自理能力，确定并实施不同级别的护理。分级护理分为四个级别：特级护理、一级护理、二级护理和三级护理。

各科室应根据本制度，结合实际制定并落实病区分级护理的规章制度、护理规范和工作标准，保障患者安全，提高护理质量。确定患者的护理级别，应以患者病情和生活自理能力为依据，并根据患者的情况变化进行动态调整。

临床护士根据患者的护理级别和医师制订的诊疗计划，为患者提供基础护理服务和护理专业技术服务。

一、特级护理服务标准

（一）分级依据

1.维持生命，实施抢救性治疗的重症监护患者。

2.病情危重，随时可能发生病情变化需要进行监护、抢救的患者。

3.各种复杂或大手术后、严重创伤或大面积烧伤的患者。

（二）护理标准

1.严密观察患者病情变化，监测生命体征，准确测量出入量。

2.根据医嘱正确执行各项治疗及用药，配合医师实施各种急救措施。

3.做好专科护理，如：气道、管路、压疮及各种并发症的预防。

4.关注患者的安全，根据患者具体情况采取相应预防措施。

5.保持患者清洁、舒适，实施基础护理。

（1）患者清洁卫生：每日2次洗脸、梳头及口腔护理；每日2次留置导尿管护理或每日1次会阴护理、洗脚；每周1次洗头、每周2次温水擦澡，根据需要协助患者使用便器、更换被服、剪指（趾）甲等。

（2）协助非禁食患者进食、水或注入鼻饲饮食。

（3）协助卧床患者翻身及叩背促进有效咳嗽、床上移动等，保持患者功能体位及卧位舒适。

6.了解患者心理需求，实施心理疏导，协助解决心理问题，有针对性地开展健康指导和功能锻炼。

7.严格患者床旁交接班。

8.履行告知义务，尊重患者知情权。

9.定时通风，保持病室空气清新及环境清洁。

二、一级护理服务标准

（一）分级依据

1.病情趋向稳定的重症患者。

2.病情不稳定或随时可能发生变化的患者。

3.手术后或者治疗期间需要严格卧床的患者。

4.自理能力重度依赖的患者。

（二）护理标准

1.每小时巡视，观察患者病情变化。

2.根据患者病情，测量生命体征。

3.根据医嘱，正确实施治疗及用药。

4.提供专科护理，如：气道、管路、压疮及各种并发症的预防。

5.关注患者安全，根据患者具体情况采取相应预防措施。

6.根据患者病情及生活自理能力，实施基础护理。

（1）生活不能自理患者基础护理参考特级护理标准；

（2）生活部分自理患者：①患者清洁卫生：每日2次协助患者洗脸、梳头；每日2次留置尿管护理或每日1次协助会阴护理、洗足；每周2次协助温水擦澡；根据需要协助患者洗头、使用便器、更换被服、剪指（趾）甲等。②协助非禁食患者进食/水；③协助卧床患者翻身叩背，促进有效咳嗽、床上移动等。

7.提供护理相关的健康指导和功能锻炼。

8.定时通风，保持病室空气清新和环境清洁。

三、二级护理服务标准

（一）分级依据

1.病情趋于稳定或未明确诊断前，仍需观察，且自理能力轻度依赖的患者。

2.病情稳定，仍需卧床，且自理能力轻度依赖的患者。

3.病情稳定或处于康复期，且自理能力中度依赖的患者。

（二）护理标准

1.每2小时巡视，观察患者病情变化。

2.根据患者病情，测量生命体征。

3.根据医嘱正确执行各项治疗及用药。

4.根据患者病情需要提供专科护理。

5.指导患者采取措施预防跌倒/摔伤。

6.协助生活部分自理患者做好基础护理。

（1）患者清洁卫生：每日2次协助患者洗脸、梳头；每日2次留置尿管护理或每日1次协助会阴护理、洗脚；每周2次协助温水擦澡；根据需要协助患者洗头、使用便器、更换被服、剪指（趾）甲等。

（2）协助非禁食患者进食/水。

（3）协助卧床患者翻身叩背，促进有效咳嗽、床上移动等。

7. 提供护理相关的健康及生活指导。

8. 定时通风，保持病室空气清新和环境清洁。

四、三级护理服务标准

（一）分级依据

病情稳定或处于康复期，且自理能力轻度依赖或无须依赖的患者。

（二）护理标准

1. 每3小时巡视，观察患者病情变化。

2. 根据患者病情，测量生命体征。

3. 根据医嘱正常执行各项治疗及用药。

4. 指导患者采取措施预防跌倒/摔伤。

5. 提供护理相关的健康及生活指导。

6. 定时通风，保持病室空气清新和环境清洁。

附表1　自理能力分级

自理能力等级	Barthel得分范围	需要照护程度
重度依赖	≤40分	完全不能自理，全部需要他人照护
中度依赖	41～60分	部分不能自理，大部分需他人照护
轻度依赖	61～99分	极少部分不能自理，部分需他人照护
无需依赖	100分	完全能自理，无须他人照护

附表2　Barthel指数（BI）评定表

序号	项目	完全独立	需部分帮助	需极大帮助	完全依赖
1	进食	10	5	0	—
2	洗澡	5	0	—	—
3	修饰	5	0	—	—
4	穿衣	10	5	0	—
5	控制大便	10	5	0	—
6	控制小便	10	5	0	—
7	如厕	10	5	0	—
8	床椅转移	15	10	5	0
9	平地行走	15	10	5	0
10	上下楼梯	10	5	0	—

Barthel指数总分：　　　分

注：根据患者的实际情况，在每个项目对应的得分上画"√"

注：Barthel指数（Barthel index, BI），对患者日常生活活动的功能状态进行测量，个体得分取决于对一系列独立的行为的测量，总分范围在0～100分

护理查对制度

查对制度是保证患者安全，防止差错事故发生的一项重要措施。因此，护士在工作中必须本着严肃认真的态度，严格执行三查八对，以保证患者的安全和护理工作的正常运行。

一、医嘱查对制度

（一）各班医嘱必须两人核对，每日小查一次，每周由护士长参与大查1次，并有登记和签名。

（二）处理医嘱后，应做到班班查对，当日白班医嘱由主班护士与责任护士核对，小夜班护士核对白班未核对的医嘱，大夜班护士核对小夜班医嘱，大夜班医嘱由次日主班核对，并在医嘱查对记录本上签名。通宵夜班的医嘱由当班的两名护士核对，并签名。

（三）口头医嘱按常规不执行，在抢救患者或特殊紧急情况下，必须由执行护士大声复述一遍，医师确认无误后，方可执行。保留口头医嘱用过的安瓿等，必须经在场的两人核对无误后方可弃去。抢救患者结束，督促医师按执行时间及时补上医嘱。

（四）临时医嘱执行后应在临时医嘱单和输液卡上签执行时间和全名。对有疑问的医嘱必须问清后方可执行，口头医嘱、医嘱不规范、医师未签名及治疗医嘱不注明时间、剂量、用法者不执行。

二、服药、注射、输液查对制度

（一）服药、注射、输液必须严格遵守三查八对制度。三查：操作前、操作中、操作后查。八对：床号、姓名、药名、剂量、浓度、时间、用法、有效期。摆药后必须经两人查对后方可执行。

（二）口服药、注射剂、毒麻药品及外用药品，应分类放置，避免发生意外。

（三）各类药品瓶签与药名相符，内服药用蓝色标签、外用药用红色标签，做到内外有别，账物相符。

（四）各类静脉注射用药，收发药液时，必须先检查药液的生产日期、批号、有无过期、瓶体有无裂纹、液体内有无絮状物，对于软包装液体要检查有无漏液、漏气，外包装有无损坏等方可使用。

（五）口服药物：严格遵守口服药给药操作规程，若患者不在，不能发放口服药，要做到送药到口，发药时必须携带服药单，如有疑问及时核对。发药时向患者说明服药方法及注意事项，同时观察用药后的反应。发药者在服药单上签名、签执行时间。

（六）液体管理：使用大液体时，要严格把好"四关"，做到"五查"。

四关：

搬液体进治疗室的检查关

摆药前的检查关

配液体前的检查关

上挂输液架前的检查关

五查：

查瓶口有无松动

查标签是否清楚

查药液有无混浊、变质、絮状物

查瓶子、软包装有无裂痕或漏液

查生产日期和有效期

（七）常规静脉输液卡，每日核对后打印，一式两份。加药前必须经两人核对医嘱单后方可加药。一组液体加完后，在治疗室内的输液卡上相应栏内打勾，签加药时间和加药者姓名。

（八）执行静脉用药时，必须核对后再执行，并在输液卡上打勾、签时间、姓名。液体输注完后按规定粘贴输液卡并保存入档。患者自带药物一律不准应用，以减少医疗纠纷。

（九）静脉推注药物必须放置在治疗盘内。严格查对后，根据药物作用和性质，控制推注时间。推注完毕，签推注时间和推注人姓名，并存档。

（十）易致过敏的药物，给药前应询问有无过敏史，用多种药物时注意配伍禁忌。

（十一）治疗时，如患者提出疑问，查清后方可执行。

附录三

护理交接班制度

交接班制度是保证医疗护理工作昼夜连续进行的一项重要措施，护理人员必须严肃认真地贯彻执行。

一、值班人员必须坚守工作岗位，履行职责，保证各项护理工作准确进行。

二、每班必须按时交接班，接班者提前15分钟到科室，认真看护理记录、交班报告及清点物品、药品，接班者未接清楚之前，交班者不得离开岗位。

三、值班者必须在交班前完成本班的各项工作，并给下一班做好准备工作，如用品，器械等以减少接班者的忙乱，写好各项护理记录交班报告及处理好用过的物品，如遇特殊情况，必须做详细的交代，如消毒敷料、试管、标本瓶、注射器、常备器械、被服等，以利于下一班次工作。

四、交班中如发现病情、器械物品等交代不清，应立即查问，接班时发现问题应由交班者负责，接班后发现问题，应由接班者负责。

五、白班交班报告应由主班护士书写，护理记录由责任护士书写，护理记录、夜间交班报告均由值班护士书写，要求字迹工整、清晰，内容简明扼要，有连贯性，有动态改变，运用医学术语，如进修护士书写时，带教护士或护士长要负责审阅并签名。

六、交接班的方法和要求

（一）集体交接班：早晨集体交接班时应站立并认真听取夜班交班，做到：护理记录上要写清，口头交代要讲清，患者床头要看清。交班清楚后方可下班。

（二）中午班，小夜班及大夜班前均应床头、口头及书面交班。

（三）危重患者必须到床头交接，内容包括病情、护理、医嘱执行情况、特殊用药、液体出入量、特殊记录等。

七、交班内容

（一）交清住院患者总人数、出入院、转科、转院、分娩、手术、死亡人数。护理记录应详细记录新入院患者、危重患者、抢救患者、大手术前后或有特殊检查处置、病情变化的患者情况。

（二）交代医嘱执行情况。对尚未完成工作，也应向接班者交代清楚。

（三）床头交班查看危重、抢救、昏迷、大手术、瘫痪等患者的病情，如生命体征、输液、皮肤、各种引流管、特殊治疗、各专科护理及基础护理执行情况。

（四）交代常备、贵重、毒麻、药品及抢救物品、器械、仪器等的数量与效能，交接班者均应签全名。

（五）交接班者共同巡视检查病室，是否达到清洁、整齐、安静的要求及各项制度落实情况。

输血查对制度

为了规范临床输血，确保护理质量和患者的生命安全，特制定输血查对制度。

一、合血查对

（一）医师下达合血医嘱后，由两名医务人员在护士站核对输血申请单、试管标签及患者电子信息。核对内容：患者科别、床号、姓名、性别、年龄、诊断、病案号、登记号、血型、输血品种，并查看输血协议。有两人以上抽血时，一次只能拿一个患者的试管和输血申请单，要做到准确无误。

（二）合血试管为EDTAK2血型交叉试管，合血小板悬液需再做血小板抗体检测（普通干试管）。输血患者血型鉴定和交叉配血不得使用一个血液标本。普通合血者，血标本应在1小时之内送血库。

（三）两名医务人员携用物到患者床旁。查对患者及其床头牌、手腕带，再次核对输血申请单、试管标签，并询问患者既往有无输血史。

（四）采集血标本应严格无菌操作，禁止直接从输液管或正在输液的一侧肢体采集，避免血液稀释、药物影响引起血型鉴定和配血错误。

（五）采集结束后，双人应再次核对患者、输血申请单、试管标签信息，确认无误后，派专人将取血标本及时送血库。

二、取血查对

取血者与血库人员共同查对患者的科别、床号、姓名、性别、病案号、血型（包括Rh性质）、血量、交叉配血试验结果以及血液质量。有下列情形的，一律不得接收：

（一）标签破损、字迹不清。

（二）血袋有破损、漏血。

（三）血液中有明显凝块。

（四）血浆呈乳糜状或暗灰色。

（五）血浆中有明显气泡、絮状物或粗大颗粒。

（六）未摇动时血浆从与红细胞的界面不清或交界面上出现溶血。

（七）红细胞层紫红色。

（八）过期或其他需查证的情况。

三、输血操作查对

操作前查对：

（一）输血前两名医务人员核对医嘱无误后打印执行单并在治疗室进行两人核对，准确无误后方可执行。

（二）严格检查血液质量、血液的有效期及血袋有无渗漏等情况。

（三）查对患者输血申请单与供血者血袋标签上的血袋编号、血型、血量品种、供血时间、供血量是否相符，不规则抗体，交叉配血试验是否相符。查对过程中如有疑问，应及时与血库联系，不得擅自涂改，必要时由血库更正后方可再用。

操作中查对：

（一）输血时由两名医务人员携用物在床边查对床头牌、手腕带并核对患者姓名、年龄、病案号、病室、床号、血型等，确认与输血记录单（配血报告）相符，询问患者有无输血史，询问患者血型，再次核对血液无误后方可输注，在输血记录单上双人签名、签时间。

（二）输血时必须悬挂与患者血型相符的血型牌于血制品旁。输血过程中，速度应先慢后快，根据病情和年龄及血品种调整滴速，并严密观察患者有无输血不良反应并做好记录，重点监测以下几个阶段：开始输血前；开始输血后15分钟以内；输血过程中至少每小时一次；输血结束后4小时。

操作后查对

（一）输注后应再次核对患者姓名及血型无误后签执行单，方可离开。

（二）输血完毕，血袋送输血科低温保存24小时，以备必要时检验。

附录五

医 嘱 制 度

一、医嘱的下达

（一）医嘱必须由在本医疗机构拥有两证（医师资格证和执业证）和处方权的医师开具，要求层次分明，内容清楚。不准转录，不得涂改。一切医嘱均须医师登录HIS系统录入医嘱（门急诊患者的医嘱应同时使用蓝黑色笔书写在门诊病历上）。

（二）医嘱必须要明确扼要，使用药物必须写明药名（不得任意简写）、浓度、剂量、剂型、次数或间隔时间、用法（如系特殊治疗的医嘱应写明部位），医嘱审核后自动签名。

（三）医师录完医嘱，护士站HIS系统界面会显示需处理和需执行的医嘱，由护士处理医嘱和打印执行单。长期医嘱护士点击"处理医嘱"后，处理医嘱护士自动签名，临时医嘱护士或医师执行后自动签名。临时医嘱应向护士交代清楚。医嘱要按时执行，医嘱未停止时护士不能停止执行。

（四）医师写出医嘱后，要复查一遍。护士对可疑医嘱，必须查清后方可执行。

（五）一般情况口头医嘱无效，抢救或手术中除外。护士在执行口头医嘱时必须先复述口头医嘱，经医师查对药物后执行，抢救或手术结束后6小时内，医师要及时补记医嘱。

（六）无医嘱时护士一般不得给患者做对症处理，但遇到抢救患者的紧急情况下，医师不在场，护士可针对病情临时给予必要的处理（如吸氧、建立静脉通道、给予正确的体位等），做好记录，及时向医师汇报。

（七）会诊医师的诊治意见，应当由邀请的会诊医师根据病情开具医嘱，会诊医师不能直接在会诊患者的医嘱单上下达医嘱。

（八）严禁未经诊查下达医嘱。

二、医嘱的停止与检查

（一）如需停止或撤销医嘱时，医师应再次登录HIS系统，选中相应的医嘱项，长期医嘱可以置"停止"或"作废"，临时医嘱可以置"撤销"或"作废"；电子医嘱单医师自动签名。

（二）在转科、分娩后或手术的医嘱下达后，以前的各项医嘱一律自动停止。

（三）在医师下达医嘱后，应进行复查，防止疏漏。住院医师、护士应当每班检查医嘱一次。

（四）凡需下一班执行的临时医嘱，要交代清楚，并在护士交班本上注明。

医嘱执行制度

一、医嘱必须由在本医疗机构拥有两证（医师资格证和执业证）和处方权的医师开具方可执行。医师将医嘱直接录入电脑上。为避免错误，护士不得代录医嘱。

二、医师开出医嘱后，护士应及时、准确、严格执行医嘱，不得擅自更改。如发现医嘱中有疑问或不明确处，应及时向医师提出，明确后方可执行。

三、病房主班护士负责打印医嘱执行单，核对后在医嘱执行单上签注时间和姓名，并交由主管床位的责任护士核对签名；责任护士执行医嘱后，在医嘱执行单上签署执行时间和姓名。

四、在执行医嘱的过程中，必须严格遵守查对制度，以防差错和事故的发生。执行医嘱时须严格执行双人查对制度。

五、一般情况下，护士不得执行医师的口头医嘱。因抢救急危患者需要执行口头医嘱时，护士应复述一遍无误后方可执行。抢救结束后，护士应及时在医师补录的医嘱后签上执行时间和执行人姓名。

六、病房每天所有患者的医嘱必须每班核对。方法是：当日白班医嘱由主班护士和责任护士核对，小夜班护士核对白班未核对的医嘱，大夜班护士核对小夜班医嘱，大夜班医嘱由次日主班核对，并在医嘱查对记录本上签名。通宵夜班的医嘱由当班的两名护士核对，并签名。护士长每周组织大查对2次，并有登记和签名。

七、病房医嘱执行单实施一人一日一单制，医嘱执行单在科室分类专项保存3个月。

口头医嘱的执行制度与流程

一、在非抢救情况下，护士不执行口头医嘱及电话通知的医嘱。

二、危重抢救过程中，医师可下达口头医嘱，护士执行前需重复一遍，得到医师确认后方可执行。开立口头医嘱的医师必须是患者的管床医师或现场急救职称最高、年资最长的医师。

三、在执行口头医嘱给药时，需请下达医嘱者再次核对药物名称、剂量及给药途径，以确保用药安全。

四、抢救结束6小时内应请医师及时书面补记所下达的口头医嘱用药。

五、在接获电话医嘱或重要检查结果时，接听护士需核对医嘱内容或检查结果进行复述并记录，确认无误后方能记录和执行。

六、对擅自执行口头医嘱行为视为违规，一经发现将给予处理。

住院患者身份识别制度与流程

为加强医疗安全管理，严格执行查对制度，确保患者安全，特制定我院住院患者身份识别制度和程序如下：

一、所有患者的身份确认，在标本采集、给药或输血等各类诊疗活动前，必须严格执行查对制度。应至少同时使用两种患者身份识别方法（禁止仅以房间或床号作为识别的依据）。进行各项操作时，核对执行单，核实手腕带信息、PDA扫码确认后进行。

二、手术患者身份确认，在手术患者转运交接中除查对患者姓名和住院号，同时须有识别患者身份的"腕带"标识。在手术患者进手术室前，由所在科室护士对患者使用医院统一的"腕带"标识，核对患者姓名、性别、年龄、入院日期、登记号、住院号、药物过敏史，不得空项；进入手术室后，手术室护士接收时进行严格查对；于患者麻醉手术前、皮肤切开之前、以及患者离开手术室之前，由手术医师、麻醉医师及手术室或麻醉复苏室护士共同对患者身份分别再次确认。患者术后回到病房由病房护士与护送患者的工作人员进行严格床旁交接，双人核对确认。

三、昏迷、神志不清、无自主能力的重症患者身份确认，除查对患者姓名和住院号外，需再次向家属确认，同时核对成人及小儿患者手腕带标识。由所在科室首接护士核对患者姓名、性别、年龄、入院日期、登记号、住院号、药物过敏史，不得空项。

四、在使用"腕带"时，必须进行双人核对。住院患者手腕带、一览卡信息相符。

五、急诊科与病房、与重症医学科（ICU）、与手术室之间转科时，须填写患者转科交接单，交接时严格进行查对和签名。

六、手术（麻醉）与病房、与重症医学科（ICU）之间在转运患者时，须查对姓名、住院号和"腕带"标识，由专人护送，须填写患者转科交接单，床旁交接。

七、产房与病房、与重症医学科（ICU）转运产妇、新生儿时，应采取两种以上方法识别身份，应有产房与转出科室产妇和新生儿交接记录；新生儿佩戴医院统一印制的"腕带"，写明住院号、床号、性别；同时新生儿被服外挂有注明新生儿一般情况的识别牌。产房与接收科室人员进行床旁交接、核对并双人签名。

患者手腕带标识使用制度与流程

一、手腕带使用制度

在诊疗活动中使用手腕带，作为操作前识别患者信息的一种手段。

（一）适用范围：适用于重症医学科、手术室、急诊抢救室和留观室、新生儿室及住院所有患者。

（二）使用要求：腕带上应注明患者姓名、性别、年龄、入院日期、登记号、住院号、药物过敏史等信息，字迹清楚，填写齐全，便于核对。

（三）使用部位：腕带佩戴在患者右手腕部（特殊患者可佩戴在左手腕部或者经科室护士长、主管护士共同确认的其他合适部位），护理人员诊疗前应与患者手腕带进行核对。

（四）腕带佩戴时松紧适宜，可容纳一小指，防止腕带脱落或勒伤、血液循环障碍等意外发生。

（五）成人及小儿佩戴不同型号的手腕带。

二、手腕带使用流程

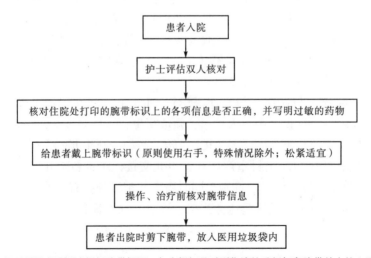

注：住院期间不得随意取下或损坏腕带标识，如有损坏及时到住院处重新打印腕带并由护士再次双人核对。

附录十

患者转科交接制度与程序

患者转科交接时严格执行身份识别制度和流程。尤其急诊、病房、手术室、ICU、产房、新生儿室之间的转接。

一、患者转入程序

转入病房接到通知后，由主班护士通知责任护士和主管医师，责任护士根据患者情况准备床单位及仪器设备。

责任护士接患者到床旁，并协助患者安排好体位。

患者转入后护士认真核对患者姓名、诊断、住院号、转出科室等有关信息。

主班护士交接病历，检查病历是否完整。

责任护士了解患者当日治疗及用药情况。

观察病情、生命体征、输液、引流等情况，检查患者皮肤情况并详细记录。特殊问题做好交接，转交接时需双方双人核对确认患者姓名、住院号和"腕带"标识，认真填写《患者转科护理交接单》。

二、患者转出程序

主班护士遵医嘱确认转科患者，通知责任护士联系转往科室事宜。

责任护士将转出患者病历按要求整理，并书写护理记录单。

转出前，责任护士评估患者一般情况、生命体征。危重患者转运时，应根据病情备好氧气袋、简易呼吸器、心电监护仪及抢救用药，由医务人员护送患者转出。

患者转运途中突然发生意外，以就地抢救为原则，进行心肺复苏。

转交接时需双方双人核对确认患者姓名、住院号和"腕带"标识，护士应认真交接患者液体、引流、皮肤、用药等情况，并将病历及用药、CT片等与转入病房护士交接无误后，认真填写《患者转科护理交接单》。

三、手术患者术前术后交接程序

（一）术前接患者

手术室护士工作人员必须和病房的护士查对交接后才可以接走患者，交接事宜如下：

1.核对患者的姓名、床号、性别、年龄、住院号等信息，手腕带标识是否准确清楚。

2.术前准备是否完善（皮肤准备，是否插好胃、尿管，术前用药是否已经执行等）。

3.患者义齿、身上的首饰是否取下。

4.手术室工作人员与病房护士一起核对带入手术室的物品，核对无误后签名接走患者。

（二）术后接患者

1.病房或重症医学科（ICU）、麻醉恢复室准备：责任护士准备床单位，相关用物（如心电监护仪、氧气、负压吸引、两个输液架，必要时根据手术或者患者情况备用物，如年老体弱大手术后需卧床时间较长等患者备气垫床，甲状腺手术的床头备气切包、无菌手套等）。

2.患者交接：由麻醉师和手术室或麻醉恢复室护士将患者送回病房，将患者移至床单位，整理好床单位；交接患者的生命体征、切口、各引流管的性质、颜色、量及置管长度、营养管深度多少等；输液交接，输液通道是否通畅、现在使用的液体及手术中使用的液体，如有深静脉置管的应交接置管的深度；交接由手术室带回的物品；以上交接应在手术护理记录单上记录完整，双方确认无误后签名。

3.责任护士迎接患者，认真核对床号、姓名、住院号、手术名称、麻醉方式、术中情况、监测患者生命体征，观察患者意识状态、伤口、引流、输液、皮肤情况，连接固定引流管，认真填写《手术护理记录单》、书写护理记录。

换床管理制度与流程

一、医师下达HIS系统换床医嘱，护士不执行任何口头医嘱。

二、医嘱处理者处理医嘱后打印执行单，通知责任护士（原床位）。

三、责任护士（原床位）接到换床医嘱后携执行单，评估患者，并向患者及家属解释目的，取得理解和配合，协助整理用物，同时携患者的全部住院信息标识及用物，将患者安全转运至新床位，并将所有患者信息更新。

四、责任护士间做好床旁交接：包括患者病情、治疗、护理、用药情况，以及目前存在的主要护理问题。

五、交接班责任护士核对执行单上患者相关信息无误，签字执行。

六、接班责任护士通知医嘱处理者，负责将病历、电脑一览卡信息、护理记录、口服药单、口服药袋、护理单、注射单、输液单、体温记录单、处置单等更新为新床号。

七、由接班责任护士负责核对换床后的所有相关信息，准确无误后在HIS医嘱系统信息中确认执行。

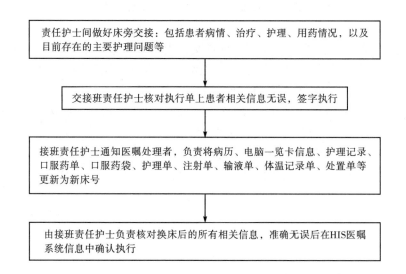

病情危重报告制度

为迅速有效组织对危重患者抢救，特制定本制度：

一、新入院或突发的危重患者，值班护士应立即通知医师迅速进行抢救，在医师未到达之前，护士应即刻准备抢救用物，并给予必要的急救处理：吸氧、人工呼吸、胸外按压、吸痰、止血、迅速建立静脉通路等。积极配合医师抢救，及时正确地执行医嘱，口头医嘱护士须复述一遍，医师确认无误后方可执行，并记录在护理单上。与医师一起根据病情将患者转入抢救室或监护室内进行抢救。

二、抢救工作医护要密切合作，值班者应及时报告科主任和护士长，电话通知医务处、护理部或总值班，重大抢救应由科主任或护士长亲临现场组织抢救，医务处、护理部及院领导参加。所有参加抢救人员要听从指挥，严肃认真、分工协作。

三、当遇到严重工伤、重大交通事故、大批中毒、甲类传染病等重大事件及必须动员全院力量抢救的病员时，护士长必须立即向医务处、护理部或有关部门报告，迅速组织全院业务技术骨干参与抢救，由各职能部门分别向院领导报告。

四、抢救工作中遇到护理、治疗、技术操作等方面的困难时，应及时请示、迅速予以解决。一切抢救工作要做好记录，要求准确、清晰、扼要、完整、并准确记录执行时间。

五、交接班时必须进行床旁交接，详细交接当前诊断、治疗及注意事项等情况。

六、各种急救药品的安瓿、输液、输血袋子或空瓶等用后应集中放在一起，以便查对。抢救药品使用后要及时归还原处，清理补充，并保持清洁。

七、因抢救急危患者，未能及时进行记录者，要在抢救结束后6小时内据实补记，并加以说明。危重患者护理记录单及抢救记录填写要求及时、客观、准确，时间精确到分钟。

八、各种抢救任务完成后将抢救结果及时报告护理部，并应认真总结、分析，持续改进，提高抢救水平。

疑难危重病例讨论制度

一、建立疑难危重患者上报制度。当医师下达危重患者病危医嘱和通知单后，值班护士应立即向护士长汇报，护士长参与危重患者的组织抢救，并在12小时内对危重患者进行护理查房（特殊情况在24小时内完成），提出并解决护理问题。护士长应在24小时内上报护理部，护理部对科室上报的每位危重患者，逐一进行床前护理查房，特殊情况不能当天查房者，在48小时内完成。

二、护士长组织护士对疑难危重病例进行讨论，评估患者及家属。通过查看患者、查阅病历、询问了解患者及家属对病情及有关健康问题掌握的情况，及时了解护理措施落实情况和患者及家属对护理工作的满意度，以便改进护理工作。

三、由分管责任护士汇报病情并提出患者需要解决的护理问题和护理计划，护士长结合患者病情向分管护士提问，了解责任护士对患者的病情、需帮助和解决的健康问题、可能发生的并发症的掌握情况。

四、提问护士长以了解护士长对科室危重患者病情的掌握、对护士的业务指导、对危重患者护理质量的管理情况，护理部及时督促护士长管理职能的落实和业务水平的提高。

五、现场察看或随机抽取护理人员为患者做1项护理技术操作，了解护理人员的护理专业技术掌握情况（是否省略，和讨论无关）。

六、检查护理记录是否及时、准确、真实、客观、完整，是否有漏项等现象，了解护理人员在危重患者护理中存在的问题，及时有效地进行有针对性的现场指导，对普遍存在的问题进行集中培训。

七、护理部对讨论情况进行详细记录，并当场反馈给科室。

八、加强护理部管理职能的落实。通过对危重患者的病情讨论，护理部可以及时了解和掌握全院危重患者的分布情况，深入临床一线，解决实际问题，保证危重患者的护理质量。

危重患者抢救制度

危重患者的抢救是一个医院业务技术水平和管理水平的重要标志，是医疗护理工作的一项重点任务，平时要加强医务人员的素质教育.基本功训练及抢救工作的科学管理，认真执行规章制度，争分夺秒地抢救危重患者。

一、人员安排与组织形式：安排具有一定临床经验和技术水平的医师和护士担任抢救工作，必要时立即报告上级医师、护士长及科主任。对重大抢救，根据病情提供抢救方案，并立即呈报护理部、医务处及院领导。

二、抢救药品、器材、设备要齐全完备，做到定人管理、定点放置、定期消毒、定量供应、定时核对，用后及时补充。

三、值班人员必须熟练掌握各种器械、仪器的性能及使用方法。抢救物品一般不外借，以保证应急使用。

四、凡参加抢救人员必须全力以赴，明确分工、紧密配合、听从指挥、坚守岗位，严格执行各种规章制度。医师到达之前，护理人员应根据病情给予紧急处理，如吸氧、吸痰、测血压、开通静脉通路、行人工呼吸、胸外心脏按压、配血、止血等必要措施。

五、观察病情变化，危重患者就地抢救，病情稳定后方可移动。有监护室的病区可酌情移至监护室。

六、严格执行交接班制度及查对制度，病情变化、抢救经过、各种用药等应及时详细记录，并及时提供诊断依据。

七、及时与患者家属及单位联系。

八、抢救完毕，整理用物，除做好抢救登记和消毒外，必须在6小时之内完成护理记录的补记。

输液操作规范及安全管理制度

一、输液操作规范

（一）输液目的
按照医嘱正确地为患者实施输液治疗。

（二）操作规程

1. 评估患者

（1）询问、了解患者的身体状况。

（2）评估患者穿刺部位的皮肤、血管状况。

2. 操作步骤

（1）核对医嘱，做好准备工作。

（2）携用物至患者床旁，协助患者做好准备工作，取舒适体位。

（3）将药液及输液器备好待用，选择患者适宜的穿刺部位。

（4）穿刺部位下铺垫巾，在穿刺处上部系紧止血带，消毒注射部位皮肤，嘱患者握紧拳头，使静脉充盈。

（5）按无菌技术原则进行穿刺，成功后松止血带，固定。

（6）调节输液速度，一般成人40～60滴/分，儿童20～40滴/分。

（7）协助患者取舒适卧位，将呼叫器放置于患者可及位置。

（8）观察患者情况及有无输液反应。

3. 指导患者

（1）告知患者所输药物。

（2）告知患者输液中的注意事项。

（三）注意事项

1. 对长期输液的患者，应当注意保护和合理使用静脉。

2. 防止空气进入血管形成气栓，及时更换输液瓶，输液完毕后及时拔针。

3. 根据患者年龄、病情、药物性质调节滴速。

4. 患者发生输液反应时应当及时处理。

二、输液安全管理制度

各类静脉注射液体，收发药液时，必须做到先检查药液的生产日期、批号、有无过期、瓶体有无裂纹，液体内有无絮状物，软包装液体要检查有无漏液、漏气，包体有无损坏等方可使用。

液体管理

1.用大液体时，要严格把好"四关"，做到"五查"。

四关：

搬液体进治疗室的检查关

摆药前的检查关

配液体前的检查关

上挂输液架前的检查关

五查：

查瓶口有无松动

查标签是否清楚

查药液有无混浊、变质、絮状物

查生产日期和有效期

查瓶子、软包装有无裂痕及漏液

2.常规静脉输液卡，每日核对后打印，一式两份。加药前必须经两人核对输液单后方可加药。一组液体加完后，在治疗室内的输液卡上相应栏内打钩，签加药时间和加药者姓名。

3.执行静脉用药时，必须核对后再执行，并在患者床边的输液卡上打钩、签时间、签姓名。患者自带药物一律不准应用，以减少医疗纠纷。

4.静脉注射药物，应携带静脉注射单，静脉注射药物必须放置在治疗盘内。严格查对后，根据药物作用和性质，控制注射时间，注射完毕签时间、签姓名，并保存入档。

三、常见的输液反应及预防措施

（一）常见的临床输液反应

1.药物不良反应　在输液反应中药物不良反应占主要原因，轻者表现为皮肤瘙痒、皮丘疹；局部呈点状或片状，也可表现在全身；胃肠道反应比较明显，有恶心、呕吐等症状；严重的药物过敏可出现憋气、呼吸困难、心率快，甚至出现过敏性休克。

2.热源反应　常因为输入致热物质如致热源、死菌、游离菌体蛋白或药物成分不纯所致，表现为发冷、寒战、发热并伴有恶心、呕吐、脉快、周身不适等症状。

3.静脉炎　当患者静脉输液的疗程较长，输入药物的刺激性较强，或因反复穿刺致机械性损伤，以及患者的特殊体质，操作时消毒不严格等都会导致静脉炎。主要表现为沿静脉走向呈条索状红线，局部组织发红、肿胀、灼热、疼痛，有时伴有畏寒、发热等全身症状。

4.急性肺水肿　多因患者本身患有冠心病且输液量大，输液滴速太快所致。

5.空气栓塞　输液前未排尽输液管和针头内气体或中心静脉置管患者更换液体不及

时，致空气进入。

（二）临床输液反应发生的原因

1.药物方面因素

（1）药物本身输液质量中药品自身的质量至关重要。同一组成的药物，因不同生产企业的制剂技术差别，杂质的除去率不同而影响其不良反应的发生率。如青霉素因制剂中含有微量青霉烯酸、青霉噻唑酸及青霉素聚合物等物质而引起变态反应。

（2）运输储存药物在运输、储存、使用中碰撞或是瓶口松动等可能导致漏气，产生玻璃碎渣等而污染输液；含糖量高的输液，如储存条件不当则容易霉变，还有其他种种因素均有可能导致输液反应的发生。

（3）热原累加：临床上合并用药很常见，由此产生的热原叠加的机会也相应增多，尤其是三联、四联用药。临床处方中，将4～6种小针剂同时加入到250ml或500ml的输液中混滴，其中热原便累加起来，可能超过人体的耐受量而发生热原反应。

（4）微粒增加有些中药注射液及粉针与输液配伍后不溶性微粒明显增多。原因是中草药的成分比较复杂。有些成分如色素、鞣质、淀粉、蛋白质等以胶态形式存在于药液中，药物与输液配伍后发生氧化、聚合反应。有些生物碱、皂苷配伍后pH改变可析出产生大量微粒。在输液操作中，多次穿刺橡胶塞、折断针剂等都会造成颗粒增加。

（5）药物配伍临床上输液多数被作为药物载体。通过静脉滴注，配伍1种或多种药物。随配伍药物的增加，微粒数也增加，尤其是中草药针剂。药物配伍不当，配制后的溶液颜色、澄明度会受到影响，可产生结晶、气泡、沉淀或pH改变等变化，也可因pH变化、药剂的稳定性、安全性受到影响。另外，患者生理状况不同，对配伍变化的敏感程度也不同。

2.输液操作因素

（1）输液环境：输液环境的卫生条件影响输液的安全。输液配制一般由护士在病区内完成，环境中的细菌和微尘有可能进入药液而造成污染和出现输液微粒，进入人体后易引起热原反应、毛细血管栓塞、异物肉芽肿等严重后果。尤其在急诊室病情严重的患者较多，环境中的各种病菌和微粒也多，对环境卫生的要求相应提高。如果输液室及配液室环境没有不定期消毒，空气洁净度不符合要求，就会增加输液被污染的概率。

（2）无菌操作：无菌观念要强，在操作上无菌原则执行认真，如配药前注意洗手、配药时注意戴口罩，切割安瓿时正确消毒等，如操作不当，这些都是造成输液反应的原因。

（3）微粒引入：反复多次针刺橡胶塞及涤纶薄膜，导致碎屑脱落，进入液体，直接成为不溶性微粒；安瓿折断时会产生肉眼看不见的玻璃碎屑，由于安瓿内负压，会将大量玻璃微粒吸入药液。

（4）输液速度不当：也是一个重要的因素。临床上应用时应注意滴速的药物有：肠外营养药物、治疗指数窄的药物、易刺激血管的药物、血管活性药物等，如氨基酸类、脂肪乳、氨茶碱、氨基糖苷类抗生素、红霉素、多巴胺、间羟胺等。临床工作中应根据患者的生理、病理、心理条件和不同的药物选择适宜的输液速度，以减少和避免发生输液反应。

3.输液器具　一次性输液器及注射器的质量至关重要，即使是质量合格的器材，操作不当及储存时间过长，也会造成污染。由于劣质输液器材造成输液反应甚至酿成严重事故的事件时有发生。临床应用时仍需严格检查，防患于未然。

4.患者方面因素

（1）老年患者：输液量和输液速度的耐受范围缩小，输液速度应较青壮年患者慢1/3～1/2。新生儿输液速度稍快便可引起心衰等输液并发症。

（2）疾病：血栓性疾病患者自身血液处于高凝状态，输液中微粒特别是较大的微粒，可造成局部循环障碍，引起血管栓塞；微粒过多，造成局部堵塞和供血不足，这样会加重疾病发生发展，甚至危及生命。

（3）个体差异：合格的输液不等于绝对没有热原，只是含量极微，一般患者在正常情况下不会发生热原反应，而有些体质弱，对热原耐受性差的患者在同样条件下就有可能引起发热反应，这是因为进入体内的热原已经达到该患者发热反应的作用剂量。

（三）预防临床输液反应的措施

1.把好药品生产和输液器具购进关：购进应选用生产规模大，生产条件好，质量可靠，信誉好的厂家。

2.输液中应尽量避免多种药物联用：输液时多种药物联用会使药液中内毒素累加，多种药物联用，由于溶媒pH的改变，药物相互配伍的变化或其他原因造成药物的沉淀、结晶等现象。另外，由于反复多次穿刺胶塞会使药液中微粒增加，由于含有较多微粒的液体输入人体也会发生热原样反应。故应尽量避免多种药物联用。加药后的药液应做澄明度检查，发现异常现象，应立即弃去。

3.提高输配液间的空气质量增加有效的空气进气过滤装置：有条件时输液添加药物应在符合GMP要求的配液中心进行，没有条件时也应在洁净的环境中操作，操作时应避免空气流通和人员走动，输液间最好是在装有空气自净器的房间进行，条件不具备时，输液时也应在输液间或病房清扫完卫生之后进行，同时减少人员走动。为了使进入液体瓶内的空气洁净，应增加有效的空气进气过滤器，减少细菌和微粒对液体的污染。

4.严格执行输液操作规程首先，轻轻提起液体瓶对着光线充足的地方检查液体中是否有异物，瓶身是否有裂纹，再将液体瓶轻轻翻转竖立，自上而下观察是否有玻璃屑、沉淀或其他异物存在，同时注意瓶口及瓶身是否漏气，铝盖是否松动等。检查时切记不可振摇。检查无误后，严格按无菌操作规程执行，注意每一个细小的环节，在添加其他药物前应用少量的液体冲洗输液器，以减少输液器中可能存在的微粒和内毒素的输入。

5.输液速度要适中。

6.加强护理人员责任心，及时巡视病房，更换液体，防止滴空液体。

附录十六

临床"危急值"报告制度

为加强对临床"危急值"的管理,确保将"危急值"及时报告临床医师,以便临床医师采取及时、有效的治疗措施,确保患者的医疗安全,杜绝患者意外发生,特制定本制度。

一、临床"危急值"的概念

"危急值"是指当某种检查(验)结果出现时,表明患者可能正处于有生命危险的边缘状态,临床医师需要及时得到检查(验)信息,迅速给予患者有效的干预或治疗措施,就可能挽救患者生命,否则就有可能出现严重后果,失去最佳抢救机会。

二、临床"危急值"项目范围

临床"危急值"项目包括检验、影像、超声、心电诊断、病理、内镜诊疗等方面的临床指标,具体项目及范围见附件《青大附院临床"危急值"项目及范围》。

三、临床科室接到"危急值"报告后,应立即采取相应措施,抢救患者生命,确保医疗安全。

四、临床"危急值"处理流程

(一)临床科室医务人员在接到"危急值"电话报告时,应复述确认,并在《临床科室"危急值"报告记录本》上详细记录相关内容,并立即通知主管医师。临床科室医务人员在HIS系统医师工作站接到"危急值"报告时,应用工号确认,并立即通知主管医师。

(二)若主管医师不在病房,接到"危急值"电话报告的医务人员应立即通知科室主任或病区最高年资医师。

(三)门、急诊医护人员接到"危急值"报告时,应及时通知患者或家属领取报告,并安排患者及时到指定科室或急诊就诊。若暂时无法与患者取得联系,应及时向门急诊部报告(非正常工作时间应向总值班报告)。病情紧急时,门急诊部(总值班)应帮助寻找患者,并负责跟踪落实。

(四)主管医师应在接到"危急值"报告后15分钟以内,根据病情做出相应的处理,同时报告上级医师或科室主任,并在病程记录中书写"危急值处置记录"。接收报告者负责跟踪落实并做好相应记录。

五、"危急值"登记制度

临床"危急值"的报告与接收均遵循"谁报告（接收），谁记录"原则。各医技及临床科室均应建立"危急值"报告记录本，对"危急值"处理的过程和相关信息做详细记录。

六、质控与考核

（一）科室要认真组织学习临床"危急值"报告及处理制度，掌握临床"危急值"报告项目、范围及处理程序。应安排专人负责本科室临床"危急值"报告和处理制度实施情况的督查，确保制度落实到位。

（二）医院将"危急值"报告和处理制度的落实执行情况，纳入科室医疗质量考核范围。医务处、门急诊部、业务管理部等职能部门负责对各临床、医技科室"危急值"报告与处理情况进行督导检查，提出相应的持续改进措施。

七、"危急值"报告作为科室管理评价的一项重要考核内容。医院对科室的"危急值"报告工作定期检查并总结。重点追踪了解患者病情的变化，或是否由于有了"危急值"的报告而有所改善，提出"危急值"报告的持续改进措施。

药品使用后不良反应观察、报告制度

一、药品不良反应主要指合格药品在正常用法用量下出现的与用药目的无关的或意外的有害反应。

二、给药护士应掌握药物的基本知识，包括药效学和药动学方面的知识；掌握正确的给药方法、技能，严格遵守安全用药原则；严格药品管理，保护用药者的权利，确保药品使用安全。

三、护士根据医嘱给药，注意观察病情及疗效，熟悉患者病情、明确患者用药目的，注意观察用药后的反应。熟悉常用药剂量、药效、不良反应及配伍禁忌。当发现与用药目的无关的或意外的不良反应时，应及时通知医师、护士长采取相应补救措施，记录不良反应/事件过程描述（包括症状、体征、临床检验等）及处理情况，记录可疑药品的品名、规格、剂量、生产厂家及药品批号，不良反应对原患疾病的影响等。

四、护士长分别报告科主任、护理部，初步判断出现不良反应的药品，当不同患者出现相似的不良症状时，应立即联系药剂科，临床药师配合临床及时调查原因填表上报。

五、科室填写《药品不良反应/事件报告表》，填报内容应真实、完整、准确，及时上报医务处、护理部。

附：药品使用后不良反应上报制度

一、药品不良反应实行逐级、定期报告制度，必要时可以越级报告。

二、各科室负责使用药品的不良反应报告和监测工作，发现可能与用药有关的不良反应应详细记录、调查、分析、评价、处理，并填写《药品不良反应/事件报告表》，及时向医院医务部门报告，其中新的或严重的药品不良反应应于发现之日起15日内报告，死亡病例须及时报告。护理系统上报程序为：值班护士上报护士长，护士长上报护理部，护理部上报分管院长或院长，报告时限要求24小时内，护士长填写。

三、药品不良反应的上报范围主要为：新药（投入使用5年内）监测期内的药品应报告该药品发生的所有不良反应；新药监测期已满的药品，报告该药品引起的新的和严重的不良反应。进口药品自首次获准进口之日起5年内，报告该进口药品发生的所有不良反应；满5年的，报告该进口药品发生的新的和严重的不良反应。

四、发现群体不良反应，应立即报告医务处、护理部，由医务处向药品监督管理局、卫生局以及药品不良反应监测中心报告。

五、发现药品引起的新的或严重的不良反应，科室可通过国家药品不良反应网直接上报国家不良反应监测中心。

六、科室有下列情况之一者，将按照有关的法律法规、医院的有关规章制度给予相应的处罚：未按要求报告药品不良反应的；发现药品不良反应匿而不报的；因为工作不规范，由药品不良反应引起医疗纠纷的；隐瞒药品不良反应资料。

七、医院药剂科协助临床科室进行药品不良反应的监测上报工作。

预防药物外渗管理制度

一、操作者需为具有护士执业资质的人员。

二、用药前了解药物性质，评估药物是否为外渗高风险药物。

三、静脉输注刺激性药物前，护士应该告知患者及家属用药目的、注意事项等。

四、选择合适静脉通路，输注刺激性药物宜选择中心静脉通路给药，如医师及患者未取得沟通及配合，应签署拒绝书，改用外周静脉通路，签署药物外渗知情同意书。

五、如果采用外周静脉应选择静脉留置针，选择粗直弹性好的血管进行穿刺，最好选择上肢、前臂以上的血管，输液袋外贴防外渗警示标识。

六、输注刺激性药物前，首先确认静脉通路通畅，穿刺部位无渗出方可给药。

七、输液期间30 ~ 60分钟巡视一次，并做好相关记录。若患者出现局部剧痛、肿胀、滴液不畅等情况，护士应给予及时处理。

八、输液期间向患者及家属交代注意事项、观察要点，若出现局部疼痛、肿胀、低速减慢及时向护士报告。

九、严格接班制度，加强床边交接班。

附录十九

病历书写基本规范与管理制度

根据国务院第351号令《医疗事故处理条例》和卫生部、国家中医药管理局《关于印发〈病历书写基本规范（试行）〉的通知》（卫医发〔2002〕190号）、山东省病历书写基本规范（2010年版）的规定，护理文书包括体温单、手术护理记录、护理记录（一般患者护理记录、危重患者护理记录）。现将护理文书书写基本要求和医嘱处理规定如下。

一、体温单

体温单用于记录患者体温、脉搏、呼吸、血压及其他情况，主要由护士填写，住院期间体温单排列在病历最前面。

（一）体温单的书写要求

1.体温单的眉栏项目、日期及页数均统一用黑色字体打印。各眉栏项目应填报齐全。

2.在体温单40～42℃之间的相应格内用红色字体笔纵式打印填写入院、分娩、手术、转入、转出、出院、死亡及其时间，要求具体到时和分；竖破折号占两个小格。

3.体温单的每页第一日应打印上年、月、日，其余6天不打印年、月，只打印日。如在本页当中跨越月或年度，则应打印上月、日或年、月、日。

4.体温单34℃以下，呼吸、大（小）便次数用黑色字体打印，其余各项均用黑色字体打印填写。

5.手术后日数连续填写10天，如在10天内又做手术，则第二次手术日数作为分子，第一次手术日数作为分母填报。例：第一次手术3天又做第二次手术即写3（2）、1/4、2/5、3/6……10/13，连续写至末次手术的第10天。

6.患者因做特殊检查或其他原因而未测量体温、脉搏、呼吸时，应补试并填报在体温单相应栏内。患者如私自外出者，其外出时间，护士不测试和填报体温、脉搏、呼吸，返院后的体温、脉搏与外出前不相连。

7.体温在35℃（含35℃）以下者，可在35℃横线下用黑色字体打印"不升"两字，不与下次测试的体温、脉搏相连。

（二）体温、脉搏、呼吸、大便等的记录

1.体温的记录

（1）体温以"X"表示腋下温度，以"○"表示肛温，以"·"表示口温。体温符号及曲线用蓝色线条绘制打印。

（2）降温后的体温是以红圈"○"表示，再用红色虚线连接降温前体温，下次所试体温应与降温前体温相连。

（3）如患者高热经多次采取降温措施后仍持续不降，受体温单记录空间的限制，需将体温单变化情况记录在护理记录单中。

（4）常规体温每日测试一次（2 pm）。新入院患者当日测体温、脉搏、呼吸2次，次日后体温正常者改常规测试。

（5）发热患者每4小时测试一次。如发热患者体温在38℃以下者，当日11pm和2 am可酌情免试。体温正常后连测3次，再改常规测试。

2.脉搏的记录

（1）脉搏以红点表示，连接曲线用红色线条绘制。

（2）脉搏如与体温相遇时，在体温标志外面画一红圈，如"○"。

（3）脉搏短绌的患者由两名护士同时为其测试，一人用听心率，一人测脉搏。心率以红圈"○"表示，脉搏以红点"·"表示，并以红线分别将"○"与"·"连接。在心率和脉搏两曲线之间用红色斜线构成图像。

3.呼吸的记录　呼吸的绘制用数字表示，相邻的两次呼吸数用黑色字体上下错开打印在"呼吸数"项的相应时间纵列内。

4.大便的记录

（1）应在2 pm测试体温时询问患者24小时内大便次数，并用黑色字体打印填写。

（2）大便失禁者，用"*"表示。

（3）3天以内无大便者，结合临床酌情处理。处理后大便次数打印记录于体温单内。

（4）灌肠一次后大便一次，应在当日大便次数栏内打印填报为1/E，大便二次打印填报为2/E，无大便打印填报为0/E。

（三）其他内容记录

1.出量（尿量、痰量、引流量、呕吐量）、入量记录按医嘱及病情需要如实填写24小时总量。

2.血压、体重的记录　血压、体重应当按医嘱或者护理常规测量并记录，每周至少1次。入院当天应有血压、体重的记录。入院时或住院期间因病情不能测体重时，分别用"平车"或"卧床"表示。

二、手术护理记录单

手术护理记录是指巡回护士对手术患者术中护理情况及所用器械、敷料的记录，应当在手术结束后即时完成。

书写要求：

（一）眉栏项目填写完整、正确，无缺项。

（二）字迹清楚、整洁，涂改规范，签名清晰。

（三）患者病情记录全面，包括生命体征、手术名称、入室时间、手术体位、麻醉方式、皮肤和管路情况及术中特殊情况的记录。

（四）手术所用无菌包的灭菌指示卡及植入体内医疗器具的标识，经检验后粘贴于手术护理记录的背面。

（五）手术物品清点核对清晰、准确，有签字。在手术前、关闭体腔前和关闭体腔后均有清点核对记录。

（六）物品的清点：

1.手术开始前，洗手护士和巡回护士须清点、核对手术包中各种器械及敷料的名称、数量，并逐项准确填写。

2.手术中追加的器械、敷料应及时记录。

3.手术中需交接班时，洗手护士、巡回护士要共同交接手术进展及该台手术所用器械、敷料清点情况，并由巡回护士如实记录。

4.手术结束前，洗手护士和巡回护士共同清点台上、台下的器械、敷料，确认数量核对无误，告知医师。

5.清点时，如发现器械、敷料的数量与术前不符，护士应当及时要求手术医师共同查找，如手术医师拒绝，护士应在手术护理记录"其他"栏内注明，请由手术医师签名；同时向其上级医师汇报，将汇报内容记录在手术巡回记录单。

6.洗手护士、巡回护士在手术护理记录上签全名，签名要清晰可辨。

（七）术毕，巡回护士将手术护理记录放于患者病历内。

三、护理记录单

护理记录是指护士根据医嘱和病情对患者住院期间护理过程的客观记录。护理记录分一般患者护理记录和危重患者护理记录。

（一）一般患者护理记录

一般患者护理记录是指护士根据医嘱和病情对一般患者住院期间护理过程的客观记录。

书写要求：

1.护理记录应表述准确，语句通顺，标点正确。

2.眉栏内容：包括科室、床号、姓名、性别、住院病历号、页码、记录日期。

3.病情栏内记录：应将观察到的客观病情变化依据日期时间顺序及时记录下来，同时记录所采取的护理措施和效果。

4.根据患者护理级别及病情变化决定记录频次。手术当天要有术后护理情况的记录，术后前3天每班至少记录1次。病情变化时应随时记录。

5.护士记录后及时签全名。

（二）危重患者护理记录

危重患者护理记录是指护士根据医嘱和病情对危重患者住院期间护理过程的客观记录。

书写要求：

1.医师开危重护理医嘱后，护士应当及时进行危重护理患者的护理记录。

2.眉栏内容包括科别、床号、姓名、住院病历号、页码、记录日期。

3.详细记录出入量

（1）每餐食物记在入量的项目栏内，食物含水量和每次饮水量应及时准确记录实入量。

（2）输液及输血：准确记录相应时间液体、血液输入量。

（3）出量：包括尿量、呕吐量、大便、各种引流量，除记录毫升外，还需将颜色、性质记录于病情栏内。

4.详细准确记录生命体征，记录时间应具体到分钟，一般情况下至少每4小时记录一次，其中体温若无特殊变化时至少每日测量4次。

5.病情栏内应客观记录患者24小时内病情观察情况、护理措施和效果。手术患者还应记录麻醉方式、手术名称、患者返回病室状况、伤口情况、引流情况等。

6.危重患者护理记录应当根据相应专科的护理特点书写。

7.根据排班情况每班小结出入量，大夜班护士每24小时总结一次（7am），并记录在体温单的相应栏内。

8.患者病情记录白天一般最长不超过2小时记录一次，夜间一般最长不超过4小时记录一次。若病情出现变化随时记录。

9.各班小结和24小时总结的出入量需要用红双线标识。

10.护理记录打印后，护士应及时在签名栏内签全名。

四、医嘱的处理要求

医嘱是指医师在医疗活动中下达的医学指令。医嘱单分长期医嘱单和临时医嘱单。

（一）医嘱由医师直接书写在医嘱单上或输入微机，不得转抄转录。

（二）因抢救急危患者，需下达口头医嘱时，护士应复诵一遍。抢救结束后，由医师即刻据实补记医嘱。

（三）执行医嘱后应当签全名和执行时间。

高危药品（有误用风险药品）管理制度

高危险药品是指药理作用显著且迅速，易危害人体的药品。为促进该药品的合理使用，减少不良反应，制定如下管理制度。

一、高危险药品包括：高浓度电解质制剂、肌肉松弛剂及细胞毒化药品等，具体品种见附录。

二、高危险药品应设置专门的存放药架，不得与其他药品混合存放。

三、高危险药品存放药架应标识醒目，设置黑色警示牌提示牌提醒药学人员注意。

四、高危险药品使用前要进行充分安全性论证，有确切适应证时才能使用。

五、高危险药品调配发放要实行双人复核，确保发放准确无误。

六、加强高危险药品的效期管理，保持先进先出，保持安全有效。

七、定期和临床医护人员沟通，加强高危险药品的不良反应监测，并定期总结汇总，及时反馈给临床医护人员。

八、新引进高危险药品要经过充分论证，引进后要及时将药品信息告知临床，促进临床合理应用。

附：

10%氯化钾注射液 10%氯化钠注射液 25%硫酸镁注射液 氯化钙注射液 胰岛素制剂 维库溴铵 阿曲库铵 琥珀胆碱 环磷酰胺 异环磷酰胺 尼莫司汀 甲氨蝶呤 氟尿嘧啶 替加氟 替加氟尿嘧啶 阿糖胞苷 卡莫氟 羟基脲 吉西他滨 卡培他滨 放线菌素 丝裂霉素 平阳霉素 柔红霉素 多柔比星 表柔比星 吡柔比星 羟喜树碱 长春新碱 长春地辛 长春瑞滨 依托泊苷 替尼泊苷 紫杉醇 多西他赛 他莫昔芬 来曲唑 甲羟孕酮 氟他胺 曲普瑞林 顺铂 卡铂 奥沙利铂 亚砷酸 亚叶酸钙

护理差错事故预防制度及预案

一、护理人员在医疗护理活动中，必须严格执行医疗卫生行政法规、医院、科室各项规章制度、技术操作规范、岗位职责、工作程序，遵守医疗护理服务职业道德。

二、各科室根据护理专业工作情况制定相应的规章制度、护理工作常规、技术操作规程、护理质量标准、岗位职责、工作程序等。

三、在护理部的领导下建立护理质量控制组，负责本科室护理质量综合管理。每月对科内护理工作进行检查，加强基础质量、环节质量、终末质量的管理，针对工作中出现的薄弱环节及存在的隐患加以分析、调查，及时对科室制度、规程加以修订、完善。

四、加强各级护理人员法律、法规、安全知识教育，定期组织学习由医院、护理部颁发的护理缺陷、差错、事故防范措施。建立护理缺陷登记制度，对护理工作中发生的缺陷及时进行登记，定期组织全科护士进行讨论，针对易发生的缺陷总结防范措施。

五、从事护理工作的人员，必须取得护士执照和护士上岗证。新护士、培训护士、轮转护士、实习护士必须通过护理部及科室差错事故防范知识培训，定期参加各项护理常规、技术操作规程考试、考核。加强各级护理人员基础理论、基本技能、基本操作、专业知识及护理操作的学习与培训，做到熟练掌握、正确操作。

六、树立以患者为中心的护理理念，增强护患沟通意识，掌握沟通技巧，达到护患关系和谐、稳定，服务流程合理便捷，为患者提供整体、全面、及时的护理服务。

七、严格执行护理技术准入制度，开展的新技术、新项目的申报管理及质量、安全评定工作。

八、充分掌握工作规律，合理安排工作人员班次，保证各班次工作量及人力均衡，各级人员合理搭配，使患者得到及时、准确的护理。

九、建立科室设备、仪器、急救物品、器械管理制度，定期进行安全检查，发现问题及时通知维修，保证设备、仪器正常使用，急救物品在备用状态。

十、规范护理病历书写，如实记录护理服务过程、护理效果，护理记录及时、准确、完整。

十一、特大抢救、疑难问题、突发事件及时请示上报护理部及相关职能部门。

预案

差错事故预防预案

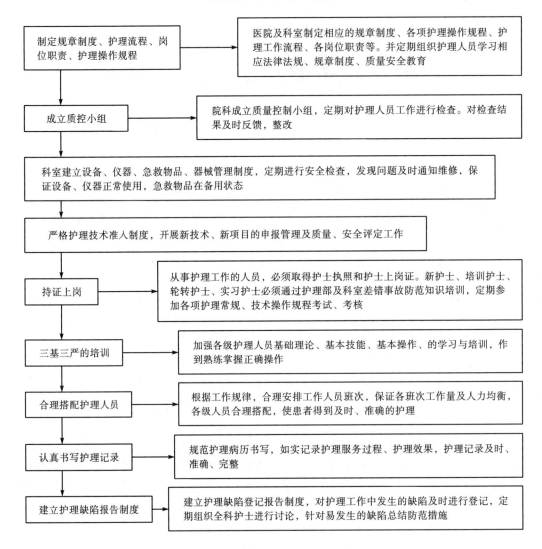

| 制定规章制度、护理流程、岗位职责、护理操作规程 | → | 医院及科室制定相应的规章制度、各项护理操作规程、护理工作流程、各岗位职责等。并定期组织护理人员学习相应法律法规、规章制度、质量安全教育 |

| 成立质控小组 | → | 院科成立质量控制小组，定期对护理人员工作进行检查。对检查结果及时反馈，整改 |

科室建立设备、仪器、急救物品、器械管理制度，定期进行安全检查，发现问题及时通知维修，保证设备、仪器正常使用，急救物品在备用状态

严格护理技术准入制度，开展新技术、新项目的申报管理及质量、安全评定工作

| 持证上岗 | → | 从事护理工作的人员，必须取得护士执照和护士上岗证。新护士、培训护士、轮转护士、实习护士必须通过护理部及科室差错事故防范知识培训，定期参加各项护理常规、技术操作规程考试、考核 |

| 三基三严的培训 | → | 加强各级护理人员基础理论、基本技能、基本操作、的学习与培训，作到熟练掌握正确操作 |

| 合理搭配护理人员 | → | 根据工作规律，合理安排工作人员班次，保证各班次工作量及人力均衡，各级人员合理搭配，使患者得到及时、准确的护理 |

| 认真书写护理记录 | → | 规范护理病历书写，如实记录护理服务过程、护理效果，护理记录及时、准确、完整 |

| 建立护理缺陷报告制度 | → | 建立护理缺陷登记报告制度，对护理工作中发生的缺陷及时进行登记，定期组织全科护士进行讨论，针对易发生的缺陷总结防范措施 |

护理安全不良事件主动报告制度与流程

患者安全是医疗的基本原则，是质量管理的核心。为了鼓励全院护士及时、主动、方便地报告影响患者安全的事故隐患或潜在风险，通过管理人员及时分析原因，采取相应措施，最大限度地避免类似事件的发生，以达到持续改进医疗质量，减少医疗缺陷，确保医疗安全的目的。为此，特制定了无惩罚性护理不良安全事件报告制度与流程，并在院内网上设置了护理不良事件上报程序，鼓励全院护士积极参与不良事件上报。

一、护理不良事件的定义

所谓护理不良事件是指临床护理活动中，任何可能影响患者的诊疗结果、增加患者的痛苦和负担并可能引发护理纠纷或医疗事故，以及影响护理工作的正常运行和护理人员人身安全的因素和事件。

二、护理不良事件分级：分为四个等级

Ⅰ级事件（警告事件）：非预期的死亡，或是非疾病自然进展过程中造成永久性功能丧失。

Ⅱ级事件（不良后果事件）：在疾病医疗过程中是因诊疗活动而非疾病本身造成的患者机体与功能损害。

Ⅲ级事件（未造成后果事件）：虽然发生了错误事实，但未给患者机体与功能造成任何损害，或有轻微后果而无需任何处理可完全康复。

Ⅳ级事件（隐患事件）：由于及时发现错误，未形成事实。

注意事项：Ⅰ、Ⅱ级不良事件要启动预警，填报医疗纠纷预警登记表。

三、不良事件报告的意义

（一）通过报告不良事件，及时发现潜在的不安全因素，可有效避免医疗差错与纠纷，保障患者安全。

（二）不良事件的全面报告，有利于发现护理安全系统存在的不足，提高护理系统安全水平，促进医院及时发现事故隐患，不断提高对错误的识别能力。

（三）不良事件报告后的信息共享，可以使相关人员能从他人的过失中吸取经验教训，以免重蹈覆辙。

四、不良事件报告系统的分类

根据报告系统的主体和适用范围可分为外部报告系统和内部报告系统两类；根据所报告不良事件的种类科分为强制报告系统和自愿报告系统两类。外部报告系统和内部报告系统中都包括强制报告系统和自愿报告系统。医疗事故和重大医疗差错属于强制报告系统。

五、不良事件的范围

（一）人在住院期间发生跌倒、用药错误、走失、误吸或窒息、烫伤以及其他与患者安全相关的护理意外。

（二）护理或治疗失误导致患者出现严重并发症、非正常死亡、严重功能障碍、住院时间延长或住院费用增加等医疗事件。

（三）严重药物不良事件反应或输血不良反应。

（四）因医疗器械或医疗设备的原因给患者或护理人员带来的损害。

（五）严重院内感染。

（六）门急诊、保卫、信息等其他相关不良事件。

六、不良事件报告流程

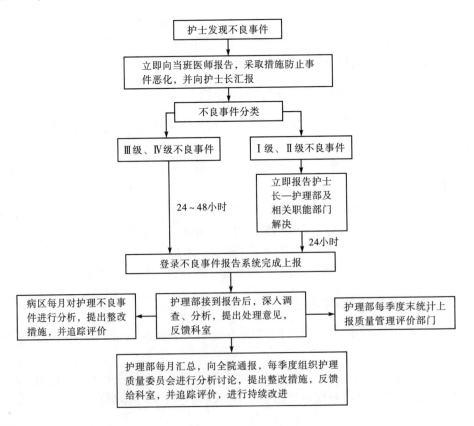

不良事件管理规定

一、不良事件报告的原则

坚持非惩罚性、主动报告的原则。医院鼓励护理人员主动、自愿报告不良事件，包括报告本人的或本科室的，也可以报告他人的或其他科室的，可以实名报告也可以匿名报告。对主动报告的科室和个人的有关信息，医院严格保密。

（一）Ⅰ级、Ⅱ级不良事件属于强制性报告范畴。

（二）Ⅲ级、Ⅳ级不良事件遵循自愿性、保密性、非处罚性和公开性的原则。

二、不良事件报告的时限

建议早发现早报告，一般不良事件报告时间为24～48小时以内；严重不良事件或情况紧急者应在处理事件的同时先口头上报护理部或相关职能部门，事后在24～48小时内填报《不良事件报告系统》。

三、不良事件报告形式

报告形式：网上直报、电话报告、书面报告。

四、不良事件报告的奖惩措施

对主动、及时上报不良事件的人员和科室，将根据不良事件的具体情况按照医院有关规定给予免责、减轻处罚或奖励处理；凡发生严重不良事件但隐瞒不报的科室和个人，一经查实，根据事件具体情况给予当事科室和个人相应的行政和经济处罚。

附录二十四

患者跌倒坠床风险评估管理

一、建立可靠和有效的评估工具，全面评估患者跌倒坠床风险

（一）门、急诊患者：门诊所有工作人员从患者进入医院起，要注意观察患者是否有跌倒的风险，尤其对高龄、步态不稳、有头晕/眩晕、孕妇等应视为跌倒坠床的高危患者。

（二）住院患者跌倒坠床风险初始评估：凡新入院患者的初次护理评估中必须包括对患者跌倒坠床的风险评估。跌倒坠床风险评估内容包括患者的年龄、意识状态、走动能力、自我照顾程度、跌倒坠床病史、药物使用情况、环境/设施情况等引起跌倒坠床的风险因素，并对患者及家属进行预防跌倒坠床风险的宣教，与患者或家属签署《安全告知协议书》，并做好记录。

（三）住院患者跌倒坠床风险再次评估：所有住院患者均须每周进行再评估，患者出现下列情况需随时评估：转入患者、病情变化（如手术后、意识、活动、自我照顾能力等改变）、使用镇静/止痛/安眠/利尿/降血压/调节血糖等药物时、跌倒坠床后等；评估分值发生变化时、更换陪人或家属时要对患者及家属再次进行预防跌倒坠床宣教，并做好记录。

二、对评估后确认为跌倒坠床的高危患者要规范标识，做到信息有效传递并真正落实防范

（一）门诊工作人员对高龄、步态不稳、有头晕/眩晕、孕妇等跌倒风险的高危患者要重点关注，主动对患者及家属进行告知与教育指导，预防跌倒等不安全事件发生。

（二）住院患者要在床头挂"跌倒坠床高危"标识牌，并佩戴随身标识，一直佩戴至出院，以便其他科室人员轻松辨识，引起全院医护员工、患者及家属的特别关注。

（三）在院内洗手间、病区走廊及门急诊重要通道摆放"小心地滑"标识牌，做到标识醒目，人人参与患者的安全管理。

三、制定并落实预防患者跌倒坠床的防范措施

（一）在门诊洗手间、楼梯及扶梯旁等易致跌倒的位置安放公示宣传牌，内容包括

有跌倒风险的高危人群有哪些，以及采取哪些措施可以预防跌倒的发生等，以警示全体工作人员、患者及家属，防止跌到事件发生。

（二）医院所有工作人员发现有跌倒风险的高危患者，都有责任给予告知与帮助，根据需要联系病员服务中心，协助准备轮椅等相关预防跌倒的措施，预防跌倒的发生，保障患者的安全。

（三）对评估为有跌倒坠床高风险的住院患者，责任护士负责通知主管医师，并严格交接班（包括晨间医护交班及护士各班次之间的交接班）。

（四）有跌倒坠床风险的住院患者应尽量安排在靠近护士站的床位，呼叫器等物品放在患者易取位置，卧床时加用护栏，离床活动时应有人陪护。

（五）有跌倒坠床风险的患者予以佩戴相应标识，住院患者床头放置跌倒坠床高危标识牌，并告知患者和家属。

（六）躁动严重的患者应留陪人，并对陪人进行预防跌倒坠床的培训与教育，教会患者及家属床档的使用方法和注意事项，同时加强巡视。

（七）对因用药或病情导致头晕目眩的患者、夜间如厕次数多的患者或身体虚弱无家属陪伴的患者应增加巡视次数。

（八）医院所有带轮子的床、椅、桌、车等都要有锁定装置，使用前应检查锁定装置功能是否正常，病床高度调整适宜。

（九）创建安全有序的就诊环境。

（十）加强相关培训，提高全院职工包括医护人员、行政后勤人员、保洁人员、保安等所有人员对预防患者跌倒坠床的重视。

（十一）加强对患者及家属的宣教，让患者和家属主动参与跌倒坠床事件的预防。

四、严密监控患者跌倒坠床事件，一旦发生跌倒坠床，积极采取处理措施

（一）护士应及时赶到现场并通知医师，迅速查看全身状况和局部受伤情况，初步判断有无危及生命的症状、骨折或肌肉、韧带损伤等情况。本着患者安全第一的原则，与医师一起迅速采取救助措施。

（二）加强巡视至病情稳定。巡视中严密观察患者病情及心理情况，发现变化，及时向医师汇报并协助处理。

（三）及时、准确记录病情及应急处理过程，认真做好交接班。

（四）责任护士按照不良事件上报流程及要求及时填写《患者跌倒坠床不良事件上报表》上报护士长，护士长进行逐级上报。报告内容包括：跌倒坠床发生的时间、地点、伤害程度、引起跌倒坠床的危险因素、事件处理经过及具体建议等。

（五）护士长每月组织科室人员对跌倒坠床事件认真讨论，分析原因，提出改进措施并落实。

（六）科主任、护士长要定期对员工，包括新入职的员工进行预防跌倒坠床的培训，医护人员要及时对患者及家属进行预防跌倒坠床的宣传教育。

（七）相关职能部门定期对导致患者跌倒坠床的因素进行分析，提出改进意见，并报医院质量与安全管理委员会批准后由相关部门执行。

患者压疮风险防范管理制度

为规范患者压疮风险管理，预防患者发生压疮，及时规范地处理已有压疮，进一步提高护理质量，确保护理安全，特制定本制度。

目的：通过评估患者，帮助医务人员识别发生压疮的高风险患者，积极采取预防措施，防止患者压疮事件的发生，保障患者安全。

范围：本制度适用于医院所有科室所有医务人员对所有患者进行压疮风险因素的预防管理。

一、建立可靠和有效的评估工具，全面评估患者发生压疮的风险

（一）医务人员从接诊患者起，要注意观察患者是否有发生压疮的风险，尤其对高龄、营养不良、长期卧床、大小便失禁、强迫体位等应视为压疮发生的高危患者。

（二）所有患者入院或转入后2小时内由责任护士对患者进行压疮风险初始评估，填写Braden评分表，Braden评分表随病历归档。评分≤16分的患者为压疮风险的高危患者。

（三）通过Braden评分评估为压疮高风险的患者及有外带压疮的患者，要记录相关信息，由责任护士告知患者及家属，填写压疮风险教育知情同意书，家属签字，同时每月填写《住院患者压疮发生率及严重程度表》，电子版每月5号前交各组长。

（四）评估时间及频次：患者入院或转入2小时内初次评估；针对初次评估结果：＞16分的患者，入院时评估1次即可；10～16分的患者，每天评估1次；≤9分的患者，班班评估。如评分无变化，不需要每次家属签字；如评分显示加重，责任护士必须向患者及家属交代，并做好护理记录，同时家属在相应记录处签字；患者有特殊情况和病情变化（如手术等）时随时评估。

（五）患者转科时此表随护理记录一并移交新病房继续填写记录。

二、压疮上报及管理措施

（一）一旦出现压疮高危患者，责任护士及时对患者进行全身皮肤状况全面评估，立即向护士长汇报，并将评估结果向患者及家属讲解清楚，告知患者根据压疮危险评估表患者得分处于哪一种危险状态，估计患者在住院期间可能会发生不可避免的压疮，

让患者及家属在压疮评估表上签字，以减少医疗纠纷的发生。

（二）护士长在24小时内亲自查看患者，组织护士根据患者的具体情况制订详细周密的护理计划。

（三）护理部或医院压疮管理委员会成员在48小时内对科室上报的每位压疮高危患者进行现场查房和指导，并做好记录，修正护理计划，以全面提高患者的护理质量，确保患者生命安全。

（四）责任护士根据护理计划，积极采取有效的护理干预措施，从而将压疮的发生率降低到最低限度。

（五）如科室出现压疮或有外带压疮者，由责任护士告知科室护士长，护士长连同科室联络员24小时内共同讨论制订相应护理计划，并填写《压疮上报表》，科室护士长或联络员观察跟踪并护理记录伤口情况。

（六）科室护理质控小组把压疮的护理纳入护理质量管理的范畴，从而进行有效的护理质量监督。

（七）做好分片区管理，实施责任区负责制：各组长整理《压疮上报表》，整合《住院患者压疮发生率及严重程度表》后每月10号前交伤口（压疮）、造口专业护理委员负责人处，负责人整理汇总全院数据，归纳总结出全院住院患者压疮发生率及严重程度，每月15号前交护理部。

（八）遇到疑难病例，在本科室范围内无法解决，应及时申请会诊。由科室护士长告知护理部，由护理部组织伤口（压疮）、造口专业护理委员会成员及相关科室人员进行会诊，提出相应护理措施并填写会诊记录，本科室护士长或联络员跟踪、随访转归情况并记录。

三、压疮的预防措施

（一）明确压疮高危因素：长期卧床患者不能自行翻身者；大小便失禁或多汗、皮肤经常受潮湿、摩擦的刺激、使皮肤抵抗力降低者；高热、年老体弱、营养不良、恶病质等。

（二）避免局部长期受压：卧气垫床，鼓励和帮助患者经常翻身，每2小时一次，翻身时避免推拖拉等动作，石膏、夹板患者衬好内垫。

（三）认真交接班：每班检查受压部位，根据病情做好压疮的预防。

（四）避免局部皮肤受刺激，床单位应保持平整无皱褶、清洁干燥无渣屑，对大小便失禁者更应注意保持皮肤的干燥和床单位的整洁，局部用温水清洗，使用便盆时防止擦伤。

（五）增加营养：高蛋白饮食，不能进食者，予以鼻饲或静脉补充营养。

四、掌握正确的压疮处理方法

（一）1、2期：悬空受压处，避免再度受压，可使用水胶体敷料或泡沫敷料，如有水疱可酌情穿破。

（二）3、4期：压疮的深度取决于其解剖位置，例如：鼻、耳、枕部、足踝部因缺乏皮下组织，可能表现为表浅溃疡。此期压疮也可以深及肌肉和（或）筋膜、肌腱、关节囊，严重时可导致骨髓炎。注意保护创面，促进上皮生长。创面有感染者，按外科换药法处理创面，保持引流通畅，可取创面分泌物送检，做细菌培养加药敏试验，控制感染，加强支持治疗，促进创面愈合。可采用自溶性、机械性或手术等清创方法清除坏死组织，然后使用促进肉芽生长的敷料，保持创面湿性环境，加快愈合。

（三）深部组织损伤及不可分期阶段均需彻底清除坏死组织和/或焦痂，暴露出创面基底可帮助确定其实际深度和分期。清创前通常渗液较少，甚至干燥，痂下感染时可出现溢脓、恶臭。应当注意的是，踝部或足跟部稳定的焦痂（干燥、黏附牢固、完整且无发红或波动），相当于机体自然的（或生物的）屏障，不应去除。局部清创后根据创面情况决定敷料的种类。

五、严格执行院内会诊制度

（一）凡遇到疑难病例，在本科室范围内无法解决的压疮护理问题，应及时申请会诊。会诊由责任护士提出，经科室护士长同意，填写护理会诊单并签名。

（二）应邀会诊人员由护理部领导、科护士长、伤口（压疮）、造口专业护理委员会成员及相关科室护理专家组成。

（三）会诊时限要求：急诊会诊应邀人员必须随请随到，科间会诊应邀人员要在两天内完成，并填写会诊记录。

（四）对于有可能形成难免压疮的病例，由科室护士长提出申请，由伤口（压疮）、造口专业护理委员会至少两名成员会诊确定，并填写定性会诊表。

（五）造口、伤口治疗师及组长现场指导处理。复杂处理前需事先得到主管医师的同意。随访监控疑难伤口、压疮、造口并发症的发展进程，直至其愈合或病房护士掌握其正确处理方法。

（六）院内大会诊：由护士长提出，经护理部同意，并确定会诊时间，通知有关科室人员参加。一般由申请科室护士长主持。重大院内会诊由业务副院长及护理部参加或主持。责任护士要详细介绍病史，做好会诊前的准备和会诊记录。会诊中，要详细记录，发扬学术民主，充分讨论，明确提出会诊意见，主持人要进行小结，认真组织实施相应措施。

导管滑脱登记报告制度

护理人员应以预防为主的原则,认真评估患者是否存在管路滑脱的危险因素。如存在上述危险因素,要及时制订防范计划与措施,并做好交接班。

一、加强巡视,随时了解患者情况并做好记录,对存在管路滑脱因素的患者,根据情况安排家属陪伴。

二、对患者及家属及时进行宣教,使其充分了解管路的重要意义。

三、发生管路滑脱后,要遵照安全第一的原则,迅速采取补救措施,避免或减轻对身体健康损害或将损害降至最低。

四、当事人要立即向护士长汇报,护士长将发生经过、患者状况及后果于24小时内报科护士长、护理部。

五、(科)护士长要组织科室工作人员认真讨论,提高认识,不断改进工作。

六、发生管路滑脱的科室或个人,有意隐瞒不报,一经发现将严肃处理。

七、护理部组织有关护理专家,进行分析。

附录二十七

护理人员职业防护制度

一、护理人员在进行护理操作或进行清洁、消毒工作时，应严格执行护理操作规范和护理工作制度，避免发生职业暴露。加强护士专业知识的学习，提高职业安全意识，不断更新防护理念，营造一个良好的防护氛围。

二、护理人员在日常工作中应采取最基本的防护措施，穿工作服和工作鞋，戴口罩、帽子，洗手。针对手术室工作，制定风险操作的具体方案及流程。例如C型臂X光机的使用等，促进防护措施的执行。

三、以下情况应戴手套，脱去手套后需认真洗手。

（一）接触患者血液、体液、分泌物、排泄物及其污染物品时。

（二）接触患者黏膜和非完整性皮肤时。

（三）清理传染性患者用过的物品及进行清洁消毒时。

四、当患者血液、体液、分泌物、排泄物等可能发生喷溅时，应穿隔离衣、戴眼罩/面罩、穿鞋套等，防止污染。

五、在护理传染性疾病的患者时，根据疾病的主要传播途径，采取相应的隔离和防护措施，必要时采取双向防护。

六、及时清理被污染的被服及各种污染物，防止造成二次污染及微生物传播。

七、及时处理被污染的医疗用品和仪器设备，重复使用的医疗仪器设备应进行清洁消毒。

八、正确处理医用垃圾，避免造成交叉感染。

九、妊娠期及哺乳期护士，在执业过程中，应尽量避免接触有害物质，如X射线、化疗药物等，一旦发生不良接触，立即报告采取补救措施并做登记。

十、若发生职业暴露，应立即采取紧急处理措施，并及时上报，按照医院规定进行相应的身体检查和预防治疗。分析职业暴露原因，不断完善防护措施。

附：护理人员职业防护分类及要求

1. 基本防护

（1）防护对象：在医疗机构中从事护理活动的所有护理人员。

（2）着装要求：工作服、工作帽、医用口罩、工作鞋。

2.加强防护

（1）防护对象：接触患者体液或可疑污染物的护理人员、传染病流行期在发热门诊或传染病房工作的护理人员、转运疑似或临床诊断传染病的护理人员。

（2）着装要求：在基本防护的基础上，选用隔离衣、防护镜、手套、面罩、鞋套等。

3.严密防护

（1）防护对象：进行有创操作，如给SARS、结核病等传染病患者进行气管插管、气管切开吸痰等操作配合的护理人员。

（2）着装要求：在加强防护的基础上，应使用面罩。

4.特殊防护用品

（1）防护对象：接触X射线照射的护理人员。

（2）着装要求：包括防放射线、防激光等专用配置，例如铅屏风、铅衣、铅围裙、铅围领等。

针刺伤报告制度、应急措施及流程

一、加强对临床护理人员教育，对医疗锐器刺伤的认识及重视，掌握预防医疗锐器刺伤的措施。

二、医务人员应遵守标准预防的原则，视所有患者的血液、体液以及被血液体液污染的物品为具有传染性的物质，在操作过程中，必须严格执行正确的操作程序，并采取适当的防护措施。

三、医务人员在接触患者前后必须洗手，接触任何含病原体的物质时，应当采取适当的防护措施。

（一）进行有可能接触患者血液、体液的操作时，必须戴手套，操作完毕，脱去手套立即洗手，必要时进行手消毒。

（二）在操作过程中患者的血液、体液可能溅起时，须戴手套、防渗透的口罩、护目镜；在操作时若其血液、体液可能发生大面积飞溅时，还必须穿防渗透隔离衣或围裙，以提供有效保护。

四、正确处理医疗锐器，避免发生锐器伤。

（一）及时将用过的针头与注射器分离；若针头带有血液或体液，连同注射器一并弃入锐器盒内。

（二）针头、安瓿等锐器应放入固定的坚硬的锐器盒内，禁止将针头遗弃在不耐刺的容器中。

（三）禁止将针帽套回用过的针头。

五、发生暴露后紧急处理流程

（一）发生暴露后需要立即对暴露级别和暴露源的病毒载量水平进行评估，即刻进行局部应急处置。

1.保持冷静，从近心端向远心端挤压伤口，尽可能挤出损伤处的血液，切忌只挤压伤口局部。

2.用肥皂液和流动水清洗污染的皮肤，暴露的黏膜、眼、鼻、口腔用生理盐水冲洗。

3.受伤部位的伤口冲洗后，用消毒液（75%乙醇或者0.5%碘伏）消毒，并包扎伤口；被暴露的黏膜反复用生理盐水冲洗干净。

4.体表接触污染的血及体液，迅速脱去被污染的衣物，更换清洁衣物。

（二）立即向感染管理科汇报，填写《针刺伤和锐器伤上报表》或《血液和体液暴露上报表》及《医务人员职业暴露登记表》，制定预防方案，并进行血源性传播疾病的检查和随访。

附录二十九

中华人民共和国传染病防治法

目录

第一章　总　　则

第一条　为了预防、控制和消除传染病的发生与流行，保障人体健康和公共卫生，制定本法。

第二条　国家对传染病防治实行预防为主的方针，防治结合、分类管理、依靠科学、依靠群众。

第三条　本法规定的传染病分为甲类、乙类和丙类。

甲类传染病是指：鼠疫、霍乱。

乙类传染病是指：传染性非典型肺炎、艾滋病、病毒性肝炎、脊髓灰质炎、人感染高致病性禽流感、麻疹、流行性出血热、狂犬病、流行性乙型脑炎、登革热、炭疽、细菌性和阿米巴性痢疾、肺结核、伤寒和副伤寒、流行性脑脊髓膜炎、百日咳、白喉、新生儿破伤风、猩红热、布鲁氏菌病、淋病、梅毒、钩端螺旋体病、血吸虫病、疟疾。

丙类传染病是指：流行性感冒、流行性腮腺炎、风疹、急性出血性结膜炎、麻风病、流行性和地方性斑疹伤寒、黑热病、包虫病、丝虫病，除霍乱、细菌性和阿米巴性痢疾、伤寒和副伤寒以外的感染性腹泻病。

国务院卫生行政部门根据传染病暴发、流行情况和危害程度，可以决定增加、减少或者调整乙类、丙类传染病病种并予以公布。

　　第四条　对乙类传染病中传染性非典型肺炎、炭疽中的肺炭疽和人感染高致病性禽流感，采取本法所称甲类传染病的预防、控制措施。其他乙类传染病和突发原因不明的传染病需要采取本法所称甲类传染病的预防、控制措施的，由国务院卫生行政部门及时报经国务院批准后予以公布、实施。

　　需要解除依照前款规定采取的甲类传染病预防、控制措施的，由国务院卫生行政部门报经国务院批准后予以公布。

　　省、自治区、直辖市人民政府对本行政区域内常见、多发的其他地方性传染病，可以根据情况决定按照乙类或者丙类传染病管理并予以公布，报国务院卫生行政部门备案。

　　第五条　各级人民政府领导传染病防治工作。

　　县级以上人民政府制定传染病防治规划并组织实施，建立健全传染病防治的疾病预防控制、医疗救治和监督管理体系。

　　第六条　国务院卫生行政部门主管全国传染病防治及其监督管理工作。县级以上地方人民政府卫生行政部门负责本行政区域内的传染病防治及其监督管理工作。

　　县级以上人民政府其他部门在各自的职责范围内负责传染病防治工作。

　　军队的传染病防治工作，依照本法和国家有关规定办理，由中国人民解放军卫生主管部门实施监督管理。

　　第七条　各级疾病预防控制机构承担传染病监测、预测、流行病学调查、疫情报告以及其他预防、控制工作。

　　医疗机构承担与医疗救治有关的传染病防治工作和责任区域内的传染病预防工作。城市社区和农村基层医疗机构在疾病预防控制机构的指导下，承担城市社区、农村基层相应的传染病防治工作。

　　第八条　国家发展现代医学和中医药等传统医学，支持和鼓励开展传染病防治的科学研究，提高传染病防治的科学技术水平。

　　国家支持和鼓励开展传染病防治的国际合作。

　　第九条　国家支持和鼓励单位和个人参与传染病防治工作。各级人民政府应当完善有关制度，方便单位和个人参与防治传染病的宣传教育、疫情报告、志愿服务和捐赠活动。

　　居民委员会、村民委员会应当组织居民、村民参与社区、农村的传染病预防与控制活动。

　　第十条　国家开展预防传染病的健康教育。新闻媒体应当无偿开展传染病防治和公共卫生教育的公益宣传。

　　各级各类学校应当对学生进行健康知识和传染病预防知识的教育。

　　医学院校应当加强预防医学教育和科学研究，对在校学生以及其他与传染病防治相关人员进行预防医学教育和培训，为传染病防治工作提供技术支持。

　　疾病预防控制机构、医疗机构应当定期对其工作人员进行传染病防治知识、技能的培训。

　　第十一条　对在传染病防治工作中做出显著成绩和贡献的单位和个人，给予表彰和奖励。

对因参与传染病防治工作致病、致残、死亡的人员，按照有关规定给予补助、抚恤。

第十二条 在中华人民共和国领域内的一切单位和个人，必须接受疾病预防控制机构、医疗机构有关传染病的调查、检验、采集样本、隔离治疗等预防、控制措施，如实提供有关情况。疾病预防控制机构、医疗机构不得泄露涉及个人隐私的有关信息、资料。

卫生行政部门以及其他有关部门、疾病预防控制机构和医疗机构因违法实施行政管理或者预防、控制措施，侵犯单位和个人合法权益的，有关单位和个人可以依法申请行政复议或者提起诉讼。

第二章 传染病预防

第十三条 各级人民政府组织开展群众性卫生活动，进行预防传染病的健康教育，倡导文明健康的生活方式，提高公众对传染病的防治意识和应对能力，加强环境卫生建设，消除鼠害和蚊、蝇等病媒生物的危害。

各级人民政府农业、水利、林业行政部门按照职责分工负责指导和组织消除农田、湖区、河流、牧场、林区的鼠害与血吸虫危害，以及其他传播传染病的动物和病媒生物的危害。

铁路、交通、民用航空行政部门负责组织消除交通工具以及相关场所的鼠害和蚊、蝇等病媒生物的危害。

第十四条 地方各级人民政府应当有计划地建设和改造公共卫生设施，改善饮用水卫生条件，对污水、污物、粪便进行无害化处置。

第十五条 国家实行有计划的预防接种制度。国务院卫生行政部门和省、自治区、直辖市人民政府卫生行政部门，根据传染病预防、控制的需要，制定传染病预防接种规划并组织实施。用于预防接种的疫苗必须符合国家质量标准。

国家对儿童实行预防接种证制度。国家免疫规划项目的预防接种实行免费。医疗机构、疾病预防控制机构与儿童的监护人应当相互配合，保证儿童及时接受预防接种。具体办法由国务院制定。

第十六条 国家和社会应当关心、帮助传染病病人、病原携带者和疑似传染病病人，使其得到及时救治。任何单位和个人不得歧视传染病病人、病原携带者和疑似传染病病人。

传染病病人、病原携带者和疑似传染病病人，在治愈前或者在排除传染病嫌疑前，不得从事法律、行政法规和国务院卫生行政部门规定禁止从事的易使该传染病扩散的工作。

第十七条 国家建立传染病监测制度。

国务院卫生行政部门制定国家传染病监测规划和方案。省、自治区、直辖市人民政府卫生行政部门根据国家传染病监测规划和方案，制定本行政区域的传染病监测计划和工作方案。

各级疾病预防控制机构对传染病的发生、流行以及影响其发生、流行的因素，进行监测；对国外发生、国内尚未发生的传染病或者国内新发生的传染病，进行监测。

第十八条　各级疾病预防控制机构在传染病预防控制中履行下列职责：

（一）实施传染病预防控制规划、计划和方案；

（二）收集、分析和报告传染病监测信息，预测传染病的发生、流行趋势；

（三）开展对传染病疫情和突发公共卫生事件的流行病学调查、现场处理及其效果评价；

（四）开展传染病实验室检测、诊断、病原学鉴定；

（五）实施免疫规划，负责预防性生物制品的使用管理；

（六）开展健康教育、咨询，普及传染病防治知识；

（七）指导、培训下级疾病预防控制机构及其工作人员开展传染病监测工作；

（八）开展传染病防治应用性研究和卫生评价，提供技术咨询。

国家、省级疾病预防控制机构负责对传染病发生、流行以及分布进行监测，对重大传染病流行趋势进行预测，提出预防控制对策，参与并指导对暴发的疫情进行调查处理，开展传染病病原学鉴定，建立检测质量控制体系，开展应用性研究和卫生评价。

设区的市和县级疾病预防控制机构负责传染病预防控制规划、方案的落实，组织实施免疫、消毒、控制病媒生物的危害，普及传染病防治知识，负责本地区疫情和突发公共卫生事件监测、报告，开展流行病学调查和常见病原微生物检测。

第十九条　国家建立传染病预警制度。

国务院卫生行政部门和省、自治区、直辖市人民政府根据传染病发生、流行趋势的预测，及时发出传染病预警，根据情况予以公布。

第二十条　县级以上地方人民政府应当制定传染病预防、控制预案，报上一级人民政府备案。

传染病预防、控制预案应当包括以下主要内容：

（一）传染病预防控制指挥部的组成和相关部门的职责；

（二）传染病的监测、信息收集、分析、报告、通报制度；

（三）疾病预防控制机构、医疗机构在发生传染病疫情时的任务与职责；

（四）传染病暴发、流行情况的分级以及相应的应急工作方案；

（五）传染病预防、疫点疫区现场控制，应急设施、设备、救治药品和医疗器械以及其他物资和技术的储备与调用。

地方人民政府和疾病预防控制机构接到国务院卫生行政部门或者省、自治区、直辖市人民政府发出的传染病预警后，应当按照传染病预防、控制预案，采取相应的预防、控制措施。

第二十一条　医疗机构必须严格执行国务院卫生行政部门规定的管理制度、操作规范，防止传染病的医源性感染和医院感染。

医疗机构应当确定专门的部门或者人员，承担传染病疫情报告、本单位的传染病预防、控制以及责任区域内的传染病预防工作；承担医疗活动中与医院感染有关的危险因素监测、安全防护、消毒、隔离和医疗废物处置工作。

疾病预防控制机构应当指定专门人员负责对医疗机构内传染病预防工作进行指导、考核，开展流行病学调查。

第二十二条　疾病预防控制机构、医疗机构的实验室和从事病原微生物实验的单位，应当符合国家规定的条件和技术标准，建立严格的监督管理制度，对传染病病原体样本按照规定的措施实行严格监督管理，严防传染病病原体的实验室感染和病原微生物的扩散。

第二十三条　采供血机构、生物制品生产单位必须严格执行国家有关规定，保证血液、血液制品的质量。禁止非法采集血液或者组织他人出卖血液。

疾病预防控制机构、医疗机构使用血液和血液制品，必须遵守国家有关规定，防止因输入血液、使用血液制品引起经血液传播疾病的发生。

第二十四条　各级人民政府应当加强艾滋病的防治工作，采取预防、控制措施，防止艾滋病的传播。具体办法由国务院制定。

第二十五条　县级以上人民政府农业、林业行政部门以及其他有关部门，依据各自的职责负责与人畜共患传染病有关的动物传染病的防治管理工作。

与人畜共患传染病有关的野生动物、家畜家禽，经检疫合格后，方可出售、运输。

第二十六条　国家建立传染病菌种、毒种库。

对传染病菌种、毒种和传染病检测样本的采集、保藏、携带、运输和使用实行分类管理，建立健全严格的管理制度。

对可能导致甲类传染病传播的以及国务院卫生行政部门规定的菌种、毒种和传染病检测样本，确需采集、保藏、携带、运输和使用的，须经省级以上人民政府卫生行政部门批准。具体办法由国务院制定。

第二十七条　对被传染病病原体污染的污水、污物、场所和物品，有关单位和个人必须在疾病预防控制机构的指导下或者按照其提出的卫生要求，进行严格消毒处理；拒绝消毒处理的，由当地卫生行政部门或者疾病预防控制机构进行强制消毒处理。

第二十八条　在国家确认的自然疫源地计划兴建水利、交通、旅游、能源等大型建设项目的，应当事先由省级以上疾病预防控制机构对施工环境进行卫生调查。建设单位应当根据疾病预防控制机构的意见，采取必要的传染病预防、控制措施。施工期间，建设单位应当设专人负责工地上的卫生防疫工作。工程竣工后，疾病预防控制机构应当对可能发生的传染病进行监测。

第二十九条　用于传染病防治的消毒产品、饮用水供水单位供应的饮用水和涉及饮用水卫生安全的产品，应当符合国家卫生标准和卫生规范。

饮用水供水单位从事生产或者供应活动，应当依法取得卫生许可证。

生产用于传染病防治的消毒产品的单位和生产用于传染病防治的消毒产品，应当经省级以上人民政府卫生行政部门审批。具体办法由国务院制定。

第三章　疫情报告、通报和公布

第三十条　疾病预防控制机构、医疗机构和采供血机构及其执行职务的人员发现本法规定的传染病疫情或者发现其他传染病暴发、流行以及突发原因不明的传染病时，应当遵循疫情报告属地管理原则，按照国务院规定的或者国务院卫生行政部门规定的内容、程序、方式和时限报告。

军队医疗机构向社会公众提供医疗服务，发现前款规定的传染病疫情时，应当按照国务院卫生行政部门的规定报告。

第三十一条　任何单位和个人发现传染病病人或者疑似传染病病人时，应当及时向附近的疾病预防控制机构或者医疗机构报告。

第三十二条　港口、机场、铁路疾病预防控制机构以及国境卫生检疫机关发现甲类传染病病人、病原携带者、疑似传染病病人时，应当按照国家有关规定立即向国境口岸所在地的疾病预防控制机构或者所在地县级以上地方人民政府卫生行政部门报告并互相通报。

第三十三条　疾病预防控制机构应当主动收集、分析、调查、核实传染病疫情信息。接到甲类、乙类传染病疫情报告或者发现传染病暴发、流行时，应当立即报告当地卫生行政部门，由当地卫生行政部门立即报告当地人民政府，同时报告上级卫生行政部门和国务院卫生行政部门。

疾病预防控制机构应当设立或者指定专门的部门、人员负责传染病疫情信息管理工作，及时对疫情报告进行核实、分析。

第三十四条　县级以上地方人民政府卫生行政部门应当及时向本行政区域内的疾病预防控制机构和医疗机构通报传染病疫情以及监测、预警的相关信息。接到通报的疾病预防控制机构和医疗机构应当及时告知本单位的有关人员。

第三十五条　国务院卫生行政部门应当及时向国务院其他有关部门和各省、自治区、直辖市人民政府卫生行政部门通报全国传染病疫情以及监测、预警的相关信息。

毗邻的以及相关的地方人民政府卫生行政部门，应当及时互相通报本行政区域的传染病疫情以及监测、预警的相关信息。

县级以上人民政府有关部门发现传染病疫情时，应当及时向同级人民政府卫生行政部门通报。

中国人民解放军卫生主管部门发现传染病疫情时，应当向国务院卫生行政部门通报。

第三十六条　动物防疫机构和疾病预防控制机构，应当及时互相通报动物间和人间发生的人畜共患传染病疫情以及相关信息。

第三十七条　依照本法的规定负有传染病疫情报告职责的人民政府有关部门、疾病预防控制机构、医疗机构、采供血机构及其工作人员，不得隐瞒、谎报、缓报传染病疫情。

第三十八条　国家建立传染病疫情信息公布制度。

国务院卫生行政部门定期公布全国传染病疫情信息。省、自治区、直辖市人民政府卫生行政部门定期公布本行政区域的传染病疫情信息。

传染病暴发、流行时，国务院卫生行政部门负责向社会公布传染病疫情信息，并可以授权省、自治区、直辖市人民政府卫生行政部门向社会公布本行政区域的传染病疫情信息。

公布传染病疫情信息应当及时、准确。

第四章　疫情控制

第三十九条　医疗机构发现甲类传染病时，应当及时采取下列措施：

（一）对病人、病原携带者，予以隔离治疗，隔离期限根据医学检查结果确定；

（二）对疑似病人，确诊前在指定场所单独隔离治疗；

（三）对医疗机构内的病人、病原携带者、疑似病人的密切接触者，在指定场所进行医学观察和采取其他必要的预防措施。

拒绝隔离治疗或者隔离期未满擅自脱离隔离治疗的，可以由公安机关协助医疗机构采取强制隔离治疗措施。

医疗机构发现乙类或者丙类传染病病人，应当根据病情采取必要的治疗和控制传播措施。

医疗机构对本单位内被传染病病原体污染的场所、物品以及医疗废物，必须依照法律、法规的规定实施消毒和无害化处置。

第四十条　疾病预防控制机构发现传染病疫情或者接到传染病疫情报告时，应当及时采取下列措施：

（一）对传染病疫情进行流行病学调查，根据调查情况提出划定疫点、疫区的建议，对被污染的场所进行卫生处理，对密切接触者，在指定场所进行医学观察和采取其他必要的预防措施，并向卫生行政部门提出疫情控制方案；

（二）传染病暴发、流行时，对疫点、疫区进行卫生处理，向卫生行政部门提出疫情控制方案，并按照卫生行政部门的要求采取措施；

（三）指导下级疾病预防控制机构实施传染病预防、控制措施，组织、指导有关单位对传染病疫情的处理。

第四十一条　对已经发生甲类传染病病例的场所或者该场所内的特定区域的人员，所在地的县级以上地方人民政府可以实施隔离措施，并同时向上一级人民政府报告；接到报告的上级人民政府应当即时作出是否批准的决定。上级人民政府作出不予批准决定的，实施隔离措施的人民政府应当立即解除隔离措施。

在隔离期间，实施隔离措施的人民政府应当对被隔离人员提供生活保障；被隔离人员有工作单位的，所在单位不得停止支付其隔离期间的工作报酬。

隔离措施的解除，由原决定机关决定并宣布。

第四十二条　传染病暴发、流行时，县级以上地方人民政府应当立即组织力量，按照预防、控制预案进行防治，切断传染病的传播途径，必要时，报经上一级人民政府决定，可以采取下列紧急措施并予以公告：

（一）限制或者停止集市、影剧院演出或者其他人群聚集的活动；

（二）停工、停业、停课；

（三）封闭或者封存被传染病病原体污染的公共饮用水源、食品以及相关物品；

（四）控制或者扑杀染疫野生动物、家畜家禽；

（五）封闭可能造成传染病扩散的场所。

上级人民政府接到下级人民政府关于采取前款所列紧急措施的报告时，应当即时作出决定。

紧急措施的解除，由原决定机关决定并宣布。

第四十三条　甲类、乙类传染病暴发、流行时，县级以上地方人民政府报经上一级人民政府决定，可以宣布本行政区域部分或者全部为疫区；国务院可以决定并宣布跨省、自治区、直辖市的疫区。县级以上地方人民政府可以在疫区内采取本法第四十二条规定的紧急措施，并可以对出入疫区的人员、物资和交通工具实施卫生检疫。

省、自治区、直辖市人民政府可以决定对本行政区域内的甲类传染病疫区实施封锁；但是，封锁大、中城市的疫区或者封锁跨省、自治区、直辖市的疫区，以及封锁疫区导致中断干线交通或者封锁国境的，由国务院决定。

疫区封锁的解除，由原决定机关决定并宣布。

第四十四条　发生甲类传染病时，为了防止该传染病通过交通工具及其乘运的人员、物资传播，可以实施交通卫生检疫。具体办法由国务院制定。

第四十五条　传染病暴发、流行时，根据传染病疫情控制的需要，国务院有权在全国范围或者跨省、自治区、直辖市范围内，县级以上地方人民政府有权在本行政区域内紧急调集人员或者调用储备物资，临时征用房屋、交通工具以及相关设施、设备。

紧急调集人员的，应当按照规定给予合理报酬。临时征用房屋、交通工具以及相关设施、设备的，应当依法给予补偿；能返还的，应当及时返还。

第四十六条　患甲类传染病、炭疽死亡的，应当将尸体立即进行卫生处理，就近火化。患其他传染病死亡的，必要时，应当将尸体进行卫生处理后火化或者按照规定深埋。

为了查找传染病病因，医疗机构在必要时可以按照国务院卫生行政部门的规定，对传染病病人尸体或者疑似传染病病人尸体进行解剖查验，并应当告知死者家属。

第四十七条　疫区中被传染病病原体污染或者可能被传染病病原体污染的物品，经消毒可以使用的，应当在当地疾病预防控制机构的指导下，进行消毒处理后，方可使用、出售和运输。

第四十八条　发生传染病疫情时，疾病预防控制机构和省级以上人民政府卫生行政部门指派的其他与传染病有关的专业技术机构，可以进入传染病疫点、疫区进行调查、采集样本、技术分析和检验。

第四十九条　传染病暴发、流行时，药品和医疗器械生产、供应单位应当及时生产、供应防治传染病的药品和医疗器械。铁路、交通、民用航空经营单位必须优先运送处理传染病疫情的人员以及防治传染病的药品和医疗器械。县级以上人民政府有关部门应当做好组织协调工作。

第五章　医疗救治

第五十条　县级以上人民政府应当加强和完善传染病医疗救治服务网络的建设，指定具备传染病救治条件和能力的医疗机构承担传染病救治任务，或者根据传染病救治需要设置传染病医院。

第五十一条　医疗机构的基本标准、建筑设计和服务流程，应当符合预防传染病医院感染的要求。

医疗机构应当按照规定对使用的医疗器械进行消毒；对按照规定一次使用的医疗器具，应当在使用后予以销毁。

医疗机构应当按照国务院卫生行政部门规定的传染病诊断标准和治疗要求，采取相应措施，提高传染病医疗救治能力。

第五十二条　医疗机构应当对传染病病人或者疑似传染病病人提供医疗救护、现场救援和接诊治疗，书写病历记录以及其他有关资料，并妥善保管。

医疗机构应当实行传染病预检、分诊制度；对传染病病人、疑似传染病病人，应当引导至相对隔离的分诊点进行初诊。医疗机构不具备相应救治能力的，应当将患者及其病历记录复印件一并转至具备相应救治能力的医疗机构。具体办法由国务院卫生行政部门规定。

第六章　监督管理

第五十三条　县级以上人民政府卫生行政部门对传染病防治工作履行下列监督检查职责：

（一）对下级人民政府卫生行政部门履行本法规定的传染病防治职责进行监督检查；

（二）对疾病预防控制机构、医疗机构的传染病防治工作进行监督检查；

（三）对采供血机构的采供血活动进行监督检查；

（四）对用于传染病防治的消毒产品及其生产单位进行监督检查，并对饮用水供水单位从事生产或者供应活动以及涉及饮用水卫生安全的产品进行监督检查；

（五）对传染病菌种、毒种和传染病检测样本的采集、保藏、携带、运输、使用进行监督检查；

（六）对公共场所和有关单位的卫生条件和传染病预防、控制措施进行监督检查。

省级以上人民政府卫生行政部门负责组织对传染病防治重大事项的处理。

第五十四条　县级以上人民政府卫生行政部门在履行监督检查职责时，有权进入被检查单位和传染病疫情发生现场调查取证，查阅或者复制有关的资料和采集样本。被检查单位应当予以配合，不得拒绝、阻挠。

第五十五条　县级以上地方人民政府卫生行政部门在履行监督检查职责时，发现被传染病病原体污染的公共饮用水源、食品以及相关物品，如不及时采取控制措施可能导致传染病传播、流行的，可以采取封闭公共饮用水源、封存食品以及相关物品或者暂停销售的临时控制措施，并予以检验或者进行消毒。经检验，属于被污染的食品，应当予以销毁；对未被污染的食品或者经消毒后可以使用的物品，应当解除控制措施。

第五十六条　卫生行政部门工作人员依法执行职务时，应当不少于两人，并出示执法证件，填写卫生执法文书。

卫生执法文书经核对无误后，应当由卫生执法人员和当事人签名。当事人拒绝签名的，卫生执法人员应当注明情况。

第五十七条　卫生行政部门应当依法建立健全内部监督制度，对其工作人员依据法定职权和程序履行职责的情况进行监督。

上级卫生行政部门发现下级卫生行政部门不及时处理职责范围内的事项或者不履行职责的，应当责令纠正或者直接予以处理。

第五十八条　卫生行政部门及其工作人员履行职责，应当自觉接受社会和公民的监督。单位和个人有权向上级人民政府及其卫生行政部门举报违反本法的行为。接到举报的有关人民政府或者其卫生行政部门，应当及时调查处理。

第七章 保障措施

第五十九条 国家将传染病防治工作纳入国民经济和社会发展计划，县级以上地方人民政府将传染病防治工作纳入本行政区域的国民经济和社会发展计划。

第六十条 县级以上地方人民政府按照本级政府职责负责本行政区域内传染病预防、控制、监督工作的日常经费。

国务院卫生行政部门会同国务院有关部门，根据传染病流行趋势，确定全国传染病预防、控制、救治、监测、预测、预警、监督检查等项目。中央财政对困难地区实施重大传染病防治项目给予补助。

省、自治区、直辖市人民政府根据本行政区域内传染病流行趋势，在国务院卫生行政部门确定的项目范围内，确定传染病预防、控制、监督等项目，并保障项目的实施经费。

第六十一条 国家加强基层传染病防治体系建设，扶持贫困地区和少数民族地区的传染病防治工作。

地方各级人民政府应当保障城市社区、农村基层传染病预防工作的经费。

第六十二条 国家对患有特定传染病的困难人群实行医疗救助，减免医疗费用。具体办法由国务院卫生行政部门会同国务院财政部门等部门制定。

第六十三条 县级以上人民政府负责储备防治传染病的药品、医疗器械和其他物资，以备调用。

第六十四条 对从事传染病预防、医疗、科研、教学、现场处理疫情的人员，以及在生产、工作中接触传染病病原体的其他人员，有关单位应当按照国家规定，采取有效的卫生防护措施和医疗保健措施，并给予适当的津贴。

第八章 法律责任

第六十五条 地方各级人民政府未依照本法的规定履行报告职责，或者隐瞒、谎报、缓报传染病疫情，或者在传染病暴发、流行时，未及时组织救治、采取控制措施的，由上级人民政府责令改正，通报批评；造成传染病传播、流行或者其他严重后果的，对负有责任的主管人员，依法给予行政处分；构成犯罪的，依法追究刑事责任。

第六十六条 县级以上人民政府卫生行政部门违反本法规定，有下列情形之一的，由本级人民政府、上级人民政府卫生行政部门责令改正，通报批评；造成传染病传播、流行或者其他严重后果的，对负有责任的主管人员和其他直接责任人员，依法给予行政处分；构成犯罪的，依法追究刑事责任：

（一）未依法履行传染病疫情通报、报告或者公布职责，或者隐瞒、谎报、缓报传染病疫情的；

（二）发生或者可能发生传染病传播时未及时采取预防、控制措施的；

（三）未依法履行监督检查职责，或者发现违法行为不及时查处的；

（四）未及时调查、处理单位和个人对下级卫生行政部门不履行传染病防治职责的举报的；

（五）违反本法的其他失职、渎职行为。

第六十七条　县级以上人民政府有关部门未依照本法的规定履行传染病防治和保障职责的，由本级人民政府或者上级人民政府有关部门责令改正，通报批评；造成传染病传播、流行或者其他严重后果的，对负有责任的主管人员和其他直接责任人员，依法给予行政处分；构成犯罪的，依法追究刑事责任。

第六十八条　疾病预防控制机构违反本法规定，有下列情形之一的，由县级以上人民政府卫生行政部门责令限期改正，通报批评，给予警告；对负有责任的主管人员和其他直接责任人员，依法给予降级、撤职、开除的处分，并可以依法吊销有关责任人员的执业证书；构成犯罪的，依法追究刑事责任：

（一）未依法履行传染病监测职责的；

（二）未依法履行传染病疫情报告、通报职责，或者隐瞒、谎报、缓报传染病疫情的；

（三）未主动收集传染病疫情信息，或者对传染病疫情信息和疫情报告未及时进行分析、调查、核实的；

（四）发现传染病疫情时，未依据职责及时采取本法规定的措施的；

（五）故意泄露传染病病人、病原携带者、疑似传染病病人、密切接触者涉及个人隐私的有关信息、资料的。

第六十九条　医疗机构违反本法规定，有下列情形之一的，由县级以上人民政府卫生行政部门责令改正，通报批评，给予警告；造成传染病传播、流行或者其他严重后果的，对负有责任的主管人员和其他直接责任人员，依法给予降级、撤职、开除的处分，并可以依法吊销有关责任人员的执业证书；构成犯罪的，依法追究刑事责任：

（一）未按照规定承担本单位的传染病预防、控制工作、医院感染控制任务和责任区域内的传染病预防工作的；

（二）未按照规定报告传染病疫情，或者隐瞒、谎报、缓报传染病疫情的；

（三）发现传染病疫情时，未按照规定对传染病病人、疑似传染病病人提供医疗救护、现场救援、接诊、转诊的，或者拒绝接受转诊的；

（四）未按照规定对本单位内被传染病病原体污染的场所、物品以及医疗废物实施消毒或者无害化处置的；

（五）未按照规定对医疗器械进行消毒，或者对按照规定一次使用的医疗器具未予销毁，再次使用的；

（六）在医疗救治过程中未按照规定保管医学记录资料的；

（七）故意泄露传染病病人、病原携带者、疑似传染病病人、密切接触者涉及个人隐私的有关信息、资料的。

第七十条　采供血机构未按照规定报告传染病疫情，或者隐瞒、谎报、缓报传染病疫情，或者未执行国家有关规定，导致因输入血液引起经血液传播疾病发生的，由县级以上人民政府卫生行政部门责令改正，通报批评，给予警告；造成传染病传播、流行或者其他严重后果的，对负有责任的主管人员和其他直接责任人员，依法给予降级、撤职、开除的处分，并可以依法吊销采供血机构的执业许可证；构成犯罪的，依法追究刑事责任。

非法采集血液或者组织他人出卖血液的，由县级以上人民政府卫生行政部门予以取缔，没收违法所得，可以并处十万元以下的罚款；构成犯罪的，依法追究刑事责任。

第七十一条　国境卫生检疫机关、动物防疫机构未依法履行传染病疫情通报职责的，由有关部门在各自职责范围内责令改正，通报批评；造成传染病传播、流行或者其他严重后果的，对负有责任的主管人员和其他直接责任人员，依法给予降级、撤职、开除的处分；构成犯罪的，依法追究刑事责任。

第七十二条　铁路、交通、民用航空经营单位未依照本法的规定优先运送处理传染病疫情的人员以及防治传染病的药品和医疗器械的，由有关部门责令限期改正，给予警告；造成严重后果的，对负有责任的主管人员和其他直接责任人员，依法给予降级、撤职、开除的处分。

第七十三条　违反本法规定，有下列情形之一，导致或者可能导致传染病传播、流行的，由县级以上人民政府卫生行政部门责令限期改正，没收违法所得，可以并处五万元以下的罚款；已取得许可证的，原发证部门可以依法暂扣或者吊销许可证；构成犯罪的，依法追究刑事责任：

（一）饮用水供水单位供应的饮用水不符合国家卫生标准和卫生规范的；

（二）涉及饮用水卫生安全的产品不符合国家卫生标准和卫生规范的；

（三）用于传染病防治的消毒产品不符合国家卫生标准和卫生规范的；

（四）出售、运输疫区中被传染病病原体污染或者可能被传染病病原体污染的物品，未进行消毒处理的；

（五）生物制品生产单位生产的血液制品不符合国家质量标准的。

第七十四条　违反本法规定，有下列情形之一的，由县级以上地方人民政府卫生行政部门责令改正，通报批评，给予警告，已取得许可证的，可以依法暂扣或者吊销许可证；造成传染病传播、流行以及其他严重后果的，对负有责任的主管人员和其他直接责任人员，依法给予降级、撤职、开除的处分，并可以依法吊销有关责任人员的执业证书；构成犯罪的，依法追究刑事责任：

（一）疾病预防控制机构、医疗机构和从事病原微生物实验的单位，不符合国家规定的条件和技术标准，对传染病病原体样本未按照规定进行严格管理，造成实验室感染和病原微生物扩散的；

（二）违反国家有关规定，采集、保藏、携带、运输和使用传染病菌种、毒种和传染病检测样本的；

（三）疾病预防控制机构、医疗机构未执行国家有关规定，导致因输入血液、使用血液制品引起经血液传播疾病发生的。

第七十五条　未经检疫出售、运输与人畜共患传染病有关的野生动物、家畜家禽的，由县级以上地方人民政府畜牧兽医行政部门责令停止违法行为，并依法给予行政处罚。

第七十六条　在国家确认的自然疫源地兴建水利、交通、旅游、能源等大型建设项目，未经卫生调查进行施工的，或者未按照疾病预防控制机构的意见采取必要的传染病预防、控制措施的，由县级以上人民政府卫生行政部门责令限期改正，给予警告，处五千元以上三万元以下的罚款；逾期不改正的，处三万元以上十万元以下的罚款，并可以提请有关人民政府依据职责权限，责令停建、关闭。

第七十七条　单位和个人违反本法规定，导致传染病传播、流行，给他人人身、财产造成损害的，应当依法承担民事责任。

第九章　附　　则

第七十八条　本法中下列用语的含义：

（一）传染病病人、疑似传染病病人：指根据国务院卫生行政部门发布的《中华人民共和国传染病防治法规定管理的传染病诊断标准》，符合传染病病人和疑似传染病病人诊断标准的人；

（二）病原携带者：指感染病原体无临床症状但能排出病原体的人；

（三）流行病学调查：指对人群中疾病或者健康状况的分布及其决定因素进行调查研究，提出疾病预防控制措施及保健对策；

（四）疫点：指病原体从传染源向周围播散的范围较小或者单个疫源地；

（五）疫区：指传染病在人群中暴发、流行，其病原体向周围播散时所能波及的地区；

（六）人畜共患传染病：指人与脊椎动物共同罹患的传染病，如鼠疫、狂犬病、血吸虫病等；

（七）自然疫源地：指某些可引起人类传染病的病原体在自然界的野生动物中长期存在和循环的地区；

（八）病媒生物：指能够将病原体从人或者其他动物传播给人的生物，如蚊、蝇、蚤类等；

（九）医源性感染：指在医学服务中，因病原体传播引起的感染；

（十）医院感染：指住院病人在医院内获得的感染，包括在住院期间发生的感染和在医院内获得出院后发生的感染，但不包括入院前已开始或者入院时已处于潜伏期的感染。医院工作人员在医院内获得的感染也属医院感染；

（十一）实验室感染：指从事实验室工作时，因接触病原体所致的感染；

（十二）菌种、毒种：指可能引起本法规定的传染病发生的细菌菌种、病毒毒种；

（十三）消毒：指用化学、物理、生物的方法杀灭或者消除环境中的病原微生物；

（十四）疾病预防控制机构：指从事疾病预防控制活动的疾病预防控制中心以及与上述机构业务活动相同的单位；

（十五）医疗机构：指按照《医疗机构管理条例》取得医疗机构执业许可证，从事疾病诊断、治疗活动的机构。

第七十九条　传染病防治中有关食品、药品、血液、水、医疗废物和病原微生物的管理以及动物防疫和国境卫生检疫，本法未规定的，分别适用其他有关法律、行政法规的规定。

第八十条　本法自2004年12月1日起施行。

医院感染管理办法

第一章 总 则

第一条 为加强医院感染管理，有效预防和控制医院感染，提高医疗质量，保证医疗安全，根据《传染病防治法》、《医疗机构管理条例》和《突发公共卫生事件应急条例》等法律、行政法规的规定，制定本办法。

第二条 医院感染管理是各级卫生行政部门、医疗机构及医务人员针对诊疗活动中存在的医院感染、医源性感染及相关的危险因素进行的预防、诊断和控制活动。

第三条 各级各类医疗机构应当严格按照本办法的规定实施医院感染管理工作。

医务人员的职业卫生防护，按照《职业病防治法》及其配套规章和标准的有关规定执行。

第四条 卫生部负责全国医院感染管理的监督管理工作。

县级以上地方人民政府卫生行政部门负责本行政区域内医院感染管理的监督管理工作。

第二章 组 织 管 理

第五条 各级各类医疗机构应当建立医院感染管理责任制，制定并落实医院感染管理的规章制度和工作规范，严格执行有关技术操作规范和工作标准，有效预防和控制医院感染，防止传染病病原体、耐药菌、条件致病菌及其他病原微生物的传播。

第六条 住院床位总数在100张以上的医院应当设立医院感染管理委员会和独立的医院感染管理部门。

住院床位总数在100张以下的医院应当指定分管医院感染管理工作的部门。

其他医疗机构应当有医院感染管理专（兼）职人员。

第七条 医院感染管理委员会由医院感染管理部门、医务部门、护理部门、临床科室、消毒供应室、手术室、临床检验部门、药事管理部门、设备管理部门、后勤管理部门及其他有关部门的主要负责人组成，主任委员由医院院长或者主管医疗工作的副院长担任。

医院感染管理委员会的职责是：

（一）认真贯彻医院感染管理方面的法律法规及技术规范、标准，制定本医院预防和控制医院感染的规章制度、医院感染诊断标准并监督实施；

（二）根据预防医院感染和卫生学要求，对本医院的建筑设计、重点科室建设的基本标准、基本设施和工作流程进行审查并提出意见；

（三）研究并确定本医院的医院感染管理工作计划，并对计划的实施进行考核和评价；

（四）研究并确定本医院的医院感染重点部门、重点环节、重点流程、危险因素以及采取的干预措施，明确各有关部门、人员在预防和控制医院感染工作中的责任；

（五）研究并制定本医院发生医院感染暴发及出现不明原因传染性疾病或者特殊病原体感染病例等事件时的控制预案；

（六）建立会议制度，定期研究、协调和解决有关医院感染管理方面的问题；

（七）根据本医院病原体特点和耐药现状，配合药事管理委员会提出合理使用抗菌药物的指导意见；

（八）其他有关医院感染管理的重要事宜。

第八条　医院感染管理部门、分管部门及医院感染管理专（兼）职人员具体负责医院感染预防与控制方面的管理和业务工作。主要职责是：

（一）对有关预防和控制医院感染管理规章制度的落实情况进行检查和指导；

（二）对医院感染及其相关危险因素进行监测、分析和反馈，针对问题提出控制措施并指导实施；

（三）对医院感染发生状况进行调查、统计分析，并向医院感染管理委员会或者医疗机构负责人报告；

（四）对医院的清洁、消毒灭菌与隔离、无菌操作技术、医疗废物管理等工作提供指导；

（五）对传染病的医院感染控制工作提供指导；

（六）对医务人员有关预防医院感染的职业卫生安全防护工作提供指导；

（七）对医院感染暴发事件进行报告和调查分析，提出控制措施并协调、组织有关部门进行处理；

（八）对医务人员进行预防和控制医院感染的培训工作；

（九）参与抗菌药物临床应用的管理工作；

（十）对消毒药械和一次性使用医疗器械、器具的相关证明进行审核；

（十一）组织开展医院感染预防与控制方面的科研工作；

（十二）完成医院感染管理委员会或者医疗机构负责人交办的其他工作。

第九条　卫生部成立医院感染预防与控制专家组，成员由医院感染管理、疾病控制、传染病学、临床检验、流行病学、消毒学、临床药学、护理学等专业的专家组成。主要职责是：

（一）研究起草有关医院感染预防与控制、医院感染诊断的技术性标准和规范；

（二）对全国医院感染预防与控制工作进行业务指导；

（三）对全国医院感染发生状况及危险因素进行调查、分析；

（四）对全国重大医院感染事件进行调查和业务指导；

（五）完成卫生部交办的其他工作。

第十条　省级人民政府卫生行政部门成立医院感染预防与控制专家组，负责指导本地区医院感染预防与控制的技术性工作。

第三章　预防与控制

第十一条　医疗机构应当按照有关医院感染管理的规章制度和技术规范，加强医院感染的预防与控制工作。

第十二条　医疗机构应当按照《消毒管理办法》，严格执行医疗器械、器具的消毒工作技术规范，并达到以下要求：

（一）进入人体组织、无菌器官的医疗器械、器具和物品必须达到灭菌水平；

（二）接触皮肤、黏膜的医疗器械、器具和物品必须达到消毒水平；

（三）各种用于注射、穿刺、采血等有创操作的医疗器具必须一用一灭菌。

医疗机构使用的消毒药械、一次性医疗器械器具应当符合国家有关规定。一次性使用的医疗器械、器具不得重复使用。

第十三条　医疗机构应当制定具体措施，保证医务人员的手卫生、诊疗环境条件、无菌操作技术和职业卫生防护工作符合规定要求，对医院感染的危险因素进行控制。

第十四条　医疗机构应当严格执行隔离技术规范，根据病原体传播途径，采取相应的隔离措施。

第十五条　医疗机构应当制定医务人员职业卫生防护工作的具体措施，提供必要的防护物品，保障医务人员的职业健康。

第十六条　医疗机构应当严格按照《抗菌药物临床应用指导原则》，加强抗菌药物临床使用和耐药菌监测管理。

第十七条　医疗机构应当按照医院感染诊断标准及时诊断医院感染病例，建立有效的医院感染监测制度，分析医院感染的危险因素，并针对导致医院感染的危险因素，实施预防与控制措施。

医疗机构应当及时发现医院感染病例和医院感染的暴发，分析感染源、感染途径，采取有效的处理和控制措施，积极救治患者。

第十八条　医疗机构经调查证实发生以下情形时，应当于12小时内向所在地的县级地方人民政府卫生行政部门报告，并同时向所在地疾病预防控制机构报告。所在地的县级地方人民政府卫生行政部门确认后，应当于24小时内逐级上报至省级人民政府卫生行政部门。省级人民政府卫生行政部门审核后，应当在24小时内上报至卫生部：

（一）5例以上医院感染暴发；

（二）由于医院感染暴发直接导致患者死亡；

（三）由于医院感染暴发导致3人以上人身损害后果。

第十九条　医疗机构发生以下情形时，应当按照《国家突发公共卫生事件相关信息报告管理工作规范（试行）》的要求进行报告：

（一）10例以上的医院感染暴发事件；

（二）发生特殊病原体或者新发病原体的医院感染；

（三）可能造成重大公共影响或者严重后果的医院感染。

第二十条　医疗机构发生的医院感染属于法定传染病的，应当按照《中华人民共和国传染病防治法》和《国家突发公共卫生事件应急预案》的规定进行报告和处理。

第二十一条　医疗机构发生医院感染暴发时，所在地的疾病预防控制机构应当及时进行流行病学调查，查找感染源、感染途径、感染因素，采取控制措施，防止感染源的传播和感染范围的扩大。

第二十二条　卫生行政部门接到报告，应当根据情况指导医疗机构进行医院感染的调查和控制工作，并可以组织提供相应的技术支持。

第四章　人员培训

第二十三条　各级卫生行政部门和医疗机构应当重视医院感染管理的学科建设，建立专业人才培养制度，充分发挥医院感染专业技术人员在预防和控制医院感染工作中的作用。

第二十四条　省级人民政府卫生行政部门应当建立医院感染专业人员岗位规范化培训和考核制度，加强继续教育，提高医院感染专业人员的业务技术水平。

第二十五条　医疗机构应当制定对本机构工作人员的培训计划，对全体工作人员进行医院感染相关法律法规、医院感染管理相关工作规范和标准、专业技术知识的培训。

第二十六条　医院感染专业人员应当具备医院感染预防与控制工作的专业知识，并能够承担医院感染管理和业务技术工作。

第二十七条　医务人员应当掌握与本职工作相关的医院感染预防与控制方面的知识，落实医院感染管理规章制度、工作规范和要求。工勤人员应当掌握有关预防和控制医院感染的基础卫生学和消毒隔离知识，并在工作中正确运用。

第五章　监督管理

第二十八条　县级以上地方人民政府卫生行政部门应当按照有关法律法规和本办法的规定，对所辖区域的医疗机构进行监督检查。

第二十九条　对医疗机构监督检查的主要内容是：

（一）医院感染管理的规章制度及落实情况；

（二）针对医院感染危险因素的各项工作和控制措施；

（三）消毒灭菌与隔离、医疗废物管理及医务人员职业卫生防护工作状况；

（四）医院感染病例和医院感染暴发的监测工作情况；

（五）现场检查。

第三十条　卫生行政部门在检查中发现医疗机构存在医院感染隐患时，应当责令限期整改或者暂时关闭相关科室或者暂停相关诊疗科目。

第三十一条　医疗机构对卫生行政部门的检查、调查取证等工作，应当予以配合，不得拒绝和阻碍，不得提供虚假材料。

第六章　罚　　则

第三十二条　县级以上地方人民政府卫生行政部门未按照本办法的规定履行监督

管理和对医院感染暴发事件的报告、调查处理职责，造成严重后果的，对卫生行政主管部门主要负责人、直接责任人和相关责任人予以降级或者撤职的行政处分。

第三十三条　医疗机构违反本办法，有下列行为之一的，由县级以上地方人民政府卫生行政部门责令改正，逾期不改的，给予警告并通报批评；情节严重的，对主要负责人和直接责任人给予降级或者撤职的行政处分：

（一）未建立或者未落实医院感染管理的规章制度、工作规范；

（二）未设立医院感染管理部门、分管部门以及指定专（兼）职人员负责医院感染预防与控制工作；

（三）违反对医疗器械、器具的消毒工作技术规范；

（四）违反无菌操作技术规范和隔离技术规范；

（五）未对消毒药械和一次性医疗器械、器具的相关证明进行审核；

（六）未对医务人员职业暴露提供职业卫生防护。

第三十四条　医疗机构违反本办法规定，未采取预防和控制措施或者发生医院感染未及时采取控制措施，造成医院感染暴发、传染病传播或者其他严重后果的，对负有责任的主管人员和直接责任人员给予降级、撤职、开除的行政处分；情节严重的，依照《传染病防治法》第六十九条规定，可以依法吊销有关责任人员的执业证书；构成犯罪的，依法追究刑事责任。

第三十五条　医疗机构发生医院感染暴发事件未按本办法规定报告的，由县级以上地方人民政府卫生行政部门通报批评；造成严重后果的，对负有责任的主管人员和其他直接责任人员给予降级、撤职、开除的处分。

第七章　附　　则

第三十六条　本办法中下列用语的含义：

（一）医院感染：指住院病人在医院内获得的感染，包括在住院期间发生的感染和在医院内获得出院后发生的感染，但不包括入院前已开始或者入院时已处于潜伏期的感染。医院工作人员在医院内获得的感染也属医院感染。

（二）医源性感染：指在医学服务中，因病原体传播引起的感染。

（三）医院感染暴发：是指在医疗机构或其科室的患者中，短时间内发生3例以上同种同源感染病例的现象。

（四）消毒：指用化学、物理、生物的方法杀灭或者消除环境中的病原微生物。

（五）灭菌：杀灭或者消除传播媒介上的一切微生物，包括致病微生物和非致病微生物，也包括细菌芽胞和真菌孢子。

第三十七条　中国人民解放军医疗机构的医院感染管理工作，由中国人民解放军卫生部门归口管理。

第三十八条　采供血机构与疾病预防控制机构的医源性感染预防与控制管理参照本办法。

第三十九条　本办法自2006年9月1日起施行，原2000年11月30日颁布的《医院感染管理规范（试行）》同时废止。

医疗废物管理条例

第一章 总 则

第一条 为了加强医疗废物的安全管理，防止疾病传播，保护环境，保障人体健康，根据《中华人民共和国传染病防治法》和《中华人民共和国固体废物污染环境防治法》，制定本条例。

第二条 本条例所称医疗废物，是指医疗卫生机构在医疗、预防、保健以及其他相关活动中产生的具有直接或者间接感染性、毒性以及其他危害性的废物。

医疗废物分类目录，由国务院卫生行政主管部门和环境保护行政主管部门共同制定、公布。

第三条 本条例适用于医疗废物的收集、运送、贮存、处置以及监督管理等活动。

医疗卫生机构收治的传染病病人或者疑似传染病病人产生的生活垃圾，按照医疗废物进行管理和处置。

医疗卫生机构废弃的麻醉、精神、放射性、毒性等药品及其相关的废物的管理，依照有关法律、行政法规和国家有关规定、标准执行。

第四条 国家推行医疗废物集中无害化处置，鼓励有关医疗废物安全处置技术的研究与开发。

县级以上地方人民政府负责组织建设医疗废物集中处置设施。

国家对边远贫困地区建设医疗废物集中处置设施给予适当的支持。

第五条 县级以上各级人民政府卫生行政主管部门，对医疗废物收集、运送、贮存、处置活动中的疾病防治工作实施统一监督管理；环境保护行政主管部门，对医疗废物收集、运送、贮存、处置活动中的环境污染防治工作实施统一监督管理。

县级以上各级人民政府其他有关部门在各自的职责范围内负责与医疗废物处置有关的监督管理工作。

第六条 任何单位和个人有权对医疗卫生机构、医疗废物集中处置单位和监督管理部门及其工作人员的违法行为进行举报、投诉、检举和控告。

第二章 医疗废物管理的一般规定

第七条 医疗卫生机构和医疗废物集中处置单位，应当建立、健全医疗废物管理责任制，其法定代表人为第一责任人，切实履行职责，防止因医疗废物导致传染病传播和环境污染事故。

第八条 医疗卫生机构和医疗废物集中处置单位，应当制定与医疗废物安全处置有关的规章制度和在发生意外事故时的应急方案；设置监控部门或者专（兼）职人员，负责检查、督促、落实本单位医疗废物的管理工作，防止违反本条例的行为发生。

第九条 医疗卫生机构和医疗废物集中处置单位，应当对本单位从事医疗废物收集、运送、贮存、处置等工作的人员和管理人员，进行相关法律和专业技术、安全防护以及紧急处理等知识的培训。

第十条 医疗卫生机构和医疗废物集中处置单位，应当采取有效的职业卫生防护措施，为从事医疗废物收集、运送、贮存、处置等工作的人员和管理人员，配备必要的防护用品，定期进行健康检查；必要时，对有关人员进行免疫接种，防止其受到健康损害。

第十一条 医疗卫生机构和医疗废物集中处置单位，应当依照《中华人民共和国固体废物污染环境防治法》的规定，执行危险废物转移联单管理制度。

第十二条 医疗卫生机构和医疗废物集中处置单位，应当对医疗废物进行登记，登记内容应当包括医疗废物的来源、种类、重量或者数量、交接时间、处置方法、最终去向以及经办人签名等项目。登记资料至少保存3年。

第十三条 医疗卫生机构和医疗废物集中处置单位，应当采取有效措施，防止医疗废物流失、泄漏、扩散。

发生医疗废物流失、泄漏、扩散时，医疗卫生机构和医疗废物集中处置单位应当采取减少危害的紧急处理措施，对致病人员提供医疗救护和现场救援；同时向所在地的县级人民政府卫生行政主管部门、环境保护行政主管部门报告，并向可能受到危害的单位和居民通报。

第十四条 禁止任何单位和个人转让、买卖医疗废物。

禁止在运送过程中丢弃医疗废物；禁止在非贮存地点倾倒、堆放医疗废物或者将医疗废物混入其他废物和生活垃圾。

第十五条 禁止邮寄医疗废物。

禁止通过铁路、航空运输医疗废物。

有陆路通道的，禁止通过水路运输医疗废物；没有陆路通道必须经水路运输医疗废物的，应当经设区的市级以上人民政府环境保护行政主管部门批准，并采取严格的环境保护措施后，方可通过水路运输。

禁止将医疗废物与旅客在同一运输工具上载运。

禁止在饮用水源保护区的水体上运输医疗废物。

第三章 医疗卫生机构对医疗废物的管理

第十六条 医疗卫生机构应当及时收集本单位产生的医疗废物，并按照类别分置于防渗漏、防锐器穿透的专用包装物或者密闭的容器内。

医疗废物专用包装物、容器，应当有明显的警示标识和警示说明。

医疗废物专用包装物、容器的标准和警示标识的规定，由国务院卫生行政主管部门和环境保护行政主管部门共同制定。

第十七条　医疗卫生机构应当建立医疗废物的暂时贮存设施、设备，不得露天存放医疗废物；医疗废物暂时贮存的时间不得超过2天。

医疗废物的暂时贮存设施、设备，应当远离医疗区、食品加工区和人员活动区以及生活垃圾存放场所，并设置明显的警示标识和防渗漏、防鼠、防蚊蝇、防蟑螂、防盗以及预防儿童接触等安全措施。

医疗废物的暂时贮存设施、设备应当定期消毒和清洁。

第十八条　医疗卫生机构应当使用防渗漏、防遗撒的专用运送工具，按照本单位确定的内部医疗废物运送时间、路线，将医疗废物收集、运送至暂时贮存地点。

运送工具使用后应当在医疗卫生机构内指定的地点及时消毒和清洁。

第十九条　医疗卫生机构应当根据就近集中处置的原则，及时将医疗废物交由医疗废物集中处置单位处置。

医疗废物中病原体的培养基、标本和菌种、毒种保存液等高危险废物，在交医疗废物集中处置单位处置前应当就地消毒。

第二十条　医疗卫生机构产生的污水、传染病病人或者疑似传染病病人的排泄物，应当按照国家规定严格消毒；达到国家规定的排放标准后，方可排入污水处理系统。

第二十一条　不具备集中处置医疗废物条件的农村，医疗卫生机构应当按照县级人民政府卫生行政主管部门、环境保护行政主管部门的要求，自行就地处置其产生的医疗废物。自行处置医疗废物的，应当符合下列基本要求：

（一）使用后的一次性医疗器具和容易致人损伤的医疗废物，应当消毒并作毁形处理；

（二）能够焚烧的，应当及时焚烧；

（三）不能焚烧的，消毒后集中填埋。

第四章　医疗废物的集中处置

第二十二条　从事医疗废物集中处置活动的单位，应当向县级以上人民政府环境保护行政主管部门申请领取经营许可证；未取得经营许可证的单位，不得从事有关医疗废物集中处置的活动。

第二十三条　医疗废物集中处置单位，应当符合下列条件：

（一）具有符合环境保护和卫生要求的医疗废物贮存、处置设施或者设备；

（二）具有经过培训的技术人员以及相应的技术工人；

（三）具有负责医疗废物处置效果检测、评价工作的机构和人员；

（四）具有保证医疗废物安全处置的规章制度。

第二十四条　医疗废物集中处置单位的贮存、处置设施，应当远离居（村）民居住区、水源保护区和交通干道，与工厂、企业等工作场所有适当的安全防护距离，并符合国务院环境保护行政主管部门的规定。

第二十五条 医疗废物集中处置单位应当至少每2天到医疗卫生机构收集、运送一次医疗废物,并负责医疗废物的贮存、处置。

第二十六条 医疗废物集中处置单位运送医疗废物,应当遵守国家有关危险货物运输管理的规定,使用有明显医疗废物标识的专用车辆。医疗废物专用车辆应当达到防渗漏、防遗撒以及其他环境保护和卫生要求。

运送医疗废物的专用车辆使用后,应当在医疗废物集中处置场所内及时进行消毒和清洁。

运送医疗废物的专用车辆不得运送其他物品。

第二十七条 医疗废物集中处置单位在运送医疗废物过程中应当确保安全,不得丢弃、遗撒医疗废物。

第二十八条 医疗废物集中处置单位应当安装污染物排放在线监控装置,并确保监控装置经常处于正常运行状态。

第二十九条 医疗废物集中处置单位处置医疗废物,应当符合国家规定的环境保护、卫生标准、规范。

第三十条 医疗废物集中处置单位应当按照环境保护行政主管部门和卫生行政主管部门的规定,定期对医疗废物处置设施的环境污染防治和卫生学效果进行检测、评价。检测、评价结果存入医疗废物集中处置单位档案,每半年向所在地环境保护行政主管部门和卫生行政主管部门报告一次。

第三十一条 医疗废物集中处置单位处置医疗废物,按照国家有关规定向医疗卫生机构收取医疗废物处置费用。

医疗卫生机构按照规定支付的医疗废物处置费用,可以纳入医疗成本。

第三十二条 各地区应当利用和改造现有固体废物处置设施和其他设施,对医疗废物集中处置,并达到基本的环境保护和卫生要求。

第三十三条 尚无集中处置设施或者处置能力不足的城市,自本条例施行之日起,设区的市级以上城市应当在1年内建成医疗废物集中处置设施;县级市应当在2年内建成医疗废物集中处置设施。县(旗)医疗废物集中处置设施的建设,由省、自治区、直辖市人民政府规定。

在尚未建成医疗废物集中处置设施期间,有关地方人民政府应当组织制定符合环境保护和卫生要求的医疗废物过渡性处置方案,确定医疗废物收集、运送、处置方式和处置单位。

第五章 监督管理

第三十四条 县级以上地方人民政府卫生行政主管部门、环境保护行政主管部门,应当依照本条例的规定,按照职责分工,对医疗卫生机构和医疗废物集中处置单位进行监督检查。

第三十五条 县级以上地方人民政府卫生行政主管部门,应当对医疗卫生机构和医疗废物集中处置单位从事医疗废物的收集、运送、贮存、处置中的疾病防治工作,以及工作人员的卫生防护等情况进行定期监督检查或者不定期的抽查。

第三十六条　县级以上地方人民政府环境保护行政主管部门，应当对医疗卫生机构和医疗废物集中处置单位从事医疗废物收集、运送、贮存、处置中的环境污染防治工作进行定期监督检查或者不定期的抽查。

第三十七条　卫生行政主管部门、环境保护行政主管部门应当定期交换监督检查和抽查结果。在监督检查或者抽查中发现医疗卫生机构和医疗废物集中处置单位存在隐患时，应当责令立即消除隐患。

第三十八条　卫生行政主管部门、环境保护行政主管部门接到对医疗卫生机构、医疗废物集中处置单位和监督管理部门及其工作人员违反本条例行为的举报、投诉、检举和控告后，应当及时核实，依法作出处理，并将处理结果予以公布。

第三十九条　卫生行政主管部门、环境保护行政主管部门履行监督检查职责时，有权采取下列措施：

（一）对有关单位进行实地检查，了解情况，现场监测，调查取证；

（二）查阅或者复制医疗废物管理的有关资料，采集样品；

（三）责令违反本条例规定的单位和个人停止违法行为；

（四）查封或者暂扣涉嫌违反本条例规定的场所、设备、运输工具和物品；

（五）对违反本条例规定的行为进行查处。

第四十条　发生因医疗废物管理不当导致传染病传播或者环境污染事故，或者有证据证明传染病传播或者环境污染的事故有可能发生时，卫生行政主管部门、环境保护行政主管部门应当采取临时控制措施，疏散人员，控制现场，并根据需要责令暂停导致或者可能导致传染病传播或者环境污染事故的作业。

第四十一条　医疗卫生机构和医疗废物集中处置单位，对有关部门的检查、监测、调查取证，应当予以配合，不得拒绝和阻碍，不得提供虚假材料。

第六章　法　律　责　任

第四十二条　县级以上地方人民政府未依照本条例的规定，组织建设医疗废物集中处置设施或者组织制定医疗废物过渡性处置方案的，由上级人民政府通报批评，责令限期建成医疗废物集中处置设施或者组织制定医疗废物过渡性处置方案；并可以对政府主要领导人、负有责任的主管人员，依法给予行政处分。

第四十三条　县级以上各级人民政府卫生行政主管部门、环境保护行政主管部门或者其他有关部门，未按照本条例的规定履行监督检查职责，发现医疗卫生机构和医疗废物集中处置单位的违法行为不及时处理，发生或者可能发生传染病传播或者环境污染事故时未及时采取减少危害措施，以及有其他玩忽职守、失职、渎职行为的，由本级人民政府或者上级人民政府有关部门责令改正，通报批评；造成传染病传播或者环境污染事故的，对主要负责人、负有责任的主管人员和其他直接责任人员依法给予降级、撤职、开除的行政处分；构成犯罪的，依法追究刑事责任。

第四十四条　县级以上人民政府环境保护行政主管部门，违反本条例的规定发给医疗废物集中处置单位经营许可证的，由本级人民政府或者上级人民政府环境保护行政主管部门通报批评，责令收回违法发给的证书；并可以对主要负责人、负有责任的主管人员和其他直接责任人员依法给予行政处分。

第四十五条 医疗卫生机构、医疗废物集中处置单位违反本条例规定，有下列情形之一的，由县级以上地方人民政府卫生行政主管部门或者环境保护行政主管部门按照各自的职责责令限期改正，给予警告；逾期不改正的，处2000元以上5000元以下的罚款：

（一）未建立、健全医疗废物管理制度，或者未设置监控部门或者专（兼）职人员的；

（二）未对有关人员进行相关法律和专业技术、安全防护以及紧急处理等知识的培训的；

（三）未对从事医疗废物收集、运送、贮存、处置等工作的人员和管理人员采取职业卫生防护措施的；

（四）未对医疗废物进行登记或者未保存登记资料的；

（五）对使用后的医疗废物运送工具或者运送车辆未在指定地点及时进行消毒和清洁的；

（六）未及时收集、运送医疗废物的；

（七）未定期对医疗废物处置设施的环境污染防治和卫生学效果进行检测、评价，或者未将检测、评价效果存档、报告的。

第四十六条 医疗卫生机构、医疗废物集中处置单位违反本条例规定，有下列情形之一的，由县级以上地方人民政府卫生行政主管部门或者环境保护行政主管部门按照各自的职责责令限期改正，给予警告，可以并处5000元以下的罚款；逾期不改正的，处5000元以上3万元以下的罚款：

（一）贮存设施或者设备不符合环境保护、卫生要求的；

（二）未将医疗废物按照类别分置于专用包装物或者容器的；

（三）未使用符合标准的专用车辆运送医疗废物或者使用运送医疗废物的车辆运送其他物品的；

（四）未安装污染物排放在线监控装置或者监控装置未经常处于正常运行状态的。

第四十七条 医疗卫生机构、医疗废物集中处置单位有下列情形之一的，由县级以上地方人民政府卫生行政主管部门或者环境保护行政主管部门按照各自的职责责令限期改正，给予警告，并处5000元以上1万元以下的罚款；逾期不改正的，处1万元以上3万元以下的罚款；造成传染病传播或者环境污染事故的，由原发证部门暂扣或者吊销执业许可证件或者经营许可证件；构成犯罪的，依法追究刑事责任：

（一）在运送过程中丢弃医疗废物，在非贮存地点倾倒、堆放医疗废物或者将医疗废物混入其他废物和生活垃圾的；

（二）未执行危险废物转移联单管理制度的；

（三）将医疗废物交给未取得经营许可证的单位或者个人收集、运送、贮存、处置的；

（四）对医疗废物的处置不符合国家规定的环境保护、卫生标准、规范的；

（五）未按照本条例的规定对污水、传染病病人或者疑似传染病病人的排泄物，进行严格消毒，或者未达到国家规定的排放标准，排入污水处理系统的；

（六）对收治的传染病病人或者疑似传染病病人产生的生活垃圾，未按照医疗废物进行管理和处置的。

第四十八条 医疗卫生机构违反本条例规定，将未达到国家规定标准的污水、传染病病人或者疑似传染病病人的排泄物排入城市排水管网的，由县级以上地方人民政府建设行政主管部门责令限期改正，给予警告，并处5000元以上1万元以下的罚款；逾期不改正的，处1万元以上3万元以下的罚款；造成传染病传播或者环境污染事故的，由原发证部门暂扣或者吊销执业许可证件；构成犯罪的，依法追究刑事责任。

第四十九条 医疗卫生机构、医疗废物集中处置单位发生医疗废物流失、泄漏、扩散时，未采取紧急处理措施，或者未及时向卫生行政主管部门和环境保护行政主管部门报告的，由县级以上地方人民政府卫生行政主管部门或者环境保护行政主管部门按照各自的职责责令改正，给予警告，并处1万元以上3万元以下的罚款；造成传染病传播或者环境污染事故的，由原发证部门暂扣或者吊销执业许可证件或者经营许可证件；构成犯罪的，依法追究刑事责任。

第五十条 医疗卫生机构、医疗废物集中处置单位，无正当理由，阻碍卫生行政主管部门或者环境保护行政主管部门执法人员执行职务，拒绝执法人员进入现场，或者不配合执法部门的检查、监测、调查取证的，由县级以上地方人民政府卫生行政主管部门或者环境保护行政主管部门按照各自的职责责令改正，给予警告；拒不改正的，由原发证部门暂扣或者吊销执业许可证件或者经营许可证件；触犯《中华人民共和国治安管理处罚法》，构成违反治安管理行为的，由公安机关依法予以处罚；构成犯罪的，依法追究刑事责任。

第五十一条 不具备集中处置医疗废物条件的农村，医疗卫生机构未按照本条例的要求处置医疗废物的，由县级人民政府卫生行政主管部门或者环境保护行政主管部门按照各自的职责责令限期改正，给予警告；逾期不改正的，处1000元以上5000元以下的罚款；造成传染病传播或者环境污染事故的，由原发证部门暂扣或者吊销执业许可证件；构成犯罪的，依法追究刑事责任。

第五十二条 未取得经营许可证从事医疗废物的收集、运送、贮存、处置等活动的，由县级以上地方人民政府环境保护行政主管部门责令立即停止违法行为，没收违法所得，可以并处违法所得1倍以下的罚款。

第五十三条 转让、买卖医疗废物，邮寄或者通过铁路、航空运输医疗废物，或者违反本条例规定通过水路运输医疗废物的，由县级以上地方人民政府环境保护行政主管部门责令转让、买卖双方、邮寄人、托运人立即停止违法行为，给予警告，没收违法所得；违法所得5000元以上的，并处违法所得2倍以上5倍以下的罚款；没有违法所得或者违法所得不足5000元的，并处5000元以上2万元以下的罚款。

承运人明知托运人违反本条例的规定运输医疗废物，仍予以运输的，或者承运人将医疗废物与旅客在同一工具上载运的，按照前款的规定予以处罚。

第五十四条 医疗卫生机构、医疗废物集中处置单位违反本条例规定，导致传染病传播或者发生环境污染事故，给他人造成损害的，依法承担民事赔偿责任。

第七章 附 则

第五十五条 计划生育技术服务、医学科研、教学、尸体检查和其他相关活动中产生的具有直接或者间接感染性、毒性以及其他危害性废物的管理，依照本条例执行。

  第五十六条 军队医疗卫生机构医疗废物的管理由中国人民解放军卫生主管部门参照本条例制定管理办法。

  第五十七条 本条例自公布之日起施行。

护 士 条 例

第一章 总 则

第一条 为了维护护士的合法权益，规范护理行为，促进护理事业发展，保障医疗安全和人体健康，制定本条例。

第二条 本条例所称护士，是指经执业注册取得护士执业证书，依照本条例规定从事护理活动，履行保护生命、减轻痛苦、增进健康职责的卫生技术人员。

第三条 护士人格尊严、人身安全不受侵犯。护士依法履行职责，受法律保护。

全社会应当尊重护士。

第四条 国务院有关部门、县级以上地方人民政府及其有关部门以及乡（镇）人民政府应当采取措施，改善护士的工作条件，保障护士待遇，加强护士队伍建设，促进护理事业健康发展。

国务院有关部门和县级以上地方人民政府应当采取措施，鼓励护士到农村、基层医疗卫生机构工作。

第五条 国务院卫生主管部门负责全国的护士监督管理工作。

县级以上地方人民政府卫生主管部门负责本行政区域的护士监督管理工作。

第六条 国务院有关部门对在护理工作中做出杰出贡献的护士，应当授予全国卫生系统先进工作者荣誉称号或者颁发白求恩奖章，受到表彰、奖励的护士享受省部级劳动模范、先进工作者待遇；对长期从事护理工作的护士应当颁发荣誉证书。具体办法由国务院有关部门制定。

县级以上地方人民政府及其有关部门对本行政区域内做出突出贡献的护士，按照省、自治区、直辖市人民政府的有关规定给予表彰、奖励。

第二章 执 业 注 册

第七条 护士执业，应当经执业注册取得护士执业证书。

申请护士执业注册，应当具备下列条件：

（一）具有完全民事行为能力；

（二）在中等职业学校、高等学校完成国务院教育主管部门和国务院卫生主管部门规定的普通全日制3年以上的护理、助产专业课程学习，包括在教学、综合医院完成8个月以上护理临床实习，并取得相应学历证书；

（三）通过国务院卫生主管部门组织的护士执业资格考试；

（四）符合国务院卫生主管部门规定的健康标准。

护士执业注册申请，应当自通过护士执业资格考试之日起3年内提出；逾期提出申请的，除应当具备前款第（一）项、第（二）项和第（四）项规定条件外，还应当在符合国务院卫生主管部门规定条件的医疗卫生机构接受3个月临床护理培训并考核合格。

护士执业资格考试办法由国务院卫生主管部门会同国务院人事部门制定。

第八条 申请护士执业注册的，应当向拟执业地省、自治区、直辖市人民政府卫生主管部门提出申请。收到申请的卫生主管部门应当自收到申请之日起20个工作日内做出决定，对具备本条例规定条件的，准予注册，并发给护士执业证书；对不具备本条例规定条件的，不予注册，并书面说明理由。

护士执业注册有效期为5年。

第九条 护士在其执业注册有效期内变更执业地点的，应当向拟执业地省、自治区、直辖市人民政府卫生主管部门报告。收到报告的卫生主管部门应当自收到报告之日起7个工作日内为其办理变更手续。护士跨省、自治区、直辖市变更执业地点的，收到报告的卫生主管部门还应当向其原执业地省、自治区、直辖市人民政府卫生主管部门通报。

第十条 护士执业注册有效期届满需要继续执业的，应当在护士执业注册有效期届满前30日向执业地省、自治区、直辖市人民政府卫生主管部门申请延续注册。收到申请的卫生主管部门对具备本条例规定条件的，准予延续，延续执业注册有效期为5年；对不具备本条例规定条件的，不予延续，并书面说明理由。

护士有行政许可法规定的应当予以注销执业注册情形的，原注册部门应当依照行政许可法的规定注销其执业注册。

第十一条 县级以上地方人民政府卫生主管部门应当建立本行政区域的护士执业良好记录和不良记录，并将该记录记入护士执业信息系统。

护士执业良好记录包括护士受到的表彰、奖励以及完成政府指令性任务的情况等内容。护士执业不良记录包括护士因违反本条例以及其他卫生管理法律、法规、规章或者诊疗技术规范的规定受到行政处罚、处分的情况等内容。

第三章 权利和义务

第十二条 护士执业，有按照国家有关规定获取工资报酬、享受福利待遇、参加社会保险的权利。任何单位或者个人不得克扣护士工资，降低或者取消护士福利等待遇。

第十三条 护士执业，有获得与其所从事的护理工作相适应的卫生防护、医疗保健服务的权利。从事直接接触有毒有害物质、有感染传染病危险工作的护士，有依照有关法律、行政法规的规定接受职业健康监护的权利；患职业病的，有依照有关法律、行政法规的规定获得赔偿的权利。

第十四条　护士有按照国家有关规定获得与本人业务能力和学术水平相应的专业技术职务、职称的权利；有参加专业培训、从事学术研究和交流、参加行业协会和专业学术团体的权利。

第十五条　护士有获得疾病诊疗、护理相关信息的权利和其他与履行护理职责相关的权利，可以对医疗卫生机构和卫生主管部门的工作提出意见和建议。

第十六条　护士执业，应当遵守法律、法规、规章和诊疗技术规范的规定。

第十七条　护士在执业活动中，发现患者病情危急，应当立即通知医师；在紧急情况下为抢救垂危患者生命，应当先行实施必要的紧急救护。

护士发现医嘱违反法律、法规、规章或者诊疗技术规范规定的，应当及时向开具医嘱的医师提出；必要时，应当向该医师所在科室的负责人或者医疗卫生机构负责医疗服务管理的人员报告。

第十八条　护士应当尊重、关心、爱护患者，保护患者的隐私。

第十九条　护士有义务参与公共卫生和疾病预防控制工作。发生自然灾害、公共卫生事件等严重威胁公众生命健康的突发事件，护士应当服从县级以上人民政府卫生主管部门或者所在医疗卫生机构的安排，参加医疗救护。

第四章　医疗卫生机构的职责

第二十条　医疗卫生机构配备护士的数量不得低于国务院卫生主管部门规定的护士配备标准。

第二十一条　医疗卫生机构不得允许下列人员在本机构从事诊疗技术规范规定的护理活动：

（一）未取得护士执业证书的人员；

（二）未依照本条例第九条的规定办理执业地点变更手续的护士；

（三）护士执业注册有效期届满未延续执业注册的护士。

在教学、综合医院进行护理临床实习的人员应当在护士指导下开展有关工作。

第二十二条　医疗卫生机构应当为护士提供卫生防护用品，并采取有效的卫生防护措施和医疗保健措施。

第二十三条　医疗卫生机构应当执行国家有关工资、福利待遇等规定，按照国家有关规定为在本机构从事护理工作的护士足额缴纳社会保险费用，保障护士的合法权益。

对在艰苦边远地区工作，或者从事直接接触有毒有害物质、有感染传染病危险工作的护士，所在医疗卫生机构应当按照国家有关规定给予津贴。

第二十四条　医疗卫生机构应当制定、实施本机构护士在职培训计划，并保证护士接受培训。

护士培训应当注重新知识、新技术的应用；根据临床专科护理发展和专科护理岗位的需要，开展对护士的专科护理培训。

第二十五条　医疗卫生机构应当按照国务院卫生主管部门的规定，设置专门机构或者配备专（兼）职人员负责护理管理工作。

第二十六条　医疗卫生机构应当建立护士岗位责任制并进行监督检查。

护士因不履行职责或者违反职业道德受到投诉的，其所在医疗卫生机构应当进行调查。经查证属实的，医疗卫生机构应当对护士做出处理，并将调查处理情况告知投诉人。

第五章 法律责任

第二十七条 卫生主管部门的工作人员未依照本条例规定履行职责，在护士监督管理工作中滥用职权、徇私舞弊，或者有其他失职、渎职行为的，依法给予处分；构成犯罪的，依法追究刑事责任。

第二十八条 医疗卫生机构有下列情形之一的，由县级以上地方人民政府卫生主管部门依据职责分工责令限期改正，给予警告；逾期不改正的，根据国务院卫生主管部门规定的护士配备标准和在医疗卫生机构合法执业的护士数量核减其诊疗科目，或者暂停其6个月以上1年以下执业活动；国家举办的医疗卫生机构有下列情形之一、情节严重的，还应当对负有责任的主管人员和其他直接责任人员依法给予处分：

（一）违反本条例规定，护士的配备数量低于国务院卫生主管部门规定的护士配备标准的；

（二）允许未取得护士执业证书的人员或者允许未依照本条例规定办理执业地点变更手续、延续执业注册有效期的护士在本机构从事诊疗技术规范规定的护理活动的。

第二十九条 医疗卫生机构有下列情形之一的，依照有关法律、行政法规的规定给予处罚；国家举办的医疗卫生机构有下列情形之一、情节严重的，还应当对负有责任的主管人员和其他直接责任人员依法给予处分：

（一）未执行国家有关工资、福利待遇等规定的；

（二）对在本机构从事护理工作的护士，未按照国家有关规定足额缴纳社会保险费用的；

（三）未为护士提供卫生防护用品，或者未采取有效的卫生防护措施、医疗保健措施的；

（四）对在艰苦边远地区工作，或者从事直接接触有毒有害物质、有感染传染病危险工作的护士，未按照国家有关规定给予津贴的。

第三十条 医疗卫生机构有下列情形之一的，由县级以上地方人民政府卫生主管部门依据职责分工责令限期改正，给予警告：

（一）未制定、实施本机构护士在职培训计划或者未保证护士接受培训的；

（二）未依照本条例规定履行护士管理职责的。

第三十一条 护士在执业活动中有下列情形之一的，由县级以上地方人民政府卫生主管部门依据职责分工责令改正，给予警告；情节严重的，暂停其6个月以上1年以下执业活动，直至由原发证部门吊销其护士执业证书：

（一）发现患者病情危急未立即通知医师的；

（二）发现医嘱违反法律、法规、规章或者诊疗技术规范的规定，未依照本条例第十七条的规定提出或者报告的；

（三）泄露患者隐私的；

（四）发生自然灾害、公共卫生事件等严重威胁公众生命健康的突发事件，不服从安排参加医疗救护的。

护士在执业活动中造成医疗事故的，依照医疗事故处理的有关规定承担法律责任。

第三十二条 护士被吊销执业证书的，自执业证书被吊销之日起2年内不得申请执业注册。

第三十三条 扰乱医疗秩序，阻碍护士依法开展执业活动，侮辱、威胁、殴打护士，或者有其他侵犯护士合法权益行为的，由公安机关依照治安管理处罚法的规定给予处罚；构成犯罪的，依法追究刑事责任。

第六章 附 则

第三十四条 本条例施行前按照国家有关规定已经取得护士执业证书或者护理专业技术职称、从事护理活动的人员，经执业地省、自治区、直辖市人民政府卫生主管部门审核合格，换领护士执业证书。

本条例施行前，尚未达到护士配备标准的医疗卫生机构，应当按照国务院卫生主管部门规定的实施步骤，自本条例施行之日起3年内达到护士配备标准。

第三十五条 本条例自2008年5月12日起施行。

医疗机构临床用血管理办法

第一章　总　则

第一条　为加强医疗机构临床用血管理，推进临床科学合理用血，保护血液资源，保障临床用血安全和医疗质量，根据《中华人民共和国献血法》，制定本办法。

第二条　卫生部负责全国医疗机构临床用血的监督管理。县级以上地方人民政府卫生行政部门负责本行政区域医疗机构临床用血的监督管理。

第三条　医疗机构应当加强临床用血管理，将其作为医疗质量管理的重要内容，完善组织建设，建立健全岗位责任制，制定并落实相关规章制度和技术操作规程。

第四条　本办法适用于各级各类医疗机构的临床用血管理工作。

第二章　组织与职责

第五条　卫生部成立临床用血专家委员会，其主要职责是：

（一）协助制订国家临床用血相关制度、技术规范和标准；

（二）协助指导全国临床用血管理和质量评价工作，促进提高临床合理用血水平；

（三）协助临床用血重大安全事件的调查分析，提出处理意见；

（四）承担卫生部交办的有关临床用血管理的其他任务。

卫生部建立协调机制，做好临床用血管理工作，提高临床合理用血水平，保证输血治疗质量。

第六条　各省、自治区、直辖市人民政府卫生行政部门成立省级临床用血质量控制中心，负责辖区内医疗机构临床用血管理的指导、评价和培训等工作。

第七条　医疗机构应当加强组织管理，明确岗位职责，健全管理制度。

医疗机构法定代表人为临床用血管理第一责任人。

第八条　二级以上医院和妇幼保健院应当设立临床用血管理委员会，负责本机构临床合理用血管理工作。主任委员由院长或者分管医疗的副院长担任，成员由医务部门、输血科、麻醉科、开展输血治疗的主要临床科室、护理部门、手术室等部门负责人组成。医务、输血部门共同负责临床合理用血日常管理工作。

其他医疗机构应当设立临床用血管理工作组，并指定专（兼）职人员负责日常管理工作。

第九条 临床用血管理委员会或者临床用血管理工作组应当履行以下职责：

（一）认真贯彻临床用血管理相关法律、法规、规章、技术规范和标准，制订本机构临床用血管理的规章制度并监督实施；

（二）评估确定临床用血的重点科室、关键环节和流程；

（三）定期监测、分析和评估临床用血情况，开展临床用血质量评价工作，提高临床合理用血水平；

（四）分析临床用血不良事件，提出处理和改进措施；

（五）指导并推动开展自体输血等血液保护及输血新技术；

（六）承担医疗机构交办的有关临床用血的其他任务。

第十条 医疗机构应当根据有关规定和临床用血需求设置输血科或者血库，并根据自身功能、任务、规模，配备与输血工作相适应的专业技术人员、设施、设备。

不具备条件设置输血科或者血库的医疗机构，应当安排专（兼）职人员负责临床用血工作。

第十一条 输血科及血库的主要职责是：

（一）建立临床用血质量管理体系，推动临床合理用血；

（二）负责制订临床用血储备计划，根据血站供血的预警信息和医院的血液库存情况协调临床用血；

（三）负责血液预订、入库、储存、发放工作；

（四）负责输血相关免疫血液学检测；

（五）参与推动自体输血等血液保护及输血新技术；

（六）参与特殊输血治疗病例的会诊，为临床合理用血提供咨询；

（七）参与临床用血不良事件的调查；

（八）根据临床治疗需要，参与开展血液治疗相关技术；

（九）承担医疗机构交办的有关临床用血的其他任务。

第三章 临床用血管理

第十二条 医疗机构应当加强临床用血管理，建立并完善管理制度和工作规范，并保证落实。

第十三条 医疗机构应当使用卫生行政部门指定血站提供的血液。

医疗机构科研用血由所在地省级卫生行政部门负责核准。

医疗机构应当配合血站建立血液库存动态预警机制，保障临床用血需求和正常医疗秩序。

第十四条 医疗机构应当科学制订临床用血计划，建立临床合理用血的评价制度，提高临床合理用血水平。

第十五条 医疗机构应当对血液预订、接收、入库、储存、出库及库存预警等进行管理，保证血液储存、运送符合国家有关标准和要求。

第十六条 医疗机构接收血站发送的血液后，应当对血袋标签进行核对。符合国家有关标准和要求的血液入库，做好登记；并按不同品种、血型和采血日期（或有效期），分别有序存放于专用储藏设施内。

血袋标签核对的主要内容是：

（一）血站的名称；

（二）献血编号或者条形码、血型；

（三）血液品种；

（四）采血日期及时间或者制备日期及时间；

（五）有效期及时间；

（六）储存条件。

禁止将血袋标签不合格的血液入库。

第十七条　医疗机构应当在血液发放和输血时进行核对，并指定医务人员负责血液的收领、发放工作。

第十八条　医疗机构的储血设施应当保证运行有效，全血、红细胞的储藏温度应当控制在 2～6℃，血小板的储藏温度应当控制在 20～24℃。储血保管人员应当做好血液储藏温度的 24 小时监测记录。储血环境应当符合卫生标准和要求。

第十九条　医务人员应当认真执行临床输血技术规范，严格掌握临床输血适应证，根据患者病情和实验室检测指标，对输血指征进行综合评估，制订输血治疗方案。

第二十条　医疗机构应当建立临床用血申请管理制度。

同一患者一天申请备血量少于 800 毫升的，由具有中级以上专业技术职务任职资格的医师提出申请，上级医师核准签发后，方可备血。

同一患者一天申请备血量在 800 毫升至 1600 毫升的，由具有中级以上专业技术职务任职资格的医师提出申请，经上级医师审核，科室主任核准签发后，方可备血。

同一患者一天申请备血量达到或超过 1600 毫升的，由具有中级以上专业技术职务任职资格的医师提出申请，科室主任核准签发后，报医务部门批准，方可备血。

以上第二款、第三款和第四款规定不适用于急救用血。

第二十一条　在输血治疗前，医师应当向患者或者其近亲属说明输血目的、方式和风险，并签署临床输血治疗知情同意书。

因抢救生命垂危的患者需要紧急输血，且不能取得患者或者其近亲属意见的，经医疗机构负责人或者授权的负责人批准后，可以立即实施输血治疗。

第二十二条　医疗机构应当积极推行节约用血的新型医疗技术。

三级医院、有条件的二级医院和妇幼保健院应当开展自体输血技术，建立并完善管理制度和技术规范，提高合理用血水平，保证医疗质量和安全。

医疗机构应当动员符合条件的患者接受自体输血技术，提高输血治疗效果和安全性。

第二十三条　医疗机构应当积极推行成分输血，保证医疗质量和安全。

第二十四条　医疗机构应当加强无偿献血知识的宣传教育工作，规范开展互助献血工作。

血站负责互助献血血液的采集、检测及用血者血液调配等工作。

第二十五条　医疗机构应当根据国家有关法律法规和规范建立临床用血不良事件监测报告制度。临床发现输血不良反应后，应当积极救治患者，及时向有关部门报告，并做好观察和记录。

第二十六条 各省、自治区、直辖市人民政府卫生行政部门应当制订临床用血保障措施和应急预案，保证自然灾害、突发事件等大量伤员和特殊病例、稀缺血型等应急用血的供应和安全。

因应急用血或者避免血液浪费，在保证血液安全的前提下，经省、自治区、直辖市人民政府卫生行政部门核准，医疗机构之间可以调剂血液。具体方案由省级卫生行政部门制订。

第二十七条 省、自治区、直辖市人民政府卫生行政部门应当加强边远地区医疗机构临床用血保障工作，科学规划和建设中心血库与储血点。

医疗机构应当制订应急用血工作预案。为保证应急用血，医疗机构可以临时采集血液，但必须同时符合以下条件：

（一）危及患者生命，急需输血；

（二）所在地血站无法及时提供血液，且无法及时从其他医疗机构调剂血液，而其他医疗措施不能替代输血治疗；

（三）具备开展交叉配血及乙型肝炎病毒表面抗原、丙型肝炎病毒抗体、艾滋病病毒抗体和梅毒螺旋体抗体的检测能力；

（四）遵守采供血相关操作规程和技术标准。

医疗机构应当在临时采集血液后10日内将情况报告县级以上人民政府卫生行政部门。

第二十八条 医疗机构应当建立临床用血医学文书管理制度，确保临床用血信息客观真实、完整、可追溯。医师应当将患者输血适应证的评估、输血过程和输血后疗效评价情况记入病历；临床输血治疗知情同意书、输血记录单等随病历保存。

第二十九条 医疗机构应当建立培训制度，加强对医务人员临床用血和无偿献血知识的培训，将临床用血相关知识培训纳入继续教育内容。新上岗医务人员应当接受岗前临床用血相关知识培训及考核。

第三十条 医疗机构应当建立科室和医师临床用血评价及公示制度。将临床用血情况纳入科室和医务人员工作考核指标体系。

禁止将用血量和经济收入作为输血科或者血库工作的考核指标。

第四章　监　督　管　理

第三十一条 县级以上地方人民政府卫生行政部门应当加强对本行政区域内医疗机构临床用血情况的督导检查。

第三十二条 县级以上地方人民政府卫生行政部门应当建立医疗机构临床用血评价制度，定期对医疗机构临床用血工作进行评价。

第三十三条 县级以上地方人民政府卫生行政部门应当建立临床合理用血情况排名、公布制度。对本行政区域内医疗机构临床用血量和不合理使用等情况进行排名，将排名情况向本行政区域内的医疗机构公布，并报上级卫生行政部门。

第三十四条 县级以上地方人民政府卫生行政部门应当将医疗机构临床用血情况纳入医疗机构考核指标体系；将临床用血情况作为医疗机构评审、评价重要指标。

第五章　法 律 责 任

第三十五条　医疗机构有下列情形之一的，由县级以上人民政府卫生行政部门责令限期改正；逾期不改的，进行通报批评，并予以警告；情节严重或者造成严重后果的，可处3万元以下的罚款，对负有责任的主管人员和其他直接责任人员依法给予处分：

（一）未设立临床用血管理委员会或者工作组的；

（二）未拟定临床用血计划或者一年内未对计划实施情况进行评估和考核的；

（三）未建立血液发放和输血核对制度的；

（四）未建立临床用血申请管理制度的；

（五）未建立医务人员临床用血和无偿献血知识培训制度的；

（六）未建立科室和医师临床用血评价及公示制度的；

（七）将经济收入作为对输血科或者血库工作的考核指标的；

（八）违反本办法的其他行为。

第三十六条　医疗机构使用未经卫生行政部门指定的血站供应的血液的，由县级以上地方人民政府卫生行政部门给予警告，并处3万元以下罚款；情节严重或者造成严重后果的，对负有责任的主管人员和其他直接责任人员依法给予处分。

第三十七条　医疗机构违反本办法关于应急用血采血规定的，由县级以上人民政府卫生行政部门责令限期改正，给予警告；情节严重或者造成严重后果的，处3万元以下罚款，对负有责任的主管人员和其他直接责任人员依法给予处分。

第三十八条　医疗机构及其医务人员违反本法规定，将不符合国家规定标准的血液用于患者的，由县级以上地方人民政府卫生行政部门责令改正；给患者健康造成损害的，应当依据国家有关法律法规进行处理，并对负有责任的主管人员和其他直接责任人员依法给予处分。

第三十九条　县级以上地方卫生行政部门未按照本办法规定履行监管职责，造成严重后果的，对直接负责的主管人员和其他直接责任人员依法给予记大过、降级、撤职、开除等行政处分。

第四十条　医疗机构及其医务人员违反临床用血管理规定，构成犯罪的，依法追究刑事责任。

第六章　附　　则

第四十一条　本办法自2012年8月1日起施行。卫生部于1999年1月5日公布的《医疗机构临床用血管理办法（试行）》同时废止。

临床输血技术规范

第一章 总 则

第一条 为了规范、指导医疗机构科学、合理用血，根据中华人民共和国献血法》和《医疗机构临床用血管理办法（试行）》制定本规范。

第二条 血液资源必须加以保护、合理应用，避免浪费，杜绝不必要的输血。

第三条 临床医师和输血医技人员应严格掌握输血适应证，正确应用成熟的临床输血技术和血液保护技术，包括成分输血和自体输血等。

第四条 二级以上医院应设置独立的输血科（血库），负责临床用血的技术指导和技术实施，确保贮血、配血和其他科学、合理用血措施的执行。

第二章 输血申请

第五条 申请输血应由经治医师逐项填写《临床输血申请单》，由主治医师核准签字，连同受血者血样于预定输血日期前送交输血科（血库）备血。

第六条 决定输血治疗前，经治医师应向患者或其家属说明输同种异体血的不良反应和经血传播疾病的可能性，征得患者或家属的同意，并在《输血治疗同意书》上签字。《输血治疗同意书》入病历。无家属签字的无自主意识患者的紧急输血，应报医院职能部门或主管领导同意、备案，并记入病历。

第七条 术前自身贮血由输血科（血库）负责采血和贮血，经治医师负责输血过程的医疗监护。手术室内的自身输血包括急性等容性血液稀释、术野自身血回输及术中控制性低血压等医疗技术由麻醉科医师负责实施。

第八条 亲友互助献血由经治医师等对患者家属进行动员，在输血科（血库）填写登记表，到血站或卫生行政部门批准的采血点（室）无偿献血，由血站进行血液的初、复检，并负责调配合格血液。

第九条 患者治疗性血液成分去除、血浆置换等，由经治医师申请，输血科（血库）或有关科室参加制定治疗方案并负责实施，由输血科（血库）和经治医师负责患者治疗过程的监护。

第十条 对于Rh（D）阴性和其他稀有血型患者，应采用自身输血、同型输血或配合型输血。

第十一条 新生儿溶血病如需要换血疗法的，由经治医师申请，经主治医师核准，并经患儿家属或监护人签字同意，由血站和医院输血科（血库）提供适合的血液，换血由经治医师和输血科（血库）人员共同实施。

第三章 受血者血样采集与送检

第十二条 确定输血后，医护人员持输血申请单和贴好标签的试管，当面核对患者姓名、性别、年龄、病案号、病室们急诊、床号、血型和诊断，采集血样。

第十三条 由医护人员或专门人员将受血者血样与输血申请单送交输血科（血库），双方进行逐项核对。

第四章 交 叉 配 血

第十四条 受血者配血试验的血标本必须是输血前3天之内的。

第十五条 输血科（血库）要逐项核对输血申请单、受血者和供血者血样，复查受血者和供血者ABO血型（正、反定型），并常规检查患者Rh（D）血型（急诊抢救患者紧急输血时Rh（D）检查可除外），正确无误时可进行交叉配血。

第十六条 凡输注全血、浓缩红细胞、红细胞是液、洗涤红细胞、冰冻红细胞、浓缩白细胞、手工分离浓缩血小板等患者，应进行交叉配血试验。机器单采浓缩血小板应ABO血型同型输往。

第十七条 凡遇有下列情况必须按《全国；闲床检验操作规程》有关规定作抗体筛选试验：交叉配血不合时；对有输血史、妊娠史或短期内需要接收多次输血者。

第十八条 两人值班时，交叉配血试验由两人互相核对；一人值班时，操作完毕后自己复核，并填写配血试验结果。

第五章 血液入库、核对、贮存

第十九条 全血、血液成分入库前要认真核对验收。核对验收内容包括：运输条件、物理外观、血袋封闭及包装是否合格，标签填写是否清楚齐全（供血机构名称及其许可证号、供血者姓名或条形码编号和血型、血液品种、容量、采血日期。血液成分的制备日期及时间，有效期及时间、血袋编号/条形码，储存条件）等。

第二十条 输血科（血库）要认真做好血液出入库、核对、领发的登记，有关资料需保存十年。

第二十一条 按A、B、O、AB血型将全血、血液成分分别贮存于血库专用冰箱不同层内或不同专用冰箱内，并有明显的标识。

第二十二条 保存温度和保存期如下：

品　种	保存温度	保存期
1.浓缩红细胞（CRC）	4±2℃	ACD：21天
		CPD：28天
		CPDA：35天
2.少白细胞红细胞（LPRC）	4±2℃	与受血者ABO血型相同
3.红细胞悬液（CRCS）	4±2℃	同（CRC）
4.洗涤红细胞（WRC）	4±2℃	24小时内输注
·5.冰冻红细胞（FTRC）	4±2℃	解冻后24小时内输注
6.手工分高浓缩血小板	22±2℃	24小时（普通袋）或5天（轻振荡）（PC-1）（专用袋制备）
7.机器单采浓缩血小板（PC-2）	（同PC-1）	（同PC-1）
8.机器单采浓缩白细胞悬液（GRANS）	22±2℃	24小时内输注
9.新鲜液体血浆（FLP）	4±2℃	24小时内输往
10.新鲜冰冻血浆（FFP）	−20℃以下	一年
11.普通冰冻血浆（FP）	−20℃以下	四年
12.冷沉淀（Cryo）	−20℃以下	一年
13.全血	4±2℃	（同CRG）
14.其他制剂按相应规定执行	—	—

当贮血冰箱的温度自动控制记录和报警装置发出报警信号时，要立即检查原因，及时解决并记录。

第二十三条 贮血冰箱内严禁存放其他物品；每周消毒一次；冰箱内空气培养每月一次，无霉菌生长或培养皿（900mm）细菌生长菌落＜8CFU/10分钟或＜200CFU/m³为合格。

第六章　发　血

第二十四条 配血合格后，由医护人员到输血科（血库）取血。

第二十五条 取血与发血的双方必须共同查对患者姓名、性别、病案号、门急诊/病室、床号、血型、血液有效期及配血试验结果，以及保存血的外观等，准确无误时，双方共同签字后方可发出。

第二十六条 凡血袋有下列情形之一的，一律不得发出：

（一）标签破损、字迹不清；

（二）血袋有破损、漏血；

（三）血液中有明显凝块；

（四）血浆呈乳糜状或暗灰色；

（五）血浆中有明显气泡、絮状物或粗大颗粒；

（六）未摇动时血浆层与红细胞的界面不清或交界面上出现溶血；

（七）红细胞层呈紫红色；

（八）过期或其他须查证的情况。

第二十七条 血液发出后，受血者和供血者的血样保存于 2～6℃冰箱，至少 7 天，以便对输血不良反应追查原因。

第二十八条 血液发出后不得退回。

第七章 输 血

第二十九条 输血前由两名医护人员核对交叉配血报告单及血袋标签各项内容，检查血袋有无破损渗漏，血液颜色是否正常。准确无误方可输血。

第三十条 输血时，由两名医护人员带病历共同到患者床旁核对患者姓名、性别、年龄、病案号、门急诊/病室、床号、血型等，确认与配血报告相符，再次核对血液后，用符合标准的输血器进行输血。

第三十一条 取回的血应尽快输用，不得自行贮血。输用前将血袋内的成分轻轻混匀，避免剧烈振荡。血液内不得加入其他药物，如需稀释只能用静脉注射生理盐水。

第三十二条 输血前后用静脉注射生理盐水冲洗输血管道。连续输用不同供血者的血液时，前一袋血输尽后，用静脉注射生理盐水冲洗输血器，再接下一袋血继续输注。

第三十三条 输血过程中应先慢后快，再根据病情和年龄调整输往速度，并严密观察受血者有无输血不良反应，如出现异常情况应及时处理：

（一）减慢或停止输血，用静脉注射生理盐水维持静脉通路；

（二）立即通知值班医师和输血科（血库）值班人员，及时检查、治疗和抢救，并查找原因，做好记录。

第三十四条 疑为溶血性或细菌污染性输血反应，应立即停止输血，用静脉注射生理盐水维护静脉通路，及时报告上级医师，在积极治疗抢救的同时，做以下核对检查：

（一）核对用血申请单、血袋标签、交叉配血试验记录；

（二）核对受血者及供血者 ABO 血型，Rh（D）血型。用保存于冰箱中的受血者与供血者血样、新采集的受血者血样、血袋中血样，重测 ABO 血型、Rh（D）血型、不规则抗体筛选及交叉配血试验（包括盐水相和非盐水相试验）；

（三）立即抽取受血者血液加肝素抗凝剂，分离血浆，观察血浆颜色，测定血浆游离血红蛋白含量；

（四）立即抽取受血者血液，检测血清胆红素含量、血浆游离血红蛋白含量、血浆结合珠蛋白测定、直接抗人球蛋白试验并检测相关抗体效价，如发现特殊抗体，应作进一步鉴定；

（五）如怀疑细菌污染性输血反应，抽取血袋中血液做细菌学检验；

（六）尽早检测血常规、尿常规及尿血红蛋白；

（七）必要时，溶血反应发生后 5～7 小时测血清胆红素含量。

第三十五条 输血完毕，医护人员对有输血反应的应逐项填写患者输血反应回报单，并返还输血科（血库）保存。输血科（血库）每月统计上报医务处（科）。

第三十六条　输血完毕后，医护人员将输血记录单（交叉配血报告单）贴在病历中，并将血袋送回输血科（血库）至少保存一天。

第三十七条　本规范由卫生部负责解释。

第三十八条　本规范自2000年10月1日起实施。

附录三十五

侵权责任法

第一章 一 般 规 定

第一条 为保护民事主体的合法权益，明确侵权责任，预防并制裁侵权行为，促进社会和谐稳定，制定本法。

第二条 侵害民事权益，应当依照本法承担侵权责任。

本法所称民事权益，包括生命权、健康权、姓名权、名誉权、荣誉权、肖像权、隐私权、婚姻自主权、监护权、所有权、用益物权、担保物权、著作权、专利权、商标专用权、发现权、股权、继承权等人身、财产权益。

第三条 被侵权人有权请求侵权人承担侵权责任。

第四条 侵权人因同一行为应当承担行政责任或者刑事责任的，不影响依法承担侵权责任。

因同一行为应当承担侵权责任和行政责任、刑事责任，侵权人的财产不足以支付的，先承担侵权责任。

第五条 其他法律对侵权责任另有特别规定的，依照其规定。

第二章 责任构成和责任方式

第六条 行为人因过错侵害他人民事权益，应当承担侵权责任。

根据法律规定推定行为人有过错，行为人不能证明自己没有过错的，应当承担侵权责任。

第七条 行为人损害他人民事权益，不论行为人有无过错，法律规定应当承担侵权责任的，依照其规定。

第八条 二人以上共同实施侵权行为，造成他人损害的，应当承担连带责任。

第九条 教唆、帮助他人实施侵权行为的，应当与行为人承担连带责任。

教唆、帮助无民事行为能力人、限制民事行为能力人实施侵权行为的，应当承担侵权责任；该无民事行为能力人、限制民事行为能力人的监护人未尽到监护责任的，应当承担相应的责任。

第十条 二人以上实施危及他人人身、财产安全的行为，其中一人或者数人的行为造成他人损害，能够确定具体侵权人的，由侵权人承担责任；不能确定具体侵权人的，行为人承担连带责任。

第十一条 二人以上分别实施侵权行为造成同一损害，每个人的侵权行为都足以造成全部损害的，行为人承担连带责任。

第十二条 二人以上分别实施侵权行为造成同一损害，能够确定责任大小的，各自承担相应的责任；难以确定责任大小的，平均承担赔偿责任。

第十三条 法律规定承担连带责任的，被侵权人有权请求部分或者全部连带责任人承担责任。

第十四条 连带责任人根据各自责任大小确定相应的赔偿数额；难以确定责任大小的，平均承担赔偿责任。

支付超出自己赔偿数额的连带责任人，有权向其他连带责任人追偿。

第十五条 承担侵权责任的方式主要有：

（一）停止侵害；

（二）排除妨碍；

（三）消除危险；

（四）返还财产；

（五）恢复原状；

（六）赔偿损失；

（七）赔礼道歉；

（八）消除影响、恢复名誉。

以上承担侵权责任的方式，可以单独适用，也可以合并适用。

第十六条 侵害他人造成人身损害的，应当赔偿医疗费、护理费、交通费等为治疗和康复支出的合理费用，以及因误工减少的收入。造成残疾的，还应当赔偿残疾生活辅助具费和残疾赔偿金。造成死亡的，还应当赔偿丧葬费和死亡赔偿金。

第十七条 因同一侵权行为造成多人死亡的，可以以相同数额确定死亡赔偿金。

第十八条 被侵权人死亡的，其近亲属有权请求侵权人承担侵权责任。被侵权人为单位，该单位分立、合并的，承继权利的单位有权请求侵权人承担侵权责任。

被侵权人死亡的，支付被侵权人医疗费、丧葬费等合理费用的人有权请求侵权人赔偿费用，但侵权人已支付该费用的除外。

第十九条 侵害他人财产的，财产损失按照损失发生时的市场价格或者其他方式计算。

第二十条 侵害他人人身权益造成财产损失的，按照被侵权人因此受到的损失赔偿；被侵权人的损失难以确定，侵权人因此获得利益的，按照其获得的利益赔偿；侵权人因此获得的利益难以确定，被侵权人和侵权人就赔偿数额协商不一致，向人民法院提起诉讼的，由人民法院根据实际情况确定赔偿数额。

第二十一条 侵权行为危及他人人身、财产安全的，被侵权人可以请求侵权人承担停止侵害、排除妨碍、消除危险等侵权责任。

第二十二条 侵害他人人身权益，造成他人严重精神损害的，被侵权人可以请求精神损害赔偿。

第二十三条　因防止、制止他人民事权益被侵害而使自己受到损害的，由侵权人承担责任。侵权人逃逸或者无力承担责任，被侵权人请求补偿的，受益人应当给予适当补偿。

第二十四条　受害人和行为人对损害的发生都没有过错的，可以根据实际情况，由双方分担损失。

第二十五条　损害发生后，当事人可以协商赔偿费用的支付方式。协商不一致的，赔偿费用应当一次性支付；一次性支付确有困难的，可以分期支付，但应当提供相应的担保。

第三章　不承担责任和减轻责任的情形

第二十六条　被侵权人对损害的发生也有过错的，可以减轻侵权人的责任。

第二十七条　损害是因受害人故意造成的，行为人不承担责任。

第二十八条　损害是因第三人造成的，第三人应当承担侵权责任。

第二十九条　因不可抗力造成他人损害的，不承担责任。法律另有规定的，依照其规定。

第三十条　因正当防卫造成损害的，不承担责任。正当防卫超过必要的限度，造成不应有的损害的，正当防卫人应当承担适当的责任。

第三十一条　因紧急避险造成损害的，由引起险情发生的人承担责任。如果危险是由自然原因引起的，紧急避险人不承担责任或者给予适当补偿。紧急避险采取措施不当或者超过必要的限度，造成不应有的损害的，紧急避险人应当承担适当的责任。

第四章　关于责任主体的特殊规定

第三十二条　无民事行为能力人、限制民事行为能力人造成他人损害的，由监护人承担侵权责任。监护人尽到监护责任的，可以减轻其侵权责任。

有财产的无民事行为能力人、限制民事行为能力人造成他人损害的，从本人财产中支付赔偿费用。不足部分，由监护人赔偿。

第三十三条　完全民事行为能力人对自己的行为暂时没有意识或者失去控制造成他人损害有过错的，应当承担侵权责任；没有过错的，根据行为人的经济状况对受害人适当补偿。

完全民事行为能力人因醉酒、滥用麻醉药品或者精神药品对自己的行为暂时没有意识或者失去控制造成他人损害的，应当承担侵权责任。

第三十四条　用人单位的工作人员因执行工作任务造成他人损害的，由用人单位承担侵权责任。

劳务派遣期间，被派遣的工作人员因执行工作任务造成他人损害的，由接受劳务派遣的用工单位承担侵权责任；劳务派遣单位有过错的，承担相应的补充责任。

第三十五条　个人之间形成劳务关系，提供劳务一方因劳务造成他人损害的，由接受劳务一方承担侵权责任。提供劳务一方因劳务自己受到损害的，根据双方各自的过错承担相应的责任。

第三十六条　网络用户、网络服务提供者利用网络侵害他人民事权益的，应当承担侵权责任。

网络用户利用网络服务实施侵权行为的，被侵权人有权通知网络服务提供者采取删除、屏蔽、断开链接等必要措施。网络服务提供者接到通知后未及时采取必要措施的，对损害的扩大部分与该网络用户承担连带责任。

网络服务提供者知道网络用户利用其网络服务侵害他人民事权益，未采取必要措施的，与该网络用户承担连带责任。

第三十七条 宾馆、商场、银行、车站、娱乐场所等公共场所的管理人或者群众性活动的组织者，未尽到安全保障义务，造成他人损害的，应当承担侵权责任。

因第三人的行为造成他人损害的，由第三人承担侵权责任；管理人或者组织者未尽到安全保障义务的，承担相应的补充责任。

第三十八条 无民事行为能力人在幼儿园、学校或者其他教育机构学习、生活期间受到人身损害的，幼儿园、学校或者其他教育机构应当承担责任，但能够证明尽到教育、管理职责的，不承担责任。

第三十九条 限制民事行为能力人在学校或者其他教育机构学习、生活期间受到人身损害，学校或者其他教育机构未尽到教育、管理职责的，应当承担责任。

第四十条 无民事行为能力人或者限制民事行为能力人在幼儿园、学校或者其他教育机构学习、生活期间，受到幼儿园、学校或者其他教育机构以外的人员人身损害的，由侵权人承担侵权责任；幼儿园、学校或者其他教育机构未尽到管理职责的，承担相应的补充责任。

第五章 产品责任

第四十一条 因产品存在缺陷造成他人损害的，生产者应当承担侵权责任。

第四十二条 因销售者的过错使产品存在缺陷，造成他人损害的，销售者应当承担侵权责任。

销售者不能指明缺陷产品的生产者也不能指明缺陷产品的供货者的，销售者应当承担侵权责任。

第四十三条 因产品存在缺陷造成损害的，被侵权人可以向产品的生产者请求赔偿，也可以向产品的销售者请求赔偿。

产品缺陷由生产者造成的，销售者赔偿后，有权向生产者追偿。

因销售者的过错使产品存在缺陷的，生产者赔偿后，有权向销售者追偿。

第四十四条 因运输者、仓储者等第三人的过错使产品存在缺陷，造成他人损害的，产品的生产者、销售者赔偿后，有权向第三人追偿。

第四十五条 因产品缺陷危及他人人身、财产安全的，被侵权人有权请求生产者、销售者承担排除妨碍、消除危险等侵权责任。

第四十六条 产品投入流通后发现存在缺陷的，生产者、销售者应当及时采取警示、召回等补救措施。未及时采取补救措施或者补救措施不力造成损害的，应当承担侵权责任。

第四十七条 明知产品存在缺陷仍然生产、销售，造成他人死亡或者健康严重损害的，被侵权人有权请求相应的惩罚性赔偿。

第六章　机动车交通事故责任

第四十八条　机动车发生交通事故造成损害的，依照道路交通安全法的有关规定承担赔偿责任。

第四十九条　因租赁、借用等情形机动车所有人与使用人不是同一人时，发生交通事故后属于该机动车一方责任的，由保险公司在机动车强制保险责任限额范围内予以赔偿。不足部分，由机动车使用人承担赔偿责任；机动车所有人对损害的发生有过错的，承担相应的赔偿责任。

第五十条　当事人之间已经以买卖等方式转让并交付机动车但未办理所有权转移登记，发生交通事故后属于该机动车一方责任的，由保险公司在机动车强制保险责任限额范围内予以赔偿。不足部分，由受让人承担赔偿责任。

第五十一条　以买卖等方式转让拼装或者已达到报废标准的机动车，发生交通事故造成损害的，由转让人和受让人承担连带责任。

第五十二条　盗窃、抢劫或者抢夺的机动车发生交通事故造成损害的，由盗窃人、抢劫人或者抢夺人承担赔偿责任。保险公司在机动车强制保险责任限额范围内垫付抢救费用的，有权向交通事故责任人追偿。

第五十三条　机动车驾驶人发生交通事故后逃逸，该机动车参加强制保险的，由保险公司在机动车强制保险责任限额范围内予以赔偿；机动车不明或者该机动车未参加强制保险，需要支付被侵权人人身伤亡的抢救、丧葬等费用的，由道路交通事故社会救助基金垫付。道路交通事故社会救助基金垫付后，其管理机构有权向交通事故责任人追偿。

第七章　医疗损害责任

第五十四条　患者在诊疗活动中受到损害，医疗机构及其医务人员有过错的，由医疗机构承担赔偿责任。

第五十五条　医务人员在诊疗活动中应当向患者说明病情和医疗措施。需要实施手术、特殊检查、特殊治疗的，医务人员应当及时向患者说明医疗风险、替代医疗方案等情况，并取得其书面同意；不宜向患者说明的，应当向患者的近亲属说明，并取得其书面同意。

医务人员未尽到前款义务，造成患者损害的，医疗机构应当承担赔偿责任。

第五十六条　因抢救生命垂危的患者等紧急情况，不能取得患者或者其近亲属意见的，经医疗机构负责人或者授权的负责人批准，可以立即实施相应的医疗措施。

第五十七条　医务人员在诊疗活动中未尽到与当时的医疗水平相应的诊疗义务，造成患者损害的，医疗机构应当承担赔偿责任。

第五十八条　患者有损害，因下列情形之一的，推定医疗机构有过错：

（一）违反法律、行政法规、规章以及其他有关诊疗规范的规定；

（二）隐匿或者拒绝提供与纠纷有关的病历资料；

（三）伪造、篡改或者销毁病历资料。

第五十九条　因药品、消毒药剂、医疗器械的缺陷，或者输入不合格的血液造成患者损害的，患者可以向生产者或者血液提供机构请求赔偿，也可以向医疗机构请求赔偿。患者向医疗机构请求赔偿的，医疗机构赔偿后，有权向负有责任的生产者或者血液提供机构追偿。

第六十条 患者有损害，因下列情形之一的，医疗机构不承担赔偿责任：

（一）患者或者其近亲属不配合医疗机构进行符合诊疗规范的诊疗；

（二）医务人员在抢救生命垂危的患者等紧急情况下已经尽到合理诊疗义务；

（三）限于当时的医疗水平难以诊疗。

前款第一项情形中，医疗机构及其医务人员也有过错的，应当承担相应的赔偿责任。

第六十一条 医疗机构及其医务人员应当按照规定填写并妥善保管住院志、医嘱单、检验报告、手术及麻醉记录、病理资料、护理记录、医疗费用等病历资料。

患者要求查阅、复制前款规定的病历资料的，医疗机构应当提供。

第六十二条 医疗机构及其医务人员应当对患者的隐私保密。泄露患者隐私或者未经患者同意公开其病历资料，造成患者损害的，应当承担侵权责任。

第六十三条 医疗机构及其医务人员不得违反诊疗规范实施不必要的检查。

第六十四条 医疗机构及其医务人员的合法权益受法律保护。干扰医疗秩序，妨害医务人员工作、生活的，应当依法承担法律责任。

第八章 环境污染责任

第六十五条 因污染环境造成损害的，污染者应当承担侵权责任。

第六十六条 因污染环境发生纠纷，污染者应当就法律规定的不承担责任或者减轻责任的情形及其行为与损害之间不存在因果关系承担举证责任。

第六十七条 两个以上污染者污染环境，污染者承担责任的大小，根据污染物的种类、排放量等因素确定。

第六十八条 因第三人的过错污染环境造成损害的，被侵权人可以向污染者请求赔偿，也可以向第三人请求赔偿。污染者赔偿后，有权向第三人追偿。

第九章 高度危险责任

第六十九条 从事高度危险作业造成他人损害的，应当承担侵权责任。

第七十条 民用核设施发生核事故造成他人损害的，民用核设施的经营者应当承担侵权责任，但能够证明损害是因战争等情形或者受害人故意造成的，不承担责任。

第七十一条 民用航空器造成他人损害的，民用航空器的经营者应当承担侵权责任，但能够证明损害是因受害人故意造成的，不承担责任。

第七十二条 占有或者使用易燃、易爆、剧毒、放射性等高度危险物造成他人损害的，占有人或者使用人应当承担侵权责任，但能够证明损害是因受害人故意或者不可抗力造成的，不承担责任。被侵权人对损害的发生有重大过失的，可以减轻占有人或者使用人的责任。

第七十三条 从事高空、高压、地下挖掘活动或者使用高速轨道运输工具造成他人损害的，经营者应当承担侵权责任，但能够证明损害是因受害人故意或者不可抗力造成的，不承担责任。被侵权人对损害的发生有过失的，可以减轻经营者的责任。

第七十四条　遗失、抛弃高度危险物造成他人损害的，由所有人承担侵权责任。所有人将高度危险物交由他人管理的，由管理人承担侵权责任；所有人有过错的，与管理人承担连带责任。

第七十五条　非法占有高度危险物造成他人损害的，由非法占有人承担侵权责任。所有人、管理人不能证明对防止他人非法占有尽到高度注意义务的，与非法占有人承担连带责任。

第七十六条　未经许可进入高度危险活动区域或者高度危险物存放区域受到损害，管理人已经采取安全措施并尽到警示义务的，可以减轻或者不承担责任。

第七十七条　承担高度危险责任，法律规定赔偿限额的，依照其规定。

第十章　饲养动物损害责任

第七十八条　饲养的动物造成他人损害的，动物饲养人或者管理人应当承担侵权责任，但能够证明损害是因被侵权人故意或者重大过失造成的，可以不承担或者减轻责任。

第七十九条　违反管理规定，未对动物采取安全措施造成他人损害的，动物饲养人或者管理人应当承担侵权责任。

第八十条　禁止饲养的烈性犬等危险动物造成他人损害的，动物饲养人或者管理人应当承担侵权责任。

第八十一条　动物园的动物造成他人损害的，动物园应当承担侵权责任，但能够证明尽到管理职责的，不承担责任。

第八十二条　遗弃、逃逸的动物在遗弃、逃逸期间造成他人损害的，由原动物饲养人或者管理人承担侵权责任。

第八十三条　因第三人的过错致使动物造成他人损害的，被侵权人可以向动物饲养人或者管理人请求赔偿，也可以向第三人请求赔偿。动物饲养人或者管理人赔偿后，有权向第三人追偿。

第八十四条　饲养动物应当遵守法律，尊重社会公德，不得妨害他人生活。

第十一章　物件损害责任

第八十五条　建筑物、构筑物或者其他设施及其搁置物、悬挂物发生脱落、坠落造成他人损害，所有人、管理人或者使用人不能证明自己没有过错的，应当承担侵权责任。所有人、管理人或者使用人赔偿后，有其他责任人的，有权向其他责任人追偿。

第八十六条　建筑物、构筑物或者其他设施倒塌造成他人损害的，由建设单位与施工单位承担连带责任。建设单位、施工单位赔偿后，有其他责任人的，有权向其他责任人追偿。

因其他责任人的原因，建筑物、构筑物或者其他设施倒塌造成他人损害的，由其他责任人承担侵权责任。

第八十七条　从建筑物中抛掷物品或者从建筑物上坠落的物品造成他人损害，难以确定具体侵权人的，除能够证明自己不是侵权人的外，由可能加害的建筑物使用人给予补偿。

第八十八条 堆放物倒塌造成他人损害，堆放人不能证明自己没有过错的，应当承担侵权责任。

第八十九条 在公共道路上堆放、倾倒、遗撒妨碍通行的物品造成他人损害的，有关单位或者个人应当承担侵权责任。

第九十条 因林木折断造成他人损害，林木的所有人或者管理人不能证明自己没有过错的，应当承担侵权责任。

第九十一条 在公共场所或者道路上挖坑、修缮安装地下设施等，没有设置明显标志和采取安全措施造成他人损害的，施工人应当承担侵权责任。

窨井等地下设施造成他人损害，管理人不能证明尽到管理职责的，应当承担侵权责任。

第十二章 附 则

第九十二条 本法自2010年7月1日起施行。

医疗事故处理条例

第一章 总 则

第一条 为了正确处理医疗事故,保护患者和医疗机构及其医务人员的合法权益,维护医疗秩序,保障医疗安全,促进医学科学的发展,制定本条例。

第二条 本条例所称医疗事故,是指医疗机构及其医务人员在医疗活动中,违反医疗卫生管理法律、行政法规、部门规章和诊疗护理规范、常规,过失造成患者人身损害的事故。

第三条 处理医疗事故,应当遵循公开、公平、公正、及时、便民的原则,坚持实事求是的科学态度,做到事实清楚、定性准确、责任明确、处理恰当。

第四条 根据对患者人身造成的损害程度,医疗事故分为四级:

一级医疗事故:造成患者死亡、重度残疾的;

二级医疗事故:造成患者中度残疾、器官组织损伤导致严重功能障碍的;

三级医疗事故:造成患者轻度残疾、器官组织损伤导致一般功能障碍的;

四级医疗事故:造成患者明显人身损害的其他后果的。

具体分级标准由国务院卫生行政部门制定。

第二章 医疗事故的预防与处置

第五条 医疗机构及其医务人员在医疗活动中,必须严格遵守医疗卫生管理法律、行政法规、部门规章和诊疗护理规范、常规,恪守医疗服务职业道德。

第六条 医疗机构应当对其医务人员进行医疗卫生管理法律、行政法规、部门规章和诊疗护理规范、常规的培训和医疗服务职业道德教育。

第七条 医疗机构应当设置医疗服务质量监控部门或者配备专(兼)职人员,具体负责监督本医疗机构的医务人员的医疗服务工作,检查医务人员执业情况,接受患者对医疗服务的投诉,向其提供咨询服务。

第八条 医疗机构应当按照国务院卫生行政部门规定的要求,书写并妥善保管病历资料。

因抢救急危患者,未能及时书写病历的,有关医务人员应当在抢救结束后6小时内据实补记，并加以注明。

第九条 严禁涂改、伪造、隐匿、销毁或者抢夺病历资料。

第十条 患者有权复印或者复制其门诊病历、住院志、体温单、医嘱单、化验单（检验报告）、医学影像检查资料、特殊检查同意书、手术同意书、手术及麻醉记录单、病理资料、护理记录以及国务院卫生行政部门规定的其他病历资料。

患者依照前款规定要求复印或者复制病历资料的，医疗机构应当提供复印或者复制服务并在复印或者复制的病历资料上加盖证明印记。复印或者复制病历资料时，应当有患者在场。

医疗机构应患者的要求，为其复印或者复制病历资料，可以按照规定收取工本费。具体收费标准由省、自治区、直辖市人民政府价格主管部门会同同级卫生行政部门规定。

第十一条 在医疗活动中，医疗机构及其医务人员应当将患者的病情、医疗措施、医疗风险等如实告知患者，及时解答其咨询；但是，应当避免对患者产生不利后果。

第十二条 医疗机构应当制定防范、处理医疗事故的预案，预防医疗事故的发生，减轻医疗事故的损害。

第十三条 医务人员在医疗活动中发生或者发现医疗事故、可能引起医疗事故的医疗过失行为或者发生医疗事故争议的，应当立即向所在科室负责人报告，科室负责人应当及时向本医疗机构负责医疗服务质量监控的部门或者专（兼）职人员报告；负责医疗服务质量监控的部门或者专（兼）职人员接到报告后，应当立即进行调查、核实，将有关情况如实向本医疗机构的负责人报告，并向患者通报、解释。

第十四条 发生医疗事故的，医疗机构应当按照规定向所在地卫生行政部门报告。

发生下列重大医疗过失行为的，医疗机构应当在12小时内向所在地卫生行政部门报告：

（一）导致患者死亡或者可能为二级以上的医疗事故；

（二）导致3人以上人身损害后果；

（三）国务院卫生行政部门和省、自治区、直辖市人民政府卫生行政部门规定的其他情形。

第十五条 发生或者发现医疗过失行为，医疗机构及其医务人员应当立即采取有效措施，避免或者减轻对患者身体健康的损害，防止损害扩大。

第十六条 发生医疗事故争议时，死亡病例讨论记录、疑难病例讨论记录、上级医师查房记录、会诊意见、病程记录应当在医患双方在场的情况下封存和启封。封存的病历资料可以是复印件，由医疗机构保管。

第十七条 疑似输液、输血、注射、药物等引起不良后果的，医患双方应当共同对现场实物进行封存和启封，封存的现场实物由医疗机构保管；需要检验的，应当由双方共同指定的、依法具有检验资格的检验机构进行检验；双方无法共同指定时，由卫生行政部门指定。

疑似输血引起不良后果，需要对血液进行封存保留的，医疗机构应当通知提供该血液的采供血机构派员到场。

第十八条 患者死亡，医患双方当事人不能确定死因或者对死因有异议的，应当在患者死亡后48小时内进行尸检；具备尸体冻存条件的，可以延长至7日。尸检应当经死者近亲属同意并签字。

尸检应当由按照国家有关规定取得相应资格的机构和病理解剖专业技术人员进行。承担尸检任务的机构和病理解剖专业技术人员有进行尸检的义务。

医疗事故争议双方当事人可以请法医病理学人员参加尸检，也可以委派代表观察尸检过程。拒绝或者拖延尸检，超过规定时间，影响对死因判定的，由拒绝或者拖延的一方承担责任。

第十九条　患者在医疗机构内死亡的，尸体应当立即移放太平间。死者尸体存放时间一般不得超过2周。逾期不处理的尸体，经医疗机构所在地卫生行政部门批准，并报经同级公安部门备案后，由医疗机构按照规定进行处理。

第三章　医疗事故的技术鉴定

第二十条　卫生行政部门接到医疗机构关于重大医疗过失行为的报告或者医疗事故争议当事人要求处理医疗事故争议的申请后，对需要进行医疗事故技术鉴定的，应当交由负责医疗事故技术鉴定工作的医学会组织鉴定；医患双方协商解决医疗事故争议，需要进行医疗事故技术鉴定的，由双方当事人共同委托负责医疗事故技术鉴定工作的医学会组织鉴定。

第二十一条　设区的市级地方医学会和省、自治区、直辖市直接管辖的县（市）地方医学会负责组织首次医疗事故技术鉴定工作。省、自治区、直辖市地方医学会负责组织再次鉴定工作。

必要时，中华医学会可以组织疑难、复杂并在全国有重大影响的医疗事故争议的技术鉴定工作。

第二十二条　当事人对首次医疗事故技术鉴定结论不服的，可以自收到首次鉴定结论之日起15日内向医疗机构所在地卫生行政部门提出再次鉴定的申请。

第二十三条　负责组织医疗事故技术鉴定工作的医学会应当建立专家库。

专家库由具备下列条件的医疗卫生专业技术人员组成：

（一）有良好的业务素质和执业品德；

（二）受聘于医疗卫生机构或者医学教学、科研机构并担任相应专业高级技术职务3年以上。

符合前款第（一）项规定条件并具备高级技术任职资格的法医可以受聘进入专家库。

负责组织医疗事故技术鉴定工作的医学会依照本条例规定聘请医疗卫生专业技术人员和法医进入专家库，可以不受行政区域的限制。

第二十四条　医疗事故技术鉴定，由负责组织医疗事故技术鉴定工作的医学会组织专家鉴定组进行。

参加医疗事故技术鉴定的相关专业的专家，由医患双方在医学会主持下从专家库中随机抽取。在特殊情况下，医学会根据医疗事故技术鉴定工作的需要，可以组织医患双方在其他医学会建立的专家库中随机抽取相关专业的专家参加鉴定或者函件咨询。

符合本条例第二十三条规定条件的医疗卫生专业技术人员和法医有义务受聘进入

专家库,并承担医疗事故技术鉴定工作。

第二十五条 专家鉴定组进行医疗事故技术鉴定,实行合议制。专家鉴定组人数为单数,涉及的主要学科的专家一般不得少于鉴定组成员的二分之一;涉及死因、伤残等级鉴定的,并应当从专家库中随机抽取法医参加专家鉴定组。

第二十六条 专家鉴定组成员有下列情形之一的,应当回避,当事人也可以以口头或者书面的方式申请其回避:

(一)是医疗事故争议当事人或者当事人的近亲属的;

(二)与医疗事故争议有利害关系的;

(三)与医疗事故争议当事人有其他关系,可能影响公正鉴定的。

第二十七条 专家鉴定组依照医疗卫生管理法律、行政法规、部门规章和诊疗护理规范、常规,运用医学科学原理和专业知识,独立进行医疗事故技术鉴定,对医疗事故进行鉴别和判定,为处理医疗事故争议提供医学依据。

任何单位或者个人不得干扰医疗事故技术鉴定工作,不得威胁、利诱、辱骂、殴打专家鉴定组成员。

专家鉴定组成员不得接受双方当事人的财物或者其他利益。

第二十八条 负责组织医疗事故技术鉴定工作的医学会应当自受理医疗事故技术鉴定之日起5日内通知医疗事故争议双方当事人提交进行医疗事故技术鉴定所需的材料。

当事人应当自收到医学会的通知之日起10日内提交有关医疗事故技术鉴定的材料、书面陈述及答辩。医疗机构提交的有关医疗事故技术鉴定的材料应当包括下列内容:

(一)住院患者的病程记录、死亡病例讨论记录、疑难病例讨论记录、会诊意见、上级医师查房记录等病历资料原件;

(二)住院患者的住院志、体温单、医嘱单、化验单(检验报告)、医学影像检查资料、特殊检查同意书、手术同意书、手术及麻醉记录单、病理资料、护理记录等病历资料原件;

(三)抢救急危患者,在规定时间内补记的病历资料原件;

(四)封存保留的输液、注射用物品和血液、药物等实物,或者依法具有检验资格的检验机构对这些物品、实物作出的检验报告;

(五)与医疗事故技术鉴定有关的其他材料。

在医疗机构建有病历档案的门诊、急诊患者,其病历资料由医疗机构提供;没有在医疗机构建立病历档案的,由患者提供。

医患双方应当依照本条例的规定提交相关材料。医疗机构无正当理由未依照本条例的规定如实提供相关材料,导致医疗事故技术鉴定不能进行的,应当承担责任。

第二十九条 负责组织医疗事故技术鉴定工作的医学会应当自接到当事人提交的有关医疗事故技术鉴定的材料、书面陈述及答辩之日起45日内组织鉴定并出具医疗事故技术鉴定书。

负责组织医疗事故技术鉴定工作的医学会可以向双方当事人调查取证。

第三十条 专家鉴定组应当认真审查双方当事人提交的材料,听取双方当事人的陈述及答辩并进行核实。

双方当事人应当按照本条例的规定如实提交进行医疗事故技术鉴定所需要的材料，并积极配合调查。当事人任何一方不予配合，影响医疗事故技术鉴定的，由不予配合的一方承担责任。

第三十一条 专家鉴定组应当在事实清楚、证据确凿的基础上，综合分析患者的病情和个体差异，作出鉴定结论，并制作医疗事故技术鉴定书。鉴定结论以专家鉴定组成员的过半数通过。鉴定过程应当如实记载。

医疗事故技术鉴定书应当包括下列主要内容：

（一）双方当事人的基本情况及要求；

（二）当事人提交的材料和负责组织医疗事故技术鉴定工作的医学会的调查材料；

（三）对鉴定过程的说明；

（四）医疗行为是否违反医疗卫生管理法律、行政法规、部门规章和诊疗护理规范、常规；

（五）医疗过失行为与人身损害后果之间是否存在因果关系；

（六）医疗过失行为在医疗事故损害后果中的责任程度；

（七）医疗事故等级；

（八）对医疗事故患者的医疗护理医学建议。

第三十二条 医疗事故技术鉴定办法由国务院卫生行政部门制定。

第三十三条 有下列情形之一的，不属于医疗事故：

（一）在紧急情况下为抢救垂危患者生命而采取紧急医学措施造成不良后果的；

（二）在医疗活动中由于患者病情异常或者患者体质特殊而发生医疗意外的；

（三）在现有医学科学技术条件下，发生无法预料或者不能防范的不良后果的；

（四）无过错输血感染造成不良后果的；

（五）因患方原因延误诊疗导致不良后果的；

（六）因不可抗力造成不良后果的。

第三十四条 医疗事故技术鉴定，可以收取鉴定费用。经鉴定，属于医疗事故的，鉴定费用由医疗机构支付；不属于医疗事故的，鉴定费用由提出医疗事故处理申请的一方支付。鉴定费用标准由省、自治区、直辖市人民政府价格主管部门会同同级财政部门、卫生行政部门规定。

第四章 医疗事故的行政处理与监督

第三十五条 卫生行政部门应当依照本条例和有关法律、行政法规、部门规章的规定，对发生医疗事故的医疗机构和医务人员作出行政处理。

第三十六条 卫生行政部门接到医疗机构关于重大医疗过失行为的报告后，除责令医疗机构及时采取必要的医疗救治措施，防止损害后果扩大外，应当组织调查，判定是否属于医疗事故；对不能判定是否属于医疗事故的，应当依照本条例的有关规定交由负责医疗事故技术鉴定工作的医学会组织鉴定。

第三十七条 发生医疗事故争议，当事人申请卫生行政部门处理的，应当提出书面申请。申请书应当载明申请人的基本情况、有关事实、具体请求及理由等。

当事人自知道或者应当知道其身体健康受到损害之日起1年内，可以向卫生行政部门提出医疗事故争议处理申请。

第三十八条 发生医疗事故争议，当事人申请卫生行政部门处理的，由医疗机构所在地的县级人民政府卫生行政部门受理。医疗机构所在地是直辖市的，由医疗机构所在地的区、县人民政府卫生行政部门受理。

有下列情形之一的，县级人民政府卫生行政部门应当自接到医疗机构的报告或者当事人提出医疗事故争议处理申请之日起7日内移送上一级人民政府卫生行政部门处理：

（一）患者死亡；

（二）可能为二级以上的医疗事故；

（三）国务院卫生行政部门和省、自治区、直辖市人民政府卫生行政部门规定的其他情形。

第三十九条 卫生行政部门应当自收到医疗事故争议处理申请之日起10日内进行审查，作出是否受理的决定。对符合本条例规定，予以受理，需要进行医疗事故技术鉴定的，应当自作出受理决定之日起5日内将有关材料交由负责医疗事故技术鉴定工作的医学会组织鉴定并书面通知申请人；对不符合本条例规定，不予受理的，应当书面通知申请人并说明理由。

当事人对首次医疗事故技术鉴定结论有异议，申请再次鉴定的，卫生行政部门应当自收到申请之日起7日内交由省、自治区、直辖市地方医学会组织再次鉴定。

第四十条 当事人既向卫生行政部门提出医疗事故争议处理申请，又向人民法院提起诉讼的，卫生行政部门不予受理；卫生行政部门已经受理的，应当终止处理。

第四十一条 卫生行政部门收到负责组织医疗事故技术鉴定工作的医学会出具的医疗事故技术鉴定书后，应当对参加鉴定的人员资格和专业类别、鉴定程序进行审核；必要时，可以组织调查，听取医疗事故争议双方当事人的意见。

第四十二条 卫生行政部门经审核，对符合本条例规定作出的医疗事故技术鉴定结论，应当作为对发生医疗事故的医疗机构和医务人员作出行政处理以及进行医疗事故赔偿调解的依据；经审核，发现医疗事故技术鉴定不符合本条例规定的，应当要求重新鉴定。

第四十三条 医疗事故争议由双方当事人自行协商解决的，医疗机构应当自协商解决之日起7日内向所在地卫生行政部门作出书面报告，并附具协议书。

第四十四条 医疗事故争议经人民法院调解或者判决解决的，医疗机构应当自收到生效的人民法院的调解书或者判决书之日起7日内向所在地卫生行政部门作出书面报告，并附具调解书或者判决书。

第四十五条 县级以上地方人民政府卫生行政部门应当按照规定逐级将当地发生的医疗事故以及依法对发生医疗事故的医疗机构和医务人员作出行政处理的情况，上报国务院卫生行政部门。

第五章 医疗事故的赔偿

第四十六条 发生医疗事故的赔偿等民事责任争议，医患双方可以协商解决；不愿意协商或者协商不成的，当事人可以向卫生行政部门提出调解申请，也可以直接向人民法院提起民事诉讼。

第四十七条　双方当事人协商解决医疗事故的赔偿等民事责任争议的，应当制作协议书。协议书应当载明双方当事人的基本情况和医疗事故的原因、双方当事人共同认定的医疗事故等级以及协商确定的赔偿数额等，并由双方当事人在协议书上签名。

第四十八条　已确定为医疗事故的，卫生行政部门应医疗事故争议双方当事人请求，可以进行医疗事故赔偿调解。调解时，应当遵循当事人双方自愿原则，并应当依据本条例的规定计算赔偿数额。

经调解，双方当事人就赔偿数额达成协议的，制作调解书，双方当事人应当履行；调解不成或者经调解达成协议后一方反悔的，卫生行政部门不再调解。

第四十九条　医疗事故赔偿，应当考虑下列因素，确定具体赔偿数额：

（一）医疗事故等级；

（二）医疗过失行为在医疗事故损害后果中的责任程度；

（三）医疗事故损害后果与患者原有疾病状况之间的关系。

不属于医疗事故的，医疗机构不承担赔偿责任。

第五十条　医疗事故赔偿，按照下列项目和标准计算：

（一）医疗费：按照医疗事故对患者造成的人身损害进行治疗所发生的医疗费用计算，凭据支付，但不包括原发病医疗费用。结案后确实需要继续治疗的，按照基本医疗费用支付；

（二）误工费：患者有固定收入的，按照本人因误工减少的固定收入计算，对收入高于医疗事故发生地上一年度职工年平均工资3倍以上的，按照3倍计算；无固定收入的，按照医疗事故发生地上一年度职工年平均工资计算；

（三）住院伙食补助费：按照医疗事故发生地国家机关一般工作人员的出差伙食补助标准计算；

（四）陪护费：患者住院期间需要专人陪护的，按照医疗事故发生地上一年度职工年平均工资计算；

（五）残疾生活补助费：根据伤残等级，按照医疗事故发生地居民年平均生活费计算，自定残之月起最长赔偿30年；但是，60周岁以上的，不超过15年；70周岁以上的，不超过5年；

（六）残疾用具费：因残疾需要配置补偿功能器具的，凭医疗机构证明，按照普及型器具的费用计算；

（七）丧葬费：按照医疗事故发生地规定的丧葬费补助标准计算；

（八）被扶养人生活费：以死者生前或者残疾者丧失劳动能力前实际扶养且没有劳动能力的人为限，按照其户籍所在地或者居所地居民最低生活保障标准计算。对不满16周岁的，扶养到16周岁。对年满16周岁但无劳动能力的，扶养20年；但是，60周岁以上的，不超过15年；70周岁以上的，不超过5年；

（九）交通费：按照患者实际必需的交通费用计算，凭据支付；

（十）住宿费：按照医疗事故发生地国家机关一般工作人员的出差住宿补助标准计算，凭据支付；

（十一）精神损害抚慰金：按照医疗事故发生地居民年平均生活费计算。造成患者死亡的，赔偿年限最长不超过6年；造成患者残疾的，赔偿年限最长不超过3年。

第五十一条 参加医疗事故处理的患者近亲属所需交通费、误工费、住宿费，参照本条例第五十条的有关规定计算，计算费用的人数不超过2人。

医疗事故造成患者死亡的，参加丧葬活动的患者的配偶和直系亲属所需交通费、误工费、住宿费，参照本条例第五十条的有关规定计算，计算费用的人数不超过2人。

第五十二条 医疗事故赔偿费用，实行一次性结算，由承担医疗事故责任的医疗机构支付。

第六章 罚 则

第五十三条 卫生行政部门的工作人员在处理医疗事故过程中违反本条例的规定，利用职务上的便利收受他人财物或者其他利益，滥用职权，玩忽职守，或者发现违法行为不予查处，造成严重后果的，依照刑法关于受贿罪、滥用职权罪、玩忽职守罪或者其他有关罪的规定，依法追究刑事责任；尚不够刑事处罚的，依法给予降级或者撤职的行政处分。

第五十四条 卫生行政部门违反本条例的规定，有下列情形之一的，由上级卫生行政部门给予警告并责令限期改正；情节严重的，对负有责任的主管人员和其他直接责任人员依法给予行政处分：

（一）接到医疗机构关于重大医疗过失行为的报告后，未及时组织调查的；

（二）接到医疗事故争议处理申请后，未在规定时间内审查或者移送上一级人民政府卫生行政部门处理的；

（三）未将应当进行医疗事故技术鉴定的重大医疗过失行为或者医疗事故争议移交医学会组织鉴定的；

（四）未按照规定逐级将当地发生的医疗事故以及依法对发生医疗事故的医疗机构和医务人员的行政处理情况上报的；

（五）未依照本条例规定审核医疗事故技术鉴定书的。

第五十五条 医疗机构发生医疗事故的，由卫生行政部门根据医疗事故等级和情节，给予警告；情节严重的，责令限期停业整顿直至由原发证部门吊销执业许可证，对负有责任的医务人员依照刑法关于医疗事故罪的规定，依法追究刑事责任；尚不够刑事处罚的，依法给予行政处分或者纪律处分。

对发生医疗事故的有关医务人员，除依照前款处罚外，卫生行政部门并可以责令暂停6个月以上1年以下执业活动；情节严重的，吊销其执业证书。

第五十六条 医疗机构违反本条例的规定，有下列情形之一的，由卫生行政部门责令改正；情节严重的，对负有责任的主管人员和其他直接责任人员依法给予行政处分或者纪律处分：

（一）未如实告知患者病情、医疗措施和医疗风险的；

（二）没有正当理由，拒绝为患者提供复印或者复制病历资料服务的；

（三）未按照国务院卫生行政部门规定的要求书写和妥善保管病历资料的；

（四）未在规定时间内补记抢救工作病历内容的；

（五）未按照本条例的规定封存、保管和启封病历资料和实物的；

（六）未设置医疗服务质量监控部门或者配备专（兼）职人员的；

（七）未制定有关医疗事故防范和处理预案的；

（八）未在规定时间内向卫生行政部门报告重大医疗过失行为的；

（九）未按照本条例的规定向卫生行政部门报告医疗事故的；

（十）未按照规定进行尸检和保存、处理尸体的。

第五十七条　参加医疗事故技术鉴定工作的人员违反本条例的规定，接受申请鉴定双方或者一方当事人的财物或者其他利益，出具虚假医疗事故技术鉴定书，造成严重后果的，依照刑法关于受贿罪的规定，依法追究刑事责任；尚不够刑事处罚的，由原发证部门吊销其执业证书或者资格证书。

第五十八条　医疗机构或者其他有关机构违反本条例的规定，有下列情形之一的，由卫生行政部门责令改正，给予警告；对负有责任的主管人员和其他直接责任人员依法给予行政处分或者纪律处分；情节严重的，由原发证部门吊销其执业证书或者资格证书：

（一）承担尸检任务的机构没有正当理由，拒绝进行尸检的；

（二）涂改、伪造、隐匿、销毁病历资料的。

第五十九条　以医疗事故为由，寻衅滋事、抢夺病历资料，扰乱医疗机构正常医疗秩序和医疗事故技术鉴定工作，依照刑法关于扰乱社会秩序罪的规定，依法追究刑事责任；尚不够刑事处罚的，依法给予治安管理处罚。

第七章　附　则

第六十条　本条例所称医疗机构，是指依照《医疗机构管理条例》的规定取得《医疗机构执业许可证》的机构。

县级以上城市从事计划生育技术服务的机构依照《计划生育技术服务管理条例》的规定开展与计划生育有关的临床医疗服务，发生的计划生育技术服务事故，依照本条例的有关规定处理；但是，其中不属于医疗机构的县级以上城市从事计划生育技术服务的机构发生的计划生育技术服务事故，由计划生育行政部门行使依照本条例有关规定由卫生行政部门承担的受理、交由负责医疗事故技术鉴定工作的医学会组织鉴定和赔偿调解的职能；对发生计划生育技术服务事故的该机构及其有关责任人员，依法进行处理。

第六十一条　非法行医，造成患者人身损害，不属于医疗事故，触犯刑律的，依法追究刑事责任；有关赔偿，由受害人直接向人民法院提起诉讼。

第六十二条　军队医疗机构的医疗事故处理办法，由中国人民解放军卫生主管部门会同国务院卫生行政部门依据本条例制定。

第六十三条　本条例自2002年9月1日起施行。1987年6月29日国务院发布的《医疗事故处理办法》同时废止。本条例施行前已经处理结案的医疗事故争议，不再重新处理。